2018
现代心脏病学进展

PROGRESS IN MODERN CARDIOLOGY

主 编 葛均波 方唯一

科 学 出 版 社

北 京

内 容 简 介

本书由活跃在临床一线的专家编写，详述了心血管病学多个范畴，包括指南解读、冠心病最新研究解读、结构性心脏病、心律失常、心力衰竭、血脂等多个专题，全面反映了心血管疾病诊、治、防的新进展和新理念，论述详尽，科学性、实用性强。

本书适于心血管病专科医师、内科医师和高等医学院校师生及相关医务人员学习和参考。

图书在版编目（CIP）数据

现代心脏病学进展．2018 / 葛均波，方唯一主编．—北京：科学出版社，2018.5
ISBN 978-7-03-057361-2

Ⅰ．①现…　Ⅱ．①葛…②方…　Ⅲ．①心脏病学－文集　Ⅳ．① R541-53

中国版本图书馆 CIP 数据核字（2018）第 087275 号

责任编辑：路　弘 / 责任校对：赵桂芬
责任印制：赵　博 / 封面设计：龙　岩

科学出版社出版
北京东黄城根北街 16 号
邮政编码：100717
http://www.sciencep.com

三河市春园印刷有限公司　印刷

科学出版社发行　各地新华书店经销

*

2018 年 5 月第　一　版　开本：889×1194　1/16
2019 年 1 月第二次印刷　印张：22
字数：750 000

定价：89.00 元

（如有印装质量问题，我社负责调换）

编著者名单

主　　编　葛均波　方唯一

副 主 编　曲新凯　刘学波

学术秘书　施鸿毓

编者名单　（以姓氏汉语拼音为序）

白　元　卜　军　常书福　陈　茂　陈　帅　陈绍良　陈桢玥　程赛楠
丁风华　方唯一　高平进　高秀芳　葛　恒　葛　雷　葛均波　龚冬火
顾剑云　关韶峰　郭新贵　韩　渊　何　奔　胡丹凤　黄　冬　黄伟剑
黄浙勇　霍　勇　贾海波　江立生　姜　萌　姜绮霞　蒋　利　蒋金法
金　贤　金沁纯　荆全民　李　勇　李　悦　李爱敏　李春坚　李广平
李京波　李梦梦　李若谷　李秀梅　李毅刚　梁　春　梁义秀　凌云龙
刘　璐　刘　彤　刘　洋　刘少稳　刘学波　刘宗军　陆　浩　陆国平
罗建方　骆　晨　马　翔　马长生　马剑英　马士新　马依彤　马玉良
潘　欣　潘文志　潘晔生　钱菊英　曲新凯　邵清淼　沈　迎　沈成兴
沈节艳　沈玲红　沈卫峰　施海明　施鸿毓　史凯蕾　舒先红　苏　蓝
苏　晞　苏梦琦　宿燕岗　孙爱军　谭红伟　田少华　涂圣贤　万　艺
汪菁峰　汪咏莳　汪智全　王　昊　王　浩　王　鹏　王　姿　王大英
王长谦　王建安　王丽洁　王群山　王伟民　王晓燕　魏　盟　吴永健
向定成　徐亚伟　许　澎　许建忠　颜红兵　姚义安　于　波　张　敏
张　奇　张　松　张　拓　张必利　张大东　张俊峰　张俊杰　张瑞岩
张树龙　赵　亮　赵汉军　赵世华　赵仙先　赵振刚　周达新　朱　丹
朱　频　朱文青　邹云增

前　言

转眼间，在上海市召开的东方国际心脏病学会议（OCC）已经12周岁了。12年来在各级领导的支持下、各界同仁的积极带动下和上海各医院同事们共同努力下，OCC取得了长足的发展，已经成为享誉国内外心血管领域的知名品牌。OCC秉承开放、合作和创新的准则，放眼未来，紧跟国际心血管发展最新前沿并与之保持着长期的合作，同时密切配合国家医改政策方针指出的方向，把促进基层医院的发展、基层医师的培训及提升基层医院的整体水平当作己任。

我们把每年一版的《现代心脏病学进展》当作OCC的会刊，其内容充分体现了OCC的宗旨，紧跟时代发展的步伐。知名专家对本年度指南解读、对最新技术的介绍一直是本书的重要内容和看点。

多年来本书一直受到广大读者的欢迎，拥有大量"粉丝"，这要归功于本书的各位参编者，在此我们要对各位编者和读者一并表示衷心的感谢！只有编者与读者的积极参与，才能营造出OCC和本书的优良生态环境。

葛均波　方唯一

2018年4月24日于上海

目 录

第1章 指南解读

第2章 冠心病最新研究解读

第 3 章 结构性心脏病

第4章 心律失常

第5章　心力衰竭

第6章　血　脂

第7章　其　他

第1章

指南解读

1. 中国心血管健康指数2017

复旦大学附属中山医院　葛均波

一、背景

心血管疾病（CVD）是心脏血管和脑血管疾病的统称，是一种严重威胁人群健康的常见慢性病。2013年全球疾病负担（GBD）研究的数据表明，心血管疾病是我国居民死亡的首位死因，2009年以来农村心血管疾病死亡率持续高于城市。2013年心血管疾病导致372万死亡，这一数字在1990年为256万，增幅为45.3%。缺血性心脏病的死亡人数从74.5万增至139.4万，增幅为87.1%；死亡率从115.40/10万上升至115.89/10万，增幅为0.42%。中国心血管病最新报告估算，我国心血管疾病目前患病人数2.9亿，2009年以来农村心血管病死亡率持续高于城市，住院总费用也在快速增加，2004年至今年均增速远高于GDP的增长。我国心血管疾病发病呈现年轻化趋势，已成为影响我国居民健康最严重的公共卫生问题，同时也是影响我国居民健康水平及健康寿命的最主要原因。

心血管疾病是一种不断进展的终身性疾病，这种疾病能够通过行为的改变得以改善，但是大多直到疾病的晚期才出现症状。早在20世纪40年代，弗莱明翰研究就阐明了吸烟、高血压、高胆固醇、肥胖等是心血管疾病的主要危险因素。目前心血管疾病的危险因素，如高血压、高胆固醇血症、吸烟、肥胖及糖尿病在我国成年人中普遍存在；一些危险因素如超重和肥胖在儿童和青少年中也呈上升趋势。以糖尿病为例，中国疾控中心慢病中心研究团队的最新研究结果表明，2013年我国成人糖尿病患病率为10.4%，糖尿病前期流行率为35.7%，估计我国约有3.88亿糖尿病前期人群。中国营养与健康研究从1991年至今开展的7次成人血压横断面调查结果显示，血压正常高值的检出率从1991年的29.4%增加到目前的38.7%，呈明显上升趋势。我国2012年营养调查显示，我们18岁以上居民高胆固醇血症患病率为4.9%，较2002年2.9%的患病率大幅提高近70%；而血脂异常患病率更是高达40.4%，以此测算我国血脂异常患病人数高达4.3亿之重。

尽管心血管疾病在我国普遍流行，但其知晓率、治疗率和控制率却并不高。以高血压和糖尿病为例，两病的知晓率、治疗率、控制率分别只有46.5%、41.1%、13.8%和36.1%、33.4%、30.6%，大量未知病例无疑成为向心、脑、肾及血管并发症及残疾发展的庞大人群。当前我国有限的卫生资源及大量的医疗费用仍被过度地用在治疗少数出现急性并发症的晚期病人身上，而非那些数量更多、可通过早期预防就能获益的人。尽管我国在心脑血管疾病救治能力、手术质量方面不断进步，逐渐接近发达国家水平，但是这些有限的资源也大都集中在大城市等发达地区；对于我国整体的心脑血管疾病救治，尤其是偏远地区患者的救治仍收效甚微，同时也反映了卫生资源分配的不合理现象和不公平性。GBD2013研究结果表明，我国地域辽阔，不同地区卫生资源和经济发展水平差别很大，心血管疾病的流行存在明显的地域差异。以缺血性心脏病为例，男性年龄调整死亡率最低为50.2/10万（浙江），最高的为218.9/10万（黑龙江）；女性年龄调整死亡率最低为38.7/10万（浙江），最高为165.8/10万（黑龙江）。从我国的南方地区到北方地区，心血管疾病死亡率表现为上升趋势。与1990年相比，男性缺血性心脏病的年龄别死亡率在我国34个省（直辖市、自治区、特别行政区）中的25个省表现为上升趋势。同样，脑卒中的发病率和死亡率也存在北高南低的趋势。

心血管疾病的预防策略包括全人群策略和高危人群策略，这两种策略需要同时进行、合理利用卫生资源并提高心血管疾病综合防治效果。随着对健康公平性的日益重视，探索影响心血管疾病的社会因素，尤其是地区水平的社会因素，可以更明确地区差异如何影响健康公平性，并可根据地区的社会特征制定出层次更清晰的心血管疾病防治措施以合理分配卫生资源。目前成熟的心血管风险评估系统，如美国Framingham评分、欧洲SCORE评分、WHO心血管风险评估等是针对个体的风险评估。心血管健康不单纯意味着个体健康管理，而是一项系统工程，个体、医疗机构、行业、政府、社会等在其中均具有十分重要的作用。只有综合评估、合理配置资源、全面管理才能整体提升我国心血管疾病的防治水平，但目前还没有一个可以直观、全面评价我国心血管健康的指标可以借鉴。另外，我国幅员辽阔，不同省份、不同地区之间的差异较大，找出各地存在的问题并针对性的加以解决，也是中央政府非常关注的问题，是建设健康中国的必由之路。基于此，提出中国心血管健康指数这一概念，从心血管疾病的疾病负担、影响因素及防治现状等多个角度深入分析各地区心血管健康方面存在的问题，建立我国人群心血管健康综合评估指数，以期引起社会各界的关注，从而推进各省心血管疾病的综合防治工作。

二、目标

心血管健康指数项目旨在基于可获得数据资源的基础上，建立一个科学、客观、全面的综合指数，以评估全国及各地区人群整体心血管健康状况、心血管疾病流行和发展趋势，评价心血管疾病防治水平。

通过综合衡量我国心血管疾病从预防到治疗等各阶段的发展状况、发展模式和治理结构，发现不足和缺陷，为今后的防控重点指明方向，从而为全国及各地政府合理配置卫生资源及制定卫生政策提供科学依据，实施针对性改进，整体提高我国心血管健康水平，力争早日实现我国心血管疾病死亡率的下降“拐点”。

三、中国心血管健康指数的建立过程

（一）项目组织框架

中国心血管健康指数由中国心血管健康联盟发起，由中国疾病预防控制中心慢性非传染性疾病预防控制中心作为主要合作单位，国家卫健委医政医管局医疗综合评价处、国家卫健委统计信息中心药物信息管理处、北京市心肺血管疾病研究所、中国卒中学会、上海市疾病预防控制中心、中华预防医学会健康传播分会等8家机构共参与。项目设有指导委员会、核心专家组和工作组。共计来自政府机构、临床、疾控、流行病学、统计学、卫生管理、媒体、计算机等多个领域的56名专家参与项目的讨论或实施。

（二）指标的提出和筛选过程

1. *初步提出指标维度和指标库*　项目组首先对国内外心血管疾病防治领域的相关指数或指标进行了文献综述，未发现有相似的心血管疾病综合健康指数的报道，进一步证实了中国心血管健康指数的创新性。虽然没有相似的综合指数可以借鉴，但美国心脏学会（AHA）、美国心脏病学会（ACC）、世界卫生组织非传染性疾病全球监测框架等相关文件中有关心血管病负担评价、监测、危险因素防控、疾病救治等某些方面的指标仍具有重要的参考价值。项目组参考借鉴了这些国外的评价指标，同时结合“健康中国2030”规划纲要等中国指导性文件，提出了一个包含心血管病流行情况（13项指标）、危险因素流行和防控情况（24项指标）和疾病防控情况（4项指标）3个维度，共计41项指标的指标库。

2. *完善指标维度和指标库*　中国心血管健康联盟和中国疾控中心慢病中心联合组织心脑血管疾病临床和流行病专家，对指标库的3个维度41项指标进行了集中研讨。研讨会首先确定了指数体系中所引指标需满足三条原则：数据可及性、有效干预性、正向指引性。数据可及性是指充分利用中国卫生统计年鉴、中国慢性病及危险因素监测、中国分省疾病负担研究、人口死亡信息登记管理系统、国家医疗服务与质量安全报告、医院质量监测系统HQMS等现有可靠性数据库，获得数据可及性指标；有效干预性是指优先纳入可以有效干预的指标，增强指标对干预的敏感度，早日促成干预目标的实现；正向指引性是指纳入的指标应该正向引导并辅助国家及地方政策与方针的实施与落实。根据上述原则，经过两轮专家研讨会对指标体系的维度和具体指标进行了补充和筛选，从全部相关指标中筛选出主要核心指标，最后对核心指标的可获得性进行论证，进一步提出了心血管病流行情况（5项指标）、危险因素暴露情况（11项指标）、危险因素防控情况（13项指标）、疾病救治情况（16项指标）、公共卫生政策与服务能力（8项指标）5个维度，共53项指标。

3. 指标的筛选和确立　项目组采用两轮德尔菲咨询法对上述53项指标进行进一步筛选，并确定最终入选的指标。首先，工作组根据53项指标设计第一轮德尔菲咨询问卷，共发放问卷155份（包含公共卫生领域34份，临床专家121份），收回问卷104份（公共卫生领域24份，临床专家80份），应答率为67%。由专家对调查问卷中的各指标的重要性进行评分（1分为最不重要，9分为最重要），同时在备注栏里列出评分原因及依据。按照各指标得分中位数（反映重要性）≥8且四分位数间距（反映意见集中程度）≤2的原则对指标进行筛选。在第一轮德尔菲法完成后，计算每位指标的中位数和四分位数间距，有37项指标符合入选标准，直接纳入指标体系。对其他16项指标继续开展第二轮德尔菲专家咨询，并根据上述原则确定最终的入选指标。第二轮德尔菲法，共发放问卷133份（包含公共卫生领域34份，临床专家99份），收回问卷73份（公共卫生领域22份，临床专家51份），应答率为55%。经过两轮专家咨询，专家意见趋同，确定5个维度共52项指标进入权重评估阶段。

（三）确定指标的权重

本项目采用层次分析法（AHP）确定心血管健康指数各维度和各个指标的权重。首先将指标分层、建立目标树。在每一个维度内，将指标进行分类汇总，形成层次结构，建立起心血管健康指数权重评价目标树（表1）。

表1　目标树各层次评分标准

对比评分	相对重要程度	说　明
1	同等重要	两者对目标的贡献相同
3	略为重要	根据经验一个比另一个指标稍有利
5	基本重要	根据经验一个比另一个指标更为有利
7	确实重要	一个比另一个指标更有利，且在实践中证明
9	绝对重要	重要程度明显
（2、4、6、8）	两相邻程度的中间值	需要折衷时采用

然后，根据目标树中的层次结构，建立成对比较的判断优选矩阵以用于确定各指标间的相对重要程度，并汇总编制成心血管健康指数指标权重评价专家咨询问卷。在专家评分环节，遴选心血管疾病防治领域11位资深专家。专家背景涵盖了流行病与统计、慢性病预防与控制、临床心血管内科、心肺血管疾病流病、脑血管疾病流行病学、政策及行政管理等领域。专家对应心血管健康指数指标权重评价专家咨询问卷中的判断矩阵的顺序，按照表1的标准对目标树自上而下分批次对比评分，就指标体系中在同一层面的指标，依据各个指标对上一层面指标作用价值的大小分别赋予一定的权数。专家评分过程在YAAHP软件中进行。YAAHP软件对专家判断矩阵的一致性进行计算，采用一致性指数CI或随机一致性比例CR（采用同阶平均随机一致性指标RI进行修正后的CI）判断所得权重系数是否符合逻辑。当CI（或CR）＜0.10时，判断矩阵具有满意的一致性，认为所得权重系数合乎逻辑。如果一致性不满足，提示专家重新评分，直至每个矩阵均满足一致性才能提交矩阵评分结果。专家反馈后，专家组和工作组对专家评分结果进行了分析，将两项评分方向不确定的指标调整为一项指标，并根据专家对判断矩阵的评分，计算每一层内各指标的初始权重系数及归一化权重系数，进而计算各个指标的组合权重系数。按照专家等权重的原则，对各位专家的权重评分进行平均，计算各个层次及每个指标的最终权重。最终，中国心血管健康指数的指标体系确定纳入5个维度共计52项指标。

5个维度的权重从高到低依次为：危险因素防控情况0.3656，心血管疾病流行情况0.2070，心血管疾病救治情况0.1812，公共卫生政策与服务能力0.1458，危险因素暴露情况0.1004。

在心血管疾病流行情况维度，二级指标早死概率的权重（0.1374）高于患病率的权重（0.0696）。在危险因素暴露情况维度，二级指标的权重系数从高到低依次为代谢性指标（0.0501）、行为（0.0351）、PM2.5浓度（0.0152）。在危险因素防控情况维度，二级指标的权重系数从高到低依次为高血压（0.1787）、糖尿病（0.0695）、成功戒烟率（0.0596）、高脂血症（0.0577）。在心血管疾病救治情况维度，二级指标的权重系数从高到低依次为救治结局（0.0985）、救治能力（0.0414）、救治过程（0.0413）。在公共卫生政策与服务能力维度，二级指标的权重系数从高到低依次为政策（0.0520），防治体系建设（0.0346）、卫生费用（0.0302），居民健康素养水平（0.0291）。

四、中国心血管健康指数的建立

基于中国心血管健康指标体系，项目组进一步构建了中国心血管健康指数。该指数作为一个综合性指数，既可以反映5个维度52项指标的综合情况，同时也能够通过对各维度的评分，从不同角度评价人群的心血管健康状况。

由于各指标的量纲、数量级及反映的内容存在较大差异，计算心血管健康指数得分之前需要对各指标进行同向化、标准化和百分化等处理。首先，对指标采取同向化操作，其目的在于使每个指标取值越高代表所反映心血管健康水平、相关卫生条件、服务或环境越好。如对早死概率、危险因素流行率等指标进行负向化操作，即乘以-1，使之满足取值越高代表流行水平越低的目的。对其他取值越高代表卫生条件越好的指标，不进行操作。其次，对指标进行标准化处理。初步分析发现绝大部分指标服从正态分布，所以采用标准正态转换去除各指标量纲，使所有转换后的指标均服从均值为0，标准差为1的标准正态分布。转换公式如下：

$$z_i = \frac{X_i - \mu_i}{\sigma_i}$$

其中，z_i为第个指标标准正态转换后的取值，X_i为该指标同向化后的取值，μ_i为该指标的全国各省均值，σ_i为各省该指标取值的标准差。

指数满分为100，分数越高说明心血管健康水平越高。为使指数取值最终落在0～100，需要对各指标进行百分化转换。本研究通过计算z值左侧标准正态分布曲线下面积来实现该目的。对于任意标准正态化后的指标z_i，其得分为S_i：

$$S_i = 100 \cdot \int_{-\infty}^{z_i} \frac{1}{\sqrt{2\pi}} e^{-\frac{x^2}{2}} dx$$

最后，结合各指标标准正态化得分和指标权重，计算得到各省不同维度得分及最终的心血管健康指数得分。计算方法如下：

$$\text{心血管健康指数} = \sum_{i=1}^{n} S_i \cdot w_i$$

其中，为某维度或全部指标数量，S_i为第i个指标的标准正态化得分，w_i为指标权重

五、致谢

1. 国家卫健委医政医管局医疗综合评价处
2. 国家卫健委统计信息中心药物信息管理处
3. 公安部交通管理局
4. 健康报
5. 中国健康教育中心
6. 中国卒中学会
7. 中华预防医学会健康传播分会
8. 上海市卫健委
9. 上海市疾控预防控制中心
10. 辉瑞投资有限公司
11. 杭州费尔斯通科技有限公司
12. 世界心脏联盟（WHF）
13. 美国心脏病学会（ACC）

14. 美国心脏协会（AHA）

参考文献

陈伟伟, 高润霖, 刘力生, 等. 代表中国心血管病报告编写组. 《中国心血管病报告 2015》概要. 中国循环杂志, 2016, 31（6）: 521-527.

国家卫生计生委疾病预防控制局. 中国居民营养与慢性病状况报告（2015年）. 北京: 人民卫生出版社. 2015.

王陇德, 王金环, 彭斌, 等代表《中国脑卒中防治报告2016》编写组. 中国脑卒中防治报告2016. 中国脑血管病杂志, 2017, 14（4）: 217-224.

Wang L, Gao P, Zhang M, et al. Prevalence and Ethnic Pattern of Diabetes and Prediabetes in China in 2013.JAMA, 2017 Jun 27, 317（24）: 2515-2523. doi: 10. 1001/jama. 2017. 7596.

Wang W, Jiang B, Sun H, et al. NESS-China Investigators. Prevalence, Incidence, and Mortality of Stroke in China: Results from a Nationwide Population-Based Survey of 480 687 Adults. Circulation, 2017 Feb 21, 135（8）: 759-771. doi: 10. 1161/CIRCULATIONAHA. 116. 025250. Epub 2017 Jan 4.

Zhang Q, Zhao D, Xie W, et al. Recent Trends in Hospitalization for Acute Myocardial Infarction in Beijing: Increasing Overall Burden and a Transition From ST-Segment Elevation to Non-ST-Segment Elevation Myocardial Infarction in a Population-Based Study. Medicine（Baltimore）, 2016 Feb, 95（5）: e2677.

Zhou M, Wang H, Zhu J, et al. Cause-specific mortality for 240 causes in China during 1990-2013: a systematic subnational analysis for the Global Burden of Disease Study 2013. Lancet, 2016 Jan 16, 387（10015）: 251-272. doi: 10. 1016/S0140-6736（15）00551-6. Epub 2015 Oct 26.

2. 中国胸痛中心建设的进程和任务

上海市胸科医院　方唯一
广州军区总医院　向定成

全球第一家“胸痛中心”是1981年在美国巴尔的摩成立的，至今在美国的胸痛中心已经超过5000家，通过认证的胸痛中心就超过2000家，并成立了胸痛中心协会（后来加入ACC），主要从事胸痛中心的推广与认证，其工作在2010年后已经开始向国外发展，对中国的胸痛中心建设与发展也给予了很大的帮助。20世纪90年代，欧美一些国家也在医院内成立了胸痛中心，有的国家还根据各自国家的实际情况制定了相应的胸痛中心运行的标准与流程。这些国家胸痛中心的建设，以标准化的建设、规范化的流程和持续化的整改作为胸痛中心运行的基本制度，使得胸痛中心的工作效率大大提升。其结果是显著降低了急性胸痛患者从发病到就诊、确诊乃至得到精准治疗时间，使得很多患致命性胸痛（如STEMI、主动脉夹层等）的患者能在黄金时间段内得到有效救治，从而大大提升了救治成功率、降低了病死率及并发症发生率，并且也显著缩短了患者的住院时间，节省了医疗费用，改善了患者的预后和满意度。美国的胸痛中心建设强调规范和高效，在尽量缩短D-to-B的同时努力缩短首次医疗接触至血管开通的时间（first medical contact to wire导丝通过时间，FMC-to-Wire），目前在美国多数胸痛中心的FMC-to-Wire已经在120min之内。德国胸痛单元建设的标准和经验也对中国的胸痛中心建设产生了积极的影响，他们注重医院胸痛单元的建设，包括专用房间、专用硬件设施、专门人员，以及对胸痛单元构成的基本要求，并且要求对团队人员进行专门培训，以期提高工作效率。由于对胸痛单元建设的要求严格，加之要经过必需的专门培训，德国胸痛救治STEMI的水平处于世界领先地位，95%以上的急性心肌梗死患者接受了直接PCI治疗，平均D-to-B时间为30min左右。中国胸痛中心建设对基本要素的要求来源于德国这些方面的灵感。

中国的胸痛中心建设起源于20世纪90年代初，其雏形是当时兴起的急性心肌梗死救治绿色通道，其基本要求是医院要为急诊入院的STEMI患者急救提供一切方便，心内科要建立一支能24h全天候开展急诊PCI的队伍，导管室能24h开放和随时启用，执行STEMI患者先救治后住院和县救治后交费的原则，保证患者进入医院急诊室后从急诊室到导管室的所有救治措施畅行无阻，尽量节省时间为冠状动脉的再通治疗提供方便。可以说，STEMI救治绿色通道的建立是急性心肌梗死救治的一场十分有效的革命，大大提高了我国STEMI救治的水平和效率。

虽然经过近十年的绿色通道运作，而且在我国大部分地级以上的三级医院都有绿色通道，但并没有显著降低我国STEMI患者的总体死亡率。究其原因，除了我国普遍存在的医疗资源分布和应用不合理以外，各种原因导致的ACS治疗时间延误是问题的关键，致使大多数STEMI患者再灌注治疗时间远未达到指南推荐的标准。比如，在我国大多数STEMI患者（70%～80%）是出自于县级和县级以下地区，患者对胸痛危害的认知度低、通讯和交通不便、基层对STEMI的救治能力及医疗设备配置不足等因素导致了患者首次医疗接触时间（FMC）延误、基层医院基本救治延误和向上级医院转运延误，最终使得我国多数STEMI患者的再灌注治疗时间延误。中国急性冠脉综合征临床路径研究（CPACS）报告显示，我国ACS患者从症状出现到入院诊治的时间二级医院为5h，三级医院为8h；冠心病医疗评价和临床转化研究（China PEACE）则显示，STEMI患者发病到就诊时间为13～15h。充分说明我国STEMI患者救治在院前延误情况十分严重。这种院前延误的结果是使我们错过了STEMI救治的“黄金时间”，治疗效果大大降低，即使是后期完成了有效的血供重建，心肌梗死后心力衰竭发生率、恶性心律失常发生率和远期病死率仍然保持在较高水平。此外，STEMI患者出院后缺乏系统化管理和二级预防规范化管理不到位也是目前我国普遍存在的问题。CPACS研究显示急性心肌梗死患者出院时规范化的冠心病二级预防用药仅有49%，一年后则降至40%。由此可见我国急性胸痛和ACS救治过程中还存在完整的救治体系、救治流程不畅等诸多问题。

要解决中国的上述问题，一条捷径就是向欧美发达国家学习建立现代化的胸痛中心。2011年初，广州军区总医院开始成立区域性协同救治胸痛中心，同年9月上海交通大学附属胸科医院开始建立与院外急救体系协作的胸痛中心，两家医院胸痛中心建设共同之点是借助了美国胸痛协会胸痛中心和德国胸痛单元建设的经验，按照美国胸痛协会的胸痛中心建设基本要素进行自己的胸痛中心建设。2011年10月22日，由广州军区总医院主办，召开了首届中国胸痛中心高峰论坛。2012年2月在上海召开了第二届中国胸痛中心高峰论坛。2012年8月上海交通大学附属胸科医院与广州军区总医院一起成为被美国胸痛中心协会认证通过的国际标准的胸痛中心。之后在2013年我国相继又有5家医院的胸痛中心建设通过了美国胸痛协会的认证，这些医院后来又分别通过了中国胸痛中心认证工作委员会的认证，并成为中国胸痛中心规范化建设的示范单位。到2013年5月16日，在时任中华医学会心血管病专业委员会主任委员的霍勇教授的主持下，在上海召开了第一次中国胸痛中心建设筹备会，参会专家有方唯一教授、向定成教授等，旨在筹建中国自主认证中国胸痛中心单位的中国胸痛中心认证委员会和认证工作委员会，讨论了起草中国胸痛中心建设的标准。从此，中国胸痛中心建设开始迈向了自我建设和发展的征程。

2013年8月第一部胸痛中心建设专著《胸痛中心建设规范与实践》出版；9月14日在广州召开了第三届中国胸痛中心高峰论坛，并发布了《中国胸痛中心认证标准》；9月28日第一个中国胸痛中心认证办公室在广州军区总医院成立；11月11日在广州召开了第一次中国胸痛中心认证工作委员会会议，对认证专家进行系统培训。从我们一开始规划要进行中国自主的胸痛中心建设和自主认证，就制订了严格而周全的计划，认证标准参照美国和德国的现行标准就体现我们的标准看准国际先进水平，同时为了使我们的标准能切合中国的实际国情，在院前救治体系的建设要求中加入了很多中国元素。

2014年2月12日完成了首批中国胸痛中心自主认证工作，9月26日在上海召开了第四届中国胸痛中心规范化建设论坛。

2015年2月6日在苏州召开了中国胸痛中心认证工作委员会第二次会议，并成立了认证监督委员会；3月17日国家卫健委（原国家卫计委）下发了《关于提升我国急性心脑血管疾病急救能力的通知》（189号文件），从国家层面要求加强急救体系建设，推动胸痛中心和卒中中心诊疗模式的变革与发展；11月13日第五届中国胸痛中心高峰论坛在广州召开，发布了《中国基层胸痛中心认证标准》，正式启动了我国胸痛中心建设向地县级地区发展的程序，为中国胸痛中心建设真正“接地气”和强基层提供了可操作性的指导标准。

2016年4月8日为了加速我国胸痛中心建设的进程，在广州军区总医院办公室的基础上又增设了厦门心血管病医院办公室、武汉亚心医院办公室和哈医大二院办公室，并在广州举行了授牌仪式；为了保障我国胸痛中心认证后各家医院都能继续按照胸痛中心建设的各项要求持续运行，以保证胸痛中心的工作效果不断提升，此次会上提出了成立中国胸痛中心质控中心，4月21日确定了中国胸痛中心质控方案。为了统一全国胸痛中心建设的行动，更好管理胸痛中心各方面的工作，加快全国胸痛中心建设的进程，7月16日在苏州成立了“中国胸痛中心总部”，发起了胸痛中心建设加速计划，并于7月24日推选出22家“胸痛中心建设示范基地”，继之在9月14日和28日组建并培训了胸痛中心认证专家和培训讲师团；11月4～5日在武汉召开了第六届中国胸痛中心高峰论坛会，并完成了第一批基层胸痛中心认证。

2017年1月1日中国胸痛中心总部网站注册胸痛中心建设单位突破1000家；4月15日第二届胸痛中心质控大会在上海召开；7月19日中国心血管健康联盟副主席中国胸痛中心认证工作委员会主任霍勇教授首次提出胸痛中心“三全模式”，为我国胸痛中心建设未来发展规划了一个宏伟的目标：胸痛中心建设全域覆盖，在我国所有的县级以上区域不留空白；胸痛中心建设全民参与，使全民了解胸痛的危害性和防范措施；胸痛中心全程管理，将防、治、管和康复系统化衔接起来，以达到有效降低冠心病发病率和病死率，提高患者的救治成功率和生存率。10月22日国家卫健委办公厅发布《胸痛中心建设和管理指导原则》的通知，显示国家层面对胸痛中心建设的支持，要求全国各地按国家推荐的标准行之有效地抓好胸痛中心建设，并以此为抓手推进急重症救治改革的发展；11月3日为更广泛普及胸痛中心建设的知识，中国心血管远程学院——胸痛学院启动；为进一步加速中国胸痛中心建设发展，11月22日再次增加了75位胸痛中心核查专家，12月1日又增选了49家胸痛中心示范基地；12月17日无锡市卫健委和中国心血管健康联盟签署战略备忘录，开始全力打造首个政府主导下的胸痛中心全市模式。

胸痛中心成立后产生了什么效果？目前，胸痛中心建设工作在全国掀起了热火朝天的高潮，截至2018年3月全国注册申请胸痛中心建设的医院已经超过3000家，胸痛中心建设带来的效果已经充分体现在医院急救体系工作效率中，以质控中心办公室统计的13项指标为例，胸痛中心建设从2013—2017年5年来的成绩十分显著。

2015年3月STEMI总病历1326例，而2018年3月STEMI总病历数上升到32617例，STEMI患者症状到首次医疗接触（S2FMC）时间从平均191min缩短到160min。

首次医疗接触至首份心电图（FMC2ECG）完成的时间从平均18min缩短至7min；　ECG远程传输比例从平均24.95%

提升到58.76%，STEMI患者首份ECG（远程传输或院内）至确诊时间从44min降到2min，而且传输比例从70%提高到98%，说明基层急诊与胸痛中心急诊相互沟通联系以提升基层救治水平的机制正在向好的方面快速发展。

STEMI患者首次医疗接触至双重抗血小板治疗时间从平均70min降至39min，达标比例从15%上升到33%。

院外患者确诊后通过120或基层医院救护车转运，绕行急诊室直达导管室比率从12.5%上升到36%，说明我国急性胸痛诊疗水平在大幅度提升，但较国外发达国家相比仍有很大差距，比如德国直达导管室比率在90%以上。非PCI医院停留时间（DIDO）也在逐渐缩短，平均时间从2013年的117min降至108min，虽然5年仅仅降了9min，但限于我国的基础水平和普通百姓家庭教育及经济状况，这也是很大的进步。

D-to-B时间缩短速度之快是我国STEMI救治一项可喜的成绩，2013年时平均为106min，到了2018年3月在我国451家已经认证的胸痛中心单位D-to-B时间平均降到了75min，达标率从54%提升到了75%，充分说明胸痛中心建设能显著提升医院救治能力和水平。在胸痛中心建设进程中，我们一直重视基层医院胸痛中心对于急重症胸痛处置（包括心肺复苏、溶栓和基础用药等）能力的培养，强调不具备急诊PCI的中心一定要掌握溶栓技术，对于符合溶栓条件的患者，要求尽快溶栓和尽早转运。2013年我国院外溶栓及溶栓后立即向上级医院转运的病例数为0，但是到了2018年基层胸痛中心溶栓治疗者的比例达到了39%，并且在50min左右就能完成，即可再通率达70%以上。

STEMI患者危险因素控制和改善预后预防性用药也是胸痛中心建设关注和强调的工作，ACS患者24h强化他汀类治疗和β受体阻滞药治疗比例在2018年也较2013年有了很大幅度上升，分别为0比72.4%与0.09%比57.4%，而院内病死率却从4.33%降至2.89%。

胸痛中心建设发展趋势？随着胸痛中心建设的影响力日盛，越来越多的社会力量开始进入胸痛中心。为进一步加快推动胸痛中心建设速度，中国心血管健康联盟拟通过汇集和整合社会资源共同促进胸痛中心的快速发展，同时发起了中国胸痛中心加速计划，该计划预期目标是在严格坚持认证标准的前提下，在2019年前推动全国1000家胸痛中心通过认证。为实现这一宏伟目标，从2016年开始实施了一系列计划来加速胸痛中心建设发展，将期望加速计划的实施能尽早实现在所有承担急性心肌梗死救治任务的医院均能建立胸痛中心的目标。主要发展方向包括：从区域性协同救治中心向三全模式发展，做到急救与预防、急救与康养、急救与慢病防治相结合，力争从源头使以STEMI为代表的致命性胸痛的发病率降低，使患者在急症救治之后能得到系统的出院后的管理和康复，充分发挥基层医疗健康中心和家庭医生的积极作用，大大降低致残率和病死率，从而实现冠心病的发病率和病死率降低的拐点早日到来。

将胸痛救治的主战场从省地级城市向县域乃至以下的乡镇发展，建立起县域医院联盟，通过一切现代化的技术加大这些区域的建设、培训、帮扶、信息沟通和指导，尽力提升县域医院整体水平，真正能做到小病不出乡、大病不出县，从而改善基层群众看病贵看病难的关键瓶颈问题。

3. 中国心血管病报告2017解读

北京大学第一医院 霍 勇

近几十年来，随着我国社会经济水平的快速发展，人们整体的生活水平显著提高，人口老龄化和不良生活方式的影响使心血管疾病等慢性非传染性疾病已成为危害国民健康的首位原因，尤其脑卒中是我国居民死亡的第一位病因，患病率不仅高居世界首位，且呈逐年上升趋势，脑卒中的致残率高，疾病负担巨大。同时，冠心病在农村地区大幅增加，已赶超城市地区流行态势，值得关注。因此，如何从根本上遏制我国心血管病的高发流行病学态势，是现阶段我国慢病防治亟待解决的重大课题。本文就2018年最新发布的《中国心血管病报告2017》进行解读，介绍心血管病及其危险因素在我国的流行趋势，重点关注我国心血管病的疾病特点。

一、心血管病患病与死亡总体情况

《中国心血管病报告2017》显示，中国心血管病患病率处于持续上升阶段。推算心血管病现患人数2.9亿，其中脑卒中1300万，冠心病1100万，肺源性心脏病500万，心力衰竭450万，风湿性心脏病250万，先天性心脏病200万，高血压2.7亿。

心血管病仍是我国居民第一位死因，占居民疾病死亡构成40%以上，高于肿瘤及其他疾病。尤其值得注意的是：自2009年起，农村居民心血管病病死率超过并持续高于城市，近几年来，农村居民心血管病病死率持续居于高位，显著高于城市水平，差距持续扩大，2015年农村居民心血管病病死率为298.42/10万，其中心脏病病死率为144.79/10万，脑血管病病死率为153.63/10万；城市居民心血管病病死率为264.84/10万，其中心脏病病死率为136.61/10万，脑血管病病死率为128.23/10万。心血管病死亡占全部死因的比例：2015年农村为45.01%，城市为42.61%。上述数据提示我们：中国心血管病患病率及病死率仍处于上升阶段，未来心血管病防治工作应着重放在农村地区。

二、脑卒中和冠心病流行情况具体分析

我国脑卒中和冠心病病死率整体上均呈现上升趋势，脑卒中病死率仍高于冠心病，是我国第一位死因，但冠心病增速明显。农村地区形势严峻。数据显示，2003—2015年中国脑血管病病死率呈上升趋势。农村地区脑血管病病死率高于城市地区。2015年中国城市和农村居民冠心病病死率继续2012年以来的上升趋势，农村地区冠心病病死率明显上升，到2015年已略高于城市水平。其中，急性心肌梗死病死率总体呈上升态势，农村地区急性心肌梗死病死率不仅于2007年、2009年、2011年数次超过城市地区，而且于2012年开始农村地区急性心肌梗死病死率明显超过城市地区。

脑卒中发病率方面，2013年Ness-China协作组主持的中国卒中疾病负担横断面调查对中国大陆31个省155个城市和农村地区的48万余人的入户调查显示：脑卒中发病粗率为345.1/10万人年，年龄校正的脑卒中发病率为246.8/10万人年。农村居民脑卒中发病率（298.2/10万人年）显著高于城市居民（203.6/10万人年）。王陇德院士针对我国脑卒中流行情况的最新调查纳入2013—2014年国家脑卒中筛查项目（CNSSS）中年龄40岁以上人群1 292 010例，其中共计31 188例脑卒中病例，目的在于分析脑卒中的患病情况和高危因素。同时，纳入中国公共卫生统计年鉴2002—2003年12 526例新发脑卒中病例，目的在于分析脑卒中的发病率。结果显示，2014年我国40岁以上成年人中脑卒中患病率为2.06%，并有年轻化趋势，高血压是脑卒中最重要的危险因素。并且，我国40～74岁成年人中脑卒中发病率从2002—2013年仍然以每年8.3%的速度增长。

冠心病方面，1999—2013年天津市居民急性心肌梗死粗发病率为80.5/10万～81.3/10万，标化发病率为64.9/10万～44.6/10万，有逐年下降趋势，其中45岁以下人群发病率呈逐年上升趋势，而≥45岁人群发病率呈逐年下降趋势。男性急性心肌梗死标化发病率（78.5/10万～56.6/10万）高于女性（50.3/10万～31.8/10万）。城市急性心肌梗死发病率高于农村，城市地区下降趋势明显（标化发病率为99.8/10万～50.1/10万），农村地区呈上升趋势（标化发病率为32.7/10

万～43.5/10万）。

从上述数据可以发现，我国心血管疾病的特点总体上仍是以脑卒中为主，农村地区脑卒中发病和死亡情况较城市地区持续居于高位。急性心肌梗死发病率在城市地区虽有下降，但整体死亡率依然呈上升趋势，而农村地区不论是发病和死亡均明显上升，且总体上有年轻化趋势。因此，未来10年我国心血管病防控形势整体仍然十分严峻，尤其是需要关注农村地区心血管病的早期综合防治。

三、心血管病危险因素

我国多省市心血管病危险因素队列研究作为我国目前最大的心血管疾病队列研究，纳入30 121名年龄35～64岁的受试者，对该人群10年心血管病发病危险、基线危险因素水平、各危险因素的相对危险度进行分析。结果显示，对于冠心病、缺血性卒中、出血性卒中、总心血管疾病来说，高血压均是第一危险因素，其次是吸烟、高胆固醇血症、糖尿病、肥胖等。因此，控制心血病的首要和关键措施就是如何做好高血压的早期综合防治。

我国在1958—1959年、1979—1980年、1991年和2002年进行过4次全国范围高血压抽样调查，≥15岁居民高血压患病率呈现上升趋势。《中国居民营养与慢性病状况报告（2015年）》显示，2012年中国≥18岁居民高血压患病率为25.2%，中国高血压患病人数为2.7亿；患病率城市高于农村（26.8%vs23.5%），男性高于女性，并且随年龄增长而显著增高。

最新数据显示，我国高血压患病情况仍在持续增加，且控制情况不佳。中国心血管病高危人群早期筛查与综合干预项目（PEACE）是我国迄今为止覆盖最广、规模最大的高血压管理现况调查，涉及全国31个省份141个地区（88个县和53个市），自2014年9月15日至2017年6月20日累计筛查35～75岁城乡居民达170余万人。目的在于评估高血压的知晓、治疗和控制情况。分析纳入1 738 886人，平均年龄55.6岁，59.5%为女性，高血压患病率为44.7%。在高血压患者中，44.7%知晓自己患有高血压，30.1%正在服用降压药物，只有7.2%的人血压得到了控制，高血压年龄标化和性别标化的患病、知晓、治疗和控制比例分别为37.2%，36.0%，22.9%和5.7%。高血压管理情况在男性、年龄较轻和收入较低等人群中更不容乐观。

我国高血压尤其值得关注的是需重视“H型”高血压。所谓“H型”高血压是指伴有血同型半胱氨酸即Hcy（也）升高的高血压，这部分患者脑卒中风险显著增加，是我国高血压流行病学方面极为重要的特征。同为高血压患者，中国人更易高发脑卒中，而非冠心病；更进一步显示的是：同等程度的血压升高，中国人发生脑卒中的风险是欧美人群的2.2倍。究其原因，关键因素在于Hcy水平升高与心血管疾病尤其是脑卒中的发生具有更强的关联性，Hcy每升高5μmol/L脑卒中风险增加59%，缺血性心脏病风险升高约33%。同时，高血压与Hcy升高合并存在时具有协同作用，可显著增加心脑血管事件尤其是脑卒中的发生风险。而 Hcy水平升高是我国高血压患者的重要特征，我国高血压患者普遍存在高Hcy状态，发生率高达75%。这主要是因为我国人群Hcy代谢原料叶酸水平普遍偏低，以及导致高Hcy的亚甲基四氢叶酸还原酶（MTHFR）677TT突变携带者比例显著高于其他国家。基于上述因素，我国2010版高血压防治指南明确将Hcy≥10μmol/L与其他已知危险因素并列为影响我国高血压患者心血管预后新的重要可干预危险因素之一。

根据我国居民人群数据，我国心血管病的其他危险因素包括血脂异常、糖尿病、超重/肥胖等的患病情况均呈现全面增长趋势。2002年CHNS，2010年中国慢性肾病工作组调查和《中国居民营养与慢性病状况调查（2015年）》显示，中国≥18岁人群血脂异常的患病率分别为18.6%，34.0%和40.4%，10年间中国成年人血脂异常患病率大幅上升。总体男性高于女性，城市高于农村。2012年全国调查血脂异常患病率农村超过城市，城市和农村分别为39.9%和40.8%，男性和女性分别为47.0%和33.5%。2013年对中国31个省170 287名城乡居民流行病学调查显示，中国成年人糖尿病标化患病率为10.9%，男性高于女性（11.7%vs10.2%）；老年人、城市居民、经济发达地区、超重和肥胖者糖尿病患病率较高；糖尿病前期检出率为35.7%，老年人、超重/肥胖人群及农村居民的糖尿病前期检出率较高。

四、心血管病社会经济负担

自1980年，我国心血管病患者出院人次数不断增加，相对应的住院总费用也在快速增加，自2004年至今，年均增长速度远高于国内生产总值的增速。1980—2015年，我国心血管病患者出院人次数平均增速为9.96%，快于同期出院总人次数的平均增速（6.3%）。其中，增速最快的是脑梗死，其次是缺血性心脏病、颅内出血和高血压等。2015年心血管病住院费用中，脑梗死最多，高达500多亿元，其次是颅内出血（232.0亿元）和急性心肌梗死（153.4亿元）。扣除物价因素的影响，自2004年以来，年均增长速度分别为23.5%，18.1%和30.1%。次均住院费用分别为9174元、17 128元和25 454元。

总体来讲，我国心血管病造成的经济负担正在不断增加。脑卒中方面主要来源于不断增加的疾病患者人次，以及脑卒中后遗症康复所带来的巨大社会和家庭经济负担。而冠心病方面，经济负担的增加主要来源于疾病人数的持续上升，同时，在新的诊断和治疗技术的发展趋势下，更多的患者采用冠状动脉造影和支架置入等器械治疗技术，这在使患者得到及时和高水平救治的同时，也无疑增加了社会和家庭的医疗经济负担。因此，减轻疾病负担最重要的措施应该是从源头上预防心血管病的发生。

从《中国心血管病报告2017》中我们看到的是我国心血管疾病防控的紧迫形势，心血管病的防控已成为并且在一定阶段内会成为中国面临的重大公共卫生问题之一。作为医疗工作者，面对心血管病发病率及病死率的持续攀升，以及农村地区赶超城市地区成为心血管病更为高发的趋势，我们更应该提倡心血管病的一级预防，甚至更前期的零级预防，加强患者宣教，全面控制心血管病的危险因素，促进政府主导下全民参与的心血管病防治工作，使我国心血管病早日迎来疾病发展趋势上的下降拐点。

4. 2017年HRS/EHRA/ECAS/APHRS/SOLAECE房颤导管和外科消融专家共识解读

上海交通大学附属第一人民医院、上海市第一人民医院　刘少稳

2017年HRS/EHRA/ECAS/APHRS/SOLAECE心房颤动导管和外科消融专家共识由60位专家代表11个学会完成。撰写该共识的主要目的，是为改善心房颤动患者的管理提供导管消融方面的知识，另外一个目的是为如何设计心房颤动导管消融相关的临床研究提供建议。

首先，该共识对心房颤动的定义、分类和危害进行了讨论，并根据近来的研究进展梳理了心房颤动的可能发生机制及心房颤动导管消融的理论基础。自主神经功能与心房颤动的发生和维持关系确切，对神经丛（ganglionated plexi，GP）进行改良是否可提高心房颤动导管消融的成功率仍有争议，主要问题是目前没有确切的方法定位和评估神经丛的功能，通过高频刺激确定神经丛部位的特异性和敏感性均不理想，有研究提示高频刺激只能识别传入神经作用，未来需要新的方法定位和评估神经丛、也需要新的神经丛改良方法来提高心房颤动导管消融的有效性。心房颤动常伴有不同程度的心房纤维化，但纤维化的发生机制仍有争论，是由心房颤动本身引起，即"心房颤动诱发心房颤动"，还是与心房颤动的危险因素有关，如CHA_2DS_2-VASc积分高者易发生纤维化。另外的可能机制是，与以纤维化为表现的心房心肌病有关，心房颤动、折返性房性心动过速和窦房结疾病都可能是纤维化性心房心肌病的表现。心房电重构、解剖重构和心肌细胞外基质重构都在心房颤动的发生和发展中起着重要的作用。

有关心房颤动的发生机制仍不十分明确，有些问题仍有待于进一步的探讨，但触发活动和折返机制在心房颤动的发生和维持中起着重要的作用。频发房性期前收缩、短阵或持续性房性心动过速都可能是心房颤动发生的触发源，频发房性期前收缩的机制多数是异位兴奋性增高但也可能是微折返，而房性心动过速可以是局灶性异位兴奋性增高，也可以是大折返性（折返环直径≥2cm）或小折返性（折返环直径<2cm），其中局灶性和大折返性多见。心房扑动（房扑）就是周长较短的大折返性房性心动过速。目前已有的研究提示，心房扑动是心房颤动的下游心律失常（downstream arrhythmia），三尖瓣环依赖的典型心房扑动也是这样。心房扑动在发生和终止前常会以心房颤动为表现，通过消融心房扑动尝试改变心房颤动的自然病程基本无效；由于三尖瓣狭部消融相对简单、有效和安全，三尖瓣狭部消融是部分典型心房扑动患者的姑息治疗方法，但心房扑动消融后的长期随访提示，大多数患者仍会发展为心房颤动。

心房颤动的经典治疗策略主要包括抗凝预防卒中、心率控制和节律控制，其中导管和外科消融是节律控制的非药物手段。近期越来越多的研究提示，通过对一些可逆危险因素的干预可延缓和减少心房颤动的发生，并可降低心房颤动导管消融术后的复发率。这些可逆的危险因素包括肥胖、呼吸睡眠暂停、高血压、糖尿病和过量饮酒，即通过减重、改善睡眠中的缺氧状态、合理控制血压和糖尿病，以及限酒（每周乙醇饮入量<30g）不但有预防心房颤动发生的作用，也可减少心房颤动消融术后的复发率。运动与心房颤动的关系是U型的，与不运动及过量运动的耐力运动员相比，适度的运动可明显减少心房颤动的发生和房颤消融术后的复发率。

已有的循证医学证据提示，导管消融为心房颤动患者带来的获益包括生活质量的改善，以及伴心力衰竭患者心室功能的改善，另外，有研究提示心房颤动导管消融也可以减少患者的卒中、老年痴呆和死亡率，但这些结论还有待于大样本、前瞻性的随机对照研究进行评估。心房颤动导管或外科消融是较复杂的手术，应在有经验的中心、由有经验的术者和术者团队完成，并应根据患者的具体情况如抗心律失常药物是否有效、心房颤动类型、持续性心房颤动的持续时间、左心房大小、是否合并结构性心脏病、年龄及其他疾病合并情况等，以及患者的意愿综合做出决定。心房颤动导管或外科消融的具体指征、推荐级别和证据等级见表1，心房颤动导管消融的具体策略、技术和手术终点见表2。

抗凝是心房颤动管理的核心治疗战略，应贯穿于心房颤动导管消融的全过程。心房颤动在合并多个血栓栓塞危险因素（CHA_2DS_2-VASc积分≥2分）时更需要规范的抗凝治疗，另外，消融造成的心内膜面损伤、导管和鞘管尤其是长鞘管在心房内的长时间操作及消融后心房肌的顿抑等都是血栓栓塞发生的促发因素。已有的证据提示，对于持续性或血栓栓塞危险因素较高的阵发性心房颤动患者术前应行至少3周的有效抗凝治疗，已在应用抗凝药物的患者在导管消融时继续抗凝是合理的，所有的患者在心房颤动导管消融术后应至少有效抗凝2个月，术后长期抗凝策略决定于患者的血栓栓塞危险因素。心房颤动导管消融围术期具体的抗凝策略见表3。

心房颤动导管消融术在全球各大中心开展得越来越普及，而外科消融术开展的则相对较少。该共识对心房颤动导管和外科消融的多个方面进行了讨论，有些方面有较好的循证医学证据，推荐级别较高，但很多地方由于缺乏足够的证据，推荐级别较低，包括心房颤动的发生机制、消融技术及消融的长期临床疗效等还有待进一步的评估，特别是下

表1　心房颤动导管和外科消融指征

心房颤动导管消融的指征		推荐级别	证据
一种以上Ⅰ或Ⅲ类抗心律失常药物治疗无效或不能耐的症状性心房颤动	阵发性心房颤动	Ⅰ	A
	持续性心房颤动	Ⅱa	B-NR
	长程持续性心房颤动	Ⅱb	C-LD
症状性心房颤动在Ⅰ或Ⅲ类抗心律失常药物治疗前	阵发性心房颤动	Ⅱa	B-R
	持续性心房颤动	Ⅱa	C-EO
	长程持续性心房颤动	Ⅱb	C-EO
心力衰竭合并心房颤动	消融指征与非心力衰竭患者相似	Ⅱa	B-R
年龄>75岁的心房颤动患者	消融指征与年轻患者相似	Ⅱa	B-NR
肥厚型心肌病合并心房颤动	消融指征与非肥厚性心肌病患者相似	Ⅱa	B-NR
年龄＜45岁的心房颤动患者	消融指征与年老患者相似	Ⅱa	B-NR
快慢综合征患者	导管消融是置入起搏器的有效替代治疗方法	Ⅱa	B-NR
运动员合并心房颤动	首选导管消融	Ⅱa	C-LD
无症状性心房颤动	阵发性心房颤动	Ⅱb	C-EO
	持续性心房颤动	Ⅱb	C-EO
开胸心脏外科手术同时行外科心房颤动消融的指征			
Ⅰ或Ⅲ类抗心律失常药物治疗无效或不能耐受的症状性心房颤动	阵发性心房颤动	Ⅰ	B-NR
	持续性心房颤动	Ⅰ	B-NR
	长程持续性心房颤动	Ⅰ	B-NR
症状性心房颤动在Ⅰ或Ⅲ类抗抗心律失常药物治疗前	阵发性心房颤动	Ⅰ	B-NR
	持续性心房颤动	Ⅰ	B-NR
	长程持续性心房颤动	Ⅰ	B-NR
非开胸心脏外科手术同时行外科心房颤动消融的指征			
Ⅰ或Ⅲ类抗心律失常药物治疗无效或不能耐受抗的症状性心房颤动	阵发性心房颤动	Ⅰ	B-NR
	持续性心房颤动	Ⅰ	B-NR
	长程持续性心房颤动	Ⅰ	B-NR
症状性心房颤动在Ⅰ或Ⅲ类抗抗心律失常药物治疗前	阵发性心房颤动	Ⅱa	B-NR
	持续性心房颤动	Ⅱa	B-NR
	长程持续性心房颤动	Ⅱa	B-NR
单独行外科消融或外科杂交手术治疗心房颤动的指征			
Ⅰ或Ⅲ类抗心律失常药物治疗无效或不能耐受的症状性心房颤动在≥1次导管消融失败后或已知导管消融和外科消融的获益/风险比后患者的选择	阵发性心房颤动	Ⅱb	B-NR
	持续性心房颤动	Ⅱa	B-NR
	长程持续性心房颤动	Ⅱa	B-NR
	拟行单独外科消融的心房颤动患者也可考虑外科杂交手术	Ⅱb	C-EO

不同证据等级缩写的意义：A.>1项高质量随机对照临床研究、高质量随机对照临床研究荟萃分析或除≥1项随机对照临床研究外有可靠的临床注册研究支持；B-R.≥1项中度可靠随机对照临床研究或中度可靠随机对照临床研究荟萃分析；NR.≥1项中度可靠非随机对照临床研究或中度可靠非随机对照临床研究荟萃分析；C-LD.来源于可信度有限的随机或非随机对照临床研究；C-EO.专家共识

表2　心房颤动导管消融的策略、技术和手术终点

	推　荐	级别	证据
导管消融肺静脉隔离	在任何心房颤动消融术式中均应完成肺静脉电隔离	Ⅰ	A
	传入阻滞是完成肺静脉电隔离的最基本条件	Ⅰ	B-R
	肺静脉电隔离后20min应重新评估有无电传导恢复	Ⅱa	B-R
	射频消融肺静脉电隔离后应用20mg腺苷评估有无电传导恢复，如有应进一步消融	Ⅱb	B-R
	沿消融线起搏评估环肺静脉消融的透壁性	Ⅱb	B-R
	评价是否达到肺静脉传出阻滞	Ⅱb	B-NR
在肺静脉电隔离的基础上考虑的其他消融消融策略	临床上可记录到或术中可诱发典型房扑应行三尖瓣狭部消融	Ⅰ	B-R
	行线性消融时通过起搏和标测评价消融线的完整性	Ⅰ	C-LD
	消融可标测的心房颤动肺静脉外异位触发灶	Ⅱa	C-LD
	压力监测导管消融的最低合理压力是5～10g	Ⅱa	C-LD
	持续性心房颤动在初次或再次手术时行左心房后壁消融	Ⅱb	C-LD
	应用大剂量异丙肾上腺素诱发和消融肺静脉外心房颤动异位触发灶	Ⅱb	C-LD
	主频（DF）消融在心房颤动导管消融中的作用	Ⅱb	C-LD
	左/右心房线性消融在持续或长程持续性心房颤动中的作用	Ⅱb	B-NR
	没有可标测的大折返性房扑时行线性消融	Ⅱb	C-LD
	消融电压标测或MRI确定的异常心肌在持续或长程持续性心房颤动中的作用	Ⅱb	B-NR
	心房复杂电位（CAFÉ）消融在持续或长程持续性心房颤动中的作用	Ⅱb	B-NR
	转子（rotational activity）消融在持续或长程持续性心房颤动中的作用	Ⅱb	B-NR
	神经丛消融在阵发性、持续或长程持续性心房颤动中的作用	Ⅱb	B-NR

表3　心房颤动导管消融围术期抗凝治疗原则

	推　荐	级别	证据
术前	已应用华法林或达比加群酯进行有效抗凝的患者在行心房颤动导管消融时可以不停华法林或达比加群酯	Ⅰ	A
	已应用利伐沙班进行有效抗凝的患者在行心房颤动导管消融时可以不停利伐沙班	Ⅰ	B-R
	已应用达比加群酯和利伐沙班之外的NOAC进行有效抗凝的患者在行心房颤动导管消融时可以不停NOAC	Ⅱa	B-NR
	拟行心房颤动导管消融的患者应遵循与心房颤动复律一样的抗凝治疗原则	Ⅰ	B-NR
	应用NOAC进行抗凝的患者在心房颤动导管消融前停用1～2次NOAC，术后继续应用NOAC进行抗凝	Ⅱa	B-NR
	已有效抗凝3周或以上，导管消融前仍是心房颤动的患者应行TEE检查	Ⅱa	C-EO
	导管消融前是窦性心律但无有效抗凝治疗的心房颤动患者应行TEE检查	Ⅱa	C-EO
	对于无法行TEE检查的患者应用腔内超声检查排除心房血栓	Ⅱb	C-EO
术中	房间隔穿刺前或穿刺后即刻给予肝素，在心房颤动导管消融术中使ACT ≥300s	Ⅰ	B-NR
	在心房颤动导管消融结束时给予鱼精蛋白逆转肝素的作用	Ⅱa	B-NR
术后	术前没有接受华法林有效抗凝者，在心房颤动导管消融术后如拟应用华法林进行抗凝，可用低分子肝素或静脉应用普通肝素进行桥接	Ⅰ	C-EO
	心房颤动导管消融术后应用华法林或NOAC有效抗凝至少2个月	Ⅰ	C-EO
	心房颤动导管消融后长期抗凝治疗应根据患者的血栓栓塞危险因素进行评估，而不应考虑术后是否有心房颤动复发	Ⅰ	C-EO
	术前没有接受有效抗凝或抗凝药物已中断的患者，在心房颤动导管消融后止血3～5h可开始应用NOAC	Ⅱa	C-EO
	如术后拟停用抗凝药物除考虑血栓栓塞危险因素和患者的意愿外，还应行长程或频繁的心电监测以确定无心房颤动复发	Ⅱb	C-EO

面的问题还有待进一步的研究。

1.*心房颤动消融是否可改变患者的血栓栓塞危险*　CHA_2DS_2-VASc积分是根据临床心房颤动特点确定的，成功消融术后如果患者无临床及亚临床心房颤动发生，这些患者是否需要继续抗凝？或哪些患者在成功心房颤动消融术后可以停用抗凝药物？

2.*在心房颤动导管消融中，尤其是在持续性心房颤动的消融中什么是合理的基质改良方法*　在肺静脉隔离外还需要哪些消融？线性消融和CFAE消融的意义？转子消融的方法和意义？如何定义瘢痕并进行消融？是否需要模仿迷宫术式？右心房消融是否需要？

3.自主神经对心房颤动的影响　临床心房颤动是否确实是一种自主神经介导的心律失常？神经丛消融是否需要？脊髓或迷走神经刺激等自主神经调节对减少心房颤动负荷或降低心房颤动消融术后复发率的作用？

4.改变危险因素对心房颤动导管消融疗效的影响　有研究提示，肥胖患者通过降低体重可以减少心房颤动负荷、并降低心房颤动导管消融的复发率，减肥手术（bariatric surgery）是否也有同样的作用还不清楚？还有待于进一步的研究评估合理控制高血压、睡眠呼吸暂停和糖尿病等危险因素是否也可以降低心房颤动导管消融的复发率。

5.高危心房颤动患者中导管消融的疗效　导管消融可以改善心房颤动伴心力衰竭患者的左心室功能、降低死亡率，这些结论还需要前瞻性大样本研究予以核实。巨大左心房、肥厚型心肌病、尿毒症透析和老年心房颤动患者是否可以从导管消融中获益仍缺乏循证医学证据。

6.心房颤动导管消融与外科消融及与杂交手术的对照研究　虽然有研究提示心房颤动经皮导管消融与微创外科消融术之间的疗效相近，但仍缺乏足够的对照研究数据。另外，哪些患者可以从心房颤动杂交手术中获益也需要进一步的评估。

7.如何定义可以从消融治疗中获益的最佳心房颤动患者　有研究发现术前心脏增强磁共振检查瘢痕负荷较重的心房颤动患者消融术后有较高的复发率，仍然需要在多中心临床研究中评估这些检查技术是否可靠、并可重复；其他需要评估的可能影响心房颤动消融有效性的指标还包括遗传因素、生物标志物及临床危险因素评分等。

8.新技术在心房颤动导管消融中的作用　心房颤动消融的新技术常常也更贵，但这些新技术的临床应用价值仍需要进一步的研究，包括网篮标测技术、判断消融是否透壁的消融指数、评估心肌消融损伤的影像技术等；另外，激光、低强度超声、光子粒子治疗（photonic particle therapy）、外照射治疗（external beam ablation）等新能量，以及磁共振指导下的消融等技术的临床应用价值均需要前瞻性对照研究进行评估。

9.心房颤动消融疗效评估　我们需要进一步的理解消融结果的临床意义，把持续时间超过30s的房性心律失常定义为心房颤动复发的临床意义？如何更好地量化心房颤动负荷？这些消融结果与心房颤动患者生活质量和卒中风险的关系？

10.左心房缩容在心房颤动消融中的作用　左心耳封堵或切除是否可改善持续性心房颤动消融的疗效、并同时减少卒中的风险？左心房缩容在心房颤动消融中的作用？“心房僵硬”（stiff atrial）综合征在心房颤动消融中的发生率及其意义？

11.团队协作在心房颤动消融中的作用　一个合作良好的团队与单打独斗的术者相比是否可以取得更好的心房颤动消融疗效？

12.提高心房颤动消融的安全性　心房颤动消融术在逐渐普及，新的经验不足的术者在不断增加，也同时潜在增加心房颤动消融并发症的发生率。需要新的技术减少心房颤动消融的并发症的增加，通过建立规范的心房颤动消融手术标准，保障心房颤动消融术的有效性和安全性在全球各种各样的心脏中心可以重复。

13.导管消融对心房颤动患者死亡率、卒中和再住院率的影响及在不同心房颤动患者人群中导管消融的价值

14.心房颤动导管消融复发患者的管理　心房颤动导管消融复发患者进行再次消融术的合理指征（左心房大小、BMI）？什么样的复发心房颤动患者应该行外科消融？

5. 2017年ESC外周动脉疾病诊断和治疗指南解读

广东省人民医院　罗建方

引言

外周动脉疾病（peripheral artery disease，PAD）通常是指除冠状动脉及颅内动脉以外的各种动脉病变总称，常累及上肢动脉、肠系膜动脉、肾动脉、下肢动脉、颈动脉和椎动脉颅外段，临床常见类型为肾下主动脉及下肢动脉。动脉粥样硬化是主要病因，其他还包括动脉管壁的炎症性病变（如血管炎）及非炎症性病变（如肌纤维发育不良）。流行病学调查显示，全球约2亿人罹患外周动脉疾病，其中欧洲4000万，美国850万，我国尚缺乏准确流行病学资料，估计发病人数达3000万以上。

继2016年美国AHA/ACC发布外周动脉疾病防治指南（仅涉及下肢LEAD）、2016德国发布PAD防治指南更新和2017英国NICE发布外周血管病防治指南之后，2017年8月26日，在西班牙巴塞罗那欧洲心脏病学会（ESC）年会上，ESC联合欧洲血管外科学会发布了《2017 ESC外周动脉疾病诊疗指南》。该指南是2011 ESC第1版PAD指南的后续更新，并首次以心脏病专家和血管外科专家联合制定的形式推出。

ESC 2017版指南定义PAD为除冠状动脉和主动脉以外的所有大血管动脉粥样硬化阻塞性病变，该版指南较2011版指南内容更为翔实、新颖，更强调循证医学证据。有关药物干预、颈动脉疾病和下肢动脉疾病血供重建等内容进行了更新；首次将抗栓药物以独立章节的形式进行详细表述。指南涵盖了PAD患者合并其他心脏情况（心力衰竭、心房颤动及瓣膜病）的相关处理。对于无症状颈动脉狭窄，根据近年无症状性颈动脉狭窄患者长期卒中风险的新数据，推荐对高卒中风险的无症状性颈动脉狭窄患者进行血供重建；对于肾动脉狭窄，强烈反对常规进行血供重建；对肠系膜动脉狭窄，指南支持对衰弱患者进行腔内介入治疗。对于下肢远端PAD，指南引用新的WIFI评分系统，以评估肢体严重缺血需要后续截肢的风险，摒弃使用TASC评分系统。

一、2017新版指南核心要点

（一）外周动脉疾病（PAD）

1.PAD患者管理的一般推荐

（1）建立多学科外周血管病管理团队，共同应对、制定治疗决策（ⅠA）。

（2）加强医生和公众对血管疾病，尤其是脑血管病和下肢动脉疾病的认识和教育（ⅠA）。

2.PAD患者治疗策略　最佳药物干预和非药物血供重建治疗相结合。

3.危险因素综合管理

（1）所有患者均应严格戒烟，注意健康饮食，适度运动（Ⅰ类推荐）。

（2）所有患者均应强化他汀治疗，低密度脂蛋白（LDL）目标值<1.8mmol/L（70mg/dl）。若患者的初始血脂水平为1.8～3.5mmol/L（70～135mg/dl），应在此基础上降低50%（Ⅰ类推荐）。

（3）合并糖尿病时，需严格控制血糖（Ⅰ类推荐）。

（4）患者合并高血压时，血压应控制在<140/90mmHg（Ⅰ类推荐）。

（5）有症状的PAD患者，推荐启动抗血小板治疗（Ⅰ类推荐）。

（二）颈动脉疾病

1.对无症状的颈动脉疾病患者进行危险分层。

2.对于接受CABG的患者，不推荐对重度颈动脉狭窄患者同期进行颈动脉血供重建。

（三）下肢动脉疾病（LEAD）

1. 隐匿性LEAD是无症状PAD的一种特殊类型。

2. 间歇性跛行处理即使进行了再血管化治疗，仍需强化他汀治疗和医学监督下的康复锻炼，血管扩张药物是否改善步行距离尚不确定。

3. 慢性严重肢体缺血（CLTI）是下肢动脉疾病（LEAD）的最严重类型，除缺血外，还应对患肢的创面及感染情况进行评估，对截肢风险进行分级（新 WIFI分类）。

4. PAD患者易伴发冠心病，还常合并其他心脏情况（如心力衰竭、心房颤动等）。

二、新增抗栓章节要点

（一）颈动脉疾病

1.对于所有症状性颈动脉疾病患者，推荐长期单独抗血小板药物（阿司匹林或氯吡格雷）治疗（SAPT）。

2.颈动脉支架置入术后患者，推荐阿司匹林联合氯吡格雷（DAPT）治疗至少1个月。

3.对于颈动脉狭窄程度>50%的无症状患者，出血风险低的情况下应考虑长期抗血小板治疗（通常是低剂量阿司匹林）。

（二）下肢动脉疾病（LEAD）

1.症状性PAD患者推荐长期单抗治疗（阿司匹林或氯吡格雷）。

2.所有血供重建患者均推荐长期单抗治疗（阿司匹林或氯吡格雷）。

3.腹股沟以下旁路移植术后推荐单抗治疗（阿司匹林或氯吡格雷）。

4.腹股沟以下支架置入术后推荐阿司匹林联合氯吡格雷双抗治疗至少1个月。

5.膝下人工血管旁路移植术后可考虑阿司匹林联合氯吡格雷进行双抗治疗。

6.由于缺乏确切证据，不合并其他心血管疾病的无症状LEAD不常规推荐抗血小板治疗。

（三）口服抗凝

对于合并AF的LEAD患者，首先应重新评估口服抗凝药物使用适应证。当存在明确适应证，如持续性、永久性或阵发性心房颤动（CHA2DS2-VASc评分≥2分）、心脏机械瓣置换术后、近期发生和（或）复发深静脉血栓或肺栓塞，应该使用口服抗凝药物（OAC）。对于经皮腔内介入治疗患者，如果出血风险小于支架/移植物闭塞风险，血管内血供重建术后应考虑使用阿司匹林或氯吡格雷联合OAC（口服抗凝药）治疗至少1个月；如果出血风险高于支架/移植物闭塞风险，血管内血供重建术后考虑OAC单药抗凝治疗。对于高缺血性风险患者或具有明确长期单一抗血小板治疗（SAPT）适应证的患者，OAC联合SAPT治疗疗程应该超过1个月。

三、血供重建

2017版指南不再以TASCⅡ分级作为血供重建方式选择依据，而以解剖位置和病变长度决定血供重建策略，具体更新如下。

（一）颅外颈动脉和椎动脉疾病

自2011年以来，尚无针对无症状颈动脉疾病管理的大型临床循证研究发布，但基于对无症状颈动脉狭窄伴卒中患者长期风险的随访观察资料，ESC指南工作组建议对高卒中风险患者进行颈动脉狭窄血供重建，且推荐首选外科手术治疗（Ⅱa）；较高手术风险者推荐行腔内支架治疗（Ⅱa），外科手术风险一般者可行腔内介入治疗（Ⅱb）；可见新版指南与2011版指南有较大区别，2011版指南推荐对所有无症状颈动脉狭窄患者都进行血供重建。对无症状椎动脉狭窄患者，无论狭窄程度如何，均不建议血供重建（Ⅲ类推荐）。对于症状性椎动脉狭窄（≥50%）的患者，若经优化药物治疗仍反复出现症状，可行腔内介入治疗（Ⅱb推荐），以上建议仅基于专家意见，并无充分循证医学证据。

（二）上肢动脉疾病

对于症状性锁骨下动脉狭窄患者的血供重建，新指南推荐为Ⅱa，较2011版指南（Ⅰ）推荐级别下降。对于锁骨下动脉狭窄血供重建策略，2011版指南主张首选腔内治疗（Ⅰ），新指南对外科手术级别有所提高（Ⅱa）。新指南推荐对于无症状锁骨下动脉狭窄且拟行CABG的患者，进行预防性血供重建干预（Ⅱa）。

目前，因缺乏治疗锁骨下动脉的高质量研究，指南推荐的证据水平并不高，主要来自于专家共识。腔内治疗狭窄病变和闭塞病变的成功率分别为100%和80%～95%，与外科手术相近。近年荟萃分析表明，这两种方式术中、术后卒中风险均较低。因此，对于症状性锁骨下狭窄（TIA/卒中，冠状动脉锁骨下动脉盗血综合征，同侧的血液透析通路功能和生活质量不高）的患者，推荐行腔内或外科手术治疗。关于旁路移植术前是否处理狭窄的锁骨下动脉的大型临床研究多为回顾性研究，CABG术前或术后纠正狭窄的锁骨下动脉对于LIMA桥血供冠状动脉的患者意义重大，因此，本指南推荐对于无症状性CABG术前、术后的锁骨下动脉狭窄行血供重建（Ⅱa）。

（三）肠系膜动脉疾病

1.急性肠系膜动脉缺血管理 怀疑急性肠系膜动脉缺血，建议紧急行CTA检查（Ⅰ类推荐），D-二聚体对于诊断急性肠系膜动脉缺血敏感度很高，但特异度较低，因此，急性肠系膜动脉缺血主要基于排除性诊断。目前尚缺乏治疗相关的随机对照研究，证据主要来源于队列注册研究。急性肠系膜动脉血栓闭塞腔内治疗的术后死亡率或肠切除率更低，指南推荐首选腔内治疗，而对于血栓栓塞性急性肠系膜缺血，腔内治疗和外科手术无显著差别。

2.慢性肠系膜缺血（CMI）管理推荐 慢性肠系膜动脉狭窄患者，如无症状，不行血供重建，如有症状则需血供重建，不应推迟。①怀疑CMI时，首选DUS检查（Ⅰ类推荐）；②症状性多支血管病变的CMI患者，推荐血供重建（Ⅰ类推荐）；③症状性多支血管病变的CMI患者，不推荐延迟血供重建，以免营养状况持续恶化（Ⅲ类推荐），延迟血供重建将导致肠梗死、败血症及临床状态恶化。

（四）肾动脉疾病（RAD）

指南强烈反对肾动脉疾病患者进行系统性肾动脉狭窄血供重建，这与2011年指南的推荐恰好相反。

1.RAD诊断策略推荐 ①推荐DUS（首选）、CTA及MRA诊断RAD（Ⅰ类推荐）；②不推荐肾显像、ACEI激发试验前后血清肾素水平及静脉肾素水平用于动脉粥样硬化性RAD的筛查（Ⅲ类推荐）。

2.RAD治疗推荐 ①单侧肾动脉狭窄相关的高血压推荐应用ACEIs/ARBs（Ⅰ类推荐）；②高血压相关的RAD，推荐应用钙通道阻滞药，β受体阻滞药和利尿药（Ⅰ类推荐）；③动脉粥样硬化继发肾动脉狭窄时不推荐血管重建（Ⅲ类推荐）。

（五）主髂动脉病变

2017版指南更细化了不同长度病变的处理方案。其中长段病变的腔内治疗证据较2011版有所提高腔内治疗的循证价值提升。2017版指南将既往较复杂的TASCⅡ分级，简化为以长度5cm作为病变长短界限，指出髂动脉短段狭窄/闭塞时（＜5cm），腔内治疗具有良好远期开通率且并发症低（Ⅰ级推荐）；同时该处支架置入的推荐级别，也由既往的Ⅱb升级为Ⅱa。对有严重合并症的长段或双侧病变，仍首选腔内治疗（Ⅱa级推荐）；病变达到肾下腹主动脉时，可选择主髂分叉部的覆膜支架腔内治疗。因此虽然不按照TASCⅡ分级处理，但是只要有腔内治疗经验，主髂动脉疾病均可考虑采用腔内治疗作为首选（Ⅱb级推荐）。2017版指南对，外科手术策略及方式也进行了细化推荐，对可耐受外科手术，主髂闭塞病变患者可选择主动脉-双股动脉旁路移植手术（Ⅱa级推荐）。来自5358例主髂闭塞的Meta分析结果显示，外科旁路移植手术虽比腔内治疗的住院时间更长、并发症和死亡率高，但是其长期通畅率方面仍有优势；其1年通畅率高达94.8%，3年和5年通畅率分别为86%和82.7%。对于髂股动脉病变患者，杂交治疗（股动脉平面内膜剥脱或旁路移植术联合髂动脉腔内治疗）是有效的治疗方法（Ⅱa级推荐）。当血管闭塞达到肾动脉和髂动脉，主髂旁路移植手术适合于严重间歇性跛行患者（Ⅱa级推荐）。即便病变弥漫，腔内治疗也可作为治疗选择，但是不能避免围术期和远期闭塞风险；当无法选择其他方式时应尝试解剖外旁路移植。与2011版指南不同，对于任何主髂动脉疾病而言，腔内治疗均可作为首选；但是外科手术对于复杂、复杂的主髂动脉病变，仍具有推荐选择价值；整体治疗方案应根据操作者经验和技术，进行个体化选择。

（六）股腘病变

2017版指南不再按照TASCⅡ分级，简化为以25cm为界限的长段和短段病变，对腔内治疗予以更多的证据和推荐，仍强调外科手术不可或缺。如果股深动脉侧支循环良好，通过运动治疗跛行可获改善，大多不需手术干预。如果需要干预，腔内治疗可作为＜25cm狭窄或闭塞病变的首选方式（Ⅰ类推荐）。基于新近研究结果，将裸支架置入作为Ⅱa

级推荐；而药物涂层球囊和药物涂层支架，由于目前随访时间有限，结果有待进一步分析，故仅暂作为Ⅱb级推荐；DCB是否优于现有支架需远期随访结果证实。2017版指南更新指出，长段股浅动脉病变（>25cm）、无较大手术风险、自体大隐静脉良好和预期寿命>2年患者，可选择旁路移植手术（Ⅰb级推荐）。由于股腘旁路移植在长段病变中的优势，将大隐静脉作为股腘旁路移植优选材料（Ⅰa级推荐），因其5年通畅率超过80%，远高于人工血管67%的通畅率。病变>25cm而外科手术存在相对禁忌时，腔内治疗也可选择作为Ⅱb级推荐。2017版指南推荐股腘动脉长、短病变，均应尝试腔内治疗，推荐选择大隐静脉的外科旁路移植治疗长段病变。腔内治疗在股腘区，仍面临如远期通畅率和支架耐久性等挑战。腔内斑块消蚀、药物涂层球囊和新型药物涂层支架设计等，未来有望改善股腘动脉病变的远期通畅率和临床预后。

（七）下肢动脉疾病

对于TASC-D型主-髂动脉病变，指南首先推荐外科手术，处理主-髂复杂病变或主-双侧股动脉闭塞（Ⅱa），而有经验的中心也可将腔内介入治疗作为替代方案（Ⅱb）。对于腘下动脉病变，指南推荐应用大隐静脉行旁路移植手术（Ⅰ），而腔内治疗不为首选（Ⅱa）。

1.踝肱指数（ABI）测量推荐

（1）ABI是筛查和诊断LEAD首选的无创检查（Ⅰ类推荐）。

（2）在踝动脉不能受压或ABI>1.4的情况下，趾臂指数、DUS分析及脉搏强度记录可作为替代检查（Ⅰ类推荐）。

2.LEAD的影像学推荐

（1）DUS是确诊LEAD病变的首选影像学检查（Ⅰ类推荐）。

（2）DUS和（或）CTA和（或）MRA可用于分析LEAD病变解剖学特征及指导血供重建（Ⅰ类推荐）。

（3）应在联合解剖影像学检查、症状及血流动力学的基础上做出治疗决策（Ⅰ类推荐）。

3.间歇性跛行患者管理推荐

（1）他汀类药物可以提高步行距离（Ⅰ类推荐）。

（2）推荐间歇性跛行患者进行医学监督下的运动训练，当监督训练不可行时，推荐其进行非医学监督训练（Ⅰ类推荐）。

4.主髂动脉闭塞病变血供重建推荐　闭塞病变较短时（<5cm）首选腔内治疗（Ⅰ类推荐）。

5.股腘动脉闭塞病变血供重建推荐

（1）闭塞病变较短时（<25cm）首选腔内治疗（Ⅰ类推荐）。

（2）闭塞病变较长时（>25cm）手术风险不高，有可利用的静脉且预计生存寿命>2年时，首选推荐旁路移植手术（Ⅰ类推荐）。

（3）可用自体隐静脉进行股腘动脉旁路移植术（Ⅰ类推荐）。

6.膝下动脉闭塞病变血供重建推荐

（1）存在慢性严重肢体缺血（CLTI）时，膝下动脉的血供重建有助于抢救患肢（Ⅰ类推荐）。

（2）行膝下动脉血供重建时，可选用大隐静脉进行旁路移植术（Ⅰ类推荐）。

7.CLTI的管理　CLTI患者不仅是单纯的主髂或者股浅动脉病变，通常伴有股腘病变联合主髂病变或者膝下病变。杂交治疗（如主髂腔内介入联合足底旁路移植）是有效的治疗方式。如果首选腔内治疗，尽量保护后期旁路移植的流入道血管；如果首选旁路移植，则应尽可能选择大隐静脉作为旁路移植优选材料。出现CLTI的膝下病变患者大部分是糖尿病患者。足底动脉弓的影像学检查作为Ⅱa级推荐。与2011年比较，腔内治疗膝下动脉病变的证据等级，由C级升高到B级，并作为Ⅱa级推荐。与2011版膝下动脉支架置入Ⅱa推荐相比，本次并未推荐在球囊扩张失败后膝下动脉病变的支架置入。对于狭窄和短段闭塞患者，首选腔内治疗；对于长段闭塞病变，大隐静脉旁路移植有更好的远期通畅率和肢体存活率。干细胞和基因治疗的疗效仍在研究中，尚缺乏足够证据，暂不作为治疗推荐。CLTI管理要点如下：①早期识别组织坏死和（或）感染，及早告知血管疾病诊疗团队，有助于抢救患肢（Ⅰ类推荐）；②CLTI患者需评估截肢风险（Ⅰ类推荐）；③CLTI患者合并糖尿病时，需合理控制血糖（Ⅰ类推荐）；④为抢救患肢，如有可能应接受血供重建（Ⅰ类推荐）；⑤不推荐CLTI患者接受干细胞/基因治疗（Ⅲ类推荐）。

8.急性肢体缺血　一旦诊断明确，应尽快给予肝素和适当镇痛；是否急诊手术，则需要根据临床表现尤其神经功能损伤来确定。无神经功能损伤，可根据患者情况和影像学结果，选择血供重建方式。神经损伤表现者，需要积极血供重建，不需等待影像学结果，以免延误手术时间。治疗方式包括经皮导管置管溶栓、经皮机械吸栓或机械化学联合吸栓或外科取栓、旁路移植等。治疗策略选择，根据患者神经损伤、缺血时间、缺血部位、合并症、治疗相关风险和预后，进行综合多学科评估并做出最佳决策。为降低死亡率和并发症，对于严重合并症患者，通常选用腔内治疗。机械吸栓或外科取栓适合有神经功能缺失患者，置管溶栓适合尚无神经功能损伤的患者。当前观点是，置管溶栓联合导管吸栓，其半年截肢率低于10%；全身溶栓治疗，对急性下肢缺血患者疗效不佳。目前尚无充分RCT证据证实局部溶栓和切开取栓之间的疗效差异。在血栓去除后，原发血管病变尽量采用腔内治疗和外科手术处理，同时根据患者情况考虑是否行骨筋膜切开减压。

急性肢体缺血，应争分夺秒作为外周血管病急症紧急处理，否则，患者将面临截肢及死亡的极高风险；推荐：①患者存在神经功能受损时，应行紧急血供重建（Ⅰ类推荐）；②若无神经功能障碍，患者可在影像学检查后数小时内行血供重建，具体视情况而定（Ⅰ类推荐）；③尽快给予肝素及镇静药治疗（Ⅰ类推荐）。

2017 ESC外周动脉疾病指南内容丰富，反映了该领域的最新研究进展，为临床正确处理外周血管病提供了有力指引，期待欧美相关学术组织继续颁布非动脉粥样硬化外周血管病指南更新和主动脉疾病指南更新。

参 考 文 献

Dake MD, Ansel GM, Jaff MR, et al. Durable clinical effectiveness with paclitaxel-eluting stents in the femoropopliteal artery: 5-year results of the Zilver PTX randomized trial. Circulation, 2016, 133: 1472e83.

Dominguez 3rd A, Bahadorani J, Reeves R. Endovascular therapy for critical limb ischemia. Expert Rev Cardiovasc Ther, 2015, 13: 429e44.

Gallego P, Roldan V, Marin F, et al. Ankle brachial index as an independent predictor of mortality in anticoagulated atrial fibrillation. Eur J Clin Invest, 2012, 42: 1302e8.

Holger Lawall, Peter Huppert, Christine Klein et al. German guideline on the diagnosis and treatment of peripheral artery disease-a comprehensive update 2016. Vasa（2017）, 46（2）, 79-86.https: //doi.org/10.1024/0301-1526/a000603.

Illuminati G, Schneider F, Greco C, et al. Long-term results of a randomized controlled trial analyzing the role of systematic pre-operative coronary angiography before elective carotid endarterectomy in patients with asymptomatic coronary artery disease. Eur J Vasc Endovasc Surg, 2015, 49: 366e774.

Lower limb peripheral arterial disease overview. http: //pathways.nice.org.uk/pathways/lower-limb-peripheral-arterial-disease Pathway last updated: 06 February, 2017.

Marie Gerhard-Herman, Heather Gornik, Coletta Barrett, et al. 2016 AHA/ACC Guideline on the Management of Patients WithLower Extremity Peripheral Artery Disease: Executive Summary: A Report of the American College of Cardiology/American Heart Association Task Force on Clinical Practice Guidelines. Circulation, 2017, 135（12）: e790.

Marie Gerhard-Herman, Heather Gornik, Coletta Barrett, et al. 2016 AHA/ACC Guideline on the Management of Patients With Lower Extremity Peripheral Artery Disease: A Report of the American College of Cardiology/American Heart Association Task Force on Clinical Practice Guidelines. Circulation, 2017, 135（12）: e791-e792.

Menard MT, Farber A. The BEST-CLI trial: a multidisciplinary effort to assess whether surgical or endovascular therapy is better for patients with critical limb ischemia. Semin Vasc Surg, 2014, 27: 82e4.

Paraskevas KI, Kalmykov EL, Naylor AR. Stroke/death rates following carotid artery stenting and carotid endarterectomy in contemporary administrative dataset registries: a systematic review. Eur J Vasc Endovasc Surg, 2016, 51: 3e12.

Paraskevas KI, Nduwayo S, Saratzis AN, et al. Carotid stenting prior to coronary bypass surgery: an updated systematic review and meta-analysis. Eur J Vasc Endovasc Surg, 2017, 53: 309e19.

Piepoli MF, Hoes AW, Agewall S, et al. 2016 European Guidelines on cardiovascular disease prevention in clinical practice: the Sixth Joint Task Force of the European Society of Cardiology and Other Societies on Cardiovascular Disease Prevention in Clinical Practice（constituted by representatives of 10 societies and by invited experts）. Developed with the special contribution of the European Association for Cardiovascular Prevention & Rehabilitation（EACPR）. Eur Heart J, 2016, 37: 2315e81.

Ponikowski P, Voors AA, Anker SD, et al. 2016 ESC Guidelines for the diagnosis and treatment of acute and chronic heart failure: the Task Force for the diagnosis and treatment of acute and chronic heart failure of the European Society of Cardiology（ESC）. Developed with the special contribution of the Heart Failure Association（HFA）of the ESC. Eur J Heart Fail, 2016, 18: 891e975.

Popplewell MA, Davies H, Jarrett H, et al. Bypass versus angioplasty in severe ischemia of the leg-2（BASIL-2）trial: study protocol for a randomized controlled trial. Trials, 2016, 17: 11.

Rosenfield K, Matsumura JS, Chaturvedi S, et al. Randomized trial of stent versus surgery for asymptomatic carotid stenosis. N Engl J Med, 2016, 374: 1011e20.

Tendera M, Aboyans V, Bartelink ML, et al. ESC Guidelines on the diagnosis and treatment of peripheral artery diseases: Document covering atherosclerotic disease of extracranial carotid and vertebral, mesenteric, renal, upper and lower extremity arteries: the Task Force on the Diagnosis and Treatment of Peripheral Artery Diseases of the European Society of Cardiology（ESC）. Eur Heart J, 2011, 32: 2851e906.

Teraa M, Conte MS, Moll FL. Critical limb ischemia: current trends and future directions. J Am Heart Assoc, 2016, 5: e002938.

Victor Aboyans, Jean-Baptiste Ricco, Marie-Louise E.L et al. 2017 ESC Guidelines on the Diagnosis and Treatment of Peripheral Arterial Diseases, in collaboration with the European Society for Vascular Surgery（ESVS）. Eur J Vasc Endovasc Surg（2017）-1e66

Wasmer K, Unrath M, Kobe J, et al. Atrial fibrillation is a risk marker for worse in-hospital and long-term outcome in patients with peripheral artery disease. Int J Cardiol, 2015, 199: 223e8.

Zeller T, Baumgartner I, Scheinert D, et al. Drug-eluting balloon versus standard balloon angioplasty for infrapopliteal arterial revascularization in critical limb ischemia: 12-month results from the IN.PACT DEEP randomized trial. J Am Coll Cardiol, 2014, 64: 1568e76.

6. 成年人暴发性心肌炎诊断与治疗中国专家共识解读

上海交通大学附属瑞金医院　沈　迎　张瑞岩　沈卫峰

广义上讲，暴发性心肌炎（fulminant myocarditis）是一种由多种原因引起、起病急骤、进展迅速伴严重血流动力学障碍的心脏炎症临床表现。在我国，病毒感染（例如上呼吸道或肠道病毒感染）是当前暴发性心肌炎的主要病因，其致病机制主要为病毒对心肌的直接作用和免疫反应。本病发病急、来势凶，因此是一种心血管急症。患者的临床预后取决于疾病的严重性和治疗的有效性，临床医生对本病的早期正确诊断十分重要，以便迅速采取多种救治措施（包括大剂量激素、心肌营养、抗心力衰竭、机械辅助循环支持、多学科联合治疗其他脏器并发症等），有望挽救患者的生命。尽管本病的早期病死率较高，一旦度过急性危险期，其远期预后良好。2017年中华医学会心血管病分会精准医学学组、中华心血管病杂志编辑委员会和成年人暴发性心肌炎工作组编写了《成年人暴发性心肌炎诊断与治疗中国专家共识》，这是我国心肌炎和心肌病诊治的又一个重要文件。本文阐述病毒感染引起的暴发性心肌炎（以下称为病毒性暴发性心肌炎）的病理生理和诊治策略进展，对上述中国专家共识作一解读，以期为临床医生提供有用的指导。

一、病毒性暴发性心肌炎发病机制

以往的研究指出，许多病毒均可侵害心肌组织，引起炎症和损伤。常见的病毒包括科萨奇病毒（Coxackie virus）、细小病毒（parvovirus）、腺病毒（adenovirus）和流感病毒（influenza A 或HINI virus），也可为肠病毒（enterovirus）、疱疹病毒（herpes virus）、EB病毒（Ebstein-Barr virus）、巨细胞病毒（cytomegalovirus）、肝炎病毒和艾滋病（HIV）病毒等。病毒感染引起的暴发性心肌炎其发病机制通常包括病毒直接作用和免疫介导心肌损害。

1.*病毒直接损伤心肌细胞*　大量的证据表明，病毒直接损伤心肌细胞引起心肌炎。早期动物实验发现，科萨奇病毒B3（CVB3）感染引起心肌损伤，诱发扩张型心肌病。相反，去除科萨奇病毒-腺病毒受体（CAR）的大鼠心脏，则完全阻断心肌细胞病毒感染和病毒引起的炎症反应。这些提示，心肌细胞病毒感染及病毒在心肌细胞内复制对心肌炎的产生是必需的。CAR为黏附分子家系中的一种经膜蛋白，主要位于润盘和房室结中细胞与细胞连接处，是病毒进入不同类型细胞所必需的。Wong等发现，病毒在心肌内可针对宿主蛋白翻译过程产生直接细胞毒性，也可以通过对caspases作用诱导细胞凋亡。CVB3感染破坏心肌蛋白内环境稳定，并利用宿主细胞的各种信号通路（激酶）和miRNA系统，以增强病毒复制，引起和加重心肌炎过程。

2.*免疫介导心肌损害*　病毒感染触发宿主免疫反应，表现为天然杀伤细胞、巨噬细胞和病毒特异性T淋巴细胞浸润。但该免疫反应为“双刃剑”，最初激活免疫系统有利于宿主限制病毒的扩散，但如免疫反应未得到适当的调节，则其早期的有益作用可能变得对心肌有害。例如，病毒感染后，心脏抗原（例如与科萨基病毒抗原性交叉反应的心脏肌凝蛋白）暴露于免疫系统，引起自身免疫反应，通过产生自身抗体和免疫反应细胞，导致心肌细胞损伤。已报道，miRNA也在病毒感染的心脏不良炎症反应中具重要作用。CVB3引起miR-155明显增高，并与病毒性心肌炎患者炎症细胞共定位。抑制miR-155则减轻炎症细胞浸润，改善心功能，降低病死率。需要特别指出的是，暴发性心肌炎时病毒侵蚀、细胞因子释放，免疫反应不仅使心肌受损，还可导致全身器官损伤。因此，严格地说，病毒性暴发性心肌炎是以心肌受累为主要表现的全身性疾病。

二、病毒性暴发性心肌炎的诊断

临床上，在做出病毒感染引起的暴发性心肌炎诊断前，需根据病史、心电图、血清酶和超声心动图检查等，进行仔细的鉴别诊断，尤其是急性心肌梗死、肺栓塞、应激性心肌病（Takotsobo综合征）、病毒性肺炎、DRESS综合征（药物反应伴嗜酸性细胞增多和全身症状）等。目前认为，病毒感染引起的暴发性心肌炎更多是一个临床诊断（结合实验室及影像学检查），而非组织学或病理学诊断。

1.临床表现 患者通常在暴发性心肌炎发病前数天或1周有上呼吸道或肠道病毒感染史（例如发热、咳嗽、腹泻等），继以迅速出现呼吸和循环衰竭、肝肾功能和脑低灌注异常的表现。严重心律失常多见（甚至猝死）。

2.实验室检查 采用宏基因组和目标基因测序技术有助于明确病原体。血常规显示，早期时中性粒细胞可以不升高，但2～3d后可增高。合并细菌感染时中性粒细胞也增高。应该指出，如中性粒细胞和（或）血小板持续降低，则提示骨髓功能被抑制、预后不良。

血清肌钙蛋白和心肌酶增高（前者最为敏感和特异）。与心肌梗死不同，本病通常无明显心肌酶峰值，但心肌酶持续增高则提示心肌进行性损伤和病情加重。

B型利钠肽（BNP）或N末端B型利钠肽原（NT-proBNP）增高提示心功能不全。本病早期BNP或NT-proBNP增高与心肌损伤相比有一定的滞后（即发病极早的患者BNP或NT-proBNP可以正常或仅轻度增高），故需短期内复查。其他非特异性血清炎症标志物（例如CRP、TNF-α、白介素和内皮黏附分子）对诊断和预后价值不大。

3.心电图 对心肌炎诊断敏感性和特异性均较低，主要表现为非特异ST-T波改变。部分患者心电图酷似急性心肌梗死（ST段弓背抬高）。由于病情变化非常迅速，因此常需心电监护或24h动态心电图记录，以发现严重心律失常。QRS增宽或病理性Q波提示预后较差。

4.超声心动图 对了解心脏大小、室壁厚度和评估心脏收缩与舒张功能，以及排除其他原因引起心力衰竭有用（例如瓣膜病、肥厚型心肌病、心包积液）。暴发性心肌炎时，大多数患者左心室不扩大，但收缩功能异常（射血分数减低）、室壁或间隔增厚（心肌水肿）。右心室功能异常多见，且与预后差有关。最近，Hsiao等应用斑点追踪技术（speckle tracking）证明，心肌炎患者左心室应力（strain）和应变率（strain rate）减低，预测病情恶化和总的无事件生存率降低。

5.冠状动脉造影 对鉴别急性心肌梗死有用。暴发性心肌炎患者通常冠状动脉无狭窄性病变。有报道指出，成年人细小病毒B19引起心肌炎时，冠状动脉内皮细胞炎症使血流减低，导致心肌缺血或坏死。

6.心脏磁共振成像（cMRI） 近年来，越来越多的临床医生应用cMRI评估心肌质量。对比增强（contrast enhancement）cMRI对检测急性心肌炎患者心肌损伤范围较为敏感和特异。诊断标准包括：①局部或弥漫性心肌水肿；②早期炎症；③后期心外膜或心肌中层内坏死灶和纤维化。存在2或3个标准时，cMRI的诊断敏感性约78%，一个标准时则为68%。Mahrholdt等发现，对比增强cMRI是较好的诊断心肌炎的方法。急性心肌炎时（嗜酸性细胞心肌炎除外），对比增强cMRI显示心外膜病变，表现为室间隔呈环状或左心室游离壁弥漫性增强显影，而缺血所致心肌梗死时主要发生于心内膜层。但该方法不能测定心肌的炎症程度，且对预测患者的远期预后价值有限。当对比增强cMRI显示心肌纤维化且合并心功能不全时，则应疑诊为慢性心肌炎或扩张型心肌病。对比增强cMRI可能有助于心内膜活检定位。

7.心内膜活检 为心肌炎的病理学诊断提供依据。目前常采用Dallas标准，炎症细胞浸润（每个高倍视野中>5个淋巴细胞）伴心肌细胞坏死为活动性心肌炎。仅存在炎症但无心肌细胞坏死则为临界心肌炎。应用PCR技术对心肌活检组织标本做病毒基因型分析或行免疫组化测定，则可增加诊断率。ACC/AHA/ESC推荐对暴发性心肌炎伴严重室性心律失常或心脏传导阻滞患者行心内膜活检，并建议在免疫抑制治疗前进行。但应该指出，右心室心内膜活检有其局限性，例如，仅10%～67%心肌炎患者累及右心室；活检的病理检查结果受到发病时间、心肌炎分布（可为局灶性或主要累及左心室）和程度各异的影响，因此通常需要对心室的多个部位做活检。应用Dallas标准时，其分子和组织学检查结果也与医生的经验有关。

三、病毒性暴发性心肌炎的处理

由于暴发性心肌炎起病急骤、进展迅速、早期病死率高，因此，必须及早诊治。临床上，对此类患者的处理通常除一般措施（休息、心肌营养、减轻心脏负荷）外，还需采取一些特殊疗法（例如抗病毒、免疫调节、机械辅助循环支持），必要时组织多学科协作抢救。

1.一般措施 对所有暴发性心肌炎患者均应需严密的临床、心电和血流动力学监测。床旁胸片可了解肺部炎症、胸腔积液。超声心动图检查（包括肺超声）评估心腔大小、收缩功能和室壁活动及肺水情况。中心静脉压插管或Swan-Ganz导管有助于监测血流动力学状态。血压和动脉血气分析及电解质测定，对保证抢救的成功也十分重要。

2.*抗病毒治疗* 所有病毒性暴发性心肌炎患者均应尽早接受联合抗病毒治疗，阻断病毒对心肌的直接作用，早期抗病毒对降低病死率和改善预后有较好的疗效。可使用抑制神经氨酸酶奥司他韦75mg，2次/天（口服），帕拉米韦300～600mg，1次/天（静脉滴注），连续2～3d。也可联合应用鸟苷酸类似物阿昔洛韦（针对EB病毒）和更昔洛韦（针对巨细胞病毒，0.5～0.6g/d，静脉滴注）。肠道病毒感染时可使用干扰素。

3.*免疫调节治疗* 阻断暴发性心肌炎发病中的免疫介导机制，有助于减轻炎症，拯救濒危心肌，对缓解临床症状和改善患者的预后具有十分重要的作用。

所有暴发性心肌炎患者均应尽早给予糖皮质激素，建议开始每天200mg甲泼尼龙（甲强龙，有时需用更大的剂量），连续3～5d后根据病情减量。也可选用地塞米松10～20mg静脉推注后立即给予甲泼尼龙静脉滴注。

建议给予暴发性心肌炎患者尽早使用丙种球蛋白，最初20～40g/d（有时可能需用更大剂量），以后10～20g/d，持续5～7d。丙种球蛋白一方面通过提供被动免疫帮助机体清除病毒，另一方面抑制细胞免疫过度活化，降低细胞毒性T细胞对心肌细胞的攻击，并减少细胞因子产生，从而减轻心肌细胞损伤，改善心功能、降低恶性心律失常发生和病死率。

免疫吸附疗法（immuno-absorption）可选择性清除血浆中的致病因子，减轻心肌炎症，改善左心功能。

4.*心泵衰竭处理和辅助循环支持* 暴发性心肌炎常合并心泵衰竭，早期治疗常包括机械通气（正压呼吸）、正性肌力药物和血管扩张药等。心率明显增快时可应用小剂量洋地黄。尽量少用多巴酚丁胺，后者有致心律失常和增加耐受性的作用。米力农抑制心肌细胞磷酸二酯酶而具有强心、增加搏出量和降低外周阻力和肺毛细血管嵌入压的作用，但可引起血压降低。因此，低血压患者需与缩血管药物联合应用。难治性低血压时，可联合应用动脉缩血管药物（例如去甲肾上腺素），但这些药物增加心肌耗氧量，也不增高心排血量。

暴发性心肌炎合并心源性休克患者对药物治疗反应不佳时，可使用机械循环辅助装置。主动脉内气囊泵反搏（IABP）简单，但常不能有效地维持适当的心排血量。此时，应使用其他机械辅助循环支持，例如对极其严重的患者，可应用体外膜肺（ECMO）或心室辅助装置（VAD）以提供更佳的血流动力学支持。目前，ECMO的应用指征包括暴发性心肌炎并发终末器官功能不全；严重心律失常；需心肺复苏治疗。VAD是提供生理性心排血量和降低左心室后负荷的机械泵。暴发性心肌炎时，VAD可在较长时间内为患者提供适当的循环支持，使心室重构得到有益的逆转，导致心肌细胞结构和功能改善，心功能恢复。VAD并发症包括感染、败血症、血栓栓塞和出血。目前，对VAD的使用时间、联合应用药物和撤离方案还需深入研究。

暴发性心肌炎患者（尤其当发生肾功能损害时）应尽早接受连续肾替代治疗（CRRT），后者有利于清除小分子毒素和水溶性炎症递质，减轻继发性免疫损伤。同时，CRRT有利于超滤，可减轻心脏负荷，保证水、电解质平衡，维持机体内环境稳定和组织器官的有效灌注。一般每天8～12h或以上，启动和终止时需缓慢，以免诱发循环和心力衰竭。

5.*后续治疗* 心肌炎合并左心收缩功能不全患者常需接受抗心力衰竭药物治疗。血管紧张素转化酶抑制药（ACEI）、血管紧张素受体抑制药（ARB）或β受体阻滞药减低炎症反应、减轻心肌细胞坏死和纤维化，有利于恢复和逆转左心室重构，改善症状、延长寿命。如上述药物治疗后患者仍有明显左心功能不全，则可考虑加用地高辛。后者有助于控制心房颤动患者心室率，但对预后无有益作用，也不能用于肾衰竭和心脏阻滞患者。尽管螺内酯对心肌炎的作用尚不清楚，但仍主张用于严重左心室收缩功能障碍（射血分数＜0.35）或症状性心力衰竭患者。反指征包括肾衰竭（肌酐＞2.0mg/dl）或高血钾。

当患者存在心律失常或心脏传导阻滞时，应接受药物治疗（具体方法与其他心脏病治疗时相同）或临时起搏。在决定置入永久起搏器或心脏除颤器（ICD）前必须有足够长的观察期，因为大多数暴发性心肌炎患者随着病情恢复，这些心律失常或传导阻滞可完全消失。

四、小结

病毒感染是当前暴发性心肌炎的主要病因，其致病机制主要为病毒对心肌的直接作用和免疫反应。本病多见于年轻男性患者（特别是儿童），发病急、来势凶，发病后很快出现严重心泵衰竭、低血压和心源性休克，且常合并严重心律失常、呼吸和肝肾衰竭。因此，临床医生对本病的早期正确诊断十分重要，以便迅速采取多种救治措施。至今，病毒感染引起的暴发性心肌炎的诊断主要根据患者的呼吸或肠道病毒感染史、心电图和常见实验室检查（心肌酶和影像学检查等）。而且，需与急性心肌梗死等心血管疾病进行鉴别诊断。及时、有效的治疗（包括大剂量激素、心肌营养、抗心力衰竭、机械辅助循环支持、多学科联合治疗其他脏器的并发症等），有望挽救患者的生命。尽管本病的早期病死率较高，但一旦度过急性危险期，其远期预后良好。

参考文献

沈迎，陶蓉，沈卫峰. 妊娠期心力衰竭的诊治进展. 心脑血管病防治，2017，17（6）：420-423.

孙丽杰，郭丽君，崔鸣，等. 成年人暴发性心肌炎的相关因素分析. 中华心血管病杂志，2017，45（12）：1039-1043.

中华医学会心血管病学分会精准医学学组，中华心血管病杂志编辑委员会，成人暴发性心肌炎工作组. 成人暴发性心肌炎诊断与治疗中国专家共识. 中华心血管病杂志，2017，45（9）：742-752.

Ammirati E, Cipriani M, Camici PG. New concepts in fulminant myocarditis and risk of cardiac mortality. Oncotarget, 2017, 8（49）: 84624-84625

Ammirati E, Cipriani M, Lilliu M, et al.Survival and left ventricular function changes in fulminant versus nonfulminant acute myocarditis. Circulation, 2017, 136（6）: 529-545.

Baik SH, Jeong HS, Kim SJ, et al. A Case of influenza associated fulminant myocarditis successfully treated with intravenous peramivir. Infect Chemother, 2015, 47（4）: 272-277.

Ben Khelil M, Chkirbene Y, Mlika M, et al. Penicillin-induced fulminant myocarditis: A case report and review of the literature.Am J Forensic Med Pathol, 2017, 38（1）: 29-31.

Caforio ALP, Malipiero G, Marcolongo R, et al. Myocarditis: a clinical overview. Curr Cardiol Rep, 2017, 19（7）: 63

Cavalli G, Pappalardo F, Mangieri A, et al. Treating threatening myocarditis by blocking interleukin-1. Crit Care Med, 2016, 44（8）: e751-e754.

Chau DH, Yuan J, Zhang H, et al. Coxsackievirus B3 proteases 2A and 3C induce apoptotic cell death through mitochondrial injury and cleavage of eIF4GI but not DAP5/p97/NAT1. Apoptosis, 2007, 12: 513-524.

Chen S, Hoss S, Zeniou V, et al. Electrocardiographic predictors of morbidity and mortality in patients with acute myocarditis: The importance of QRS-T angle. J Card Fail, 2018, 24（1）: 3-8.

Cooper LT, Baughman K, Feldman AM, et al. The role of endomyocardial biopsy in the management of cardiovascular disease: a scientific statement from the American Heart Association, the American College of Cardiology and the European Society of Cardiology. Circulation, 2007, 116（19）: 2216-2233.

Corsten MF, Papageorgiou A, Verhesen W, et al. MicroRNA profiling identifies microRNA-155 as an adverse mediator of cardiac injury and dysfunction during acute viral myocarditis. Circ Res, 2012, 111: 415-425.

Davidović G, Simović S, Mitrović S, et al. Fulminant myocarditis as a primary manifestation of H1N1 infection: A first reported case from Serbia. Hellenic J Cardiol, 2016, 57（3）: 181-184.

Duong TN, Malik L, Venugopal S, et al. Fulminant but Not Fatal. Am J Med, 2016, 129（7）: e47-e49.

Fox H, Farr M, Horstkotte D, et al. Fulminant Myocarditis Managed by Extracorporeal Life Support（Impella® CP）: A Rare Case. Case Rep Cardiol, 2017, 2017: 9231959.

Friedrich MG, Sechtem U, Schulz-Menger J, et al. International Consensus Group on Cardiovascular Magnetic Resonance in Myocarditis. Cardiovascular magnetic resonance in myocarditis: A JACC White Paper. J Am Coll Cardiol, 2009, 53（17）: 1475-1487.

Fung G, Luo H, Qiu Y, et al. Myocarditis. Circ Res, 2016, 118（3）: 496-514.

Gräni C, Eichhorn C, Bière L, et al. Prognostic value of cardiac magnetic resonance tissue characterization in risk stratifying patients with suspected myocarditis. J Am Coll Cardiol, 2017, 70（16）: 1964-1976.

Grinsberg F, Parrillo JE. Fulminant myocarditis. Crit Care Clin, 2013, 29（3）: 465-483.

Honore PM, Spapen HD. Fulminant myocarditis in children. Continuous renal replacement therapy to the rescue? Rev Assoc Med Bras, 2017, 63（11）: 941-942.

Hsiao JF, Koshino Y, Bonnichsen CR, et al. Speckle tracking echocardiography in acute myocarditis. Int J Cardiovasc Imaging, 2013, 29: 275-284.

Huber AT, Bravetti M, Lamy J, et al. Non-invasive differentiation of idiopathic inflammatory myopathy with cardiac involvement from acute viral myocarditis using cardiovascular magnetic resonance imaging T1 and T2 mapping. J Cardiovasc Magn Reson, 2018, 20（1）: 11.

Inaba O, Satoh Y, Isobe M, et al. Factors and values at admission that predict a fulminant course of acute myocarditis: data from Tokyo CCU network database. Heart Vessels, 2017, 32（8）: 952-959.

Jensen LD, Marchard DJ. Emerging pharmacologic targets and treatments for myocarditis. Pharmacol Ther, 2016, 161: 40-51.

Johnson DB, Balko JM, Compton ML, et al. Fulminant Myocarditis with Combination Immune Checkpoint Blockade. N Engl J Med, 2016, 375（18）: 1749-1755.

Kotanidis CP, Bazmpani MA, Haidich AB, et al. Diagnostic accuracy of cardiovascular magnetic resonance in acute myocarditis: A systematic review and meta-analysis. JACC Cardiovasc Imaging, 2018, pii: S1936-878X（17）31182-8. doi: 10.1016/j.jcmg. 2017.12.008. [Epub ahead of print]

Lazaros G, Oikonomou E, Tousoulis D. Established and novel treatment options in acute myocarditis, with or without heart failure. Exp Rev Cardiovac Ther, 2017, 15（1）: 25-34.

Lazaros G, Oikonomou E, Tousoulis D. Established and novel treatment options in acute myocarditis, with or without heart failure. Exp Rev Cardiovac Ther, 2017, 15（1）: 25-34.

Lorusso R, Centofanti P, Gelsomino S, et al. Venous arterial extracorporeal membrane oxygenation for acute fulminant myocarditis in adult patients: a 5-year multi-Institutional experience. Ann Throrac Surg, 2016, 101（3）: 919-926.

Maisch B, Ruppert V, Pankuweit S. Management of fulminant myocarditis: A diagnosis in search of its etiology but with therapeutic options. Curr Heart Fail Rep, 2014, 11（2）: 166-177.

Marholdt H, Wagner A, Deluigi CC, et al. Presentation, pattern of myocardial damage, and clinical course of viral myocaritis. Circulation, 2006, 114: 1581-1590.

Molina KM, Garcia X, Denfield SW, et al. Parovirus B19 myocarditis causes significant morbidity and mortality in children. Pediatr Cardiol, 2013, 34（2）: 390-397.

Montero S, Aissaoui N, Tadié JM, et al Fulminant giant-cell myocarditis on mechanical circulatory support: Management and outcomes of a French multicentre cohort. Int J Cardiol, 2018, 253: 105-112.

Ooka J, Tanaka H, Hatani Y, et al. Treatment of fulminant giant cell myocarditis associated with polymyositis using a left ventricular assist device and subsequent corticosteroid and immunosuppressive therapy leading to remission. Intern Med, 2017, 56（16）: 2155-2158.

Reddy J, Massilamany C, Buskiewicz I, Huber SA. Autoimmunity in viral myocarditis. Curr Opin Rheumatol, 2013, 25（4）: 502-508.

Rostoff P, Nessler B, Pikul P, et al. Fulminant adrenergic myocarditis complicated by pulmonary edema, cardiogenic shock and cardiac arrest. Am J Emerg Med, 2018, 36（2）: 344.

Sawamura A, Okumura T, Hirakawa A, et al CHANGE PUMP Investigators. Early prediction model for successful bridge to recovery in patients with fulminant myocarditis supported with Percutaneous venoarterial extracorporeal membrane oxygenation-Insights from the CHANGE PUMP study. Circ J, 2018, 82（3）: 699-707.

Shrestha GS, Weeratunga D, Baker K.Point-of-care lung ultrasound in critically ill patients. Rev Recent Clin Trials, 2018, 13（1）: 15-26.

Spartalis M, Tzatzaki E, Spartalis E, et al. Parvovirus B19 myocarditis of fulminant evolution. Cardiol Res, 2017, 8（4）: 172-175.

Sung YK, Radtke AJ, Gabrielson KL, et al.TLR3 deficiency induces chronic inflammatory cardiomyopathy in resistant mice following coxsackievirus B3 infection: role for IL-4. Am J Physiol Regul Integr Comp Physiol, 2013, 304: R267-R277.

Wu S, Yang YM, Zhu J, et al. Clinical characteristics and outcomes of patients with myocarditis mimicking ST-segment elevation myocardial infarction: Analysis of a case series. Medicine, 2017, 96（19）: e6863.

Xu M, Jiang T, Zhou Y, et al. Influence of echocardiographic measurements and renal impairments on the prognosis of fulminant myocarditis. Medicine, 2018, 97（5）: e9812.

Ye X, Hemida MG, Qiu Y, et al. MiR-126 promotes coxsackievirus replication by mediating cross-talk of ERK1/2 and Wnt/β-catenin signal pathways. Cell Mol Life Sci, 2013, 70: 4631-4644.

7. 血管痉挛性心绞痛国际诊断标准解读

广州军区总医院　李爱敏　向定成

为了制定冠状动脉血管收缩障碍性疾病的国际诊断标准，专门成立了冠状动脉血管收缩障碍国际研究组（COVADIS），该研究组并非依托任何学术组织。2013年9月4日至5日的第一次研讨会制定了血管痉挛性心绞痛的诊断标准，包括①硝酸酯类治疗有效的心绞痛；②一过性心肌缺血性心电图改变；③经证实的冠状动脉痉挛，该标准于2017年正式发表并于欧洲心脏病杂志。采用此标准有助于该疾病的诊断病，并促进该领域的相关研究。

55年前，Prinzmetal详细地描述了一种由心外膜冠状动脉痉挛所引起疾病的临床症状和心电图表现，并称之为变异性心绞痛。随后证实这些患者存在可诱导的冠脉痉挛，并由此提出"血管痉挛性心绞痛"（VSA）的专业术语。除了最近出版的日本循环协会指南以及ESC稳定性冠状动脉疾病诊疗指南中一段简要的概述外，VSA尚无通用的诊断标准，这不利于其理解及诊断。本文旨在制定VSA的国际诊断标准，以促进临床诊断和学术研究的发展。

VSA是一个广泛的诊断类别，包括明确由冠状动脉痉挛引起的自发性心绞痛，以及在痉挛激发试验中引起的心绞痛。虽然VSA可能潜在地与冠状动脉微血管疾病和（或）结构性冠状动脉疾病并存，VSA临床本质上仍然是一种以大冠状动脉对血管收缩刺激因素过度反应的病理生理过程。诊断VSA的重要性与以下方面有关：①与VSA有关的严重不良事件包括心源性猝死、急性心肌梗死、晕厥，这些在VSA确诊之前就可能出现；②通过避免潜在的冠状动脉痉挛刺激物（例如血管收缩药）和利用有效的治疗方法（钙通道阻滞药和硝酸酯类药物）来预防这些不良事件的发生。

表1总结了冠状动脉血管收缩障碍国际研究组（COVADIS）推荐的诊断标准。COVADIS旨在建立国际统一的冠状动脉血管收缩障碍性疾病诊断标准，该组织第一次研讨会在2013年9月4～5日举行，制定了VSA的诊断标准。如表1及后续讨论，VSA的诊断标准包括3个方面：①VSA的典型临床表现；②心电图记录到发作期间的心肌缺血性改变；③经证实的冠状动脉痉挛，根据证据程度将VSA再分为"确诊的"和"可疑的"VSA（表1）。

"确诊的血管痉挛性心绞痛"诊断应符合：硝酸酯类药物对心绞痛症状具有明显的缓解作用，伴一过性缺血性心电图改变或者满足冠状动脉痉挛标准。

"可疑的血管痉挛性心绞痛"诊断应符合：硝酸酯类药物对心绞痛症状具有明显的缓解作用，但不确定是否伴有或无法得到一过性缺血性心电图改变或满足冠状动脉痉挛标准的依据。

一、临床表现

VSA的典型特征是静息心绞痛并能迅速被速效硝酸酯类药物缓解。心绞痛症状可能表现出昼夜节律，可由过度通气引起，但通常为非劳力性，可特征性地被钙通道阻滞药缓解（表1）。吸烟是VSA的确切危险因素，糖尿病、高血压与

表1　血管痉挛性心绞痛诊断标准

血管痉挛性心绞痛诊断要素
1.硝酸酯类药物治疗有效的心绞痛——在自发性心绞痛发作时，至少存在以下情况中的一项
（1）静息心绞痛——尤其是在夜间和凌晨发作
（2）活动耐力具有明显的昼夜变化——早晨活动耐力下降
（3）过度换气可诱发心绞痛
（4）钙离子通道阻滞药治疗有效，而β受体阻滞药治疗无效
2.一过性缺血性心电图改变——发病时至少在两个相邻导联出现以下任何一种改变
（1）ST段抬高≥0.1mV
（2）ST段压低≥0.1mV
（3）新的负向U波
3.冠状动脉痉挛——定义为自发性或者在激发试验（尤其乙酰胆碱、麦角新碱或者过度通气）中出现的完全或者次全冠状动脉闭塞（>90%狭窄），并伴随心绞痛症状及心电图改变

其无明显关系，血脂异常与其关系尚未明确。以往的报道表明，VSA作为一种广泛性血管收缩功能障碍疾病，与雷诺现象及偏头痛等疾病有关，但是系统研究发现这种关系并不密切。与白种人相比，日本患者血管反应性更高，但这是否意味着更大的VSA倾向尚不明确。

1.缺血性心电图表现　在Prinzmetal最初的描述中，自发性静息性心绞痛发作时伴有一过性ST段抬高，并可被速效硝酸酯类药物缓解。随后的研究表明，自发性VSA时亦可见一过性ST段压低和U波改变。如果静息性心绞痛发作时伴有一过性缺血性心电图改变，同时没有其他原因可解释变化，那么冠脉痉挛可能与之相关，即使没有确切的冠脉痉挛病史，也可以确诊VSA（表1）。但是，静息性心绞痛发作时不常见确定的缺血性心电图改变，因此经常需要冠脉痉挛激发试验来确诊。

2.冠状动脉痉挛临床表现　冠状动脉痉挛激发试验的临床应用已超过40年，且受条件所限主要在大的心脏专科中心开展。包括非侵入性方法在内的多种痉挛激发试验已经被广泛应用，且这些方法在其他文章中也有详细的描述，总体因为敏感性不够高难以作为常规诊断手段，在此不再赘述。本文主要讨论VSA诊断的金标准。

3.方法　冠状动脉痉挛激发试验的金标准方法是在侵入性冠脉造影时应用一种激发药物（通常是冠状动脉内注射乙酰胆碱或者冠状动脉/静脉内注射麦角新碱），同时观察患者是否出现症状、心电图变化，以及冠状动脉痉挛的血管造影图像。

冠状动脉痉挛激发试验阳性必须在应用激发药物后诱发以下所有表现：①出现与平时性质相同或类似的胸痛发作；②缺血性心电图改变；③血管造影出现＞90%的血管收缩。如果激发药物未能诱发以上三点，则拟诊可疑的VSA。

COVADIS研讨会的共识是冠状动脉造影出现＞90%的血管收缩是诊断诱导性痉挛的阳性指标。此外，完全/非完全血管闭塞发生的范围可能是一个单独的冠状动脉节段（局灶性痉挛）或者在≥2个相邻的冠状动脉节段（弥漫性痉挛）。有效性研究已经证实，在自发性VSA的诊断中应用的激发药物敏感性和特异性均较高，其中麦角新碱为91%和97%，乙酰胆碱为90%和99%。

4.风险　研究发现，非侵入性床边痉挛激发试验与包括死亡在内的重大不良事件相关，因为针对所诱发痉挛的监测和缓解时间有所延迟。与此相反，侵入性痉挛激发试验可以及时监测并治疗所诱发痉挛。因此，虽然有6.8%心律失常发生率（与在自发性冠状动脉痉挛发作期间观察到的发生率相当），但尚无相关死亡报道和与其他侵入性冠状动脉手术类似的风险。

5.适应证　考虑到痉挛激发试验相关的风险，该诊断过程应该由经验丰富的人员在详细评估过风险和受益的患者中进行。表2列出了痉挛激发试验的推荐适应证。根据相关研究所得相对风险和获益，推荐类别分为传统的Ⅰ～Ⅲ类。

表2　冠状动脉痉挛激发试验的适应证

Ⅰ类（强烈推荐）
- 可疑VSA病史，发病时无相关记录，尤其伴随以下征象
  - 硝酸酯类可缓解性静息心绞痛，和（或）
  - 活动耐力具有明显的昼夜变化，和（或）
  - 无阻塞性冠状动脉疾病的静息心绞痛
  - 心绞痛常规经验疗法无效
- 无罪犯病变的急性冠状动脉综合征表现
- 不明原因的心搏骤停复苏
- 不明原因的晕厥，伴前驱胸痛
- 冠状动脉造影成功的PCI后仍反复出现静息心绞痛

Ⅱa类（推荐）
- 非侵入性诊断、药物治疗效果不佳的患者可应用侵入性方法
- 有记录的VSA发作明确发病部位及类型

Ⅱb类（有争议的推荐）
- 非侵入性诊断、药物治疗有效的患者可应用侵入性诊断方法

Ⅲ类（禁忌证）
- 急性冠状动脉综合征
- 严重冠状动脉多支病变，包括左主干狭窄
- 严重心肌梗死（如果症状提示血管痉挛，为Ⅱb类）
- 患者无任何VSA可疑症状

二、结论

VSA目前尚无统一诊断标准，这不利于其理解及诊断。采用此标准有助于该疾病的诊断，并促进该领域的相关研究。COVADIS未来旨在建立一个国际冠状动脉血管收缩功能障碍临床注册系统，用于VSA的诊断、预后和治疗研究。

8. 2017 ESC超声心动图和肺超声评估及管理急性心力衰竭专家共识解读

复旦大学附属中山医院　汪咏莳　舒先红

急性心力衰竭（acute heart failure，AHF）是指急性发作或加重的心力衰竭，严重者表现为心源性休克或心脏骤停，属于心血管急重症；同时它也是导致65岁以上人群住院的首要原因之一。然而近30年就AHF的诊治策略大多基于专家共识而非强有力的循证依据，致使AHF产生的疾病负担始终没有降低的趋势，为此2017年欧洲心脏病学会发布急性心力衰竭诊治指南，强调改善AHF患者预后至关重要的策略是展开及时且有针对性的治疗。近年来越来越多的证据支持将超声心动图和肺超声联合标准的临床生化检验作为AHF诊疗流程中的重要一环。

一、超声心动图

超声心动图技术不断迅猛发展，它不仅广泛应用于稳定的患者，且应用于急重症心血管疾病血流动力学不稳定患者的床旁诊断，便携式心脏超声仪常用于急诊室、重症监护室、冠心病监护室，快速筛查和鉴别心脏收缩功能异常、心腔容量不足、心脏压塞、心脏瓣膜功能不全等引起AHF的病因，并对药物或机械辅助治疗的早期疗效进行监测。

（一）超声心动图在鉴别诊断中的应用

在血流动力学不稳定且怀疑是AHF的患者中建议即刻行超声心动图检查。值得注意的是对诊断不明确的急性患者如何解释超声心动图参数是相当复杂的。第一，心脏结构和功能的异常可能不是呼吸困难的直接原因；第二，患者即便存在严重的心脏问题也可能被误诊为肺部疾病；第三，患者可能同时存在心脏和肺部疾病，而心脏在AHF中所起的作用不能确定。表1概述了超声心动图在AHF鉴别诊断中的要点。

（二）超声心动图在左心系统相关AHF中的应用

左心系统相关的呼吸困难通常与肺水肿和左心房压增高有关。漂浮导管测量肺毛细血管楔压属创伤性检查且对患者预后改善无明显作用，因此，寻找用于评估左心房压力的超声心动图参数是十分有价值的，目前可用于临床的超声参数包括：二尖瓣舒张期血流图E/A比值，E峰减速时间和左心室等容舒张时间，肺静脉血流图收缩峰与舒张峰之比（S/D比值），M型彩色多普勒测量舒张早期左心室内血流传播速度，脉冲多普勒舒张早期二尖瓣血流E峰开始时间与组织多普勒舒张早期二尖瓣瓣环e′峰开始时间的差值，E/e′比值等，考虑到这些参数在急重症诊治中的准确性还有待于进一步论证，因此目前这些参数仅能作为左心房压力正常或明显增高之间的鉴别诊断。左心室射血分数是心力衰竭患者诊断、治疗和分层的重要指标，但在病理情况下心率、容量负荷状态、正性肌力药物的使用等都会影响左心室射血分数测量及对心功能的判断，临床医生需要结合患者临床体征、实验室检查和肺部影像做综合评价。

（三）超声心动图在右心系统相关AHF中的应用

肺动脉栓塞是右心系统相关AHF的常见病因，超声心动图在急性肺动脉栓塞诊断中的敏感性为50%～60%，特异性为80%～90%，因此，可以作为急性肺动脉栓塞诊断的一种补充手段，主要的超声影像特征包括右心扩大，右心室收缩功能减弱，室间隔运动异常和下腔静脉增宽；当出现继发性三尖瓣反流时，可利用伯努利方程估测肺动脉收缩压。当肺动脉收缩压＞60mmHg时，则更倾向于慢性肺动脉高压的可能。当三尖瓣反流不能用于估测肺动脉压力时，脉冲多普勒下肺动脉血流图血流加速时间、收缩前时间和右心室流出道射血时间可用于估测肺动脉收缩压和肺血管阻力。

（四）超声心动图在心源性休克和心搏骤停中的应用

心源性休克是AHF最严重的表现，患者在足够的充盈压下仍出现低血压、神志异常、四肢湿冷、少尿、高乳酸血症、代谢性酸中毒和混合性低氧血症，此时需要多次行紧急超声心动图检查，根据左心腔大小和下腔静脉宽度评价心源性休克时的容量状态并监测紧急治疗后反应。近3年的研究指出，右心力衰竭时不宜增加容量负荷；生理学研究发现，增加容量负荷提高心排血量达平台期后，再增加容量负荷反而将引起肺总阻力增高；在病情危重的患者中高容量可能恶化病情。

正性肌力和血管活性药物可用于提高心源性休克患者的心排血量和血压，如果患者对持续加量的正性肌力药物失去反应，可应用超声心动图测量等容收缩和舒张时间之和（total isovolumic time，tIVT），如发现tIVT明显延长或表现为动力型左心室流出道梗阻，则提示药物过量，需要减量；此外，在心源性休克时左心室舒张压的增加和主动脉根部压力的降低可导致冠状动脉灌注不足、心肌缺血，超声心动图观察到左心室出现收缩后收缩、脉冲多普勒二尖瓣血流图A波高尖等心肌缺血征象；心脏压塞引起血流动力学改变时超声心动图可观察到右心房或右心室舒张期塌陷征，急速产生的少量心包积液可导致心脏压塞，心脏手术后局限性心包也可能引起显著血流动力学异常；另外超声心动图可以估测肺动脉压力、肺总阻力、右心大小和功能，对右心衰竭具有诊断价值。

如患者以心搏骤停为临床表现，超声心动图可为心脏骤停的病因提供有价值的信息，例如心脏压塞、大面积肺栓塞、严重的左、右心室功能不全、心肌梗死、低血容量或张力性气胸等，入院前的超声心动图检查可以改变60%患者的处理决策。

（五）超声心动图在监测AHF疗效和急性机械循环辅助治疗中的应用

鉴于超声心动图评估左心房压力干扰因素多，且与肺充血及临床症状缺乏相关性，没有心房钠尿肽监测效果佳，因此，在没有休克的AHF患者，不建议用超声心动图监测疗效。

急性机械循环辅助治疗（MCS）的适应证在不断变化。主动脉内球囊反搏不再常规推荐用于心源性休克。除了体外膜肺氧合（ECMO），又出现了一些新的经皮心室内辅助装置，他们是患者康复和长期辅助治疗的桥接治疗。在机械循环辅助过程中，超声心动图可以明确有无禁忌证，联合血管超声可辅助插管及置入物的安装，并用于监测辅助治疗的疗效、及时发现治疗并发症和患者对辅助治疗的耐受性（例如二尖瓣及瓣下结构损伤、继发性心肌梗死、左心室后负荷过重导致主动脉瓣不开放，舒张期二尖瓣反向血流，收缩期肺静脉反向血流提示左心室舒张压过高等），心肌的应变和运动速度参数可预测患者是否能成功脱离机械辅助循环。

二、肺超声

肺超声（lung ultrasound，LUS）在过去的15年间被广泛应用于临床研究，其最大的优点包括观察者间重复性好、易于学习、检查时间短（<5min）且属于无创性检查，可用于诊断肺水肿、肺实变、胸腔积液、气胸，并监测AHF治疗反应，在急性呼吸困难鉴别诊断也取得了广泛地认可。

（一）肺超声在间质性肺水肿中的应用

B线是超声波遇到肺内气体后形成的放射状彗尾伪像，并随胸膜滑行而移动。少量B线是正常肺超声的表现。大量布满整个肺的粗大B线往往表示肺血管外肺水增多或肺实质的病变，因此，定量B线可用于AHF的诊断、治疗监测和危险评估。在两个以上肋间探查到大于三条B线诊断肺水肿的敏感性为94%，特异性92%，均高于体格检查和胸片，至于心房钠尿肽与肺超声孰优孰略目前尚无定论。在动态观察B线变化的过程中，体位需要保持一致；如AHF治疗有效，B线将明显减少；如患者出院时仍探查到大量B线提示预后不佳。需要注意的是B线还可出现在肺纤维化、间质性肺病、急性呼吸窘迫综合征和肺炎等肺部疾病中，需要做鉴别诊断；合并大量胸腔积液时不能单纯依靠定量B线诊断肺水肿。

（二）肺超声在气胸中的应用

肺超声可作为排除扫描区域气胸的影像手段，气胸时肺超声的特点有：肺随呼吸运动相对于胸壁滑动的肺滑行征消失、正常肺组织与气胸病理肺组织之间的过渡区产生肺点征象等。

综上而言，超声心动图和肺超声可用于快速评估呼吸困难和低血压患者，床旁多器官的超声检查在AHF诊断和治疗中的作用不容小觑。在AHF发病早期行超声心动图和肺超声有助于发现AHF的症结，提高诊断的准确性，协助制订有针对性的个体化治疗方案，避免延误治疗，改善患者预后。作为床旁影像手段，其重点是直击AHF的病因，监测疾病进展和治疗反应，在施行过程中需要尽可能按照标准化指南进行，并通过心血管、急重症和超声医生间多学科合作提出更完善的诊断策略。

表1 超声心动图诊断急性心力衰竭的病因和注意事项

病因	AHF相关临床表现	超声表现	注意事项
ACS和缺血性心肌病	非典型ACS表现；呼吸困难或休克	节段性室壁运动异常；二尖瓣多普勒血流异常	一过性心肌缺血：超声可无阳性发现；节段性室壁运动异常不能作为冠状动脉疾病的特异性影像表现 对于重症患者超声造影可提高诊断的准确性
		左心室功能不全	诊断不能完全依赖射血分数，该参数受血容量、心脏负荷和心肌收缩力的影响；血流动力学不稳定的急性心肌梗死患者左心室呈高动力射血提示存在机械性并发症
		重度二尖瓣反流：原发于乳头肌断裂或功能不全；继发于室壁运动异常；心室壁破裂	容易低估左心室功能不全的程度；在极重度二尖瓣反流中，彩色多普勒可能低估反流程度；可探及二尖瓣乳头肌完全或部分断裂；继发性二尖瓣反流的程度是动态变化的；发现心包积液时需即刻仔细探查是否存在心室壁破裂；左心室下方的血肿需要与回声相似的肝相鉴别
		室间隔穿孔：二维超声在心肌梗死处发现回声缺失，多普勒探及穿孔处异常分流；可表现为多发性穿孔；右心室心肌梗死可伴有左心室下壁心肌梗死和室间隔反常运动	此时容易低估左心室功能不全和心肌梗死的程度；舒张期大量的左向右分流提示异常增高的左心室舒张压；如三尖瓣反流速度低但肺动脉瓣反流压力减半时间陡峭，提示右心室心肌梗死；右心室心肌梗死致前负荷降低可影响左心室的功能，此时通过右心室机械辅助循环来有效评估左心室功能不全的程度
心肌炎	临床表现多样	左心室收缩或舒张功能不全；静息状态下室壁出现节段性收缩功能异常；非特异性心肌回声改变	继发性改变有血栓、继发性二尖瓣、三尖瓣反流、心包积液等；重症患者：心室壁增厚（水肿）；斑点追踪显像：左心室整体长轴应变降低的程度与心肌炎症有关，但并非特异性表现；低机械指数下实时心肌造影超声心动图辅助诊断
心尖球囊综合征	临床表现多样	节段性室壁运动异常不一定符合冠状动脉分布特点；且左心室功能不全是可逆的	超声心动图表现个体性差异大：双心室功能异常占25%；室壁中间段功能异常占40%
主动脉夹层	休克	主动脉内见夹层分离；合并不同程度主动脉瓣反流；有冠状动脉受累者可表现为节段性室壁运动异常	经胸超声心动图未见异常不能排除主动脉夹层诊断；主动脉夹层内膜片舒张期凸入主动脉瓣口将影响主动脉瓣反流程度
心肌病	临床表现多样	多普勒显像有左心室充盈压增高表现，肺超声提示肺水肿	注意射血分数受血容量、心脏负荷和心肌收缩力的影响；没有冠状动脉疾病时也可出现节段性室壁运动异常；左心室整体长轴应变≤10%提示心室功能严重受损；左心室整体长轴应变和斑点追踪显像在AHF中诊断价值未明
		肥厚型心肌病：除标准化测量，还需要估测肺动脉收缩压、左心房压和左心室流出道压差	左心室流出道梗阻的程度是动态变化的，使用正性肌力药物或低血容量将导致梗阻加重；左心室流出道梗阻引起的二尖瓣反流也是动态变化的
肺动脉栓塞	临床表现多样	右心腔扩大，右心室收缩活动减弱，室间隔运动异常； 右心腔/肺动脉内发现活动性血栓是有诊断价值的	肺总阻力可有增高；休克患者如右心腔形态功能未见异常可以排除肺动脉栓塞； 出现严重右心室功能异常可导致对肺动脉栓塞程度的低估； 严重三尖瓣反流时亦产生对肺动脉压力的低估
气胸	呼吸困难甚至心搏骤停	肺滑行征消失；肺点征具有诊断价值	心源性休克时要怀疑张力性气胸，治疗是首位的 右主支气管插管，左胸肺滑行征消失
瓣膜疾病	二尖瓣反流；呼吸困难甚至出现心源性休克	瓣膜功能异常程度的定量评估；可能的病因：缺血、感染性心内膜炎、创伤或者心力衰竭	要考虑心肺支持产生的影响：PPV和药物可显著改善症状；乳头肌断裂时反流程度严重；当瓣膜反流非常严重时彩色多普勒可能低估反流程度；二尖瓣血流图出现早期截断是有诊断价值的超声表现；左心室高动力射血或者肺水肿提示二尖瓣反流可能；二尖瓣提前关闭提示极重度二尖瓣反流；疑诊感染性心内膜炎必要时需要行经食管超声心动图检查
	主动脉瓣反流；呼吸困难甚至出现心源性休克	瓣膜功能异常程度的定量评估；可能的病因：夹层、感染性心内膜炎	PHT时间缩短（<200ms）；降主动脉出现舒张期反向血流；主动脉瓣舒张期提前开放提示极重度主动脉瓣反流；考虑行ECMO治疗需谨慎评估主动脉瓣反流

续表

病因	AHF相关临床表现	超声表现	注意事项
	二尖瓣狭窄；似ARDS表现	瓣膜功能异常程度的定量评估	病情急性加重可能与怀孕或心律失常等有关；如合并肺损伤，即便二尖瓣狭窄不严重也可出现肺水肿
	主动脉瓣狭窄；呼吸困难甚至出现心源性休克或心搏骤停	瓣膜功能异常程度的定量评估	行周围血管ECMO需要谨慎评估主动脉狭窄程度；Impella（Abiomed, USA）是禁忌
	人工瓣膜功能异常；	瓣膜功能异常程度的定量评估	间隔运动正常化提示人工瓣膜功能异常；换瓣患者出现肺渗出或高动力射血需要考虑此项诊断
	呼吸困难甚至出现心源性休克	可能的病因：血栓、血管翳、感染、退行性变	必要时需要行经食管超声心动图检查；结合心排量判断跨瓣流速的增高是否提示人工瓣膜功能异常
脓毒血症	临床考虑脓毒血症，且伴有心排血量不足的表现	多呈高动力循环；合并肺动脉高压者有30%出现右心功能不全；也可表现为双心室功能不全	如脓毒血症伴肺炎或拟行静脉-静脉ECMO，需要谨慎评估右心功能对容量负荷的耐受程度；仔细评估是否存在心源性脓毒血症；斑点追踪可用于发现脓毒血症相关早期心功能不全（还未在成年人中得到验证）
心脏压塞	呼吸困难甚至出现心源性休克或心搏骤停	心包腔积液的定量评估	急速产生的少量心包积液可引起心脏压塞；局限性心包积液或有心肺疾病者可造成心脏压塞的漏诊；心脏手术后经胸超声心动图亦可漏诊心脏压塞

参考文献

Ferre RM, Chioncel O, Pang PS, et al. Acute heart failure: the role of focused emergency cardiopulmonary ultrasound in identification and early management. Eur J Heart Fail, 2015, 17: 1223-1227.

Lancellotti P, Price S, Edvardsen T, et al. The use of echocardiography in acute cardiovascular care: recommendations of the European Association of Cardiovascular Imaging and the Acute Cardiovascular Care Association. Eur Heart J Acute Cardiovasc Care, 2015, 4: 3-5.

Miglioranza MH, Gargani L, Sant' Anna RT, et al. Lung ultrasound for the evaluation of pulmonary congestion in outpatients: a comparison with clinical assessment, natriuretic peptides, and echocardiography. JACC Cardiovasc. Imaging, 2013, 6: 1141-1151.

Nagueh SF, Smiseth OA, Appleton CP, et al. Recommendations for the evaluation of left ventricular diastolic function by echocardiography: an update from the American Society of Echocardiography and the European Association of Cardiovascular Imaging. Eur Heart J Cardiovasc Imaging, 2016, 17: 1321-1360.

Platz E, Jhund PS, Campbell RT, et al. Assessment and prevalence of pulmonary oedema in contemporary acute heart failure trials: a systematic review. Eur J Heart Fail, 2015, 17: 906-916.

Ponikowski P, Voors AA, Anker SD, et al. 2016 ESC Guidelines for the diagnosis and treatment of acute and chronic heart failure: the task force for the diagnosis and treatment of acute and chronic heart failure of the European Society of Cardiology（ESC）developed with the special contribution of the heart failure association（HFA）of the ESC. Eur Heart J, 2016, 37: 2129-2200.

Price S, Platz E, Cullen L, et al. Expert consensus document: Echocardiography and lung ultrasonography for the assessment and management of acute heart failure. Nat Rev Cardiol, 2017, 14: 427-440.

Tavazzi G, Neskovic AN, Hussain A, et al. A plea for an early ultrasound-clinical integrated approach in patients with acute heart failure. A proactive comment on the ESC Guidelines on Heart Failure 2016. Int J Cardiol, 2017, 245: 207-210.

9. 2017 AHA/ACC/HRS室性心律失常患者管理和心源性猝死预防指南解读：ICD持续助力

大连大学附属中山医院　张树龙　湘潭市中心医院　田少华

心搏骤停（SCA）是心脏性猝死（SCD）的常见原因，是主要的公共健康问题，其发生率占全部心血管病死亡的50%。心律失常性猝死是SCD的最直接原因，其中约80%为快速室性心律失常（VA），20%为心搏骤停及各类房室传导阻滞等缓慢性心律失常。埋藏式心脏转复除颤器（ICD）作为预防高危患者发生心脏性猝死最重要的治疗手段，主要包括ICD一级预防和二级预防。一级预防主要针对SCD的高危患者防治恶性心律失常及SCD的发生；二级预防是针对发生过致命性心律失常或猝死者防治其再发恶性心律失常事件。ICD二级预防循证医学证据包括AVID研究、CIDS研究、CASH研究，研究结果均显示对于心搏骤停幸存者及血流动力学不稳定的室性心动过速或心室颤动患者，ICD比抗心律失常药物更有效。在AVID试验中，与抗心律失常药物治疗相比，幸存的SCD或伴有血流动力学不稳定VT的患者，ICD改善了总体生存率（主要是胺碘酮），在其为期2年的研究中发现死亡率相对降低27%，绝对风险降低7%。基于ICD的良好获益，目前在VA的管理和SCD的预防上持续助力，为此指南首次专门开辟一个章节从成本效益角度考虑治疗（尤其是ICD治疗）的价值。例如，经静脉ICD推荐用于心脏性猝死的一级预防。当根据患者的并存疾病和心功能状态推测患者的室性心律失常（VA）的风险很高而非心律失常（心源性或非心源性）死亡风险低时，患者更能够从ICD中获益。下面将从与特定疾病状态相关及其他相关情况的VA和SCD风险的持续管理方面逐一阐述。

一、缺血性心肌病（IHD）

新指南在缺血性心肌病二级预防的内容上涵盖了2008/2012年ICD指南二级预防的内容，同时明确了对于患者预期寿命>1年的要求。对如下3种情况均给予了Ⅰ类推荐：①缺血性心肌病患者，因非可逆性原因引起的心室颤动（VF）或室速（VT）所致的心搏骤停，以及非可逆性原因的伴有或不伴有血流动力学不稳定的室性心动过速，预期寿命1年以上应推荐置入ICD。②是否置入经静脉ICD需要评估患者的综合状况，判断患者的心源性及非心源性的猝死风险。③缺血性心肌病患者伴有不明原因晕厥，电生理检查诱发出持续的单形性室性心动过速，预期寿命1年以上应推荐置入ICD。另外，需要说明的是，对于缺血性心肌病患者的二级预防：如果患者明确为SCA幸存者或明确记录到自发的持续性单形性VT，应首先评估心肌缺血状况，如果并非血供重建适应证或无法血供重建，则为ICD适应证患者，如果为血运重建适应证患者则应血供重建后再行评估猝死风险。如果患者的心源性晕厥未明确记录到心脏骤停或VT/VF相关证据，则需评估LVEF，当LVEF≤0.35，则患者应置入ICD，如患者LVEF>0.35，则应进行电生理检查，如可诱发出室性心律失常，则应置入ICD，如不发诱发出室性心律失常则应考虑长程监测。

冠状动脉痉挛是由血管舒缩功能障碍引起的，可发生于非IHD患者，血管痉挛发作可导致VA，晕厥和SCD。对于发生室性心律失常的冠状动脉痉挛患者，新指南推荐在服用钙通道阻滞剂及戒烟治疗的同时（Ⅰ），评估患者的综合状况，对预期寿命>1年的患者，认为置入ICD预防猝死是有益的（Ⅱa）。

对于缺血性心肌病一级预防，在全面涵盖既往ICD指南及EPCI的基础上，更全面提出了一级预防的理念。主要包括：①心肌梗死40d以后或血供重建后90d后，LVEF≤0.35，心功能Ⅱ级、Ⅲ级，患者预期寿命1年以上，应置入ICD预防猝死（ⅠA）。②心肌梗死40d以后或血供重建后90d，LVEF≤0.30，心功能Ⅰ级，患者预期寿命1年以上，应置入ICD预防猝死（ⅠA）。③一级预防患者是否置入经静脉ICD需要评估患者的综合状况，判断患者的心源性及非心源性的猝死风险。④心肌梗死后伴非持续性室性心动过速患者，LVEF≤0.40，电生理检查可诱发出VF或持续性VT，患者预期寿命1年以上，应置入ICD预防猝死（ⅠB）。⑤非住院的NYHA Ⅳ级患者，等待心脏移植或预备置入左心室辅助装置，预期寿命1年以上，可置入ICD预防猝死（Ⅱa）。⑥在药物难治性心力衰竭患者（NYHA Ⅳ）、不计划进行心脏移植、LAVD或者

CRT患者，置入ICD是不适合的。此外，对于缺血性心肌病患者的一级预防：当患者的LVEF≤0.40时，首先评估患者是否符合心肌梗死后40d或血供重建后90d后，如满足条件，则进一步评估患者的心功能分级及EF值，如LVEF≤0.30，则NYHA Ⅰ级时就应置入ICD预防猝死，如LVEF≤0.35则需满足NYHA Ⅱ～Ⅲ级。如LVEF≤0.40时，则同时需要满足NSVT，且电生理检查可诱发出持续性VT/VF时，置入ICD预防猝死。当患者为NYHA Ⅳ级的患者，则需要综合评估患者当前的状况，是否同时符合心脏移植、左心室辅助装置及CRT的适应证，决定是否置入ICD预防猝死。如果缺血性心肌病患者尽管LVEF≤0.40，但当前尚处于心肌梗死后40d或血供重建90d内，可考虑穿戴式ICD预防猝死，等待心肌梗死后40d或血供重建后90d后再次评估LVEF，再行评估猝死风险。而患者如同时伴有非持续性室性心动过速（NSVT），可直接进行电生理检查，如可诱发出持续性室性心动过速，则应考虑直接进行ICD置入预防猝死，无须等待心肌梗死后40d或血供重建90d后。对于反复发作的VA及VF，在心律失常有效控制前，避免置入ICD，避免置入后反复放电。

二、非缺血性心肌病（NICM）

对于非缺血性心肌病，新指南明确强化了延迟增强MRI在其诊断中的价值（ⅠB），对可疑NICM的SCA/SCD推荐行心脏MRI检查（Ⅱa）。对于明确诊断的NICM猝死的二级预防的ICD推荐，对于以下两点均给出了Ⅰ类推荐：①出现非可逆原因导致的VT/VF相关的心搏骤停或血流动力学不稳定的VT，预期生存时间>1年（ⅠB）；②出现非可逆原因导致的血流动力学不稳定的VT，预期生存时间>1年（ⅠB）。对于此二级预防，ICD推荐来自与药物对比的获益。但是，对于ICD置入受到财务、医疗或个人考虑的限制。另外，并非有SCD高风险的患者都符合ICD适应证，例如那些NYHA Ⅳ级、无CRT置入意愿的心力衰竭患者，或预期寿命<1年的患者。

针对非缺血性心肌病的一级预防：①经最佳药物治疗后LVEF≤0.35，心功能Ⅱ级或Ⅲ级（NHYA分级），预期生存时间>1年，推荐置入ICD（ⅠA）；②Lamin A/C变异导致的非缺血性心脏病，存在以下至少两个危险因素（NSVT，LVEF<0.45，非错义变异、男性），预期生存时间>1年，置入ICD可能有益（Ⅱa）；③非缺血性心脏病，最佳药物治疗基础上心功能Ⅰ级，LVEF≤0.35，预期生存时间>1年，可以考虑置入ICD（Ⅱb）；④药物难以控制的心功能Ⅳ级心力衰竭，不计划进行心脏移植、LVAD或者CRT患者，不推荐ICD。对于心功能Ⅳ级心力衰竭ICD置入证据不足，COMPANION 试验中，心功能Ⅳ级患者在植入CRTD后表现出了心功能改善的优势，但其余患者并未出现获益。基于此，新指南目前对此类患者的ICD置入仍持否定态度。

三、致心律失常性右心室心肌病（ARVC）

在大部分病例中，ARVC显示出常染色体显性遗传特点，患者多见于20～50岁，ARVC患者的年病死率为1%～2.3%，死亡原因除SCD 外，多数为心力衰竭。因此，对致心律失常性右心室心肌病（ARVC）的ICD推荐：对于明确诊断的致心律失常性右心室心肌病患者，若出现以下任何一种情况：心搏骤停复苏后、持续性VT、显著心功能不全RVEF/LVEF≤0.35，且预期生存时间>1年，推荐置入ICD（ⅠB）；若病程中发生晕厥，若晕厥为室性心律失常所致，预期生存时间>1年，置入ICD是有用的（Ⅱa）。以往研究认为ARVC主要累及肺动脉瓣和三尖瓣环周围的右心室心肌，部分患者可涉及左心室，心外膜病变程度明显重于心内膜。因此，新指南对于无ICD置入意愿的患者，采用联合心内膜/心外膜消融的方法可能是有益，无疑为ICD选择困难的患者提供了一条备选方案（Ⅱa）。

四、肥厚型心肌病（HCM）

HCM 作为常染色体显性遗传性病，以左心室特征性肥厚为主要特征，年病死率为1%～2%，其中 SCD 约占死亡原因的50%。为此，新指南给出了推荐：①在HCM患者中，由于VT/VF引起的SCA幸存者，或有引起晕厥或者血流动力学不受损的自发性持续性VT，如预期寿命>1年，推荐置入ICD（ⅠB）；②HCM患者合并下列一项危险因素，预期寿命>1年，置入ICD是合理的（Ⅱa）：左心室壁最大厚度≥30 mm；在一个或多个一级亲属中推测由HCM引起的SCD；过去的6个月内出现1次或多次不明原因的晕厥；③在有自发性非持续性室性心动过速（NSVT）或运动时血压反应异常的患者中，还有其他的SCD风险模式或高风险特征，若预期寿命>1年，置入ICD是合理的（Ⅱa）。但在有自发性NSVT或运动时血压反应异常的患者中，但没有任何其他SCD风险模式，可以考虑置入ICD，但临床获益未明确（Ⅱb）。此外，指南还明确指出了胺碘酮作为ICD的药物替代治疗（Ⅱb）。但对于检测出HCM基因型的患者，在没有SCD风险的情况下，不应置入ICD。

五、心肌炎

目前对于心肌炎急性期危及生命的VT/VF患者，新指南进一步强调了机械动力学支持治疗及推荐到先进心律失常管理中心（ⅠC）。对心律失常的干预除了抗心律失常药物、起搏器置入等处理措施，ICD置入也是可以考虑的。尤其是对于巨细胞病毒性心肌炎的患者，在有VF或按照最优药物治疗仍有血流动力学不稳定的VT患者，预期寿命超过1年的，可以考虑置入ICD（Ⅱb）。

六、心脏结节病

和其他疾病推荐相似，在心脏结节病患者，如果存在持续性VT和SCA幸存者，LVEF＜0.35，预期寿命超过1年的，建议积极置入ICD预防猝死（ⅠB）。但关于此Ⅰ类推荐，目前仅有少数报道，对心脏结节病行SCD的一级或二级预防治疗，目前证据显示是合适的，仍需更多证据。基于目前ICD在心脏结节病中获益的证据，对LVEF＜0.35，预期寿命超过1年的患者，出现下列任何一种情况：①有晕厥发作和（或）经MRI/PET扫描显示有纤维化，和（或）永久性起搏器适应证；②若可诱发持续性室性心动过速；新指南推荐置入ICD是合适的（Ⅱa）。随着心脏结节病患者SCD事件风险认知意识提高，对ICD置入指征正逐渐放宽，较以往有很大改动。

七、心力衰竭

以往公布的DANISH随机对照研究结果显示，心力衰竭患者虽然经最优药物治疗，单纯药物治疗患者SCD发生率为8.2%，占全因死亡的35.1%，仍为主要的死亡方式，置入ICD组心脏性猝死发生率为4.3%，与单纯药物治疗相比，风险降低了50%。另外研究示 68岁以下接受ICD治疗的患者全因死亡率显著降低，提示这部分人群通过ICD治疗生存获益较大。在后来的PARADIGM-HF结果公布之后，新指南再强调最佳药物治疗的同时，更是肯定了ICD在心脏性猝死一级预防中的价值。对严重VT/VF或SCD风险较高者，ICD在降低猝死、全因死亡及改善预后方面均显示出巨大优势。因此，心力衰竭患者的ICD治疗是最优药物治疗不能替代的。基于此，新指南对相关病因引起的心力衰竭均给出了ICD的推荐。新指南较以往在置入左心室辅助装置、心脏移植、左心室射血分数减低的心力衰竭患者方面新增了Ⅱ推荐：①LVEF减低心力衰竭，无一般ICD适应证（如心功能Ⅳ级），但患者若有在家等待心脏移植意愿，置入ICD也是合理的（Ⅱa）；②置入左心室辅助装置的患者，如病程中发生持续性室性心律失常，置入ICD是有益的（Ⅱa）；③已行心脏移植患者，如发生严重排异性血管病变、心功能不全，预期寿命＞1年，置入ICD可能是合理的（Ⅱb）。在现代经最优药物治疗下，SCD仍是心力衰竭患者主要死亡方式，占所有死亡1/3以上，大部分中心通过置入ICD来预防。新指南肯定了ICD在心脏性猝死一级预防中的作用和地位。同时对LVEF保留和LVEF在0.36～0.50的心力衰竭人群，新指南也指出其SCD的流行病学、风险评估预测计预防也应成为下一步需要考虑的重要方面。

八、离子通道病

对于离子通道病的高危猝死人群，如长Q-T综合征、儿茶酚胺敏感性多形性室性心动过速、Brugada综合征、早复极J波综合征、短Q-T综合征患者，以往很多研究中对比了药物治疗和ICD置入的获益情况，研究显示置入ICD可明显减低SCD的发生风险。为此，新指南对大部分离子通道病发生了SCA或持续性VA者，若预期寿命＞1年，推荐使用ICD（ⅠB）。可以说对离子通道病VA患者的SCD预防，指南持更积极的态度，因为这类患者更年轻，经济-获益比更明显。需强调的是，新指南也突出药物治疗的必要性，更推荐长期药物治疗不能控制的患者置入ICD。

九、心脏结构正常的VA

心脏结构正常的患者发生的VA，新指南并不积极推荐置入ICD。心脏结构正常VA，如流出道与房室环VA、乳头肌VA、分支折返性VT、特发性多形性VT/VF、PVC诱发心肌病等，多由触发和折返机制引起，除特发性多形性VT/VF外，更多心脏结构正常VA在药物治疗下，推荐行导管消融治疗（ⅠB）。对特发性多形性VT/VF所致SCA幸存者，预期寿命＞1年，推荐使用ICD（ⅠB）。

十、特殊人群的ICD推荐

对于某些特殊人群，如妊娠期妇女、老年患者合并多种疾病等。以往很多研究证实，对妊娠期妇女，置入ICD安全有效。为此，新指南指出：因心律失常需要置入ICD的妊娠期妇女，在孕期置入是合理的，建议妊娠3个月后置入（Ⅱa）。对老年合并多种疾病的患者，一般情况差，在家及住院期间发生SCD风险较高。在多学科治疗的同时，对预期寿命>1年，符合ICD一级预防适应证的患者，置入ICD是合理的。但是对于老年患者，目前的推荐证据并非来自随机对照研究，同时这些研究也只是证明了其相关而不是显示出明确的因果关系。因此，对这类患者置入ICD应持谨慎态度。

十一、成年人先天性心脏病

发生SCD的成年人先天性心脏病在之前多已表现出明显的临床症状，大多数突然死亡的患者因先天性心脏病而出现症状。尤其在主动脉瓣狭窄患者更是如此。据报道，主动脉瓣患者比其他瓣膜病患者SCD风险高1%～1.5%/年。因此，对这类人群置入ICD治疗很有必要。为此，新指南对成年人先天性心脏病有血流动力学不稳定的VT，在评估和恰当治疗残余病变/左心室功能异常基础上，若预期寿命>1年或成年人先天性心脏病VT/VF导致SCA，非可逆因素所致，若预期寿命>1年，均推荐置入ICD（ⅠB）。而对合并其他猝死危险因素的这类人群也给出了相应的Ⅱ类推荐。但对成年人先天性心脏病，ICD置入可以看作是最后的救命稻草，毕竟终末期心力衰竭患者不再适合置入ICD，这就要求医生们更应在改善症状、预防方面着手降低SCD的发生率。

十二、经静脉ICD以外的除颤设备

并不是所有患者均有机会接受静脉置入ICD，在一些特殊患者，并不适合静脉入路置入。全皮下置入型ICD及可穿戴式心脏除颤器无疑为这类患者提供了帮助。新指南指出：①有ICD置入标准，若血管入路不通，或感染风险高，又不需或预计不用起搏治疗心动过缓、终止VT或作为补充CRT除颤功能者，推荐使用全皮下ICD（ⅠB）；②有ICD置入标准，若不需或预计不用起搏治疗心动过缓、终止VT或作为补充CRT除颤功能者，置入全皮下ICD也是合理的（Ⅱa）。但对心动过缓需起搏治疗或CRT指征，或需抗心动过速起搏终止VT者，置入全皮下ICD是有害的。全皮下置入ICD不仅减少了静脉入路并发症（气胸、心脏压塞等），也对实施静脉通路困难或失败的患者带来生命的延续。多项研究证实全皮下ICD在室性心律失常的检测及终止VT/VF方面的有效性及安全性。并且EFFORTLESS研究对参与研究的472名患者系统的评价了置入全皮下ICD的临床结果和成本-效益的因素，凸显了全皮下ICD在经济获益方面的优势。为此，新指南，在这一方面给出了相应的Ⅰ类推荐。

在穿戴设备领域，可穿戴式心脏除颤器越来越受到学者们关注。新指南指出：SCD风险高，但不适宜置入ICD者，如等待心脏移植、既往40 d内的心肌梗死、新诊断的非缺血性心肌病、LVEF≤0.35，既往90d内行再血管化治疗、心肌炎、继发性心肌病、全身感染等，有理由用穿戴式心脏除颤器预防SCD（Ⅱb）。新指南给出了Ⅱ类推荐，结合目前临床研究证据来看，穿戴设备更多是ICD的一种补充。比如既往40d内的心肌梗死患者，这种患者在48h至40d内的SCD风险与置入ICD与否无统计学差别，但对这类患者的猝死预防就需要穿戴设备过渡到40d以后。

十三、小结

SCD防治工作任重而道远，临床重点着眼于预防和治疗心血管疾病，ICD作为防治SCD的有效手段，不应盲目扩大适应证，更不能全盘否定，而应针对高危人群积极进行危险分层并开展ICD预防工作。VA患者或SCD风险增高者，医生应采取医患共同决策的方法，即治疗决策不仅基于最好的已有证据，也基于患者的健康目标、偏好和价值。在ICD良好助力的前提下，真正做好SCD的预防工作。

参 考 文 献

Adler A, Sadek MM, Chan AY, et al.Patient Outcomes From a Specialized Inherited Arrhythmia Clinic.Circ Arrhythm Electrophysiol, 2016, 9

（1）: e003440.DOI: 10.1161/CIRCEP.115.003440.

Ahn JM, Lee KH, Yoo SY, et al. Prognosis of Variant Angina Manifesting asÂ Aborted Sudden Cardiac Death.Journal of the American College of Cardiology, 2016, 68（2）: 137-145.DOI: 10.1016/j.jacc.2016.04.050.

Aoyama N, Izumi T, Hiramori K, et al.National survey of fulminant myocarditis in Japan: therapeutic guidelines and long-term prognosis of using percutaneous cardiopulmonary support for fulminant myocarditis（special report from a scientific committee）.Circulation Journal Official Journal of the Japanese Circulation Society, 2002, 66（2）: 133-144.

Bardy GH, Lee KL, Mark DB, et al. Amiodarone or an implantable cardioverter-defibrillator for congestive heart failure. New England Journal of Medicine, 2005, 352（3）: 225-237.DOI: 10.1056/NEJMoa043399.

Bass EB, Elson JJ, Fogoros RN, et al.Long-term prognosis of patients undergoing electrophysiologic studies for syncope of unknown origin. American Journal of Cardiology, 1988, 62（17）: 1186-1191.

Bhonsale A, Groeneweg JA, James CA, et al.Impact of genotype on clinical course in arrhythmogenic right ventricular dysplasia/cardiomyopathy-associated mutation carriers.European Heart Journal, 2015, 36（14）: 847-855.DOI: 10.1093/eurheartj/ehu509.

Bristow MR, Saxon LA, Boehmer J, et al. Cardiac-resynchronization therapy with or without an implantable defibrillator in advanced chronic heart failure.The New England journal of medicine, 2004, 350（21）: 2140-2150.DOI: 10.1056/NEJMoa032423.

Burke MC, Gold MR, Knight BP, et al.Safety and Efficacy of the Totally Subcutaneous Implantable Defibrillator: 2-Year Results From a Pooled Analysis of the IDE Study and EFFORTLESS Registry. Journal of the American College of Cardiology, 2015, 65（16）: 1605-1615.DOI: 10.1016/j.jacc.2015.02.047.

Buxton AE, Lee KL, Fisher JD, et al.A randomized study of the prevention of sudden death in patients with coronary artery disease. Multicenter Unsustained Tachycardia Trial Investigators.N Engl J Med, 1999, 341（25）: 1882-1890.DOI: 10.1056/NEJM199912163412503.

Chevalier P, Dacosta A, Defaye P, et al. Arrhythmic cardiac arrest due to isolated coronary artery spasm: long-term outcome of seven resuscitated patients.Journal of the American College of Cardiology, 1998, 31（1）: 57-61.

Connolly SJ, Gent M, Roberts RS, et al.Canadian Implantable Defibrillator Study（CIDS）: A Randomized Trial of the Implantable Cardioverter Defibrillator Against Amiodarone.Circulation, 2000, 101（11）: 1297-1302.

Connolly SJ, Hallstrom AP, Cappato R, et al.Meta-analysis of the implantable cardioverter defibrillator secondary prevention trials. AVID, CASH and CIDS studies. Antiarrhythmics vs Implantable Defibrillator study. Cardiac Arrest Study Hamburg.Canadian Implantable Defibrillator Study.European Heart Journal, 2000, 21（24）: 2071-2078.DOI: 10.1053/euhj.2000.2476.

Corrado D, Wichter T, Link MS, et al.Response to Letter Regarding Article, “Treatment of Arrhythmogenic Right Ventricular Cardiomyopathy/Dysplasia: An International Task Force Consensus Statement”.Circulation, 2016, 133（11）: e436-438.DOI: 10.1161/CIRCULATIONAHA.116.020660.

Desai AS, Fang JC, Maisel WH, et al.Implantable defibrillators for the prevention of mortality in patients with nonischemic cardiomyopathy: a meta-analysis of randomized controlled trials. Acc Current Journal Review, 2004, 292（23）: 2874.DOI: 10.1001/jama.292.23.2874.

DOI: 10.3760/cma.j.issn.0253-3758.2017.12.006.

Gandjbakhch E, Rovani M, Varnous S, et al.Implantable cardioverter-defibrillators in end-stage heart failure patients listed for heart transplantation: Results from a large retrospective registry. Archives of Cardiovascular Diseases, 2016, 109（8-9）: 476-485.DOI: 10.1016/j.acvd.2016.02.005.

Genereux P, Stone GW, O'Gara PT, et al.Natural history, diagnostic approaches, and therapeutic strategies for patients with asymptomatic severe aortic stenosis.J Am Coll Cardiol, 2016, 67（19）: 2263-88.DOI: 10.1016/j.jacc.2016.02.057.

Goldberger JJ, Buxton AE, Cain M, et al.Risk stratification for arrhythmic sudden cardiac death: identifying the roadblocks. Circulation, 2011, 123（21）: 2423-2430.DOI: 10.1161/CIRCULATIO NAHA.110.959734.

Healy CA, Carrillo RG.Wearable cardioverter-defibrillator for prevention of sudden cardiac death after infected implantable cardioverter-defibrillator removal: A cost-effectiveness evaluation. Heart Rhythm, 2015, 12（7）: 1565-1573. DOI: 10.1016/j.hrthm.2015.03.061.

Investigators TA.Antiarrhythmics Versus Implantable Defibrillators（AVID）——Rationale, design, and methods. American Journal of Cardiology, 1995, 75（7）: 470-475.

Kuck KH, Cappato R.Randomized Comparison of Antiarrhythmic Drug Therapy With Implantable Defibrillators in Patients Resuscitated From Cardiac Arrest The Cardiac Arrest Study Hamburg（CASH）.Circulation, 2000, 4（2）: 748-754.

Kuruvilla S, Adenaw N, Katwal AB, et al.Late gadolinium enhancement on cardiac magnetic resonance predicts adverse cardiovascular outcomes in nonischemic cardiomyopathy: a systematic review and meta-analysis.Circulation Cardiovascular Imaging, 2014, 7（2）: 250-258.DOI: 10.1161/CIRCIMAGING.113.001144.

Kusumoto FM, Bailey KR, Chaouki AS, et al.Systematic Review forthe 2017 AHA/ACC/HRS Guideline for Management of Patients with Ventricular Arrhythmias and the Prevention of Sudden Cardiac Death: A Report of the American College of Cardiology/American Heart

Association Task Force on Clinical Practice Guidelines and the Heart Rhythm Society.Heart Rhythm, 2017, S1547-5271（17）31251-1. DOI: 10.1016/j.hrthm.2017.10.037.

Lambiase PD, Barr C, Theuns DA, et al.Editor's choice: Worldwide experience with a totally subcutaneous implantable defibrillator: early results from the EFFORTLESS S-ICD Registry.European Heart Journal, 2014, 35（25）: 1657-1665.DOI: 10.1093/eurheartj/ehu112.

Lee W, Tay A, Subbiah RN, et al.Impact of Implantable Cardioverter Defibrillators on Survival of Patients with Centrifugal Left Ventricular Assist Devices.Pacing and Clinical Electrophysiology Pace, 2015, 38（8）: 925-933.DOI: 10.1111/pace.12654.

Li WX, Liu LW, Wang J, et al.［Predicting value of 2014 European guidelines risk prediction model for sudden cardiac death（HCM Risk-SCD）in Chinese patients with hypertrophiccardiomyopathy］.Zhonghua Xin Xue Guan Bing Za Zhi., 2017, 45（12）: 1033-1038.

Link MS, Laidlaw D, Polonsky B, et al.Ventricular Arrhythmias in the North American Multidisciplinary Study of ARVC: Predictors, Characteristics, and Treatment.Journal of the American College of Cardiology, 2014, 64（2）: 119-125.DOI: 10.1016/j.jacc.2014.04.035.

Maleszewski JJ, Orellana VM, Hodge DO, et al.Long-Term Risk of Recurrence, Morbidity and Mortality in Giant Cell Myocarditis. American Journal of Cardiology, 2015, 115（12）: 1733-738.DOI: 10.1016/j.amjcard.2015.03.023.

Melacini P, Maron BJ, Bobbo F, et al.Evidence that pharmacological strategies lack efficacy for the prevention of sudden death in hypertrophic cardiomyopathy.Heart, 2007, 93（6）: 708-10.DOI: 10.1136/hrt.2006.099416.

Mohsen A, Jimenez A, Hood RE, et al.Cardiac sarcoidosis: electrophysiological outcomes on long-term follow-up and the role of the implantable cardioverter-defibrillator.Journal of Cardiovascular Electrophysiology, 2014, 25（2）: 171-176.DOI: 10.1111/jce.12302.

Moss AJ, Hall WJ, Cannom DS, et al. Improved survival with an implanted defibrillator in patients with coronary disease at high risk for ventricular arrhythmia.Multicenter Automatic Defibrillator Implantation Trial Investigators. N Engl J Med, 1996, 335（26）: 1933-1940. DOI: 10.1056/NEJM199612263352601.

Moss AJ, Zareba W, Hall WJ, et al. Prophylactic implantation of a defibrillator in patients with myocardial infarction and reduced ejection fraction. New England Journal of Medicine, 2002, 346（12）: 877-883.DOI: 10.1056/NEJMoa013474.

Myerburg RJ.Sudden Cardiac Death: Interface Between Pathophysiology and Epidemiology.Card Electrophysiol Clin, 2017, 9（4）: 515-524. DOI: 10.1016/j.ccep.2017.07.003.

Neylon A, Canniffe C, Parlon B, et al.Implantable cardioverter-defibrillators in a heart transplant population: A single-center experience. Journal of Heart and Lung Transplantation the Official Publication of the International Society for Heart Transplantation, 2016, 35（5）: 682-684.DOI: 10.1016/j.healun.2015.12.011.

O'Mahony C, Jichi F, Pavlou M, et al.A novel clinical risk prediction model for sudden cardiac death in hypertrophic cardiomyopathy（HCM Risk-SCD）. European Heart Journal, 2014, 35（30）: 2010. DOI: 10.1093/eurheartj/eht439.

Olde Nordkamp LR, Postema PG, Knops RE, et al.Implantable cardioverter-defibrillator harm in young patients with inherited arrhythmia syndromes: a systematic review and meta-analysis of inappropriate shocks and complications.Heart Rhythm, 2016, 13（2）: 443-54. DOI: 10.1016/j.hrthm.2015.09.010.

Owens DK, Sanders GD, Heidenreich PA, et al. Effect of risk stratification on cost-effectiveness of the implantable cardioverter defibrillator. American Heart Journal, 2002, 144（3）: 440-448.

Pierce T, Hovnanian M, Hedgire S, et al.Imaging of Cardiovascular Disease in Pregnancy and the Peripartum Period.Current Treatment Options in Cardiovascular Medicine, 2017, 19（12）: 94.DOI: 10.1007/s11936-017-0593-8.

Raitt MH, Renfroe EG, Epstein AE, et al. "Stable" ventricular tachycardia is not a benign rhythm: insights from the antiarrhythmics versus implantable defibrillators（AVID）registry. Acc Current Journal Review, 2001, 10（4）: 70-70.

Ruder MA. A Comparison of Antiarrhythmic-Drug Therapy with Implantable Defibrillators in Patients Resuscitated from Near-Fatal Ventricular Arrhythmias.New England Journal of Medicine, 1997, 337（22）: 1576-1583. DOI: 10.1056/NEJM199711273372202.

Santangeli P, Zado ES, Supple GE, et al.Long-term outcome with catheter ablation of ventricular tachycardia in patients with arrhythmogenic right ventricular cardiomyopathy. Circ Arrhythm Electrophysiol, 2015, 8（6）: 1413-1421.DOI: 10.1161/CIRCEP.115.003562.

Sawant A C, Te Riele AS, Tichnell C, et al.Safety of American Heart Association-recommended minimum exercise for desmosomal mutation carriers.Heart Rhythm, 2016, 13（1）: 199-207.DOI: 10.1016/j.hrthm.2015.08.035.

Sr PJ, Allen LA, Kudenchuk PJ, et al.Wearable Cardioverter-Defibrillator Therapy for the Prevention of Sudden Cardiac Death: A Science Advisory From the American Heart Association.Circulation, 2016, 133（17）: 1715-1727.DOI: 10.1161/CIR.0000000000000394.

Vakil K, Duval S, Cogswell R, et al.Impact of implantable cardioverter-defibrillators on waitlist mortality among patients awaiting heart transplantation: an UNOS/OPTN analysis. JACC Clin Electrophysiol, 2017, 3（3）: 33-40.

Vakil K, DuvalS, Cogswell R, et al.Impact of implantable cardioverter-defibrillators on waitlist mortality among patients awaiting heart transplantation. An UNOS/OPTN Analysis. JACC Clin Electrophysiol, 2017, 3（6）: 33-40.

10. 2017 ESC ST段抬高型心肌梗死治疗指南要点概述与点评

中国医学科学院阜外医院　颜红兵　赵汉军

2012年欧洲心脏病学会（European Society of Cardiology，ESC）发表上一版指南5年以来，急性ST段抬高型心肌梗死（STEMI）领域的争议主要集中在战术层面。然而一个严酷的事实是，尽管做出了很大的努力，但是STEMI患者的死亡率仍然很高，存活患者的心力衰竭发生率更高，因此有必要从战略层面更新STEMI的救治概念和体系。2017年8月25日适时发表的新版STEMI指南（包括网络增补版）从急性心肌梗死（AMI）的定义与流行病学、紧急与院前处理、再灌注治疗、住院期间与出院时的管理、长期治疗、并发症、无冠状动脉阻塞的心肌梗死（myocardial infarction with non-obstructive coronary arteries，MINOCA）、医疗质量评价以及尚缺乏证据的领域和未来研究方向等方面进行了详尽阐述。指南引用537篇权威文献，共计14章内容。该指南尤其体现了提高再灌注治疗率和降低死亡率这样一个STEMI救治的精髓，非常值得借鉴。为了帮助中国同行进一步理解ESC新版指南，我们在编译该指南《解读欧洲急性心肌梗死治疗指南2018》的基础上对2017ESC指南进行解读，供同道们参考。在借鉴指南时，要清楚指南的产生背景，理解指南建议的力度和循证学证据的质量，认识指南没有或还不能回答的问题，结合患者的具体情况，更好地指导临床实践。

新版指南主要更新包括7项推荐级别的改动和2项推荐内容的调整、增加了7项推荐和2个新增章节，并提出与修订了一些概念（图1）。详见正文对指南要点的概述与点评。

一、STEMI流行病学

虽然过去几十年欧洲缺血性心脏病病死率已有下降，缺血性心脏病在世界范围内仍然是最常见的死因。STEMI和 NSTEMI 的相对发病率分别呈下降和增加趋势。随着再灌注治疗的推广，STEMI 的急性期和远期病死率下降。然而，STEMI的病死率问题依然严峻。ESC国家注册数据显示真实世界STEMI患者的住院病死率为4%～12%。

点评：AMI在我国是一个更为严重的问题。与欧美国家不同，近10年来，中国AMI发病率无论是在城市还是在农村均呈增高趋势，病死率没有降低。由于没有广泛应用高敏肌钙蛋白和临床医师的认识受限导致漏诊，相信中国AMI的实际发病率比目前数据更高。

二、性别问题

与男性相比，女性有更少和（或）更迟的接受再灌注治疗和循证治疗的倾向。新指南强调，女性和男性同样能从再灌注治疗和STEMI相关的治疗措施中获益，女性和男性的处理模式也不应有差别。

点评：在中国同样存在着女性患者较少或延迟接受循证治疗问题。因此，要重视女性患者，提高这些患者接受再灌注治疗和其他循证学治疗的比例，改善临床预后。

三、STEMI的心电图诊断与紧急处理

新版指南明确定义了首次医疗接触（FMC）时间。STEMI诊断是指判读心电图为ST段抬高（或等同情况）的那个时间点，也是治疗的起点。院内与急救系统人员救治STEMI患者的目标是缩短FMC到STEMI诊断的时间≤10min。提出在FMC后90min内应当开通梗死相关血管。新指南弃用门-球时间术语。门进门出时间（door-in to door-out time）是一个新质量评价指标，是指患者转运PCI过程中患者到达非PCI中心医院至办理出院的时间。为了快速完成再灌注治疗，建议控制门进门出时间≤30min。直接PCI（PPCI）开通梗死相关动脉的目标时间明确为导丝通过病变的时间。新指南对重要目标时间的总结见表1。

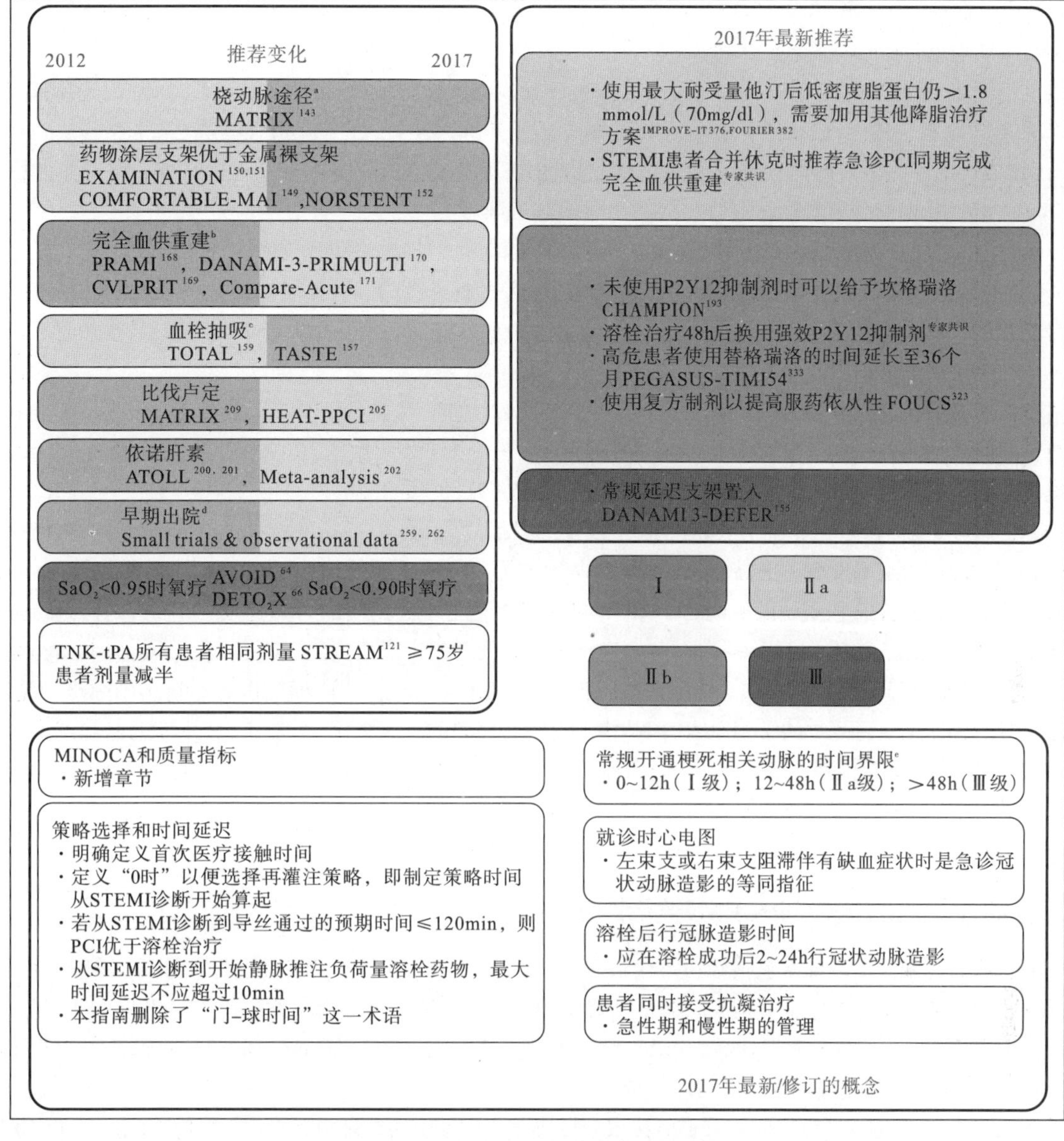

图1 2017年STEMI指南的创新点

PCI.经皮冠状动脉介入治疗；SaO_2.动脉血氧饱和度；TNK-tPA.替奈普酶组织型纤溶酶原激活剂。临床试验名字的释义参见相关列表。a.只针对有经验的桡动脉路径术者；b.出院前（可以是即刻也可以分次进行）；c.常规血栓抽吸（在一些病例作为补救措施时可以考虑使用）；d.2012版指南定义早期出院为72h后，2017版指南则定义为48～72h；e.如果仍有症状或血流动力学不稳定，不论发病时间长短都应该开通梗死相关动脉

表1 重要目标时间总结

时间	时间目标
从FMC至心电图检查和诊断的最长间隔[a]	≤10min
PPCI策略优于溶栓治疗的最大预计时间延迟（从STEMI确诊到PPCI导丝通过病变的时间间隔），如果超过该目标则考虑溶栓治疗	≤120min
就诊于能够行PPCI医院的患者从STEMI诊断到导丝通过病变的最长时长	≤60min
转运患者从STEMI诊断到导丝通过病变的最长时间间隔长	≤90min
不能达成PPCI时间目标的患者，从STEMI诊断到溶栓药负荷量推注或开始溶栓药输注的最长时间间隔	≤10min
从溶栓开始到疗效评估（成功还是失败）的时间延迟	60～90min
从溶栓开始到冠状动脉造影（如果溶栓成功）的时间延迟	2～24h

a.心电图需要立即判读

心电图出现病理性Q波不一定要改变再灌注决策。即便是心电图缺乏有诊断意义的ST段抬高表现时，只要怀疑存在进行性心肌缺血就是PPCI的指征。

在某些情况下，冠状动脉闭塞和（或）全心缺血可能不伴有特征性ST段抬高。例如束支传导阻滞、心室起搏、超急性期T波、前壁导联孤立性ST 段压低和（或）广泛导联ST段下压同时伴有aVR导联ST段抬高。除非估计从STEMI诊断时间开始到PCI再灌注的绝对时间长度＞120min，当患者出现上述心电图改变伴有符合进行性心肌缺血的临床表现时，应启动PPCI策略，即紧急冠状动脉造影（CAG）并在有指征时PCI。

新指南提醒，应注意吗啡可引起口服抗血小板药物（氯吡格雷、替格瑞洛和普拉格雷）吸收减缓、起效延迟和药效减弱，对于某些敏感患者可能会造成其早期治疗的失败。氧疗的标准改为动脉血氧饱和度（SaO_2）＜0.90是低氧血症患者进行氧疗的指征。组织氧过多可能加重心肌损伤，对没有并发症的心肌梗死患者不利。SaO_2≥0.90时不建议常规氧疗。

心搏骤停患者的建议无改变。复苏后的患者心电图有ST段抬高时，应选择PPCI（Ⅰ，B）。对于心脏骤停复苏后高度怀疑进行性心肌缺血的患者，尽管没有诊断意义的ST段抬高，也应该考虑实施紧急CAG（2h内），必要时PCI（Ⅱa，C）。预防并提高院前心搏骤停的救治水平是降低冠状动脉疾病相关死亡率的关键。

点评：在美国和欧洲，缩短FMC到再灌注时间已经几乎做到了极致，但是未经选择的STEMI急诊介入治疗死亡率仍然高达7%左右，心力衰竭发生率更高。要改变这种状况的另一项最重要的途径是进一步加强公共教育，最大程度缩短患者发病到呼叫医疗急救系统的时间。心电图诊断STEMI是再灌注策略的时间起点。新版指南提出的时间概念只是一个最基本的要求，应当提出越快越好。有研究认为应当将氧疗指征放宽到SaO_2＜0.93。国内常常给STEMI患者长期吸氧，然而有证据显示组织氧过多可能加重心肌损伤，对没有并发症的心肌梗死患者不利，因此应当引起注意。心脏骤停是导致STEMI患者死亡的重要原因，因此需要有一套完整的应对措施。实际上，STEMI心脏骤停患者救治成功率低，并且救治成功后存活患者的并发症（包括神经系统）多，是PPCI面临的重要挑战。新版指南提出的尽快实施PCI，对拟诊心肌梗死患者行急诊血管造影鉴别诊断和保护心脏骤停患者神经系统功能3个原则，对中国同行的临床实践有指导意义。

四、再灌注策略的选择与STEMI救治网络

STEMI患者的再灌注治疗策略包括药物溶栓治疗、急诊PCI（PPCI，补救性PCI和常规早期PCI）和急诊CABG。再灌注治疗的术语见表2。STEMI诊断（指有缺血症状患者的心电图判读发现有ST段抬高或等同改变）的时间点就是再灌注策略计时的开始。除非从STEMI诊断到PCI介导的再灌注耗时间预计＞120 min，对STEMI患者应当采取PPCI策略。否则应立即开始溶栓治疗（STEMI诊断后的10min以内）。

医院和医疗急救系统（EMS）之间签署书面协议开展协作在STEMI的处理中处于核心地位。不论是PPCI策略还是院前溶栓策略，EMS应当运送患者到24h 7天候不间断开放的高容量的PCI中心。在选择再灌注策略后，EMS应当总是立即通知PCI中心。运送患者到PCI中心时应绕过急诊室。

点评：协调院外急救系统与医院之间的衔接是治疗STEMI患者的核心。中国胸痛中心的建立、推广与完善正是这种努力的体现。然而，鉴于各个地区发展不平衡，中国的出路在于做强基层网络，提高救治效率。由于我国各个医院的具体情况不同，因此不宜一味提倡绕行急诊科直接到PCI中心的做法，但是要理解新版指南提出这个建议的初衷是为

表2　再灌注治疗相关术语的定义

术语	定　义
首次医疗接触（FMC）	医师、医疗辅助人员、护士或者其他接受过训练的医疗急救系统人员对患者进行最初评估的时间点。这些人员能够获得和判读心电图，并进行初步干预（如除颤）。FMC可以是在院前，也可能是在患者到达医院时（如急诊室）
STEMI诊断	有缺血症状患者的心电图判读为ST段抬高或等同表现的时间点
PPCI	不事先溶栓，直接对梗死相关动脉使用球囊、支架或其他适宜器械进行急诊PCI
PPCI策略	急诊冠状动脉造影并在有指征时对梗死相关动脉实施PCI
补救性PCI	溶栓失败后尽早实施急诊PCI
溶栓后常规早期PCI策略	溶栓成功后的2～24h进行冠状动脉造影检查，必要时对梗死相关动脉实施PCI
药物有创策略	溶栓治疗联合补救性PCI（溶栓失败时）或常规早期PCI策略（溶栓成功时）

了缩短救治延误时间。

五、直接经皮冠状动脉介入治疗的策略、技术和辅助治疗

1.*策略问题* 新指南对发病后就诊较晚的患者考虑实施常规PPCI策略的时间限制由24h改为48h（Ⅱa，B）。对发病＞48h无症状的患者不建议常规进行PCI开通梗死相关动脉（Ⅲ，A）。这些患者的治疗策略应当与所有慢性完全闭塞的患者一样，即仅当闭塞动脉供血区域存在存活心肌或出现缺血症状时，才应当考虑血供重建治疗。对于没有临床和（或）心电图证据提示持续性缺血的患者，PCI是否获益尚不明确。对于发病＜12h的STEMI患者，PPCI是首选的再灌注治疗策略（Ⅰ，A）。发病＞12h的患者，当存在进行性提示缺血的症状、血流动力学不稳定或者威胁生命的心律失常时，应实施PPCI且没有时间限制（Ⅰ，C）。

2.*技术问题* 经桡动脉途径和常规置入药物洗脱支架是PPCI的标准治疗。常规延迟支架置入策略由于增加靶血管再次血供重建率，新指南明确提出不建议采用（Ⅲ，B）。PPCI时应置入支架并优选新一代药物支架（Ⅰ，A）。常规血栓的抽吸建议也由Ⅱ类改为Ⅲ类（Ⅱa，A→Ⅲ，A）。但是，当导丝通过或球囊开通血管后仍有大量血栓残留时，可以考虑血栓抽吸。

3.*主动脉内气囊反搏* 建议无变化。主动脉内气囊反搏（intra-aortic balloon pump，IABP）对没有心源性休克的前壁心肌梗死患者和没有机械并发症的心源性休克患者没有改善预后的作用，也不能限制梗死面积，因而不建议常规应用。不过，有些患者如严重二尖瓣关闭不全或室间隔破裂，可以考虑使用IABP反搏进行血流动力学支持。

4.*围术期抗栓治疗* 抗血小板药物：PPCI围术期P2Y12受体抑制剂依然首选普拉格雷或替格瑞洛，当没有普拉格雷或替格瑞洛或者存在禁忌时，氯吡格雷负荷量应给予600mg口服。对PPCI患者而言，院前常规使用糖蛋白Ⅱb/Ⅲa受体抑制剂（GPI）并不能获益，也没有证据建议PPCI术中常规使用。冠状动脉内应用GPI并不优于静脉应用。GPI可以作为CAG证实大量血栓负荷、慢血流或无复流以及其他血栓性并发症的补救性用药，但是这一策略缺乏随机试验的证据。

抗凝药物：可用于PPCI术中的抗凝药物包括普通肝素、依诺肝素和比伐卢定。PPCI术中使用磺达肝癸钠有害，不建议使用。没有足够证据支持使用活化凝血时间（ACT）来调整普通肝素的剂量或对其监测；如果测定ACT，不能因等待ACT结果而延迟开通梗死相关动脉。PPCI时使用伊诺肝素抗凝的建议有提高（ⅡB，b→Ⅱa，A），而比伐卢定作为PPCI术中抗凝药物的建议由下调（Ⅰ，B→Ⅱa，A）。但是，肝素诱导的血小板减少症患者建议使用比伐卢定（Ⅰ，C）。PPCI术后不建议常规抗凝治疗，除非有全剂量抗凝（例如心房颤动、机械瓣膜或左心室血栓）或预防剂量抗凝（需要长期卧床的患者预防静脉血栓栓塞）的适应证。

5.*非梗死相关动脉的处理* 对于多支病变STEMI患者，通常只对梗死相关动脉进行血供重建，是否需要同时对严重狭窄的非梗死相关动脉进行血供重建（预防性）尚存在争议。出院前应当考虑对多支病变的患者非梗死相关动脉进行血供重建（Ⅱa，A）。由于目前还没有充分证据证实何时为血供重建的最佳时机（即刻还是分次），因此本指南对多支病变的患者进行即刻还是分次PCI没有优先建议。心源性休克患者在PPCI时应该考虑对非梗死相关动脉同期实施PCI（Ⅱa，C）。

点评：经桡动脉途径在中国患者的应用比例较高。需要指出的是，在STEMI患者经桡动脉路径并不妨碍使用大腔（例如7F）指引导管。更换7F动脉鞘具体操作如下：经6F桡动脉鞘置入造影导丝、撤除桡动脉鞘，然后沿造影导丝送入7F股动脉鞘。应该强调，对于严重血流动力学或电活动不稳定的患者，由于桡动脉搏动不明显穿刺可能较为困难。此时，不应浪费时间拘泥于桡动脉途径，应果断改为经股动脉路径。新版指南建议的使用药物洗脱支架实施PCI是指的第2代药物洗脱支架，但是要注意，不同的第2代药物洗脱支架也存在差异。新版指南提出禁忌常规血栓抽吸，但我们对此持谨慎态度。欧洲的STEMI患者在发病后2～3h就能接受再灌注治疗，而中国患者往往要在6h后才接受了再灌注治疗。研究显示，不同时间段的血栓构成不同。况且血栓抽吸导管的功能不仅仅是抽吸血栓，并且还能为超选择冠状动脉内给药提供平台。实际上，在欧美专业学术会议病例演示时，鲜有不实用抽吸导管的情况。大样本血栓抽吸研究中的不利因素可能与抽吸组脑卒中发生率高有关，临床实践中规范操作、努力避免血栓或斑块脱落应该可以避免。

六、溶栓治疗和药物有创策略

1.*溶栓治疗* 新版指南中溶栓的基本原则没有变化。包括老年人在内的高危人群在发病后2h内溶栓绝对获益最

大。对于发病12h以内的患者，如果不能在诊断STEMI后120min内进行PPCI，在没有溶栓禁忌时建议溶栓治疗。患者就诊越晚（尤其是发病3h后），越应当考虑转运行PPCI（而不是溶栓）。因为随着发病时间的延长，溶栓的效果和临床获益会降低。对于发病≤3 h的患者，溶栓治疗的即刻疗效与PPCI相似，但是颅内出血风险增加。对于发病3～12h的患者，溶栓治疗的效果劣于PPCI并且出血性卒中风险增加。对于发病＞12h的患者，溶栓治疗的获益不明确。对于发病＞12h仍有症状而且缺血范围较大或血流动力学不稳定的STEMI患者，如果没有条件实施PCI时，专家共识支持进行溶栓治疗。依然建议使用纤维蛋白特异性药物（替奈普酶、阿替普酶、瑞替普酶），有条件时院前溶栓。

新指南将溶栓治疗的目标由FMC后30min内开始溶栓（进门到进针时间），调整为STEMI从诊断到推注溶栓药物不应超过10min。提出年龄≥75岁人群使用替奈普酶时应该考虑剂量减半（Ⅱa，B）。

2.溶栓后的冠状动脉造影及经皮冠状动脉介入治疗 即药物有创治疗策略。开始溶栓后，建议尽快将患者转运到能够实施PCI的医院。溶栓失败或者有提示血管再闭塞或再梗死的证据如ST段再次抬高，则应立即行CAG和补救性PCI。即使溶栓可能成功，早期进行CAG和必要时PCI也应作为标准治疗。新指南将溶栓成功到进行CAG的时间窗由3～24h调整为2～24h。

3.辅助抗栓治疗 抗血小板治疗：新指南依然推荐阿司匹林联合氯吡格雷作为溶栓的辅助治疗（Ⅰ，A）。尚缺乏普拉格雷和替格瑞洛在溶栓患者中应用的证据。没有证据表明GPI能够改善溶栓患者的心肌灌注或临床结果，反而可能增加出血。

抗凝治疗：肠外抗凝的建议没有改变。建议溶栓患者应接受抗凝治疗，直到血供重建，没有血供重建的患者住院期间用药48h至不超过8d。依诺肝素、普通肝素都是Ⅰ类建议（证据水平A）。链激酶溶栓的患者，抗凝药物选择磺达肝癸钠（Ⅱa，B）。没有证据支持直接凝血酶抑制剂可以作为溶栓的辅助治疗。

点评：限于现实条件，目前溶栓治疗在我国仍然是一项重要的治疗措施，并且大部分地区多在医院内进行溶栓治疗。决定是否溶栓治疗时，应综合分析预期风险/效益比、发病至就诊时间、就诊时临床及血流动力学特征、合并症、出血风险、禁忌证和预期PCI延误时间。左束支传导阻滞、大面积梗死（前壁心肌梗死和下壁心肌梗死合并右心室梗死）患者溶栓获益较大。溶栓后只有冠状动脉恢复TIMI3级血流的患者近期和远期预后能得到改善，而TIMI2级和TIMI0～1级血流的患者预后相似。溶栓后无论临床判断是否再通，均应早期进行旨在介入治疗的诊断性CAG。

七、急诊外科冠状动脉旁路移植术

急诊冠状动脉旁路移植术（coronary artery bypass graft surgery，CABG）的适应证：①梗死相关动脉通畅但冠状动脉解剖不适合PCI；②心肌梗死的范围大或者心源性休克的患者；③合并机械并发症且需要冠状动脉血供重建的患者；④因PCI失败或冠状动脉闭塞但解剖不适合PCI的患者（这种情况并不多，外科血供重建是否获益还不明确）。

心肌梗死后病情稳定的患者择期CABG的最佳时机应当个体化。血流动力学恶化或再发缺血事件高危的患者（即供应大面积心肌梗死血供的冠状动脉存在严重狭窄或反复缺血）应当尽快手术，而不必在停用双联抗血小板（DAPT）后等待血小板功能完全恢复正常。对其余所有患者，DAPT最好停用3～7d（替格瑞洛至少3d，氯吡格雷至少5d，普拉格雷至少7d），阿司匹林则建议继续使用。如果没有持续性出血，建议术后6～24h后开始服用阿司匹林。

点评：STEMI时需要CABG的情况较少见。由于CABG准备时间较长、STEMI时外科手术风险较高，因此STEMI急性期CABG获益有限或不明确。存在心源性休克并且适合CABG的患者，不应考虑心肌梗死到休克发生的间隔时间和心肌梗死到CABG的时间。

八、住院期间和出院时的处理

新指南对住院期间患者的监测、下床活动时机、出院时机做了详细叙述，与上一版基本相同。对于大多数患者特别是经桡动脉途径PCI的患者建议早期活动（第一天），低危患者及时进行了PCI和完全血供重建后第2或第3天出院是安全的。不过，这会导致实施二级预防的时间有限。因此，强调所有相关人员之间进行密切合作十分重要。这些患者离院后应接受心脏专科医师、社区医师或专业护士的定期随访，并尽快纳入院内或门诊的正规康复计划。

点评：STEMI患者入院后的主要风险是发生心律失常、心力衰竭和机械性并发症，因此，对监护场所和相关医务人员提出了较高的要求。然而，国内许多基层医院缺乏必要的设备和受过专门训练的人员，因此需要按照指南的要求加大这些方面的投入。由于国内社区医疗的不完善，STEMI患者通常在监护病房和普通病房的住院时间更长。

九、特殊患者管理

与上一版指南相比，新指南对特殊患者如老年、肾功能不全和糖尿病患者的建议没有明显改变。

新指南增加了口服抗凝药物患者相关管理的内容。STEMI发病时的处理：口服抗凝药的STEMI患者不论时间延迟长短都应实施PPCI进行再灌注治疗。无须考虑患者末次口服抗凝药的时间，所有患者都应采用肠外抗凝。避免使用GPI。所有STEMI患者均建议服用负荷剂量的阿司匹林，P2Y12抑制剂建议使用氯吡格雷（负荷剂量 600mg，于PCI术前或最迟PCI术中服用）。不建议使用普拉格雷和替格瑞洛。长期抗凝药物在住院期间最好不要停用。建议同时服用质子泵抑制剂保护胃黏膜。STEMI后的处理：多数患者三联抗栓治疗（口服抗凝药、阿司匹林和氯吡格雷）应维持6个月，之后再继续口服抗凝药联合阿司匹林或氯吡格雷6个月，1年之后单用口服凝药。出血风险极其高危的STEMI患者三联抗栓治疗可以缩短至1个月，继续双联抗栓治疗（口服抗凝药联合阿司匹林或氯吡格雷）满1年后单用口服抗凝药。应密切监测口服抗凝药的强度，维持国际标准化比值在建议范围的低限。使用非维生素K拮抗药类口服抗凝药时，应当采用卒中预防的最低有效剂量，通常不建议使用低于药物说明剂量的方案。

点评：未再灌注治疗的患者可视为就诊时间晚的患者，处理原则参考再灌注治疗部分内容。对于口服抗凝药物并且接受了急诊PCI的患者，往往需要应用3联抗栓治疗，即DAPT联合一种口服抗凝药物。然而，虽然DAPT能够有效预防PCI后的支架血栓形成，但是不能有效降低心房颤动、心脏机械瓣置换术后和静脉血栓性疾病栓子脱落导致的栓塞风险。相反，单纯口服抗凝治疗对降低栓子脱落引起的栓塞风险有效，但是不能预防PCI后的支架血栓。3联抗栓治疗可以兼顾两者，当然其出血并发风险症成倍增高。因此，如何兼顾两者，同时最大程度降低出血风险，是临床面临的一个重要问题。

十、STEMI影像评估

无创影像技术在STEMI患者的急性期和远期处理中具有重要价值，尤其是超声心动图检查，用于评估机械并发症、帮助确诊STEMI、出院前心功能评估、PPCI术后心室和瓣膜功能评估及检查左心室血栓等。超声心动图效果不清楚或不能确诊时心脏磁共振可能是一项理想的检查方法。

评估残余心肌缺血和心肌存活的时机和最佳影像技术（超声心动图、SPECT、心脏磁共振或PET）还未确立。最为广泛采用和深入研究的评估方法是负荷超声心动图和SPECT（两者均结合运动或药物负荷），PET和心脏磁共振也具有同等指征。不过，心肌梗死后患者由于存在室壁运动异常，应用超声心动图评价残余心肌缺血时面临一定挑战。

点评：出院前风险评估包括临床评估和借助心脏超声、心脏磁共振和（或）核素成像的评估。指南要求完成出院前风险评估，为患者制订出院后的个体方案。遗憾的是国内很少有医院能够这么做，应当引起重视。每个病房应当配备便携式心脏超声仪，同时要求所有心脏科医师掌握检查技术和判读能力。

十一、ST段抬高心肌梗死的长期治疗

指南中讨论了STEMI患者的生活方式干预和危险因素控制、抗栓和非抗栓药物治疗3个方面的内容。其中，降脂治疗依然推荐高强度他汀治疗。除非有不能耐受高强度他汀类治疗的病史或有其他用药安全性的问题，对于就诊时已接受低或中等强度他汀治疗的患者应当增加他汀类药物治疗的强度。治疗目标是LDL-C＜1.8mmol/L（＜70mg/dl），如果基线LDL-C水平为1.8～3.5mmol/L，则至少降低50%。ACS患者4～6周后应重新评估血脂谱，以确定是否已经达到目标水平并评价用药安全性问题，然后可以根据病情相应地调整降脂治疗。不能耐受任何剂量他汀类药物的患者，应当考虑使用应用依折麦布。基于相对有限的证据，高风险STEMI患者使用最大耐受剂量他汀仍不能达到治疗目标时应当考虑加用非他汀类药物治疗。

点评：国内的临床实践中对生活方式干预、危险因素控制以及体力活动和心脏康复训练的重视不足，也存在患者依从性差的问题。DAPT是STEMI患者（尤其是接受了PCI的患者）出院后的重要治疗。在我们编辑出版的《解读欧洲冠心病双联抗血小板治疗指南2018》中有详细讨论，在此不再赘述。非抗栓药物治疗包括应用β受体阻断剂、降脂治疗和应用硝酸酯类、钙拮抗药、血管紧张素转化酶抑制剂（ACEI）和血管紧张素Ⅱ受体阻断剂（ARB）、盐皮质激素/醛固酮受体拮抗药（MRA），指南均有详述。然而，临床实践中经常看到对这些药物的应用没有采取个体化方案和动态调整，往往变成了“套餐”式的用药。新近的研究对于现代条件下长期常规应用β受体阻断剂的价值提出了挑战，显

示这种做法并不能降低STEMI患者的长期死亡率。硝酸酯类存在过度使用问题。实际上，在已经获得完全血供重建的STEMI患者，没有必要长期应用。应用钙拮抗药时要考虑多数钙拮抗药对心脏功能的影响，但不是禁用。对于严重心功能不全或需要合并用药的STEMI患者，应当首先选择ACEI，而不是ARB。MRA应当用于有适应证的患者。总之，临床医师应当根据患者的情况选择用药，并且动态调整，避免"one size fit all"。

十二、无冠状动脉阻塞的心肌梗死

相当大比例的心肌梗死发生于非阻塞性冠状动脉疾病（狭窄程度<50%，发生率1%～14%，即MINOCA）。其总体预后严重，1年死亡率大约为3.5%。为了明确MINOCA的病因，建议在CAG检查基础上进行其他诊断性检查。通常STEMI患者在排除阻塞性的冠状动脉疾病病因之后，急性期应考虑左心室造影或超声心动图以评估室壁运动和心包积液。心脏磁共振是一种非常有效的影像技术，用来评价室壁运动异常以及水肿、心肌瘢痕或纤维化的存在与分布。应当考虑发病两周内行磁共振检查，以提高识别MINOCA病因的诊断准确性。

点评：临床实践中"CAG正常"的STEMI多会被认为是由于冠状动脉痉挛所致。实际上，冠状动脉走形变异和主动脉疾病累及冠状动脉等，均可以导致"CAG正常"，因此应当注意鉴别。

十三、ST段抬高心肌梗死的并发症

1.*心肌功能紊乱*　包括左心室功能不全、左心室室壁瘤、左心室血栓、继发性二尖瓣反流和心肌梗死累及右心室。外科室壁瘤切除似乎不获益。但是，大室壁瘤患者当心力衰竭不能控制、反复发生消融不能纠正的室性心律失常时可以考虑外科手术治疗。附壁血栓应在超声心动图复查、权衡出血风险和抗血小板治疗的基础上进行不超过6个月的口服抗凝治疗。目前还缺乏前瞻性研究评估最佳的抗凝方案和时间以及合并使用抗血小板药物的策略，口服直接抗凝药治疗附壁血栓的临床经验也非常有限。严重二尖瓣反流患者反复发生心衰或血流动力学不稳定，并且对治疗无反应时应进行紧急或急诊二尖瓣手术。尽管总死亡率较高，但是二尖瓣置换改善生存和左室功能的效果优于单纯药物治疗。

2.*心力衰竭*　与慢性心力衰竭不同，BNP诊断心肌梗死后急性心力衰竭的临界值还不明确，因而其应用价值有限。心源性休克不见得必须进行有创血流动力学监测，但是必须立即进行经胸超声心动图检查评估左心室射血分数和机械并发症。STEMI合并心源性休克患者预计到PCI再灌注时间超过120min时，应当立即予以溶栓治疗并转运至PCI中心。到达PCI中心后不论ST段是否回落和溶栓后时间长短，都应当立即进行急诊CAG。STEMI合并心源性休克应尽可能实施PPCI进行再灌注，多支病变时予以完全血供重建。对于发生心源性休克风险高的患者，在其出现血流动力学不稳定之前尽早转运至区域性中心治疗可能有益。

对于标准治疗（正性肌力药、液体调整和IABP）没有反应的患者，目前使用机械左心室辅助装置包括短期经皮机械循环辅助装置（即心内轴流泵和动脉静脉体外膜氧合）获益的证据有限。因此，短期机械循环辅助装置可以作为某些患者心肌功能恢复、心脏移植或长期左心室辅助治疗之前的桥接措施，以便稳定病情或保证器官灌注或氧合。

3.*机械性并发症*　怀疑机械并发症时应立即进行超声心动图检查。①游离壁破裂：游离壁破裂的死亡率在20%～75%。由于心脏破裂在三层心肌中呈现匐行性特征，有时血栓形成部分覆盖破裂部位和心包的限制作用有可能为心包穿刺、稳定血流动力学和随后即刻外科手术争取到时间。②室间隔破裂：在准备CAG和外科手术期间IABP支持可能有助于稳定患者的病情。经积极治疗短期内没有反应的严重心衰患者应早期进行手术修复。经积极纠正心力衰竭治疗反应良好的患者，可以考虑延期进行择期手术修复。采用设计恰当的器械进行经皮室间隔封堵术不久有望成为外科手术之外可供选择的一项治疗措施。③乳头肌断裂：即刻治疗原则是降低后负荷来减轻反流和肺淤血。静脉应用利尿药、血管扩张药或正性肌力药及IABP有助于稳定病情，为准备CAG和手术争取时间。急诊手术是一个治疗选项，不过手术死亡率较高（20%～25%）。手术时通常需要瓣膜置换，然而技术熟练的术者成功修复乳头肌结构的报道逐渐增多，可能是更好的选项。

4.*心包炎和心包积液*　STEMI后心包炎首选阿司匹林抗炎治疗。建议剂量为500～1000mg，每6～8小时1次，持续1～2周，每隔1～2周减少日剂量250～500mg。作为阿司匹林（非甾体抗炎药物）的辅助，秋水仙碱也是一线药物，建议服用3个月。复发性心包炎时建议服用6个月。糖皮质激素有使瘢痕组织变薄导致室壁瘤或心脏破裂的风险，因而不建议使用。除非发生血流动力学损害伴有心脏压塞表现，心肌梗死心包炎很少需要心包穿刺。STEMI后发生心包积液符合心包炎诊断标准时需按照心包炎进行治疗。没有炎症体征而出现全心包积液>10mm或者出现怀疑心脏压塞症状时，应当进行超声心动图检查评价是否存在亚急性心脏破裂。超声心动图结论不明确时，应进行心脏磁共振检查。心包积液如果为血性积液并且再次迅速增多，建议进行探查手术。

点评：STEMI并发症处理较为棘手，处理需要多学科合作。要求团队具备比较全面的知识技术，作出果断的决策。

此外，新指南详细论述了医疗质量评估。某些情况下，以指南为基础的优化治疗与STEMI患者实际治疗之间存在差距。为了缩小差距，要建立良好的质控体系来改善临床实践结果。没有质控的体系不是好的体系。建立良好的质控标准，定期评估STEMI救治体系，是提高救治体系质量的关键。中国在这方面还有很长的路要走。

参考文献

颜红兵，宋莉. 解读欧洲冠心病抗血小板治疗指南2018. 北京：科学技术文献出版社，2018年3月.

颜红兵，赵汉军. 解读欧洲急性心肌梗死治疗指南2018. 北京：科学技术文献出版社，2018年3月.

Ibanez B, James S, Agewall S, et al. 2017 ESC Guidelines for the management of acute myocardial infarction in patients presenting with ST-segment elevation: The Task Force for the management of acute myocardial infarction in patients presenting with ST-segment elevation of the European Society of Cardiology（ESC）. Eur Heart J, 2018, 39（2）: 119-177.

Task Force on the management of ST-segment elevation acute myocardial infarction of the European Society of Cardiology（ESC）. ESC Guidelines for the management of acute myocardial infarction in patients presenting with ST-segment elevation.Eur Heart J, 2012, 33（20）: 2569-2619.

11. 2017 APHRS心房颤动与脑卒中预防共识解读

上海交通大学医学院附属新华医院、上海交通大学心律失常诊治中心
汪智全　李毅刚

心房颤动（atrial fibrillation，AF）是最常见的心律失常，可显著增加卒中及死亡风险。据估计，至2050年亚洲AF患者将达7200万，其中290万可能患有AF相关脑卒中，AF患者的卒中预防是亚洲亟待解决的问题。2017年亚洲太平洋心脏节律协会（APHRS）就心房颤动卒中预防达成多项共识，包括新的卒中和出血风险评分系统、新型口服抗凝剂（NOACs）的使用及左心耳封堵术等，对于我们临床实践具有很好的指导意义。

一、亚洲心房颤动（AF）相关脑卒中的流行病学

卒中和系统性栓塞是临床上AF患者最常见的重要并发症。AF导致的卒中，会增加死亡（高达20%）或残疾（约60%）。总体而言，AF患者卒中风险比无心房颤动患者高4～5倍，其最常见风险因素包括在评分系统中，如CHA2DS2-VASc评分（充血性心力衰竭、高血压、年龄>75岁、糖尿病、卒中及外周血管疾病，年龄65～74岁，女性）。

RE-LY试验比较了不同人群缺血性和出血性脑卒中发生率，结果发现，亚洲人缺血性脑卒中发生率高于非亚裔人群，两组人群在达比加群110mg治疗组中发生率分别为年2.05%vs 1.14%，达比加群150 mg组为年1.12%vs 0.81%，华法林组为年2.02%vs 0.98%。且出血性卒中率在接受华法林治疗的亚洲人显著高于非亚洲人（HR2.4，95%CI 1.3～4.7）。ROCKET AF试验的亚组分析比较东亚人（不包括日本）和非东亚人之间的卒中发生率，发现缺血性卒中在东亚地区与非东亚地区相比发生率更高（对照组为2.24/100人每年，而华法林组为1.60/100人每年）。而ENGAGE AF试验也发现缺血性卒中率东亚地区高于非东亚地区（1.31/100人每年vs 0.89/100人每年），出血性卒中率也类似（1.23/100人每年 vs 0.41/100人每年）。ARISTOTLE试验也显示了类似的结果。此外，亚洲患者也更容易患出血性卒中。

共识认为，与非亚洲人相比，亚洲AF患者在使用抗凝药的情况下，仍然更易患缺血性卒中，且出血性卒中风险也更高，因此，该共识呼吁亚洲临床医生需重视AF患者的抗凝治疗。在我国，由于AF人口众多，长期抗凝治疗达标率低，脑卒中的预防任务尤其艰巨，需加强对临床医生和AF患者的教育。

二、亚洲人脑卒中风险评分标准

2001年提出的CHADS2评分［充血性心力衰竭、高血压、年龄>75岁、糖尿病、既往中风或短暂性脑缺血发作（TIA）史］被广泛用于指导AF患者的抗血栓治疗（表1）。2010年推荐的CHA2DS2-VASc，已被证实在识别真正低风险

表1　CHADSI与CHAIDSI-VASC评分

	CHADS2分数	CHA2DS2—VASc分数
充血性心力衰竭	1	1
高血压	1	1
年龄≥75岁	1	2
糖尿病	1	1
既往卒中/TIA史	2	2
血管疾病	—	1
年龄65～74岁	—	1
性别因素（如女性）	—	1
最高得分	6	9

患者方面优于CHADS2评分（表1）。CHA2DS2-VASc评分由欧洲心脏病学会（ESC）和美国心脏病学会/美国心脏协会（ACC/AHA）推荐用于AF卒中风险分层。我国台湾省一项研究在186 570例AF患者比较了CHADS2和CHA2DS2-VASc评分的诊断准确性，结果CHA2DS2-VASc评分在预测缺血性卒中方面优于CHADS2评分。更为重要的是，CHADS2评分为0的患者卒中风险并不低；年卒中率为1.15%（CHA2DS2-VASc评分0分）～4.47%（CHA2DS2-VASc评分3分）。同时，CHA2DS2-VASc评分在预测亚洲AF患者缺血性卒方面也优于ATRIA评分。

根据目前亚洲人群数据，共识推荐使用CHA2DS2-VASc评分对亚洲AF患者进行卒中风险分层。具体管理算法（图1）：第一步确定低风险患者（即CHA2DS2-VASc评分男性为0，女性为1），不建议抗血栓治疗。第二步对具有≥1个卒中危险因素（即CHA2DS2-VASC评分男性≥1，女性≥2）的患者进行脑卒中预防，与VKA相比，更推荐NOACs。第三步采用SAMe-TT2R2评分预测VKA反应良好者（SAMe-TT2R2评分≤2）及不良者（SAMe-TT2R2评分≥3）。

由于该算法是APHRS依据亚洲AF患者临床数据达成的共识，对于我们临床上评估AF脑卒中风险具有很好的实用价值。不过鉴于CHADS2评分在临床也被广泛使用，且相比更容易记忆与掌握，CHADS2评分仍然不失为一种评估卒中风险的有效方法。

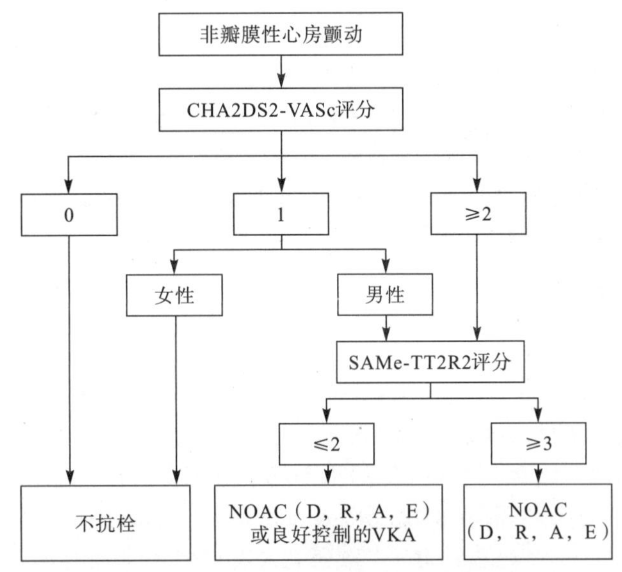

图1 CHA2DS2-VASc评分管理步骤

VKA.维生素K拮抗药；NOAC.非维生素K拮抗药类口服抗凝药；D.达比加群；A.阿哌沙班；R.利伐沙班；E.依度沙班

三、出血风险评估

对于接受口服抗凝药（OAC）的AF患者需同时评估出血风险，尤其是颅内出血（ICH）。目前一些评分系统已被提出来，如HEMORR2HAGES，HAS-BLED，ATRIA，ORBIT和ABC出血评分系统。研究已证明，HAS-BLED评分较其他评分更优。HAS-BLED评分［高血压、肾/肝功能异常、卒中、出血史或倾向、国际标准化比率（INR）、老年人、药物/饮酒］被推荐用于预测AF患者相关出血风险（表2）。HAS-BLED评分≥3提示出血风险高。在服用华法林的患者中，HAS-BLED显著优于ATRIA和ORBIT评分。此外，HAS-BLED评分在未接受抗栓治疗、已接受阿司匹林、华法林和非VKA抗凝药的AF患者及亚洲AF人群均得以验证。因此，共识建议如下。

1.采用HAS-BLED评分预测亚洲非瓣膜性AF患者的出血风险。

2.HAS-BLED≥3提示出血风险较高，但并不能因此而拒绝给予OAC。此类患者应定期复查和随访，控制出血危险因素（如未控制的高血压、不稳定的INR值和合并使用阿司匹林、NSAID及酗酒/滥用药物等）。

在我国，与卒中风险相比，对AF患者OAC相关出血风险的认识和预测还未得到心血管医生及AF患者的足够重视，还有待进一步加强。

表2 HAS—BLED评分

评分指标	定 义	分数
高血压	收缩压>21.3kPa（160mmHg）	1
肾功能和肝功能异常（各1分）	肾：透析或肾移植或血清肌酐≥203.3μmol/L（2.3mg/dl） 肝：慢性肝炎、肝硬化或胆红素高于正常上限2倍，合并谷丙转氨酶高于正常上限3倍	1或2
出血倾向或体质	近期出血或贫血等	1
INRs易变	INRs不稳定/高或者治疗窗时间<60%	1
高龄	年龄>65岁或极度衰弱	1
药物或酒精（各1分）	药物：同时应用抗血小板或非甾体类抗炎药 酒精：酗酒	1或2
最高得分		9

四、阿司匹林的作用

阿司匹林在AF脑卒中预防中作用一直存在争议。不过，至今尚无证据表明阿司匹林在亚洲AF患者中能有效预防脑卒中。日本一项试验表明，阿司匹林与安慰剂相比，并不能降低AF患者脑卒中风险。最近我国香港一项队列研究表明，与未进行治疗组相比，阿司匹林非显著地降低缺血性卒中风险。另外一项研究表明，在中国AF人群，阿司匹林组缺血性脑卒中发生率高于对照组达比加群［（110mg）年7.95%vs 2.24%］。此次共识，认为阿司匹林在亚洲人群AF脑卒中预防中没有作用，不建议用于亚洲患者的卒中预防。

五、维生素K拮抗药（VKAs）

半个世纪以来，VKA一直是预防AF脑卒中的主要药物。最近，包括达比加群、利伐沙班、阿哌沙班和依度沙班的NOAC大型RCT研究，均显示与VKA相同的疗效，但所有研究都显示NOAC发生ICH风险更低。因此，NOAC被认为是非瓣膜AF患者首选抗凝药。然而，某些临床情况下，VKAs仍然是一种重要选择。

首先，VKAs在慢性肾疾病中的作用。既往研究表明，许多AF患者同时存在CKD，而长期OAC可有效降低轻度CKD伴心房颤动患者发生卒中，但在严重的CKD患者疗效仍然不确定。DOPPS研究表明，血液透析的AF患者接受VKA治疗与非VKA治疗组相比卒中风险更高。北美一项研究入选了1671例血液透析心房颤动患者，发现 VKA治疗可导致卒中增加近2倍。此外，使用VKA的血液透析心房颤动患者出血性卒中风险也明显增加。不过，对于腹膜透析的心房颤动患者，两项在亚洲人群的研究表明，服用VKA在降低缺血性卒中、ICH和死亡风险方面能带来临床获益。

同时，VKA在心脏瓣膜疾病患者，特别是慢性风湿性心脏病和心脏瓣膜置换术患者脑卒中预防中发挥重要作用。而NOACs在心脏瓣膜疾病的安全性和有效性尚无循证医学证据支持。一项RCT研究比较了心脏瓣膜置换术患者服用华法林和NOAC的疗效，结果因达比加群组较高的卒中发生率而提前终止，其机制可能为机械心脏瓣膜可通过内源性途径产生凝血酶，从而抵消达比加群的抗凝效果。因此，VKAs仍然是中度或重度二尖瓣狭窄机械心脏瓣膜置换患者唯一的抗凝药物。

另外，临床上可采用SAMe-TT2R2评分识别对VKA反应好且抗凝效果稳定的患者，预测对VKA的临床效果。SAMe-TT2R2分数0～2提示对VKA的反应良好，而SAMe-TT2R2得分>2表明患者对VKA反应较差。

共识建议：①对于CKD 4期及5期患者，VKA有预防卒中的作用。②VKA仍然是中度或重度二尖瓣狭窄及机械瓣膜置换术患者预防中风的唯一抗凝药。③可采用SAMe-TT2R2评分筛选对VKA临床疗效好的患者。考虑到目前亚洲国家整体的经济和医疗条件，VKA仍然是亚洲人群及部分特殊人群不可或缺的抗凝药。

六、新型口服抗凝药的临床建议

该共识对已发表的主要NOACs的随机对照研究（RCT）进行了亚洲人群亚组分析。其中最重要的4个RCT共有71 783人参加，7650名患者来自亚洲。这4篇RCT比较了NOACs与华法林的有效性与安全性，结果表明，NOACs在亚洲心房颤动患者脑卒中预防上具有明显优势。

最近一项荟萃研究比较了NOAC在亚洲人群与非亚洲人群有效性和安全性方面的差异。研究纳入5项随机对照试验，包括RE-LY, ROCKET AF, J-ROCKET AF, ARISTOTLE和ENGAGE AF研究，其中8928名亚洲患者和64 033名非亚裔患者，并进行标准剂量和低剂量两组独立分析：标准剂量NOACs（达比加群150mg，依度沙班60mg，利伐沙班20mg，阿哌沙班5mg）和低剂量NOAC（达比加群110mg，依度沙班30mg和利伐沙班15mg）。结果显示，标准剂量NOAC与VKA相比，显著降低卒中/系统性栓塞（SEE）风险，且在亚洲患者中更显著。在亚洲人群，标准剂量NOAC与华法林相比，能更有效地降低大出血、ICH和出血性卒中风险。而低剂量NOAC也降低卒中/SEE和全因死亡风险，且显著降低出血风险，但在亚洲人群与非亚洲人群疗效相似，无明显差异。

另一项荟萃分析纳入RE-LY和ENGAGE AF试验中3155名亚洲人群的数据，比较分析标准剂量与低剂量NOAC在亚洲患者的有效性和安全性，发现标准剂量与低剂量NOAC相比，卒中/SEE和缺血性脑卒中显著降低，而两种剂量的主要出血、颅内和危及生命的出血发生率相似。因此，在亚洲人中标准剂量的NOAC与低剂量NOAC相比疗效更佳，缺血性卒中显著减少，且未增加主要出血风险。

因此，该共识建议，对于亚洲非瓣膜性AF患者，标准剂量NOACs（达比加群150mg，2次/天；利伐沙班20mg，隔日1次；阿哌沙班5mg，2次/天或依度沙班 60mg，隔日1次）是默认的剂量选择。但以下特殊人群则建议使用低剂量进行卒中预防。

1.*推荐使用达比加群110mg，2次/天剂量*　老年人（>75岁），出血风险高的患者（HAS-BLED≥3）或药物相互作用的患者（如维拉帕米）。

2.*推荐使用利伐沙班15mg的剂量*　Cockroft-Gault肌酸酐清除率（CrCl）为30～49ml/min。

3.*阿哌沙班2.5mg，2次/天用于具有≥2个以下情况的患者*　年龄≥80岁，体重≤60kg，或血清肌酐≥132.6μmol/L（1.5mg/dl）。

4.*建议使用依度沙班30 mg剂量使用以下任何一种标准*　eGFR为30～50 ml/min，体重≤60 kg，或同时使用维拉帕米、奎尼丁等。

5.*低剂量NOACs（利伐沙班15 mg，隔日1次；阿哌沙班2.5 mg，2次/天；依度沙班30 mg，隔日1次）*　在严重CKD应谨慎使用。

由于APHRS完全依据NOACs在亚洲人群的临床数据做出以上推荐，因此，对于亚洲心房颤动患者具有很好的针对性和适用性，对于我国心房颤动患者也具有非常重要的参考价值。

七、左心耳封堵和切除

近年来，左心耳（LAA）封堵技术在AF患者脑卒中预防上取得重要进展。LAA被认为是AF患者心房血栓形成的最重要部位，LAA封堵或切除是减少血栓栓塞事件的重要方法。由于并非所有AF患者的卒中为心源性栓塞，且LAA也并非血栓的唯一心房起源，因此，即使成功封堵或切除LAA，仍可能需要抗血栓治疗。不过，术后抗凝需持续多久目前尚无临床证据支持。

对于卒中高风险非瓣膜性AF患者，如伴有OAC的严重禁忌证，经皮置入WATCHMAN封堵装置被认为是有效治疗措施。研究数据表明，WATCHMAN封堵器在降低脑卒中、系统性栓塞、心血管死亡的复合终点上不劣于华法林，但早期并发症较多（5.5%～7.4%）。Protect-AF研究发现，与华法林相比，WATCHMAN封堵器能改善脑卒中、系统性栓塞、心血管死亡的复合终点，且能降低全因死亡。不过，PREVAIL研究入选了CHADS2评分较高的心房颤动患者，结果发现，WATCHMAN干预与华法林组相比，主要终点上未显示出非劣性。LAA手术切除或结扎通常在接受其他心脏外科手术时进行，旨在为具有脑卒中高风险且有OAC使用禁忌的AF患者提供替代治疗。不过，尚无确凿证据表明手术切除LAA可减少心房颤动患者的卒中风险。

因此，该共识建议：对于非瓣膜性心房颤动的脑卒中高危人群，如果同时具有的OAC治疗主要禁忌，可考虑行经皮左心耳封堵术。而左心耳手术切除在同时接受心脏手术的患者可以考虑。

目前，左心耳封堵术在我国一些较大规模的心脏介入中心均已开展，临床疗效比较确切，且鲜有严重并发症的报道。对于具有OAC禁忌证的AF患者，左心耳封堵术是一个比较好的治疗选择，值得进一步推广。

八、NOACs的临床实践建议

1.药物-药物和药物与食物的相互作用　随着NOACs使用日益增多，它们与其他药物间的相互作用也越发引起重视。NOACs活性在它们吸收、代谢和消除各个阶段均可被影响。NOACs具有不同的肾代谢、肝代谢，并通过P-gp转运蛋白重新分泌进入肠道。细胞色素P450（CYP 450）酶系统负责NOACs的肝清除，而P-gp抑制剂可导致NOACs血浆水平升高，从而提高抗凝血活性。利伐沙班和阿哌沙班主要由CYP3A4 进行代谢，因此，同时使用调节CYP3A4活性的药物可能影响血浆浓度和效果。基于现有研究，该共识建议如下。

（1）NOACs不应与有效的P-gp的诱导剂，如利福平、卡马西平、苯巴比妥和苯妥英联合使用。NOACs不应与强效的P-gp抑制剂，例如HIV蛋白酶抑制剂、伊曲康唑、酮康唑联合使用。但依度沙班剂量减少50%可以与伊曲康唑和酮康唑联用。

（2）当与胺碘酮联用，在中老年人应使用较低的剂量NOACs。

（3）当与维拉帕米联用，达比加群剂量需减少50%。

（4）达比加群不应该与决奈达隆联用。

（5）当与决奈达隆联用，依杜沙班剂量需减少50%。

2.OAC如何转换　口服抗凝药间的转换是临床上的常见问题。ROCKET AF 和ARISTOTLE研究表明，NOAC切换到华法林，可导致卒中的风险增加。而德国德累斯顿NOAC注册研究发现VKA切换到NOAC，主要心血管事件和大出血事件发生率分别为0.8%和0.3%。该共识认为，OAC间切换使用需遵循以下原则。

（1）当VKA转换到NOAC，一旦INR≤2，NOAC应启动。

（2）当NOAC转换到VKA，VKA应与肝素或NOAC联用直到INR为大约2.0。

3.慢性肾疾病患者　慢性肾病（CKD）的患病率全球范围内日益增多。AF和CKD密切相关，AF易使人患CKD，CKD增加AF的风险，且心房颤动是成年人CKD患者进展为ESRD的独立风险因子。对于CKD患者的NOAC使用，该共识做出如下建议。

（1）进行NOAC治疗时，肌酐清除率最好采用Cockcroft-Gault法评估，因为这是NOAC试验中所使用的方法。

（2）对于中度CKD患者，即eCrCl 30～49 ml/min，在卒中预防上亚洲人NOAC优于VKA，其ICH的风险较低。

（3）严重CKD患者不应使用标准剂量NOACs，即eCrCl＜30 ml/min（阿哌沙班为＜25 ml/min）。

（4）严重CKD患者，低剂量NOACs（利伐沙班15mg，隔日1次；阿哌沙班2.5mg，2次/天；依度沙班 30mg，隔日1次）应谨慎使用（CrCl 15～30 ml/min）。

（5）患者CrCl＜30 ml/min时不应使用达比加群。

（6）在终末期肾病患者或透析，NOAC是禁忌。VKA可能有用，但临床数据尚不足。

4.冠心病患者　临床上冠心病合并心房颤动患者的抗血小板、抗凝治疗非常棘手，该共识就此做出如下推荐。

（1）由于潜在出血风险较高，不推荐与糖蛋白Ⅱb/Ⅲa抑制剂联用。

（2）三联疗法方案中不建议使用替卡格雷或普拉格雷，因为与NOACs联用时，其出血风险未知。

（3）对于择期PCI患者，三联疗法应使用1个月，随后采用双联疗法维持1年（高出血风险者最多6个月）。

（4）对于ACS患者，三联疗法应使用6个月，随后采用双联疗法维持1年（高出血者风险三联疗法1个月，双联疗法维持1年）。

（5）对于并发稳定型心绞痛的房颤患者，建议使用抗凝药作为单一疗法，ACS 1年后停止抗血小板药物。

5.具有卒中疾病史患者　对于既往有卒中或短暂性脑缺血发作（TIA）病史的心房颤动患者，该共识建议如下。

（1）总体疗效NOACs优于VKA。

（2）在急性缺血性卒中/TIA患者，NOAC使用可遵循“1—3—6—12天原则”。即对于TIA，第1天即可启动NOAC抗凝。在轻度卒中患者（NIHSS＜8），NOAC可于3d后开始。在中度卒中（NIHSS 8～16），NOAC可在5～7d后开始。对于严重卒中患者（NIHSS＞16），NOAC可在12～14d后开始。

（3）对于有ICH病史的患者，OAC的使用应个体化。在心源性卒中高风险和ICH低风险患者，例如CHA2DS2-VASC得分＞6，NOAC可在4～8周后开始。对于心源性卒中低风险和ICH高风险患者，可不使用NOAC。

6.围术期的NOACs使用　外科手术或侵入性操作时临床医生需要权衡潜在的出血风险与血栓风险，该共识建议如下。

(1) VKAs治疗的患者进行择期手术，不需与低分子肝素或普通肝素桥接。

(2) NOAC治疗的患者进行择期手术，不需与低分子肝素或普通肝素桥接。

(3) 如何暂停NOAC取决于患者肾功能和不同手术过程出血的风险。

(4) 使用利伐沙班、阿哌沙班和依度沙班患者，不论肾功能如何，在低出血风险手术前24h停用NOACs，高出血风险手术前48 h停用NOACs。

(5) 对于eCrCl＜50 ml/min的达比加群患者，在低出血风险手术前24h停用，高出血风险手术前48 h停用。

(6) 对于eCrCl 30～49ml/min的达比加群患者，在低出血风险手术前48h停用，高出血风险手术前96 h停用。

(7) NOACs可在低出血风险手术后24h重新开始使用，在高出血风险手术后48～72h后重新开始使用。

7.进行心脏复律的患者　复律后血栓栓塞是一个潜在的严重并发症，通常认为是由于预先存在的血栓在心脏复律后脱落所致，或复律后心房顿抑导致血栓形成进而迁移所致，该共识做出如下推荐。

(1) 如患者AF或心房扑动（AFL）持续48h或更长时，或持续时间未知，无论CHA2DS2-VASC得分和所使用复律方法如何，均需接受复律前至少3周和复律后4周华法林（INR 2.0～3.0）或NOAC抗凝治疗。

(2) 如患者AF或AFL持续48h或更长时，或持续时间未知，如果复律前3周未进行充分抗凝，则需行TEE排除心房血栓后进行心脏复律，复律后给予4周华法林（INR 2.0～3.0）或NOAC抗凝治疗。

(3) 对于TEE检测到血栓的AF患者，需给予VKA（INR 2.0～3.0）或NOAC抗凝治疗至少4周，然后复查TEE，以确保血栓完全溶解。

(4) 如果TEE检查证明血栓完全溶解，可进行心脏复律，并给予OAC治疗至少4周，或者进行终身抗凝治疗（男性CHA2DS2-VASC≥1或女性≥2）。

(5) 对于AF或AFL持续时间＞48h或AF的持续时间未知，且需行复律以维持血流动力学稳定的患者，在复律之前应尽快给予普通肝素或低分子肝素进行充分抗凝，心脏复律后应进行抗凝4周。

(6) 对于AF或AFL持续时间＜48h伴卒中高风险的患者，在复律之前应尽快给予普通肝素或低分子肝素进行充分抗凝，心脏复律后抗凝4周。

(7) 在AF或AFL复律后任何时间，如果男性CHA2DS2-VASC≥1或女性≥2，均应给予长期抗凝治疗。

8.围消融手术期抗凝　相关研究已经表明，NOACs可在AF导管消融围术期安全有效地替代华法林。因此，该共识建议如下。

(1) NOACs可以在AF消融围术期安全有效地替代华法林。

(2) 对于AF超过48h或持续时间未知患者，消融手术前建议使用NOACs或VKA系统抗凝3周以上。

(3) 对于VKA或NOACs治疗的患者，应在不中断VKA或NOACs条件下进行消融。

(4) 对于系统抗凝未达3周，或治疗持续时间不详的患者，需进行经食管心脏超声检查（TEE）。

(5) TEE可在当天或消融术前24h内进行以排除心房血栓。

(6) 阵发性AF患者、充分抗凝＞3周及栓塞风险较低的患者（如CHA2DS2-VASC＝0男性和＝1的女性患者）无须行TEE。

(7) 对于维持窦律且CHA2DS2-VASC＝0分的男性或1分的女性患者，NOACs可以在消融手术当天开始，并在消融术后继续。

(8) 肝素应该在房间隔穿刺之前或穿刺后立即给予，并调整剂量以保持ACT在300～400s。

(9) 不论节律控制情况如何，消融后应口服抗凝药至少2个月。

(10) 对于中断VKA治疗或消融时INR控制不佳患者，低分子肝素应在AF消融术后4～6h，出血停止后尽快与VKA联用。

(11) 服用NOACs的患者止血后，应在3～4h给予下一剂量。

(12) 对于AF脑卒中高风险患者，建议长期抗凝治疗（男性CHA2DS2-VASC评分≥1或女性≥2）。

9.出血并发症的管理　AF患者OAC治疗相关出血并发症的管理主要取决于出血的严重程度，以及所使用OAC类型。该共识建议如下。

(1) 轻度的能自发停止的出血，在确定NOACs药物剂量和给药时间后无须进行干预。

（2）中度出血时，OAC应立即停用，并及时启动支持措施。

（3）严重或危及生命的出血情况下，应考虑抗凝药物逆转剂，如在接受达比加群的患者使用Idarucizumab。

（4）当Idarucizumab无法获得，可采用血液透析加速达比加群从体内清除。

（5）接受患者Xa因子抑制剂的患者发生严重或危及生命的出血，应考虑PCC或aPCC治疗。

10.*抗凝药物逆转剂* NOAC的逆转剂现已上市。Idarucizumab是一种单克隆抗体片段，其与达比加群的亲和性是凝血酶的350倍。在最近的RE-VERSE AD研究中，Idarucizumab的疗效和安全性在处理达比加群相关严重出血或需紧急手术的患者得以验证。对最近90例患者的中期分析显示，Idarucizumab在几分钟内能完全逆转了达比加群的抗凝作用。该共识建议Idarucizumab作为达比加群的特定逆转剂，推荐用于严重出血或需紧急手术的患者。

参考文献

Apostolakis S, Lane DA, Guo Y, et al. Performance of the HEMORR2HAGES, ATRIA, and HAS-BLED bleeding risk-prediction scores in patients with atrial fibrillation undergoing anticoagulation: the AMADEUS（Evaluating the use of SR34006 compared to warfarin or acenocoumarol in patients with atrial fibrillation）Study. J Am Coll Cardiol, 2012, 60: 861-867.

Apostolakis S, Sullivan RM, Olshansky B, et al. Factors affecting quality of anticoagulation control among patients with atrial fibrillation on warfarin: the SAMe-TT2R2 score. Chest, 2013, 144: 1555-1563.

Baber U, Howard VJ, Halperin JL, et al. Association of chronic kidney disease with atrial fibrillation among adults in the United States: reasons for geographic and racial differences in stroke（REGARDS）study. Circ Arrhythm Electrophysiol, 2011, 4: 26-32.

Bansal N, Fan D, Hsu CY, et al. Incident atrial fibrillation and risk of end-stage renal disease in adults with chronic kidney disease. Circulation, 2013, 127: 569-574.

Bassiouny M, Saliba W, Rickard J, et al. Use of dabigatran for periprocedural anticoagulation in patients undergoing catheter ablation for atrial fibrillation. Circ Arrhythm Electrophysiol, 2013, 6: 460-466.

Beyer-Westendorf J, Gelbricht V, Förster K, et al. Safety of switching from vitamin K antagonists to dabigatran or rivaroxaban in daily care: results from the Dresden NOAC registry. Br J Clin Pharmacol, 2014, 78: 908-917.

Blackshear JL, Odell JA. Appendage obliteration to reduce stroke in cardiac surgical patients with atrial fibrillation. Ann Thorac Surg, 1996, 61: 755-759.

Camm AJ, Lip GY, De Caterina R, et al. focused update of the ESC Guidelines for the management of atrial fibrillation: an update of the 2010 ESC Guidelines for the management of atrial fibrillation. Developed with the special contribution of the American College of Cardiology. Eur Heart J, 2012, 2012（33）: 2719-2747.

Chan KE, Lazarus JM, Thadhani R, et al.Warfarin use associates with increased risk for stroke in hemodialysis patients with atrial fibrillation. J Am Soc Nephrol, 2009, 20: 2223-2233.

Chan PH, Huang D, Yip PS, et al. Ischaemic stroke in patients with atrial fibrillation with chronic kidney disease undergoing peritoneal dialysis. Europace, 2016, 18: 665-671.

Chan PH, Siu CW. Clinical benefit of warfarin in dialysis patients with atrial fibrillation. J Am Coll Cardiol, 2015, 66: 1310-1311.

Chao T-F, Lin Y-J, Tsao H-M, et al. CHADS2 and CHA2DS2-VASc scores in the prediction of clinical outcomes in patients with atrial fibrillation after catheter ablation. J Am Coll Cardiol, 2011, 58: 2380-2385.

Chao T-F, Liu C-J, Tuan T-C, et al. Comparisons of CHADS2 and CHA2DS2-VASc scores for stroke risk stratification in atrial fibrillation: which scoring system should be used for Asians? Heart Rhythm, 2016, 13: 46-53.

Chao TF, Liu CJ, Wang KL, et al. Using the CHA2DS2-VASc score for refining stroke risk stratification in ‘low-risk’ Asian patients with atrial fibrillation. J Am Coll Cardiol, 2014, 64: 1658-1665.

Connolly SJ, Ezekowitz MD, Yusuf S, et al. Dabigatran versus warfarin in patients with atrial fibrillation. N Engl J Med, 2009, 361: 1139-1151.

Denisov IG, Grinkova YV, Baylon JL, et al. Mechanism of drug-drug interactions mediated by human cytochrome P450 CYP3A4 monomer. Biochemistry, 2015, 54: 2227-2239.

Eikelboom JW, Connolly SJ, Brueckmann M, et al. Dabigatran versus warfarin in patients with mechanical heart valves. N Engl J Med, 2013, 369: 1206-1214.

Eikelboom JW, Vanassche T, Connolly SJ. Switching patients from blinded study drug to warfarin at the end of the ENGAGE AF-TIMI 48 trial: setting a new standard. J Am Coll Cardiol, 2014, 64: 585-587.

Freedman B, Potpara TS, Lip GYH. Stroke prevention in atrial fibrillation. Lancet, 2016, 388: 806-817.

Friberg L, Rosenqvist M, Lip GYH. Evaluation of risk stratification schemes for ischaemic stroke and bleeding in 182 678 patients with atrial fibrillation: the Swedish Atrial Fibrillation cohort study. Eur Heart J, 2012, 33: 1500-1510.

Gage BF, Waterman AD, Shannon W, et al. Validation of clinical classification schemes for predicting stroke: results from the national registry of atrial fibrillation. JAMA, 2001, 285: 2864-2870.

Giugliano RP, Ruff CT, Braunwald E, et al.Edoxaban versus warfarin in patients with atrial fibrillation. N Engl J Med, 2013, 369: 2093-2104.

Gladstone DJ, Bui E, Fang J, et al. Potentially preventable strokes in high-risk patients with atrial fibrillation who are not adequately anticoagulated. Stroke, 2009, 40: 235-240.

Goto S, Zhu J, Liu L, et al. Efficacy and safety of apixaban compared with warfarin for stroke prevention in patients with atrial fibrillation from East Asia: a subanalysis of the apixaban for reduction in stroke and other thromboembolic events in atrialfibrillation（ARISTOTLE）Trial. Am Heart J, 2014, 168: 303-309.

Granger CB, Alexander JH, McMurray JJ, et al. Apixaban versus warfarin in patients with atrial fibrillation. N Engl J Med, 2011, 365: 981-992.

Ho CW, Ho MH, Chan P-H, et al. Ischemic stroke and intracranial hemorrhage with aspirin, dabigatran, and warfarin: impact of quality of anticoagulation control. Stroke, 2015, 46: 23-30.

Holmes DR, Reddy VY, Turi ZG, et al. Percutaneous closure of the left atrial appendage versus warfarin therapy for prevention of stroke in patients with atrial fibrillation: a randomised non-inferiority trial. Lancet, 2009, 374: 534-542.

Holmes Jr DR, Kar S, Price MJ, et al. Prospective randomized evaluation of the watchman left atrial appendage closure device in patients with atrial fibrillation versus long-term warfarin therapy: the PREVAIL trial. J Am Coll Cardiol, 2014, 64: 1-12.

Hori M, Connolly SJ, Zhu J, et al. Dabigatran versus warfarin: effects on ischemic and hemorrhagic strokes and bleeding in Asians and Non-Asians with atrial fibrillation. Stroke, 2013, 44: 1891-1896.

Jaffer IH, Stafford AR, Fredenburgh JC, et al. Dabigatran is less effective than warfarin at attenuating mechanical heart valve-induced thrombin generation. J Am Heart Assoc, 2015, 4: e002322.

January CT, Wann LS, Alpert JS, et al.AHA/ACC/HRS guideline for the management of patients with atrial fibrillation: executive summary: a report of the American College of Cardiology/American Heart Association Task Force on Practice Guidelines and the Heart Rhythm Society. Circulation, 2014, 2014（130）: 2071-2104.

Kim JS, She F, Jongnarangsin K, et al.Dabigatran vs warfarin for radiofrequency catheter ablation of atrial fibrillation. Heart Rhythm, 2013, 10: 483-489.

Larsen TB, Lip GYH. Warfarin or novel oral anticoagulants for atrial fibrillation? Lancet, 2014, 383: 931-933.

Lip GY, Nieuwlaat R, Pisters R, et al. Refining clinical risk stratification for predicting stroke and thromboembolism in atrial fibrillation using a novel risk factor-based approach: the euro heart survey on atrial fibrillation. Chest, 2010, 137: 263-272.

Lip GY, Wang KL, Chiang CE. Non-vitamin K antagonist oral anticoagulants（NOACs）for stroke prevention in Asian patients with atrial fibrillation: time for a reappraisal. Int J Cardiol, 2015, 180: 246-254.

Mueck W, Kubitza D, Becka M. Co-administration of rivaroxaban with drugs that share its elimination pathways: pharmacokinetic effects in healthy subjects. Br J Clin Pharmacol, 2013, 76: 455-466.

Naganuma M, Shiga T, Sato K, et al. Clinical outcome in Japanese elderly patients with non-valvular atrial fibrillation taking warfarin: a single-center observational study. Thromb Res, 2012, 130: 21-26.

Olesen JB, Lip GY, Hansen ML, et al. Validation of risk stratification schemes for predicting stroke and thromboembolism in patients with atrial fibrillation: nationwide cohort study. BMJ, 2011, 342: d124.

Oprea AD, Noto CJ, Halaszynski TM. Risk stratification, perioperative and periprocedural management of the patient receiving anticoagulant therapy. J Clin Anesth, 2016, 34: 586-599.

Patel MR, Hellkamp AS, Lokhnygina Y, et al. Outcomes of discontinuing rivaroxaban compared with warfarin in patients with nonvalvular atrial fibrillation: analysis from the ROCKET AF trial（Rivaroxaban once-daily, oral, direct factor Xa inhibition compared with vitamin K antagonism for prevention of stroke and embolism trial in atrial fibrillation）. J Am Coll Cardiol, 2013, 61: 651-658.

Patel MR, Mahaffey KW, Garg J, et al. Rivaroxaban versus warfarin in non-valvular atrial fibrillation. N Engl J Med, 2011, 365: 883-891.

Perera KS, Vanassche T, Bosch J, et al. Global survey of the frequency of atrial fibrillation-associated stroke. Embolic stroke of undetermined source global registry. Stroke, 2016, 47: 2197-2202.

Pollack CV, Reilly PA, Eikelboom J, et al.Idarucizumab for dabigatran reversal. N Engl J Med, 2015, 373: 511-520.

Proietti M, Senoo K, Lane DA, et al. Major bleeding in patients with non-valvular atrial fibrillation: impact of time in therapeutic range on contemporary bleeding risk scores. Sci Rep, 2016, 6: 24376.

Reddy VY, Doshi SK, Sievert H, et al. Percutaneous left atrial appendage closure for stroke prophylaxis in patients with atrial fibrillation: 2.3-year Follow-up of the PROTECT AF（Watchman left atrial appendage system for embolic protection in patients with atrial fibrillation） trial. Circulation, 2013, 127: 720-729.

Reddy VY, Sievert H, Halperin J, et al. Percutaneous left atrial appendage closure vs warfarin for atrial fibrillation: a randomized clinical trial. JAMA, 2014, 312: 1988-1998.

Ruff CT, Giugliano RP, Braunwald E, et al. Comparison of the efficacy and safety of new oral anticoagulants with warfarin in patients with atrial fibrillation: a meta-analysis of randomised trials. Lancet, 2014, 383: 955-962.

Sato H, Ishikawa K, Kitabatake A, et al. Low-dose aspirin for prevention of stroke in low-risk patients with atrial fibrillation: japan atrial fibrillation stroke trial. Stroke, 2006, 37: 447-451.

Schiele F, van Ryn J, Canada K, et al. A specific antidote for dabigatran: functional and structural characterization. Blood, 2013, 121: 3554-3562.

Senoo K, Proietti M, Lane DA, et al. Evaluation of the HAS-BLED, ATRIA, and ORBIT bleeding risk scores in patients with atrial fibrillation taking warfarin. Am J Med, 2016, 129: 600-607.

Shah M, AvgilTsadok M, Jackevicius CA, et al. Warfarin use and the risk for stroke and bleeding in patients with atrial fibrillation undergoing dialysis. Circulation, 2014, 129: 1196-1203.

Shen AY, Yao JF, Brar SS, et al. Racial/ethnic differences in the risk of intracranial hemorrhage among patients with atrial fibrillation. J Am Coll Cardiol, 2007, 50: 309-315

Siu CW, Lip GY, Lam KF, et al. Risk of stroke and intracranial hemorrhage in 9727 Chinese with atrial fibrillation in Hong Kong. Heart Rhythm, 2014, 11: 1401-1408.

Stöllberger C, Finsterer J. Relevance of P-glycoprotein in stroke prevention with dabigatran, rivaroxaban, and apixaban. Herz, 2015, 40: 140-145.

Tobe SW, Clase CM, Gao P, et al. Cardiovascular and renal outcomes with telmisartan, ramipril, or both in people at high renal risk: results from the ONTARGET and TRANSCEND studies. Circulation, 2011, 123: 1098-1107.

Tomita H, Hagii J, Metoki N, et al. Impact of sex difference on severity and functional outcome in patients with cardioembolic stroke. J Stroke Cere-brovasc Dis, 2015, 24: 2613-2618.

Wang KL, Giugliano RP, Goto S, et al. Standard dose versus low dose non-vitamin K antagonist oral anticoagulants in Asian patients with atrial fibrillation: a meta-analysis of contemporary randomized controlled trials. Heart Rhythm, 2016, 13: 2340-2347.

Wang KL, Lip GY, Lin SJ, et al. Non-Vitamin K antagonist oral anticoagulants for stroke prevention in asian patients with nonvalvular atrial fibrillation: meta-analysis. Stroke, 2015, 46: 2555-2561.

Whitlock RP, Healey JS, Connolly SJ. Left atrial appendage occlusion does not eliminate the need for warfarin. Circulation, 2009, 120: 1927-1932.

Winkelmayer WC, Turakhia MP. Warfarin treatment in patients with atrial fibrillation and advanced chronic kidney disease: sins of omission or commission? JAMA, 2014, 311: 913-915.

Wong KS, Hu DY, Oomman A, et al. Rivaroxaban for stroke prevention in East Asian patients from the ROCKET AF trial. Stroke, 2014, 45: 1739-1747.

Yamashita T, Koretsune Y, Yang Y, et al. Edoxaban vs. warfarin in East Asian patients with atrial fibrillation-an ENGAGE AF-TIMI 48 subanalysis. Circ J, 2016, 80: 860-869.

12. 2017 美国ACC/AHA高血压指南与我国高血压患病和治疗现状

复旦大学附属华山医院 李 勇

已经公认，在所有心血管致死和致残的危险因素中，高血压占所有危险因素总体权重的50%～55%。随着我国社会人口老龄化进程的加速，急性心脑血管疾病救治的进步，以及城市人口增加、体力活动减少，成品或半成品食物越来越多替代家庭制作食品而导致食盐摄入量增多，高血压所致的我国心血管疾病负担增加日益明显。

在2017年美国心脏协会（AHA）科学年会上，美国心脏病学会（ACC）和AHA联合其他9个临床医学专业学会发布了最新制订的《成人高血压预防、检测、评估和处理指南》。这是自从2013年美国政府机构NIH宣布不再主持制订临床疾病预防和管理指南后，由美国民间权威学术团体制订的第一部美国临床高血压防治指南。该指南根据目前可获得的所有高血压相关流行病学数据、队列或病例对照研究资料，以及随机对照干预试验结果，根据美国目前心血管疾病（CVD）发病及预防管理的现状，提出了血压分级、高血压诊断及降压治疗目标等最新标准定义，这些标准将决定临床实践中对高血压的处理策略。与既往和目前国际上大多数高血压防治指南相比，其中最为令人瞩目的更新是，高血压的诊断标准为血压≥17.3/10.7kPa（130/80 mmHg），血压水平在（16～17.2）/<10.7kPa［（120～129）/<80 mmHg］即为血压升高（elevated BP），而需要药物治疗的高血压患者血压控制目标为<17.3/10.7kPa（130/80 mmHg）。

美国2017 ACC/AHA高血压指南的这些更新，显著下调了高血压的诊断标准，提出更加严格的血压控制目标，既出乎意料，又在情理之中，整个指南围绕着及早和严格管理血压，以求在更大范围和更大程度上降低CVD致残率和致死率。对于社会公众，尤其是致力于高血压及心血管事件防治的医生而言，应该是极大的鼓舞和鞭策！对于改善我国高血压管理现状具有重要参考和借鉴价值。

一、高血压诊断标准下调的依据

多项流行病学和队列研究资料均提示，随着血压升高，CVD发病率和致死率均显著增加，血压水平从15.3/10kPa（115/75mmHg）开始，每升高2.7/1.3kPa（20/10mmHg），冠心病死亡和脑卒中死亡均翻倍升高。国内孙英贤教授团队完成的汇总分析发现，与血压<16/10.7kPa（120/80mmHg）的人群相比，血压在（16～17.2）/（10.7～11.2）kPa［（120～129）/（80～84）mmHg］的人群，其总的CVD风险增加24%，脑卒中风险增加35%，心肌梗死风险增加43%，而血压在（17.3～18.5）/（11.3～11.9）kPa［（130～139）/（85～89）mmHg］的人群，总CVD风险增加56%，脑卒中风险增加95%，心肌梗死风险增加99%。各项研究均表明，血压值超过17.3/10.7kPa（130/80 mmHg）的患者，未来发生CVD事件的风险明显增加。

而新近完成的降压临床研究表明，将收缩压控制在16kPa（120 mmHg）内，对于那些合并其他危险因素且治疗前收缩压≥18.7kPa（140mmHg）的患者而言，可带来更大的心血管获益。HOPE 3研究也提示，即使CVD风险低中危患者的基线收缩压未超过18.7kPa（140mmHg），采用降压药物治疗也不会带来不利影响。因此，及早开始降压治疗的确有足够的安全保障，对于真正需要降压治疗的人群而言，则会使心血管事件发生率大幅降低，获得巨大临床益处。

二、及早启动对高血压的干预

2017 ACC/AHA高血压指南明确指出，高血压是临床心血管综合征，对高血压干预越早越好。首先，该指南将高血压的定义更新为≥17.3/10.7kPa（130/80mmHg），无疑对于患者的早期预防获益是肯定的。其次，将血压在（16～17.2）/10.7kPa（120～129/80mmHg）定义为血压升高，即提示血压不正常；需要进行生活方式的干预，包括限盐、减轻体重、保证足够睡眠、调整工作节奏及增加运动等。这对于年轻且工作忙碌的人群而言有重要意义，强烈提醒该类人群及早重视自身血压，并开始进行健康的生活方式管理，以此达到预防和延缓血压进一步升高和CVD进程的效果。

早在2003年JNC 7指南简化了高血压分级，将原来的3个级别划分简化为2级，并建议2级高血压（≥160/100 mmHg）患者应立即启动联合降压药物治疗。新指南将血压为130～139/80～89 mmHg定义为1级高血压，血压≥140/90 mmHg定义为2级高血压。此标准与JNC7一脉相承，标准却更加严格。如此的标准建议，可促进高血压患者和临床医生更加积极地治疗高血压，及早启动强化降压策略，如起始即采用联合降压药物或使用足量的药物以严格控制血压。

对于血压>18.7/12kPa（140/90 mmHg）的高血压患者人群而言，其血压明显增高，CVD风险显著升高。然而，单一药物治疗并不能获得理想的血压控制，即使目前广泛应用的钙拮抗药（CCB）及血管紧张素受体拮抗药（ARB），也有约50%以上的患者血压不能达标（<140/90 mmHg）。因此，及早联合治疗，对于患者的血压管理有利，且由于其有效性明显而不良反应少，可大幅提高患者依从性。

三、关于我国高血压诊断标准和血压控制目标的思考

高血压诊断标准的下调会使高血压患者有所增多，导致全社会医疗费用支出的相对增加。此次2017 ACC/AHA高血压指南是基于美国国情，包括高血压的控制达标率、高血压人口数量等，同时基于美国的流行病学及循证医学证据而制定。目前，尚不明确我国是否有足够的流行病学数据、前瞻性队列研究以及随机对照试验数据支持下调高血压诊断标准。我国高血压指南更新在即，我国新指南中是否要把我国的高血压诊断标准下调？

考虑到我国各地经济发展基础、卫生资源分配及医疗保险覆盖的巨大不均衡性，此外各地高血压的知晓率、治疗率和达标率均差异极大，如果目前我国将高血压诊断标准下调至（17.3/10.7kPa）（130/80 mmHg），是会对改善我国高血压的治疗和管理激励有有利作用？还是反而导致患者、医生以及卫生行政管理部门对控制高血压产生畏难恐惧，反而增大了工作惰性？因而，或许我国高血压指南会对此采取比较谨慎的策略。

然而，我国的血压控制目标水平可能需要更加严格。降压治疗的临床获益主要来自于血压降低幅度本身。个体患者治疗后的降压幅度可以预测其心血管风险降低的概率。达标率可以衡量不同人群的心血管保护程度。

在SPRINT研究中，更加严格的降压组收缩压低于（140 mmHg）者达90%，而常规降压组为71%；收缩压低于（130 mmHg）者的占比分别为80%和34%。收缩压不能降低至至少（140 mmHg）以下的那些受试者，几乎都是基线血压很高（>160 mmHg）者，其CVD风险及死亡风险均显著高于基线收缩压在140～150 mmHg的患者。对高血压患者，包括75岁以上的老年高血压患者，进行更严格的降压目标管理（收缩压降低至120 mmHg以下），在3年左右的时间内，比目前通常的收缩压140 mmHg以下，就能获得全因死亡率进一步降低27%，高血压患者寿命显著延长。

美国把目前新诊断且未服药的高血压患者均纳入计算，全社会血压控制（<140/90 mmHg）达标率已经达到57%。而大量流行病学资料和临床队列研究显示，当人群的血压控制达标率接近50%，则全因死亡率、心血管死亡率、CVD发病率均持续显著降低。

因此，就目前我国卫生服务的现状，高血压诊断标准可维持在≥140/90 mmHg，有助于把那些高危、需要积极治疗的患者及早纳入降压药物治疗。而将血压有效控制的目标值定义为<130/80 mmHg，则与血压控制目标为<140/90 mmHg相比，能在安全有效范围内，让更多患者得到更加积极的治疗，有助于患者获得足够强化的有效治疗和更大幅度的血压降低，提高血压控制的达标率。高血压控制标准目标水平下调更好。

血压、血糖这样的生命基础数值本就是在病与非病之间呈现连续的平滑曲线，临床实践的执行中必然还会打折扣，血压控制标准下调<130/80 mmHg，最后真正达到<140/90 mmHg的患者数必将比现行控制目标水平（<140/90 mmHg）更多，因为以现行控制目标治疗高血压患者，实际上相当多患者仍维持在（140～150）/（90～100） mmHg的水平。因此，更加严格的血压管理目标（<130/80 mmHg）能保护更多高血压患者。从人群保护而言，绝对是有利的。

未来，或应考虑该血压控制标准，从而促进我国医生和患者对降压治疗的积极性，进一步减少在临床高血压管理中的“惰性”，以便带来更高的高血压控制率，使得我国更多高血压患者获得肯定且显著的降压相关保护，从而遏止心脑血管事件发生率和心血管死亡率上升的态势。

四、关于临床指南与临床实践

2017 ACC/AHA高血压指南的更新激起了我国临床医生的思考和争论。然而，第一，该指南是为美国公众和美国临

床医生服务，并非为我国临床实践而制订，我们不必过度渲染和惊慌。第二，我们要学习和借鉴国外学术团体的科学、独立、严谨的指南制定方法和程序，而在公众健康需求、科学研究证据、权威专家意见之间达成最佳平衡。第三，临床指南是为某一特殊状态的人群而作，而在临床实践中，同一疾病诊断的不同患者，依然存在在各种不同的合并症和状况，因此，在临床处理个体患者时，仍须践行循证医学原则。临床实践指南负责的是循证医学中的最佳证据部分，至多占1/3的权重，临床经验和患者意愿的权重大于指南。

实际上，2017 ACC/AHA高血压指南在其结语中明确指出，如名所陈，这个文件是一个指导，然而，在对高血压患者的临床处理中，临床医生为患者设身处地着想的决策，才是最重要的（this document is, as its name implies, a guide. In managing patients, the responsible clinician's judgment remains paramount.）。

五、中国高血压患病与治疗现状：挑战严峻，任重道远

最近（2018-02-15）北京阜外医院王增武教授和高润霖教授领导的团队在国际权威心血管疾病学术期刊《Circulation》在线发表了反映我国高血压临床患病与治疗现状的最新研究成果，结果显示，我国18岁以上成年人中，高血压患病率为23.2%。高血压患者的知晓率、治疗率和达标率分别为46.9%、40.7%和15.3%。

心脑血管疾病已经成为我国全人群排位第一死亡病因。自从2002年全国居民膳食与健康调查以后，多项不同范围的调查研究提示，我国高血压患病率仍然呈上升趋势，且治疗控制效果不甚理想。由于这些研究的结果存在相当的不一致性。分析其原因，或者研究范围较为局限，或者研究人群抽样缺陷，或者是作为其他疾病调查的附属项目而获得数据，因此，这项由国家十二五科技支撑计划重点项目资助的重大研究（中国高血压调查，China Hypertension Survey），旨在明确我国高血压患病和治疗现状。该研究以多阶段分层随机抽样预先确定调查对象，于2012-10至2015-12期间按照严谨设计的研究方案，采用统一的标准规范操作程序，细致全面地收集了来自全国31个省、市、自治区共计451 755位调查对象的高血压及心血管疾病相关数据。结果显示，以高血压定义为未接受降压药物治疗而BP≥140/90 mmHg者，以及正在接受（2周内）降压药物治疗者，则我国18岁以上成年人中，高血压患病率为23.2%，由此估算全国高血压人口达2.45亿。高血压患者的知晓率、治疗率和达标率分别为46.9%，40.7%和15.3%。高血压病前期［BP（120～139）/（80～89）mmHg］患病率为41.3%。已经接受降压药物治疗的高血压患者中，单药治疗占68.3%，最常用降压药物为钙拮抗药（占46.5%）。而联合降压药物治疗率为31.7%。

该研究结果与同样来自阜外医院蒋立新教授团队于2月前发表于国际医学权威期刊《Lancet》的另一个关于我国高血压患病率知晓率、治疗率和达标率研究（China PEACE Million Persons Project，CPMPP）的结果有所出入。CPMPP研究于2014-09-15至2017-06-20期间在超过1 700 000位年龄35～75岁社区居住人群中获取。研究结果显示，我国35～75岁成年人高血压患病率高达44.7%。高血压患者的知晓率、治疗率和患病率分别为44.7%，30.1%和7.2%。若将CHS研究中35～75岁年龄段人群转换计算，则分层抽样调查的我国高血压患病率为34.3%，高血压患者的知晓率、治疗率和达标率分别为47.8%，41.4%和15.8%。CHS研究结果与CPMPP研究结果之间的确不尽相同。与CHS研究相比，CPMPP研究虽然也是在全国31个省市自治区范围内收集高血压相关数据，然而，其研究对象的选择（来源和年龄范围）以及研究本来目的，方案设计和实施过程均有不同（表1）。

高血压是临床心血管综合征，血压水平与心血管疾病危险呈连续正相关关系。因此。对高血压干预越早越好。经过40年的全社会共同努力，美国目前高血压的知晓率已达80%，而高血压患者血压达标率已经提高到55%，与此同时，心血管疾病发病率和病死率持续降低，与30年前相比，全社会心血管病死率降低幅度超过50%。为了进一步减少全体医务人员对高血压治疗和管理的惰性，2017年11月美国心脏协会和心脏病学会联合其他9个权威学术团体共同签署发表了《2017ACC/AHA高血压检测、诊断和处理指南》，将高血压的诊断标准从≥140/90mmHg降低为血压≥130/80 mmHg，血压水平在（120～129）/＜80 mmHg即为血压升高（elevated BP），而需要药物治疗的高血压患者须将血压控制到＜130/80 mmHg。根据已有的流行病学队列数据以及最新临床试验的结果，该指南无疑是有益于更加积极地推动对全社会人群的早期控制血压以预防心血管疾病。尤其是更加强调进行生活方式的干预，包括限盐、减轻体重、保证足够睡眠、调整工作节奏及增加运动等。这对于年轻且工作忙碌的人群而言有重要意义，强烈提醒该类人群及早重视自身血压，并开始进行健康的生活方式管理，以此达到预防和延缓血压进一步升高和心血管疾病进程的效果。

表1 两个高血压调查比较

	China Hypertension Survey 2018	China PEACE Million Project 2017
研究本来目的	高血压患病和治疗调查	心血管高危患者危险评估调查
研究设计	多阶段分层随机抽样横断面	多阶段分层社区居住人群筛查
样本量	451 755	1 738 886
数据收集时间间期	2012-10至2015-12	2014-09-15至2017-06-20
高血压定义	未治疗者，BP≥140/90 mmHg，或正在接受（2周内）降压药物治疗者	未治疗者，BP≥140/90 mmHg，或正在接受（2周内）降压药物治疗者
人群特征　年龄	≥18岁	35～75岁
性别（男/女）%	47.8/52.2	40.5/59.5
高血压　患病率	23.2%（35～75岁：34.3%）	44.7%
知晓率	46.9%（35～75岁：47.8%）	44.7%
治疗率	40.7%（35～75岁：41.4%）	30.1%
达标率	15.3%（35～75岁：15.8%）	7.2%
高血压前期患病率	41.3%	
降压药物　CCBs	46.5%	55.2%
ACE抑制剂	16.8%	28.5%
ARBs	10.6%	
利尿药	8.3%	9.4%
β受体阻滞药	2.6%	
中枢作用降压药	10.8%	
联合治疗	31.7%	18.9%

相对美国而言，我国高血压及其所致心血管疾病负担的增加却日益严峻。CHS和CPMPP研究均表明，目前我国成年人高血压患者人口已经达到或超过2.5亿。考虑至2050年我国预计老龄人口占全人群人口的30%以上，如此巨大的高血压人群，势必进一步大大加重我国心血管疾病负担。而且，高血压患者中超过半数未曾测量过血压（知晓率＜50%），血压控制达标率仅为7%～16%。相对于目前我国高达290/10万人的年均心血管死亡率，并且在全因死亡构成中排列第一的心血管疾病死亡，这是一个极其令人不堪的高血压达标率，说明目前临床高血压的治疗存在亟须理念更新和策略改进。因为CHS和CPMPP研究结果同时显示，联合降压药物使用率仅仅20%～30%，而多年来大量随机对照临床试验和临床实践调查已经确认，70%的高血压患者需要同时使用2种或更多降压药物治疗才能将血压控制到18.7/12kPa（140/90 mmHg）水平以下。实际上，美国和欧洲最近30年来，心血管病病亡率和发病率呈持续进行降低，心血管病病亡率已经降低＞50%，其中全社会高血压控制达标率提高达到50%～60%对降低心血管疾病致死率至关重要。来自美国的临床调查研究表明，联合降压药物包括单片固定复方制剂的广泛临床应用（＞60%），是大幅度改善高血压患者血压控制达标率的临床策略。

按照CHS研究结果估算，若以高血压诊断标准以及血压控制目标水平，我国高血压患病率将翻倍，达46.2%，而达标率低至3%，这个估算结果可能会让人担心由此带来治疗高血压患者的社会负担加重。实际上，若以安全有效的非专利（仿制）降压药物联合或足量治疗，可大大提高高血压患者的血压控制达标率，而不会大幅增加降压药物的支付负担。不仅如此，当达到或接近50%高血压患者获得稳定而长期的达标血压控制，则可由于大幅度减少心、脑血管疾病发病和死亡而大幅度节省总体疾病治疗费用。来自上海王继光教授团队研究的结果测算，即使按照《2017ACC/AHA高血压检测、诊断和处理指南》的标准，中国高血压治疗的增加仅为2%～5%，而更多的新增高血压患者需要的是强化生活方式改变，并非立即启动降压药物治疗。

王继光教授和刘力生教授刚刚发表在Circulation上的述评中指出，目前我国高血压患病和治疗最大的关键问题是知晓率和治疗率低下。只有大幅提高全社会对高血压危害的认知，提倡广泛开展自我家庭血压监测，及早发现血压升高，及早确诊高血压，在积极生活方式改变的同时，对高危高血压患者及时启动有效降压药物治疗（必要时联合降压药物治疗），才能大幅度提高我国高血压患者的血压控制达标率，以期降低心血管疾病致残率和致死率。

最新发表的CHS研究结果，以及CPMPP研究结果已经将我国心血管疾病防治的一个重大而严峻的挑战明确放在了全国每一位医务工作者、每一位卫生行政管理及政策制定者面前，实际上，也是放到了每一位社会公众面前。我们任重而道远。

参考文献

Blood-pressure lowering in intermediate-risk persons without cardiovascular disease. New England Journal of Medicine, 2016, 374: 2009-2020.

Chobanian AV, Bakris GL, Black HR, et al. Seventh report of the Joint National Committee on Prevention, Detection, Evaluation, and Treatment of High Blood Pressure. Hypertension, 2003, 42（6）: 1206-1252.

Guo X, Zhang X, Guo L, et al. Association between pre-hypertension and cardiovascular outcomes: a systematic review and meta-analysis of prospective studies. Curr. Hypertens. Rep, 2013, 15: 703-716.

Lu JP, Lu Y, Wang XC, et al. Prevalence, awareness, treatment, and control of hypertension in China: data from 1.7 million adults in a population-based screening study（China PEACE Million Persons Project）. The Lancet, 2017, 390（10112）: 2549-2558.

Sheng CS, Liu M, Kang YY, et al. Prevalence, awareness, treatment and control of hypertension in elderly Chinese. Hypertens Res, 2013, 36: 824-828. doi: 10.1038/

Sheng CS, Liu M, Zou J, et al. Albuminuria in relation to the single and combined effects of systolic and diastolic blood pressure in Chinese. Blood Press, 2013, 22: 158-164. doi: 10.3109/08037051.2012.748998.

Wald DS, Law M, Morris JK, et al. Combination therapy versus monotherapy in reducing blood pressure: meta-analysis on 11, 000 participants from 42 trials. The American journal of medicine, 2009, 122: 290-300.

Wang JG and Liu LS. Global Impact of 2017 American College of Cardiology/American Heart Association Hypertension Guidelines. A Perspective From China. Circulation, 2018, 137（6）: 546-548.

Wang ZW, Chen Z, Zhang LF, et al. Status of Hypertension in China: Results from the China Hypertension Survey, 2012-2015. Circulation. 2018; CIRCULATIONAHA.117.032380, originally published February 15, 2018. https: //doi.org/10.1161/CIRCULATIONAHA.117.032380.

Whelton PK, Carey RM, Aronow WS, et al. 2017 ACC/AHA/AAPA/ABC/ACPM/AGS/APhA/ASH/ASPC/NMA/PCNA Guideline for the Prevention, Detection, Evaluation, and Management of High Blood Pressure in Adults: A Report of the American College of Cardiology/American Heart Association Task Force on Clinical Practice Guidelines. J Am Coll Cardiol, 2017, pii: S0735-1097（17）41519-1. doi: 10.1016/j.jacc.2017.11.006.

Whelton PK, Carey RM, Aronow WS, et al. 2017 ACC/AHA/AAPA/ABC/ACPM/AGS/APhA/ASH/ASPC/NMA/PCNA Guideline for the Prevention, Detection, Evaluation, and Management of High Blood Pressure in Adults: A Report of the American College of Cardiology/American Heart Association Task Force on Clinical Practice Guidelines. Hypertension, 2017, pii: HYP.0000000000000065. doi: 10.1161/HYP.0000000000000065.

Williamson JD, Supiano MA, Applegate WB, et al. Intensive vs Standard Blood Pressure Control and Cardiovascular Disease Outcomes in Adults Aged≥75 Years: A Randomized Clinical Trial. JAMA, 2016, 315: 2673-2682.

Wright JT Jr, Williamson JD, Whelton PK, et al. SPRINT Research Group. A randomized trial of intensive versus standard blood-pressure control. N Engl J Med, 2015, 373: 2103-2116. doi: 10.1056/NEJMoa1511939.

13. 2017 ESC/EACTS瓣膜病指南解读：三尖瓣关闭不全的管理

上海市胸科医院　朱　丹

相对于2012版，2017ESC/EACTS瓣膜病指南中三尖瓣关闭不全的管理没有较大修改，说明近年来三尖瓣关闭不全的诊治变化不大。而三尖瓣关闭不全大多是继发性功能性，其反映了右心功能不全的诊断治疗没有突破性进展。

一、病因

大多三尖瓣关闭不全是继发的。原发性三尖瓣关闭不全的病因有感染性心内膜炎（常见于吸毒患者）、风湿性、黏液样变性、Ebstein畸形、先天性发育不良、胸部创伤、医源性等。

二、评估

心超是评估三尖瓣反流程度的主要手段。通过心超可以诊断三尖瓣的病因（尤其是原发性三尖瓣病变）。对继发性三尖瓣反流，需要评估瓣环扩大程度、右心室的直径和功能、三尖瓣瓣叶质地。虽然目前对右心功能测定缺乏有效参数，但仍需评估右心室的内径和功能。需要注意的是在严重三尖瓣反流合并肺动脉高压时，反流束的流速可以低于预期而低估肺动脉收缩压。心导管不是诊断三尖瓣关闭不全的常规手段，但对单纯继发性三尖瓣反流欲行外科治疗术前应评估肺血管阻力。

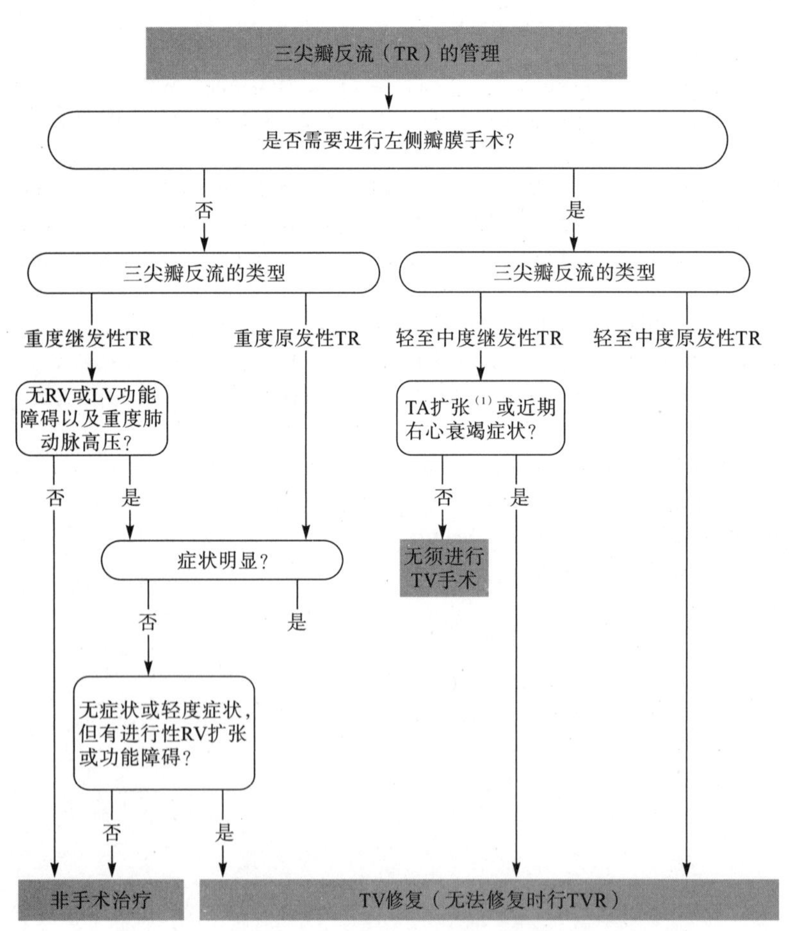

图1　三尖瓣反流的外科治疗指征

LV.left ventricular，左心室；RV.right ventricular，右心室；TA.tricuspid annulus，三尖瓣瓣环；TR.tricuspid regurgitation，三尖瓣反流；TV.tricuspid valve，三尖瓣；TVR.tricuspid valve replacement，三尖瓣置换；⁽¹⁾ ＞40mm 或＞21mm/m²

三、治疗

外科干预时机仍有争议，因为可用的临床资料比较少，而且这些数据的病种差异较大（图1）。但应早期干预以免右心功能受损不可逆已得到共识。

原发性三尖瓣重度反流的外科治疗指征不仅是有症状的患者，无症状患者如果右心室逐步扩大或右心室功能下降也应考虑外科治疗。这些患者对利尿药的反应较好，但推迟手术有可能导致右心室功能损害不可逆，器官功能障碍，外科治疗远期疗效差。

继发性三尖瓣反流如有指征，在左心手术应同期纠治。左心手术同期三尖瓣手术并不增加手术风险，且有利于右心室逆重构，改善心功能。当瓣环明显扩大时即使没有严重反流也需要瓣环成形。二尖瓣术后三尖瓣反流行再次三尖瓣手术的风险较大，主要原因是治疗延误和患者一般情况较差。为改善这种高危患者的预后，左心瓣膜术后三尖瓣关闭不全的手术时机应尽早。即使没有症状，如果有右心室进行性扩大和右心功能下降者，不合并左心瓣膜病变，严重的左心或右心功能不全，严重的肺动脉高压者应手术治疗。

如果有可能，外科技术应优选瓣膜修复。使用成形环的瓣环成形术是治疗继发性三尖瓣反流的主要技术。瓣叶明显受牵瓣环明显扩大者则应考虑瓣膜置换。有经三尖瓣瓣口起搏导线者，需根据病情和术者经验选择具体技术。经皮修复技术还在起步阶段，需要进一步评估。

14. 2017 ACC/AHA/HRS指南解读：晕厥患者的评估和管理

复旦大学附属中山医院　梁义秀　宿燕岗

晕厥（syncope）是由于一过性全脑血流低灌注导致的短暂性意识丧失（transient loss of consciousness，T-LOC），特征为发生迅速、持续时间短暂并且能够自行完全恢复。T-LOC是一种临床综合征，可以由脑血流低灌注以外的其他多种疾病引起，例如外伤导致的脑震荡及癫痫发作、代谢异常（如低血糖症，低氧血症，通气过度伴低碳酸血症），以及中毒、椎-基底动脉短暂性脑缺血发作等。这些疾病并非通过减少脑血流灌注导致LOC，因此从定义上不列入晕厥的范畴。

一、晕厥患者的评估

1.*初始评估*　初始评估的主要内容为对晕厥患者进行详细的病史询问、体格检查和心电图检查。初始评估的流程见图1。

询问病史的目的在于了解疾病预后、诊断、可逆或可改善的因素、并发症、药物的使用及患者和家属的要求。病史采集应集中于晕厥发生时的情景，生理性反应的前驱症状，患者的自述，旁观者对晕厥事件及生命体征的观察及晕厥后症状。若条件允许，最好有录制的晕厥发作时的视频。晕厥与进餐、体力活动、前驱症状持续的时间关系有助于鉴别神经介导性与心源性晕厥。老年患者的并发症和药物使用是非常重要的因素，应详细了解既往用药史，特别是有心血管病史的患者。同时也需了解家族史，着重了解有无晕厥或猝死的病史（或溺水）。病史特征对诊断非常重要，特别是

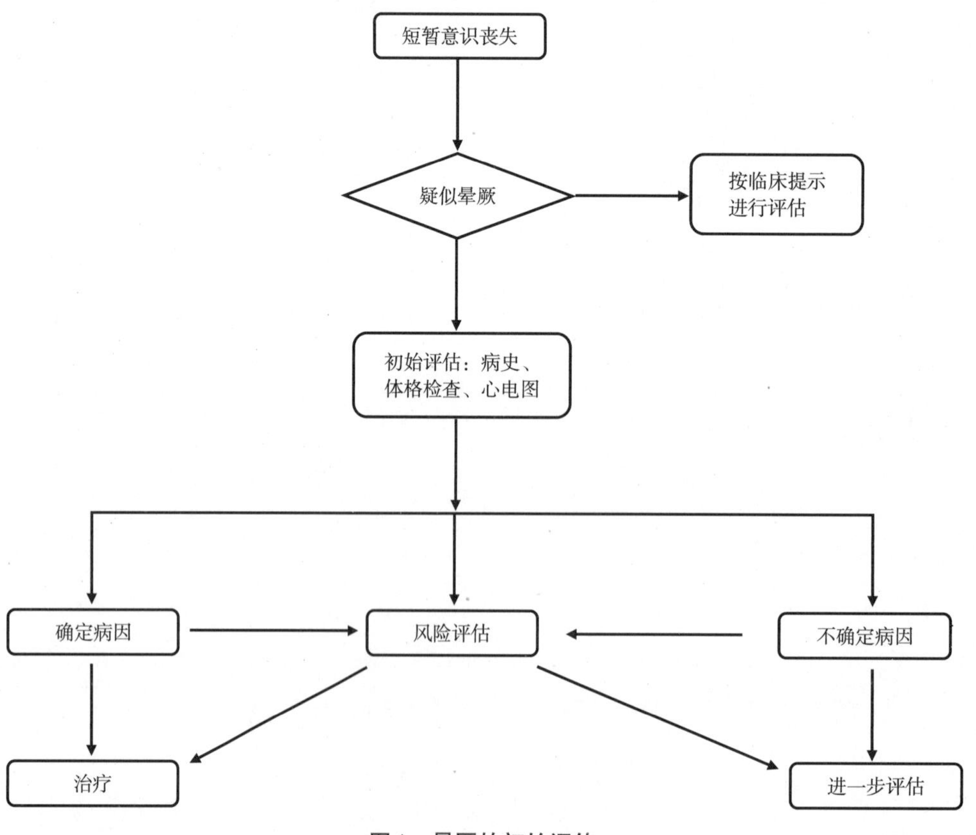

图1　晕厥的初始评估

提示诊断心源性或非心源性晕厥（表1）。

表1 提示心源性和非心源性晕厥的相关病史特征

心源性晕厥相关的临床表现	非心源性晕厥的相关临床表现
老年（>60 岁）	年轻
男性	无心脏疾病病史
存在已知的缺血性心脏病、结构性心脏病，既往有心律失常或心室功能下降	晕厥仅发生在站立位
短暂的前驱症状（如心悸），或无前驱症状突发意识丧失	从卧位或坐位到站立位的体位改变时发生
运动中发生晕厥	存在前驱症状：恶心、呕吐、发热感
仰卧位发生晕厥	存在特定诱因：脱水，疼痛，痛苦刺激，医疗操作
晕厥发作次数少（1 次或 2 次）	情境因素：咳嗽、大笑、排尿、排便、吞咽
心脏检查结果异常	频繁发作，有长期晕厥发作的病史且临床特征相似
有遗传性疾病或早发（<50 岁）心源性猝死家族史	
存在已知先天性心脏病	

体格检查应包括卧位、坐位、站立位和直立3min后血压和心率的变化。应特别注意心率和节律，以及心脏杂音、奔马律、摩擦音等提示结构性心脏病的体征，还应进行基本的神经系统检查，寻找局灶性缺损或其他需要进一步神经系统评估的异常体征。

心电图应用广泛且价格低廉，可以提供晕厥发作的潜在和具体病因的信息，例如存在缓慢心律失常（窦性停搏、高度传导阻滞）或快速心律失常，可能提示晕厥或心源性猝死（SCD）高风险。预激综合征、Brugada综合征、长 Q-T 综合征（LQTS）或致心律失常性右室心肌病（ARVC）患者有特征性的心电图改变，可以指导进一步检查。

在进行初始评估后，应对晕厥的病因、短期及长期发病与死亡风险进行评估。晕厥可能是某次血流动力学异常发作，也可能是某种严重潜在疾病的急性表现，因此对晕厥的原因和潜在合并症的评估十分重要。晕厥后的短期预后主要与病因和疾病可逆程度有关，长期预后则与原发疾病的严重程度和治疗的有效性有关。进行初始评估可以获取的短期和长期危险因素信息，见表2。目前认为积分系统并不优于有经验医生的临床判断，因此并不推荐常规应用积分系统进行风险评估。

在进行初始评估和风险评估后，需要决定患者是继续门诊随访还是需要住院评估。住院评估的目的是对已发现的严重疾病进行治疗或原因尚无明确的晕厥患者进一步诊断。具有≥1 个严重疾病（表3）的晕厥患者建议进一步住院

表2 危险因素

短期危险因素（≤30d）	长期危险因素（>30d）
病史：门诊患者诊所或急诊室评估	
男性	男性
高龄（>60 岁）	高龄
没有先兆症状	晕厥前无恶心、呕吐
意识丧失前有心悸	室性心律失常
劳累性晕厥	肿瘤
结构性心脏病	结构性心脏病
心力衰竭	心力衰竭
脑血管疾病	脑血管疾病
心源性猝死家族史	糖尿病
外伤	CHADS2 评分高
体格检查和实验室检查	
出血证据	异常心电图
持续的生命体征异常	肾小球滤过率降低
异常心电图	
肌钙蛋白阳性	

评估。晕厥患者初始评估后的处理见图2。

2. 进一步评估和诊断　在初始的病史、体格检查和心电图评估之后，根据患者的临床表现和风险分层，在深入理解各种进一步检查措施的诊断和预后价值的基础上，选择特定的诊断性检查。晕厥的进一步评估和诊断流程见图 3。

表3　需要进一步住院评估和治疗的严重疾病举例

心律失常	心源性或血管性非心律失常	非心源性情况
持续或症状性室性心动过速	• 心肌缺血	• 严重贫血/胃肠道出血
症状性传导系统疾病或莫氏 Ⅱ度或Ⅲ度传导阻滞	• 严重的主动脉狭窄	• 晕厥导致的重大外伤
症状性心动过缓或窦性停搏而非神经介导的晕厥	• 心脏压塞	• 持续的生命体征异常
症状性室上性心动过速	• 肥厚型心肌病	
起搏器/埋藏式复律除颤器故障	• 严重的人工瓣膜功能障碍	
遗传性心血管疾病诱发的心律失常	• 肺栓塞	
	• 主动脉夹层	
	• 急性心力衰竭	
	• 中到重度左心室功能障碍	

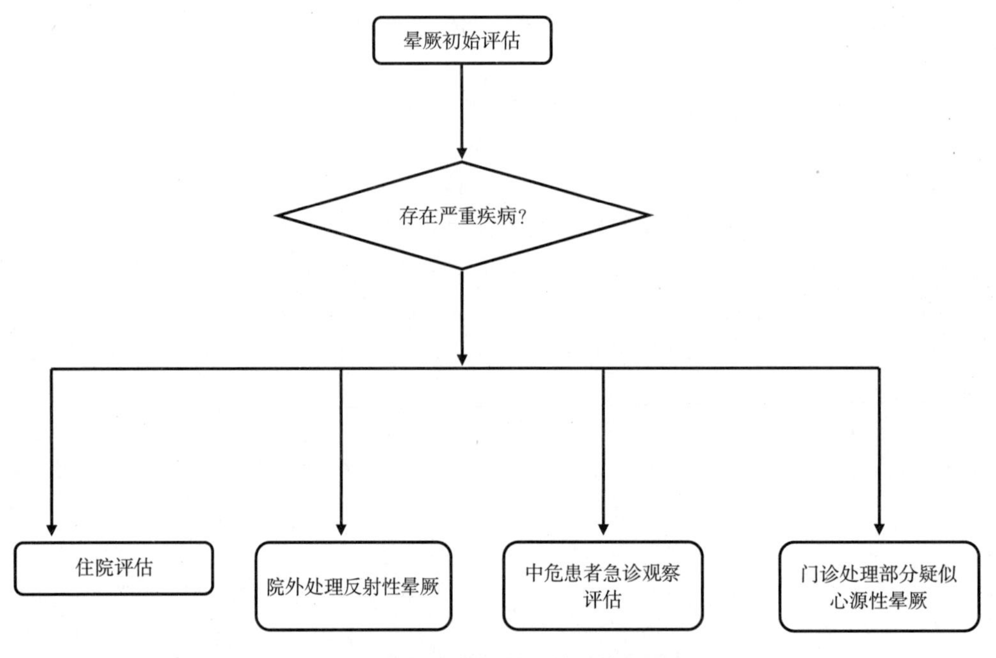

图2　晕厥患者初始评估后的处理

心血管疾病是晕厥的常见原因。存在显著的心血管疾病常常与晕厥的病因相关，提示预后不良。因此，在选择性的部分晕厥患者的评估和处理中，心血管检查是一个至关重要的部分。另一方面，心血管检查中所发现的异常可能与晕厥本身无因果关系。确定这些异常的意义及与晕厥的因果关系，以及是否值得治疗，这些都需要临床判断和恰当选择心血管检查。

心脏影像学检查常常用于识别结构性心脏异常，经胸超声心动图心脏成像因其无创和低危而广泛应用。当考虑诊断瓣膜病（如主动脉瓣狭窄）、肥厚型心肌病和左心室功能不全时与晕厥相关时，首选经胸超声心动图。CT 和 MRI 等成像检查通常有选择地用于晕厥患者，在观察心血管解剖方面（例如在结构性、浸润性和先天性心脏病患者中）更有优势。

对于劳力性晕厥或先兆晕厥的患者，运动负荷试验在选择性患者中有助于明确晕厥的病因。对考虑晕厥与心脏结构性病变相关时，如肥厚型梗阻性心肌病和主动脉瓣狭窄、冠状动脉异常和肺动脉高压、离子通道病如 LQTS（1 型）和儿茶酚胺敏感性多形性室性心动过速（CPVT），可以复制症状或评价劳力时血流动力学反应（如低血压）者可进行

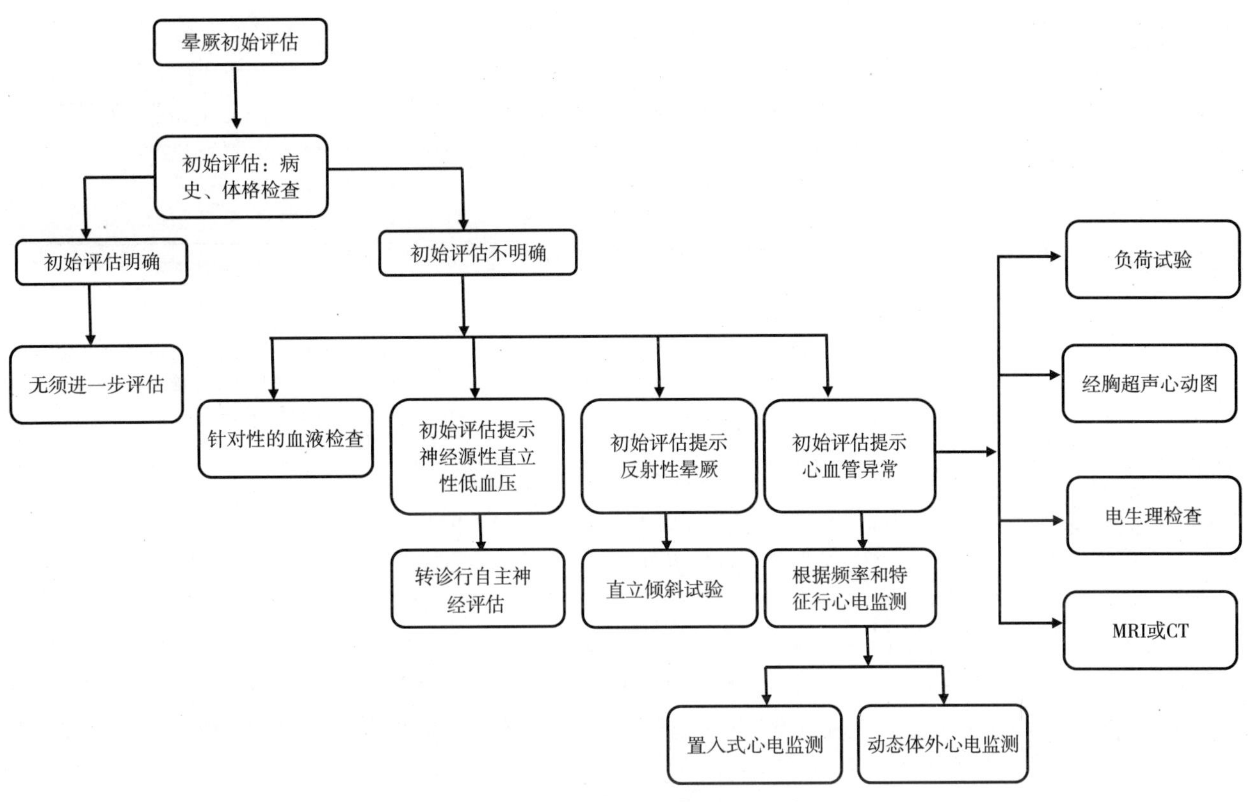

图3 晕厥的进一步评估和诊断

平板运动试验，但必须非常小心并在有恰当的高级生命支持的条件下进行。

应该根据晕厥事件的发生频率和特征选择适当的心脏监测设备。目前常用的几种动态心律监测设备见表4，其选择和应用价值取决于晕厥的频率和心律失常引起晕厥的可能性。体外心脏监测设备评估晕厥的有效性，与监测的时间长度、连续/间歇监测、晕厥发生频率、前驱症状的持续时间以及丧失行为能力的突然性有关。与 Holter 监测相比，体外循环记录器的优点源于其更长的监测时间，使其比 Holter 具有更高的诊断率，可能在 Holter 评估阴性的情况下做出

表4 心律监测设备

监测类型	设备描述	患者选择
Holter 监测仪	• 便携式电池驱动设备 • 连续记录 24～72 h，较新的设备可以达 2 周 • 通过患者事件日志和患者触发注释可以获得症状-心律的相关性	• 症状足够频发使其在较短的监测时间内（24～72 h）可被检测到
患者触发的电话传送监测仪（事件监测仪）	• 经模拟电话线将患者触发的数据（现时的或储存的）传送到中央遥控监测站（如医生办公室）的记录设备	• 在 2～6 周可能复发的频发、自发症状 • 在突然丧失能力的无先兆晕厥患者中使用受限
体外循环记录仪（患者触发或自动触发）	• 经数周或数月连续记录和存储节律数据的设备 • 患者触发或自动触发（如记录无症状的心律失常）记录事件，记录可以在触发事件的前（3～14 min）、中、后（1～4 min） • 较新的设备配有蜂窝电话，经无线网络自动传送触发数据至远程监测系统	• 可能在 2～6 周复发的与晕厥相关的频发、自发症状
体外胸贴记录仪	• 连续记录和存储心律数据的胸贴设备，通过患者触发使症状和心律发生关联 • 无导联或导线，粘贴于胸壁／胸骨 • 2～14 d的多种模式的记录 • 评估心房颤动负荷的准确工具 • 患者触发或自动触发（如记录无症状的心律失常）记录事件，可记录在触发事件的前、中、后的心电图	• 可考虑为体外循环记录器的替代方法 • 鉴于其无导线、可准确地自己应用、大都防水、比体外循环记录器更舒适简便，可能提高依从性 • 不像 Holter 及其他体外监测仪，它只有一个导联的记录

续表

监测类型	设备描述	患者选择
心脏移动远程记录仪	• 患者家里在通过预设的心律失常监测程序自动记录数据，或患者手动触发记录数据（可达 30 d），并将数据传送到交流中心的设备 • 监测有意义的心律失常；监测器通过无线网络自动传送患者的心电图数据至中央监测站，监测站有专业技术人员全天 24 h 值班 • 它能够实时、即刻反馈给医疗人员进行评估	• 晕厥相关的自发症状与心律相关联 • 需要实时监测心律的高危患者
置入式心脏监测记录仪	• 皮下植入设备，电池寿命 2～3 年 • 由患者（或者家庭成员目击者）触发记录存储事件 • 设备可以经电话传送，也可以通过远程自动监测有意义的心律失常	• 经初始检查不能诊断的、怀疑心律失常病因的、复发性、非频繁的不能解释的晕厥（或可疑的不典型反射性晕厥），无论是否有结构性心脏病

诊断。但对晕厥前后暂时丧失行为能力的患者，不能应用触发式的记录仪。

在初始评估未明确晕厥的病因时，心脏电生理检查可验证晕厥的病因为临床缓慢性心律失常或快速性心律失常。但心脏电生理检查在评估晕厥时价值有限，尤其是对于那些没有明确心脏疾病或考虑心律失常所致晕厥可能性较小的患者。心脏电生理检查诱发的室性心动过速（VT）是否为晕厥的病因，需要结合临床考虑。对于缺血性或非缺血性心肌病以及明显左心室功能障碍（射血分数≤35%）的患者来说，置入式心脏除颤器（ICD）是I类适应证，不再需要行心脏电生理检查。对于心电图正常、心脏结构和功能正常的晕厥患者，除非考虑晕厥为心律失常所致，否则不推荐应用心脏电生理检查来评估晕厥。

如果初始评估后诊断尚不明确，可以考虑对疑为血管迷走性晕厥的患者行直立倾斜试验。直立倾斜试验的阳性反应指可诱发的先兆晕厥或晕厥，与低血压相关，伴或不伴缓慢心率（较少停搏）。对倾斜试验的血流动力学反应决定了有无心脏抑制、血管减压或混合反应。一般认为倾斜 70 ° 30～40 min效果最佳。可以应用小剂量注射异丙肾上腺素或舌下含服硝酸盐类作为辅助用药。倾斜试验阳性提示晕厥的原因倾向于血管迷走性。

直立性低血压，即行倾斜试验时3min内出现血压（收缩压）下降至8kPa（60mmHg）；延迟性直立性低血压表现为站立或行倾斜试验3min后血压逐渐下降。神经性直立性低血压常见中枢或外周自主神经系统损伤或功能障碍的患者，症状表现为持续性、经常发生的进行性全身乏力、疲劳、视物模糊、认知速度减慢、腿屈曲以及“衣架”头痛（因斜方肌缺血致颈基底部三角形区域头痛），用力、长期站立、进食或环境温度增加时可诱发或加重上述症状。为了确认特异性神经性直立性低血压是否为晕厥的原因需进一步完善自主神经评估。在行倾斜试验期间同时连续监测脑电图和血流动力学参数有助于鉴别晕厥、假性晕厥和癫痫。

二、晕厥患者的管理

1.*心血管疾病相关晕厥的处理*　无论患者是否为心血管疾病相关的晕厥，均应遵循晕厥评估和处理的原则。所有晕厥患者都推荐进行详尽的病史和体格检查及常规心电图检查，有助于评估晕厥的发生是否与心血管疾病相关。对于晕厥合并有心血管相关疾病的患者处理，既包括了治疗导致晕厥的直接原因，也包括与预后相关的长期治疗策略。

（1）心律失常：存在缓慢性心律失常的患者应当按照相关指南接受起搏治疗。室上性心动过速的患者常有心慌、头晕症状，但晕厥并不常见。心房颤动（AF）也与晕厥相关，但在不存在预激综合征情况下，AF 引起的快速心室反应导致晕厥并不常见，但恢复窦律时窦房结恢复时间过长是导致晕厥的常见原因。不论持续性还是非持续性的室性心律失常（单形性或多形性）的患者，均可出现晕厥。室性心律失常引起晕厥的机制是多因素的，包括快室率、室率的快速变化、房室传导失协调、心室非同步、自律性的变化以及室性心律失常发生时的体位。室性心律失常的患者，晕厥复发的危险性和长期预后取决于心脏基础疾病的严重程度。对于晕厥且怀疑室性心律失常的患者，如果记录到的致命性室性心律失常应置入ICD。

（2）器质性心脏病：对于缺血性心肌病或非缺血性心脏病发生晕厥的患者在行心脏电生理检查过程中，出现起源不明、但有临床意义的室性心律失常时，推荐置入 ICD。对于非缺血性扩张性心肌病合并明显左室功能障碍的晕厥患者，推荐置入ICD。主动脉瓣狭窄的患者，在劳力时可能出现晕厥，这和其病理性的血流动力学改变有关。对于已排除其他原因，确定为主动脉瓣狭窄引起晕厥的患者，推荐行主动脉瓣置换术。对于肥厚型心肌病（HCM）患者，只要出现过与心律失常相关的晕厥，推荐ICD置入。对于ARVC的患者和持续性室性心律失常的晕厥患者，ICD 的适应证与其他疾病在SCD的二级预防的指南推荐一致。对于结节性心肌病合并持续性室性心律失常的患者，ICD 植入的适应证与心源性猝死的二级预防相关指南推荐适应证一致；结节性心肌病合并传导异常的患者，可根据最新的指南接受心脏起搏治疗。

（3）遗传性心律失常：遗传性心律失常的发生率很低，致使一些心电图异常发现的临床意义存在争议。以下仅述Brugada综合征、短Q-T综合征（SQTS）、LQTS及CPVT患者发生晕厥时的管理。

晕厥是 Brugada 综合征患者发生心律失常事件的危险因素，可以考虑在这些患者中置入ICD，但应仅限于可疑心律失常性晕厥的患者。如患者晕厥是由迷走反射机制所介导的，不应该置入ICD。可诱发的室性心律失常对识别高危患者的作用仍存在争议，因此，心电生理检查在可疑心律失常为晕厥病因的患者中可以考虑，但血管迷走反射导致的晕厥不考虑。SQTS的发病率极低，仅在可疑心律失常性晕厥的患者中，尤其是有家族性SCD史的患者中可考虑ICD置入。如无禁忌证，β受体阻滞药治疗是LQTS伴有可疑心律失常性晕厥患者的一线治疗；在β受体阻滞药治疗的基础上仍有症状发作或不耐受β受体阻滞药的情况下，可以考虑ICD置入或左心交感神经祛除术（LCSD），但后者证据水平低于ICD。CPVT的特征为儿茶酚胺诱导的（通常是劳力性的）双向性或多形性VT，患者心脏结构及静息心电图正常。CPVT患者VA发生与心率增快呈正相关，提示交感神经系统在CPVT致心律失常中的作用，因此所有CPVT患者均推荐限制运动，包括避免高强度运动及竞技性运动。负荷试验诱发晕厥的CPVT患者，推荐使用不含内在交感活性的β受体阻滞药。反复发生可疑心律失常性晕厥的CPVT患者，在β受体阻滞药治疗基础上可考虑氟卡胺治疗。已经优化药物治疗或LCSD仍有运动或紧张诱发晕厥的CPVT患者，可以置入ICD。早期复极表现为侧壁或下侧壁导联J点及ST段明显抬高。早期复极伴有可疑心律失常性晕厥且有早期复极伴心搏骤停家族史的患者，可考虑置入ICD。

2.反射性晕厥

（1）血管迷走性晕厥（VVS）：VVS 是晕厥的最常见原因，也是晕厥患者急诊就诊的最常见原因。VVS 的病理生理过程是引起低血压和心动过缓，往往由于久站或情绪紧张、疼痛和治疗操作等诱发。VVS 发作的前驱典型症状有出汗、发热、苍白、疲劳。鉴于 VVS 是一个良性的过程并且通常自行缓解，通常情况下不需要药物治疗，除非保守措施的效果不理想。对所有 VVS 患者，应告知其诊断过程，使其尽量避免以下可能的诱因（例如长时间的站立，闷热的环境，应对牙科等医疗操作），并且确保他们对其良性性质有正确的认知。在既往没有高血压、心力衰竭或尿潴留的反复发作 VVS 患者中可以使用盐酸米多君。如无禁忌证，可以鼓励 VVS 患者适当增加水和盐的摄入，如果治疗效果不佳可以考虑应用氟氢可的松。对反复发作晕厥的患者，可考虑应用选择性 5-羟色胺再摄取抑制剂。双腔心脏起搏器适用于 40 岁以上、有反复发作的 VVS 并且有长时间自发性心脏停搏的患者。VVS的管理流程见图4。

（2）颈动脉窦综合征：颈动脉窦综合征与颈动脉窦的机械压迫有关，诊断标准是在颈动脉窦按摩过程中出现临床晕厥，同时伴有心脏停搏＞ 3 s或有房室传导阻滞，或明显的血压下降≥6.7kPa（50mmHg），或同时有血压和心脏抑制的反应。颈动脉窦按摩应该在仰卧和直立位置时依次对右侧和左侧颈动脉窦按摩5s，连续心电监测和逐波血压的测量。颈动脉窦按摩的禁忌证包括颈动脉杂音和 3 个月内的短暂脑缺血发作、卒中或心肌梗死，检查前应做颈动脉多普勒除外显著颈动脉狭窄。在心脏抑制型或混合型的颈动脉窦综合征患者应考虑置入永久性心脏起搏器。

（3）其他反射性晕厥：情境性晕厥的定义为晕厥仅发生在某些特定场景的晕厥包括排尿晕厥、排便晕厥、咳嗽晕厥、笑晕厥、吞咽晕厥。应进行必要的检查，以确定潜在的病因，包括那些可逆的原因。这类晕厥的治疗主要是避免或排除诱因，在安全的前提下鼓励患者增加液体和盐的摄入，减少或停用降压药和利尿药。

3.直立性低血压　直立性低血压患者往往血液存于内脏和下肢循环过多。站立时，静脉回心血量下降，导致心排血量减少。在神经性直立性低血压的患者，神经功能血管发射异常可能是由于神经退行性疾病（如多系统萎缩，自主神经异常、帕金森病、周围神经病变）和自主神经病变（如因糖尿病和其他系统性疾病）导致的。神经性直立性低血压在临床上可表现为典型的或迟发的直立性低血压。直立性低血压的管理流程见图5。

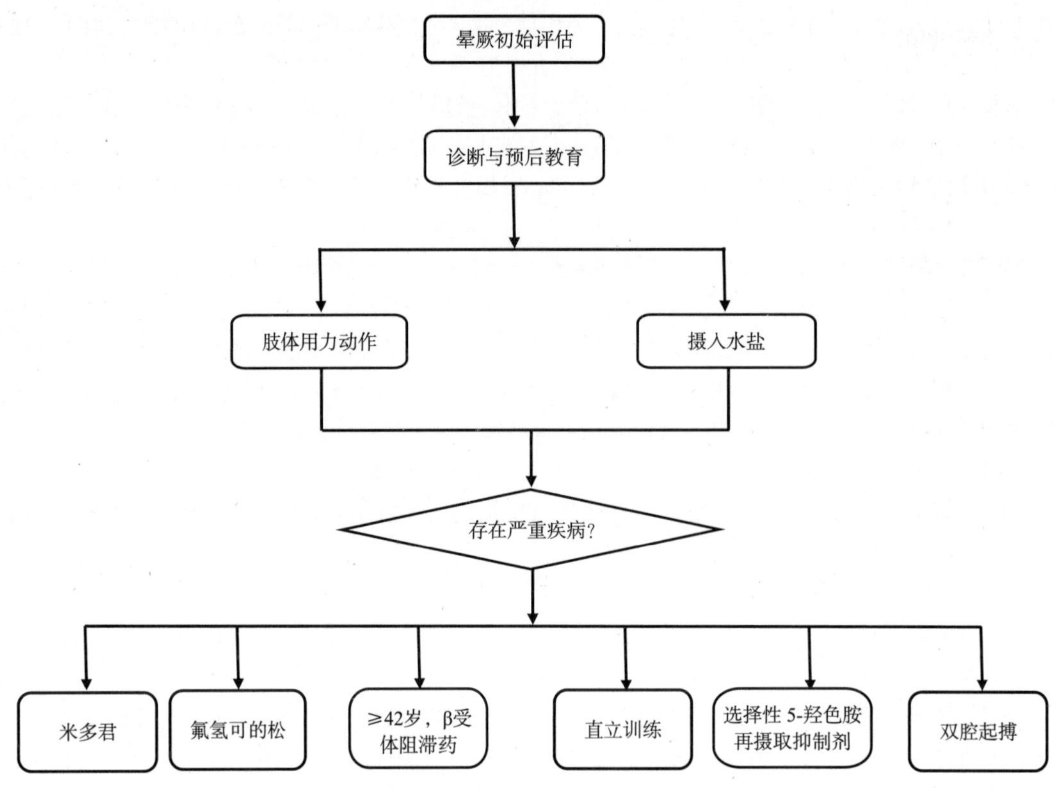

图4　血管迷走性晕厥的管理

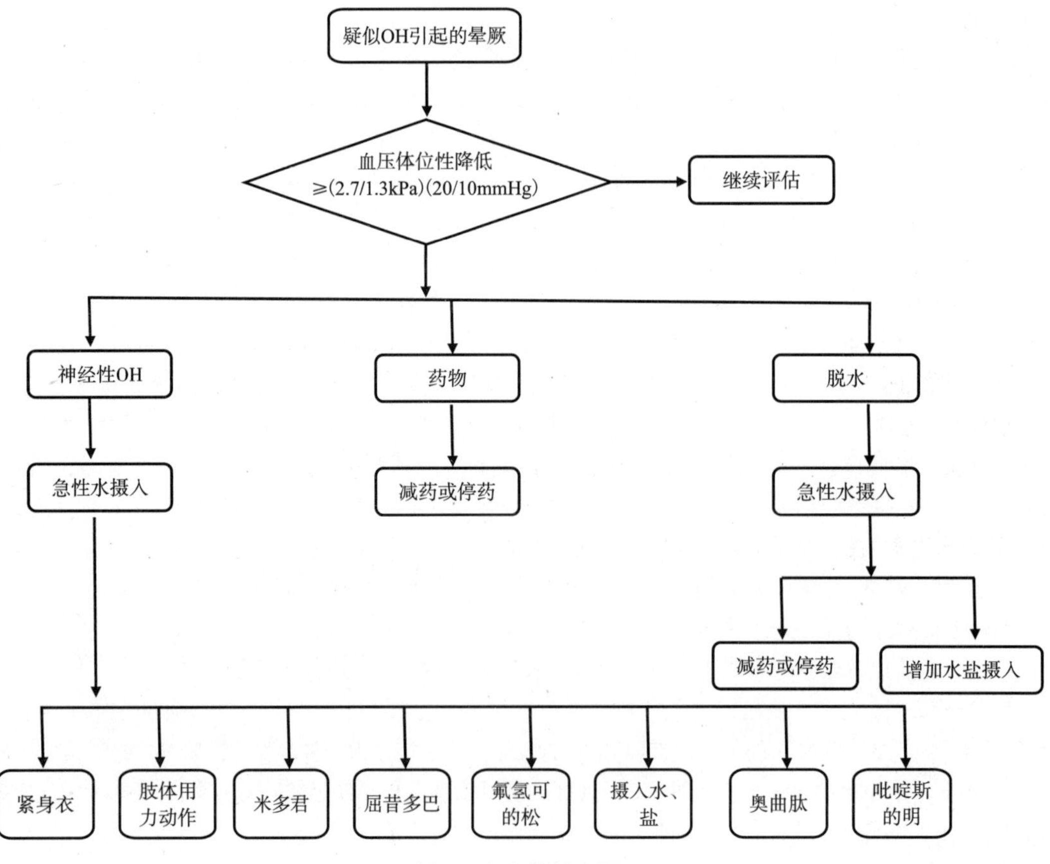

图5　直立性低血压

三、特殊类型的晕厥

1.假性晕厥 心理性假性晕厥（PPS）是指在不伴有脑灌注降低或功能异常时出现貌似意识丧失的临床综合征。通常认为其本质是外部躯体对内在心理压力的应答出现转换障碍，非自愿发生。PPS 与假性癫痫发作可能为同一病症，临床上两者之间区别在于发作时有无目击者证实的肌肉抽搐。PPS并非真正意义上的意识丧失，但是由于这类患者发作时的表现类似晕厥因而也被纳入本指南中，需要对这些患者进行晕厥方面的评估。

临床上几个关键特征可辅助 PPS 诊断。PPS 常见于既往频发 VVS 或者经历躯体/性虐待的年轻女性，其意识丧失持续时间通常长达 5～20 min，而且发作频繁。PPS 发作时通常表现为双眼紧闭而不伴有面色苍白、出汗，很少导致躯体损伤，且脉搏、血压和脑电图均显示正常。许多假性晕厥患者能通过详细询问病史进行诊断，倾斜试验、经颅多普勒以及脑电图监测可以提供更多线索。

2.少见疾病引起的晕厥 一些少见疾病亦可导致晕厥，如心脏压塞、缩窄性心包炎、左心室心肌致密化不全、Takotsubo心肌病、肺栓塞、肺动脉高压、Fabry's病、淀粉样变性等。由于晕厥病因复杂且难以明确，没有必要对所有晕厥相关疾病进行全面评估。这些疾病一般情况下很少导致晕厥。在晕厥病因不明时，可基于一些临床表现和（或）病史特征，将这些疾病纳入鉴别诊断。

3.其他特殊人群的晕厥 晕厥是儿童时期的常见病症。据统计，30%～50%的儿童在18岁之前至少经历过1次昏倒，且晕厥占所有儿科急诊的3%。女孩以及15～19岁患儿的晕厥发生率更高。在所有儿童晕厥中，神经介导性晕厥是最常见类型（占75%），其次为心理性或不明原因晕厥（占8%～15%）。屏气发作是儿童晕厥的一种特殊类型，可分为发绀型屏气发作和苍白型屏气发作。导致儿童心源性晕厥的原因包括HCM、主动脉瓣狭窄或肺动脉高压引起的血流受阻；心肌炎、心肌病、先天性冠状动脉异常或川崎病引起的心功能不全，以及原发性心律失常，如LQTS，CPVT，Brugada综合征、ARVC或预激综合征。

老年人中晕厥发病率高，鉴别诊断内容广泛，由于遗忘导致诊断不确切，缺乏证人和多重用药，并且由于合并症、外伤和体弱，导致继发性疾病发生率高。由于年龄相关的心血管和自主神经功能变化、液体储存减少和多种疾病并存，以及相关的药理治疗，导致内环境稳定失衡，老年人容易发生晕厥。多种情况下，老年人晕厥的发生是由多因素导致，同时存在多种诱发因素。老年患者的晕厥往往预后不良。此外，经常晕厥可能导致患者入住疗养院，彻底丧失独立性。鉴于多因素病因及与晕厥相关的高风险，需要全面、多学科策略评估合并症、虚弱、创伤和其他方面的健康状况（包括认知和药物治疗），以促进诊断和治疗。完整的病史和体格检查，包括直立位生命体征，对老年患者特别重要。

运动员发生的晕厥主要与迷走神经激活有关，但基础心脏疾病可使运动员发生不良事件的风险增加。运动过程中发生的晕厥更可能是心源性晕厥，初始评估的主要内容包括详细的病史询问，鉴别晕厥发生在运动过程中、运动后恢复期或其他时间段，是否具有迷走神经晕厥的典型症状。"运动员"指可以规律进行剧烈运动的人群（如运动时间每周>150min），技能锻炼、体育运动或参加体能、柔韧性和耐力比赛的人群。更重要的是，心脏为了适应高强度运动可导致"运动员心脏"的发生，引起心肌结构变化。高危运动员晕厥、发病和死亡的一级和二级预防十分重要，但目前可采取的措施十分有限，目前证据并不足以支持心电图或心脏超声作为常规筛查项目。一些普遍认可的治疗措施，尤其是大环内酯类抗生素和抗组胺药/减轻充血药物与晕厥发作相关。一些兴奋剂类药物，例如促生长物质、安非他命类与晕厥相关。对于发生晕厥的运动员，需要仔细询问病史，寻找相关药物暴露史。同样，给高强度竞技类运动员开具处方药时，需要考虑这些药物或其代谢物是否是违禁品。

参考文献

Shen WK, Sheldon RS, Benditt DG, et al. 2017 ACC/AHA/HRS Guideline for the Evaluation and Management of Patients With Syncope: A Report of the American College of Cardiology/American Heart Association Task Force on Clinical Practice Guidelines and the Heart Rhythm Society. J Am Coll Cardiol, 2017, 70（5）: e39-e110. doi: 10.1016/j.jacc.2017.03.003.

15. 2017 ESC/EACTS指南解读：冠心病双重抗血小板治疗

同济大附属同济医院　刘学波　姚义安

近年来，随着随着冠心病发病率的升高、冠状动脉介入治疗的进展，越来越多的患者接受双联抗血小板药物治疗（DAPT），如何优化双联抗血小板药物治疗仍然是目前临床面临的重要问题。2017年8月在巴塞罗那，欧洲心脏病学大会（ESC）会议首次发布并同时出版了2017 ESC 冠心病的双联抗血小板药物治疗（DAPT）指南。该指南首先通过对35项RCT的临床研究分析，肯定了双联抗血小板药物治疗在预防支架术后血栓事件及冠心病二级预防中的作用，突显了双联抗血小板药物治疗的基石地位，并就以下临床所关心的一些热点内容进行了讨论：①双联抗血小板药物治疗的治疗时间长短问题；②P2Y12受体抑制药的药物选择和初始给药时机；③口服P2Y12受体抑制药的换药问题；④不同诊断、不同治疗策略的DAPT疗程问题；⑤有使用口服抗凝药（OAC）指征的PCI术后患者的双联抗血小板治疗策略；⑥PCI术后择期非心脏手术的双联抗血小板药物治疗管理；⑦降低双联抗血小板药物治疗出血风险的策略及出血后的处理问题。

一、双联抗血小板药物治疗的治疗时间长短问题

双联抗血小板药物治疗（DAPT）时长之争由来已久，相关研究结果并不一致，权威指南也众说纷纭；目前大部分指南推荐双联抗血小板药物治疗时长为12个月，但是有研究显示，置入第二代药物洗脱支架（DES）者可考虑将双联抗血小板药物治疗时间缩短到3～6个月。由于持续抗血小板治疗与增加的出血风险相关，因此有必要将这一风险（增加出血）与潜在获益（降低支架血栓、降低自发心肌梗死）进行比较，进行患者的个体化评估，并制定不同的双联抗血小板药物治疗时长。ESC指南首次推荐使用 PRECISE-双联抗血小板药物治疗和双联抗血小板药物治疗评分系统帮助更好的决策双联抗血小板药物治疗的时间（表1）。对于 PRECISE-DAPT 评分，使用得分图计算分数：分别标

表1　PRECISE-DAPT评分

	PRECISE-DAPT评分	DAPT评分	
评估时间	冠状动脉支架置入后	DAPT持续治疗12个月无事件后	
评估的双抗疗程	短期DAPT（3～6个月） vs 标准/长期DAPT（12～24个月）	标准DAPT（12个月） vs 长期DAPT（30个月）	
分值计算	Hb ≥12 11-5 11 10-5 ≤10	年龄	
	WBC ≤5 8 10 12 14 16 18 ≥20	≥75	−2 pt
		65to<75	−1 pt
	年龄 ≤50 60 70 80 ≥90	<65	0 pt
	CrCl ≥100 80 60 40 20 0	吸烟	+1 pt
		糖尿病	+1 pt
	出血史 No Yes	发生心肌梗死	+1 pt
		PCI史或心肌梗死史	+1 pt
	对应分值 0 2 4 6 8 10 12 14 16 18 20 22 24 26 28 30	紫杉醇药物洗脱支架	+1 pt
		支架直径<3mm	+1 pt
		CHF或LVEF<30%	+2 pt
		静脉支架	+2 pt
分值范围	0～100分	−2～10分	
进行决策的阈值建议	分值≥25→短期DAPT	分值≥2→长期DAPT	
	分值<25→标准/长期DAPT	分值<2→标准DAPT	

CHF.充血性心力衰竭；CrCl.肌酐清除率；DAPT.双重抗血小板药物治疗；Hb.血红蛋白；LVEF.左心室射血分数；PCI.经皮冠状动脉介入治疗；PRECISE-DAPT.行支架置入术后双重抗血小板治疗患者的出血并发症预测；WBC.细胞计数

记患者每个临床指标的数值，然后画一条垂直线到得分轴得出每个临床指标对应的分数，这些分值相加后得到总分数。分值≥25建议短期双联抗血小板药物治疗（即3～6个月），分值<25建议标准或长期双联抗血小板药物治疗（即12～24个月）。对于双联抗血小板药物治疗评分，将对应指标的正值相加后再减去对应年龄的分值即的总得分，分值≥2建议长期 双联抗血小板药物治疗（即30个月），分值<2建议标准双联抗血小板药物治疗（即12个月）。

二、P2Y12受体抑制药的药物选择和初始给药时机

目前，常用的双联抗血小板药物治疗有三种不同组合，阿司匹林+氯吡格雷、阿司匹林+替格瑞洛以及阿司匹林+普拉格雷。指南对P2Y12受体抑制药的选择和初始给药时机给予了推荐（表2）。对于ACS并拟行PCI的患者强调优选快速起效的新型P2Y12抑制药，而对于稳定型冠心病患者或者新型P2Y12抑制药有禁忌时，可考虑应用氯吡格雷负荷，并作为基础用药；并将PCI前P2Y12抑制药 "预治疗" 提高为I类推荐。但是指南同时强调，由于普拉格雷的高出血风险，在冠状动脉解剖结构不明（也即不准备行冠脉造影及PCI）的患者，不推荐普拉格雷。另一方面，同时强调，应根据患者的出血及缺血风险评分选择不同的P2Y12抑制药，确定DAPT的疗程。

表2　指南对P2Y12受体抑制药的选择和初始给药时机给予了推荐

推　荐	推荐等级	证据级别
• 对于没有禁忌证的ACS患者，无论初始治疗策略如何，推荐替格瑞洛（180mg负荷剂量，90mg，每日2次）与阿司匹林联用。包括使用氯吡格雷预治疗的患者（在使用替格瑞洛后，应停用氯吡格雷）	I	B
• 对于行PCI的ACS患者，除非有高致命出血风险或其他禁忌证，推荐普拉格雷（60mg负荷剂量，10mg，每日1次）与阿司匹林联用。包括拟行PCI的NSTE-ACS或STEMI患者（初始接受非手术治疗），以及立即行冠状动脉介入治疗的STEMI患者	I	B
• 推荐对冠脉解剖明确且拟行PCI的冠心病患者（包括STEMI患者）术前给予P2Y12抑制药预治疗	I	A
• 对于拟行侵入治疗的NSTE-ACS患者，一旦确诊应立即考虑给予替格瑞洛（180mg负荷剂量，90mg，每日2次）或当无法使用替格瑞洛时给予氯吡格雷（600mg负荷剂量，75mg，每日1次）	Ⅱa	C
• 对于稳定型CAD患者，当行PCI治疗的可能性高时可以考虑氯吡格雷预治疗	Ⅱb	C
• 对于拟置入冠状动脉支架的稳定型CAD和不能服用替格瑞洛或普拉格雷的ACS患者（包括既往颅内出血或具备口服抗凝药指征的患者），推荐氯吡格雷（600mg负荷剂量，75mg，每日1次）与阿司匹林联用	I	A
• 对于接受溶栓治疗的STEMI患者，推荐氯吡格雷（75岁及以下患者300mg负荷剂量，75mg，每日1次）与阿司匹林联用	I	A
• 对于行PCI的稳定型CAD患者，在考虑了缺血（如SYNTAX评分高，曾有支架血栓，置入支架的位置和数量）和出血风险（如根据PRECI5E-DAPT评分）后，可考虑给予替格瑞洛或普拉格雷替代氯吡格雷	Ⅱb	C
• NSTE-ACS患者冠脉解剖不明确时，不推荐给予普拉格雷	Ⅲ	B

三、口服P2Y12受体抑制药的换药问题

既往药效动力学未明时，P2Y12受体抑制药之间的互换存在一定的争议，随着临床研究及药效动力学研究的深入，ESC指南针对传统P2Y12受体抑制药氯吡格雷及新型P2Y12受体抑制药替格瑞洛或普拉格雷之间的互换给出了明确的意见。应用新型P2Y12受体抑制药更换氯吡格雷时，不用考虑氯吡格雷的应用时机和负荷剂量，除非患者存在应用禁忌；反之，如果要新型P2Y12受体抑制药更换为氯吡格雷时，应在替格瑞洛或普拉格雷服药24h后实施换药；替格瑞洛与普拉格雷之间的换用也要等最后一次服药24h后进行（图1）。

四、不同诊断、不同治疗策略的DAPT疗程问题

根据冠心病不同的发病特征及治疗策略，ESC指南也制定了相应的DAPT方案，与既往指南对比，更强化了DAPT治疗的意识，并同时平衡了出血和潜在获益的风险，强调了个体化治疗。

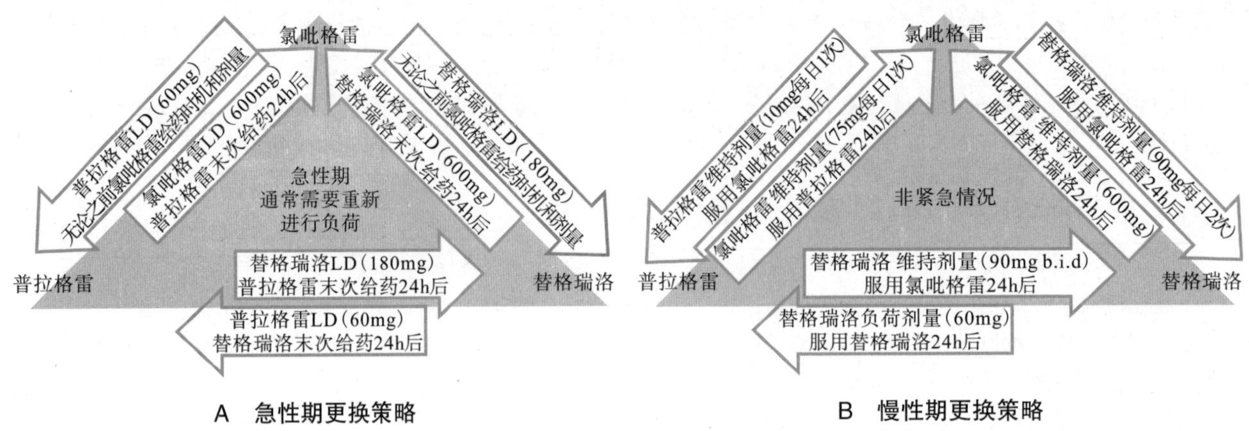

图1 替格瑞洛与普拉格雷更换策略

对于ACS患者，行PCI的患者，无高出血禁忌的情况下，无论支架类型，均推荐阿司匹林+P2Y12 拮抗药的 DAPT 进行 12 个月，若有高出血风险（PRECISE-DAPT≥25），需考虑在 6 个月后停用 P2Y12 拮抗药。而对于心肌梗死或高缺血风险的 ACS 患者，若可耐受 DAPT 且无出血并发症，推荐阿司匹林联用替格瑞洛（60 mg，每日2次）达 12 个月以上，优于氯吡格雷和普拉格雷（表3）。

表3 PCI术患者，DAPT方案推荐级别

推 荐	推荐级别	证据等级
• 对于置入冠状动脉支架的ACS患者，推荐阿司匹林联合P2Y12抑制药双抗治疗持续12个月，除非存在禁忌证如高出血风险（如PRECISE-DAPT评分≥25）	Ⅰ	A
• 置入支架的ACS患者若存在高出血风险（如PRECISE-DAPT评分≥25），P2Y12受体抑制药可考虑在持续治疗6个月后停用	Ⅱa	B
• 置入生物可吸收支架的ACS患者，应考虑持续DAPT治疗至少12个月	Ⅱa	C
• ACS患者若可耐受DAPT且无出血并发症，可考虑延长DAPT治疗12个月以上	Ⅱb	A
• 存在高缺血风险*的MI患者，若可耐受DAPT且无出血并发症，推荐替格瑞洛60mg每日2次联合阿司匹林用于12个月以上延长期治疗，可能优于氯吡格雷或普拉格雷	Ⅱb	B

新推荐 PEGASUS

*高缺血风险定义为：年龄≥50岁，且存在以下一项及以上的高危因素：年龄≥65岁、糖尿病（需接受药物治疗）、既往（＞1年前）有二次自发性心梗、冠状动脉造影证实多支冠脉病变、慢性非终末期肾功能不全（CrCl＜60 ml/min）

而针对稳定型冠心病并接受PCI术的患者，DAPT方案可定为阿司匹林联合氯吡格雷，为平衡出血风险，除置入可吸收支架需DAPT治疗12个月外，其他支架类型DAPT疗程可考虑6个月，若为高出血风险患者，推荐3个月；对于接受 3 个月 DAPT 出现安全性问题的稳定性冠心病患者，DAPT 可考虑改为 1 个月。若为高栓塞风险的患者，若能耐受DAPT，建议疗程延长至6～30个月。

对于选择药物保守治疗的患者，建议 DAPT 过程中使用 P2Y12 抑制药（替格瑞洛或者氯吡格雷）12 个月，对于ACS患者，替格瑞洛优于氯吡格雷，不推荐ACS患者使用普拉格雷；既往有 MI 的仅接受药物治疗，处于高缺血风险、能耐受 DAPT 且无出血并发症的患者，建议在阿司匹林基础上使用替格瑞洛（60 mg，每日2次）＞12 个月，最长 36 个月，不适合替格瑞洛患者，可考虑阿司匹林联合氯吡格雷双联12个月；而对于仅接受药物治疗且有高危出血风险（PRECISE-DAPT≥25）的 ACS 患者，建议 DAPT＞1 个月（表4）。

表4　DAPT过程中使用P2Y12抑制药推荐级别

推　荐	推荐级别	证据等级
• 仅接受药物治疗的且正进行DAPT治疗的ACS患者，推荐持续应用12个月P2Y12抑制剂（替格瑞洛或氯吡格雷）	Ⅰ	A
• 推荐替格瑞洛优先于氯吡格雷，除非出血风险大于缺血带来的获益	Ⅰ	B
• 对于接受药物治疗但存在高出血风险（如PRECISE-DAPT评分≥25）的ACS患者，应考虑至少进行1个月的DAPT治疗	Ⅱa	C
• 对于存在高缺血风险的心肌梗死史患者，若仅接受药物治疗且耐受DAPT并无出血并发症，可考虑替格瑞洛60mg，每日2次和阿司匹林联合双抗治疗，维持超过12个月，甚至可长达36个月	Ⅱb	B
• 对于未置入冠状动脉支架的心肌梗死史患者，若能耐受DAPT且无出血并发症但无法接受替格瑞洛，可考虑氯吡格雷和阿司匹林联合双抗治疗，维持超过12个月	Ⅱb	C
• 不推荐接受药物治疗的ACS患者应用普拉格雷	Ⅲ	B

新推荐
PEGASUS

五、有使用口服抗凝药（OAC）指征的PCI术后患者的双联抗血小板治疗策略

冠心病合并房颤患者的抗凝及抗栓治疗较既往指南无明显更改，此次指南也再次强调了冠心病缺血风险及房颤栓塞和抗凝出血风险的平衡；同时指南推荐，在需口服抗凝药物的PCI的围术期DAPT治疗，首选阿司匹林联合氯吡格雷，若行PCI术，要求至少三联抗血小板及抗凝1个月，若患者能耐受，可延长至3～6个月。指南同时推荐，三联治疗后12个月，可考虑完全停用抗血小板药物。而对于应用华法林联合阿司匹林或氯吡格雷的患者，应考虑将国际标准化比率控制在最低限，当新型 OAC 合并阿司匹林和（或）氯吡格雷应用时，其剂量为预防卒中的最低有效剂量。而在三联治疗中，指南不推荐应用新型P2Y12药物作为基础治疗。

六、PCI术后择期非心脏手术的双联抗血小板药物治疗管理

PCI术后择期非心脏手术的DAPT一直是临床关注的话题；ESC指南对PCI术后行择期手术的DAPT应用有了新的认识。首先，指南推荐多学科的专家团队应对择期手术前有 DAPT 指征的患者进行术前评估，对于冠状动脉支架置入术后的择期手术，如阿司匹林可在围术期维持，至少在 P2Y12 受体拮抗药服用 1 个月后考虑进行，不推荐在 DAPT 治疗的第1个月进行择期非心脏手术；对于低出血风险时，推荐围术期继续应用阿司匹林，术后尽早开始推荐的抗血小板治疗。而近期发生过 MI 或其他高缺血风险事件的 DAPT 患者，择期手术应推迟至 6 个月以后。如围术期必须停用口服抗血小板药物，可以考虑应用静脉抗血小板药物过渡，尤其是手术必须在支架置入术后 1 个月内进行时（Ⅱb，C）。对于停药时间，一般外科术前停用P2Y12抑制药，替格瑞洛应在术前至少3d停用，氯吡格雷应在术前至少5d停用，普拉格雷应在术前至少7d停用。

七、降低双联抗血小板药物治疗出血风险的策略及出血后的处理问题

双联抗血小板药物治疗期间始终存在出血风险，新指南首先对穿刺入路进行了推荐，就降低出血事件而言，经桡动脉造影显著优于经股动脉。另一方面，由于双联抗血小板药物的胃肠道出血事件，指南将双联抗血小板药物治疗期间联合质子泵抑制剂（PPI）的推荐级别提升到Ⅰ类推荐；针对已发生的出血事件，指南强调了不同程度出血的分层管理策略及药物调整方法。对于轻微出血（任何无须药物干预或进一步评估的出血），还应持续双联抗血小板药物治疗；对于小出血（任何需要医疗照顾但无须住院的出血），也应坚持双联抗血小板药物治疗的同时考虑联合PPI治疗，同时与患者沟通双联抗血小板药物治疗的重要性；对于中度出血[任何出血导致血红蛋白丢失>30g/L和（或）需要住院，血流动力学稳定，不会快速进展]，对原使用双联疗法的患者可考虑单独使用P2Y12抑制药，对原三联疗法患者则考虑使用氯吡格雷和抗凝药；对于严重出血和危及生命的出血，则应立即停用抗栓药物，必要时急诊外科或者内镜介入，并在出血停止后再进行评估，而再次用药应优选P2Y12抑制药（图2）。

总的来说，该指南围绕提高患者的获益，降低患者的风险进行了阐述，着重强调了DAPT药物优化策略及治疗时长，突出个体化治疗这一理念，为临床决策提供更好的指导。

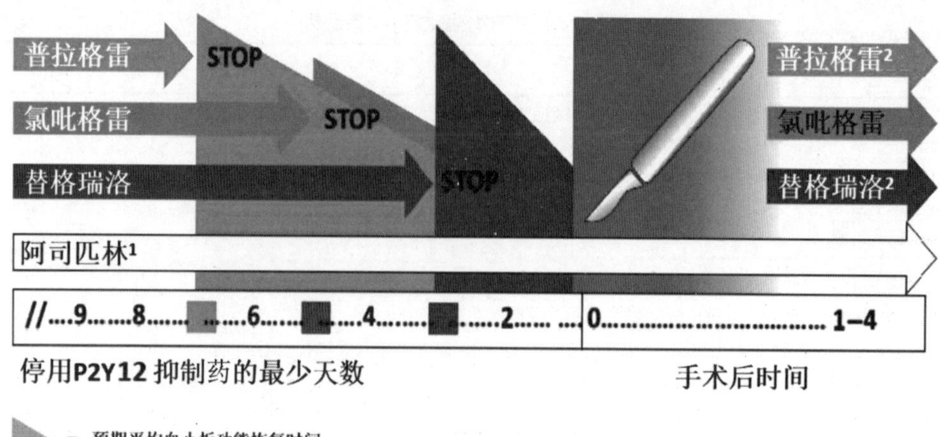

图2　降低双联抗血小板药物治疗出血风险策略

参考文献

Bellemain-Appaix A, O'Connor SA, Silvain J, et al; ACTION Group. Association of clopidogrel pretreatment with mortality, cardiovascular events, and major bleeding among patients undergoing percutaneous coronary intervention: a systematic review and meta-analysis. JAMA, 2012 Dec 19, 308（23）: 2507-2516.

Cannon CP, Harrington RA, et al. Comparison of ticagrelor with clopidogrel in patients with a planned invasive strategy for acute coronary syndromes（PLATO）: a randomised double-blind study. Lancet, 2010 Jan 23, 375（9711）: 283-293.

Costa F, Adamo M, Ariotti S, et al.Impact of greater than 12-month dual antiplatelet therapy duration on mortality: Drug-specific or a class-effect? A meta-analysis. Int J Cardiol, 2015 Dec 15, 201: 179-181.

Costa F, Tijssen JG, Ariotti S, et al. Incremental Value of the CRUSADE, ACUITY, and HAS-BLED Risk Scores for the Prediction of Hemorrhagic Events After Coronary Stent Implantation in Patients Undergoing Long or Short Duration of Dual Antiplatelet Therapy. J Am Heart Assoc, 2015 Dec 7, 4（12）.

Costa F, van Klaveren D, James S, et al; PRECISE-DAPT Study Investigators. Derivation and validation of the predicting bleeding complications in patients undergoing stent implantation and subsequent dual antiplatelet therapy（PRECISE-DAPT）score: a pooled analysis of individual-patient datasets from clinical trials. Lancet, 2017 Mar 11, 389（10073）: 1025-1034.

Dewilde WJ, Oirbans T, Verheugt FW, et al. Use of clopidogrel with or without aspirin in patients taking oral anticoagulant therapy and undergoing percutaneous coronary intervention: an open-label, randomised, controlled trial. Lancet, 2013 Mar 30, 381（9872）: 1107-1115.

Fiedler KA, Maeng M, Mehilli J, et al. Duration of Triple Therapy in Patients Requiring Oral Anticoagulation After Drug-Eluting Stent Implantation: The ISAR-TRIPLE Trial. J Am Coll Cardiol, 2015 Apr 28, 65（16）: 1619-1629.

Franchi F, Faz GT, Rollini F, et al. Pharmacodynamic Effects of Switching From Prasugrel to Ticagrelor: Results of the Prospective, Randomized SWAP-3 Study. JACC Cardiovasc Interv, 2016 Jun 13, 9（11）: 1089-1098.

Gherli R, Mariscalco G, Dalen M, et al. Safety of preoperative use of ticagrelor with or without aspirin compared with aspirin alone in patients with acute coronary syndromes undergoing coronary artery bypass grafting. JAMA Cardiol, 2016, 1: 921-928.

Gibson CM, Mehran R, Bode C, et al. Prevention of Bleeding in Patients with Atrial Fibrillation Undergoing PCI. N Engl J Med, 2016 Dec 22, 375（25）: 2423-2434.

Hansson EC, Jideus L, Aberg B, et al. Coronary artery bypass grafting-related bleeding complications in patients treated with ticagrelor orclopidogrel: a nationwide study. Eur Heart J, 2016, 37: 189-197.

Kim BK, Hong MK, Shin DH, et al. A new strategy for discontinuation of dual antiplatelet therapy: the RESET Trial（REal Safety and Efficacy of 3-month dual antiplatelet Therapy following Endeavor zotarolimus-eluting stent implantation）. J Am Coll Cardiol, 2012 Oct 9, 60（15）: 1340-1348.

Lamberts M, Gislason GH, Lip GY, et al. Antiplatelet therapy for stable coronary artery disease in atrial fibrillation patients taking an oral anticoagulant: a nationwide cohort study. Circulation, 2014 Apr 15, 129（15）: 1577-1585.

Magnani G, Storey RF, Steg G, et al. Efficacy and safety of ticagrelor for long-term secondary prevention of atherothrombotic events in relation to renal function: insights from the PEGASUS-TIMI 54 trial. Eur Heart J, 2016 Jan 21, 37（4）: 400-408.

Montalescot G, Bolognese L, Dudek D, et al; ACCOAST Investigators. Pretreatment with prasugrel in non-ST-segment elevation acute coronary syndromes. N Engl J Med, 2013 Sep 12, 369（11）: 999-1010.

Palmerini T, Benedetto U, Bacchi-Reggiani L, et al. Mortality in patients treated with extended duration dual antiplatelet therapy after drugeluting stent implantation: a pairwise and Bayesian network meta-analysis of randomised trials. Lancet, 2015 Jun 13, 385（9985）: 2371-2382.

Schulz-Schüpke S, Byrne RA, Ten Berg JM, et al: Safety And EFficacy of 6 Months Dual Antiplatelet Therapy After Drug-Eluting Stenting（ISAR-SAFE）Trial Investigators. ISAR-SAFE: a randomized, double-blind, placebo-controlled trial of 6 vs. 12 months of clopidogrel therapy after drug-eluting stenting. Eur Heart J, 2015 May 21, 36（20）: 1252-1263.

Tomsic A, Schotborgh MA, Manshanden JS, et al. Coronary artery bypass grafting-related bleeding complications in patients treated with dual antiplatelet treatment. Eur J Cardiothorac, Surg, 2016, 50: 849-856.

Valgimigli M, Bueno H, Byrne RA，et al; 2017 ESC focused update on dual antiplatelet therapy in coronary artery disease developed in collaboration with EACTS: The Task Force for dual antiplatelet therapy in coronary artery disease of the European Society of Cardiology（ESC）and of the European Association for Cardio-Thoracic Surgery（EACTS）. Eur Heart J, 2018 Jan 14, 39（3）: 213-260.

Wallentin L, Becker RC, Budaj A, et al; PLATO Investigators, Freij A, Thorsén M. Ticagrelor versus clopidogrel in patients with acute coronary syndromes. N Engl J Med, 2009 Sep 10, 361（11）: 1045-1057.

Wiviott SD, Braunwald E, McCabe CH, et al; TRITON-TIMI 38 Investigators. Prasugrel versus clopidogrel in patients with acute coronary syndromes. N Engl J Med, 2007 Nov 15, 357（20）: 2001-2015.

Yeh RW, Secemsky EA, Kereiakes DJ, et al. DAPT Study Investigators. Development and Validation of a Prediction Rule for Benefit and Harm of Dual Antiplatelet Therapy Beyond 1 Year After Percutaneous Coronary Intervention. JAMA, 2016 Apr 26, 315（16）: 1735-1749.

Yusuf S, Zhao F, Mehta SR, et al. Effects of clopidogrel in addition to aspirin in patients with acute coronary syndromes without ST-segment elevation. N Engl J Med, 2001 Aug 16, 345（7）: 494-502.

16. 2017年欧美心脏瓣膜病管理指南更新要点解读

四川大学华西医院　赵振刚　陈　茂

近年来，随着经导管心脏瓣膜病介入治疗技术尤其是经导管主动脉瓣置换术（Transcatheter Aortic Valve Replacement，TAVR）的迅速发展，欧美发达国家心脏瓣膜病的治疗方式已经发生了巨大转变。自2012年欧洲心脏病学会（European Society of Cardiology）/欧洲心胸外科学会（EACTS）心脏瓣膜病管理指南和2014年美国心脏病学会（American College of Cardiology，ACC）/美国心脏协会（American Heart Association，AHA）心脏瓣膜病管理指南（以下分别简称为“2012年欧洲指南”和“2014年美国指南”）发布以来，短短几年间，多项重要的随机对照研究相继完成，随着关键循证医学证据的积累，指南更新的必要性日益凸显。因此，为保证与本领域当前发展水平相符的最佳诊疗方案得以及时惠及广大患者，ACC/AHA和ESC/EACTS分别于2017年3月和8月对其心脏瓣膜病指南进行了更新（以下分别简称为“2017年美国指南”和“2017年欧洲指南”）。本文将对2017年美国指南和欧洲指南中更新的主要内容进行总结、对比和解读。

一、主动脉瓣狭窄治疗方式的选择

目前在德国等发达国家，TAVR在数量上已经超越外科主动脉瓣置换（Surgical Aortic Valve Replacement，SAVR），成为AS的主要治疗方式。2017年美国指南和欧洲指南均提高了在高危患者中对于TAVR的推荐级别，并首次将中危患者列为TAVR适应适应人群。

2017年，美国指南沿用了2014年指南的危险分层方式，将AS患者分为无法进行外科手术、外科手术高危、外科手术中危和外科手术低危患者，根据危险分层推荐适宜的干预措施。而2017年欧洲指南中的相关表述为不适合进行外科手术、外科手术低风险和外科手术风险较高的患者，后者定义为美国胸外科医师学会（society of thoracic surgeons，STS）手术风险评分≥4%或欧洲心脏手术风险评分Ⅱ（European system for cardiac operation risk evaluation Ⅱ，EuroSCORE Ⅱ）≥4%或EuroSCORE I≥10%或存在虚弱、瓷化主动脉、胸部放疗史等未纳入上述手术风险评分系统的危险因素。可见，2017年欧洲指南已不再简单地通过手术风险评分对患者进行分层，而是强调综合评估，但为了便于与2017年美国指南进行对比，同时清晰地展示二者在上一版本基础上的更新，后文中仍将按照患者手术风险分层依次展开叙述。2017年，欧洲指南所指的外科手术风险较高的包括了国指南中提及的外科手术高危和中危的范畴。

2015年公布的PARTNER（Placement of AoRTic TranscathetER Valve） Ⅰa试验5年随访结果证明TAVR在长期效果和耐久性方面不劣于SAVR。此外，美国CoreValve高风险研究首次证明了TAVR优于SAVR，该研究共纳入795例外科手术高风险患者，1年随访结果显示TAVR组全因死亡率明显较低（14.2%、19.1%，P=0.04），随访至3年，TAVR组全因死亡和卒中复合终点发生风险仍明显低于SAVR组（37.3%，46.7%，P=0.006）。此外，众多大样本的全国性或国际性注册登记研究显示，TAVR在真实世界中的表现同样十分优异。因此，在2017年美国指南中，TAVR在外科手术高危患者中的推荐级别由Ⅱa类提高到Ⅰ类，证据级别由B级提升至A级，即TAVR和SAVR的推荐级别及证据水平相同。

TAVR适应证向中低危患者中的扩展一直是近年来介入心脏病学领域的焦点话题。PARTNER Ⅱ研究显示，采用球囊扩张式瓣膜进行TAVR的患者与接受SAVR的患者相比，2年全因死亡和致残性卒中复合终点发生风险相当［（Hazard Ratio，HR）=0.89，95%置信区间（Confidence Interval，CI）（0.73，1.09），P=0.25］。基于此，2017年美国指南认为对于外科手术中危AS患者，TAVR是SAVR的合理替代治疗方案（Ⅱa类推荐，BR级证据）。这是TAVR作为外科中危AS患者的可选治疗方式首次被写入ACC/AHA指南中。

随后，SURTAVI（Surgical Replacement and Transcatheter Aortic Valve Implantation）研究显示，采用自扩张式瓣膜进行TAVR组与SAVR组相比，2年死亡和致残性卒中复合终点的发生风险相当［12.6%，14.0%，率差95%CI（−5.2%，−2.3%），非劣效性验后概率＞ 0.999］，进一步验证了PARTNER Ⅱ研究的结论。但2017年美国指南在SURTAVI研究结果公布前一周即已出版，因此未能纳入该研究的结果，否则在外科中危AS患者中2017年美国指南对于TAVR的推荐级别应该会更高。

如前所述，2017年欧洲指南未特别区分高危及中危患者，而是推荐对于所有STS评分或EuroSCORE Ⅱ≥4%或EuroSCORE Ⅰ≥10%等手术风险较高的患者，由心脏团队根据患者的年龄、合并症、解剖条件、是否存在其他需要同期进行外科干预的心脏疾病等具体情况，权衡利弊，在TAVR和SAVR之间做出选择；对于年龄在75岁及以上、经股动脉TAVR可行的患者推荐进行TAVR（Ⅰ类推荐，B级证据）。同样，这也是TAVR作为外科中危AS患者的可选治疗方式首次被写入ESC/EACTS指南中，且由于采纳了SURTAVI研究的结果，因此在该类患者中对TAVR的推荐级别较2017年美国指南更高。

对于外科手术风险低的重度AS患者，SAVR仍然是美国和欧洲指南唯一推荐的治疗手段（均为Ⅰ类推荐）。目前正在进行的PARTNER Ⅲ和美敦力低风险TAVR等研究将比较TAVR和SAVR在外科手术低风险患者中的安全性和有效性，帮助我们全面认识TAVR技术的应用潜力并有可能改变AS治疗领域的未来格局。

二、二尖瓣反流的治疗

（一）原发性二尖瓣反流

无症状的重度原发性MR的干预时机是2017年美国和欧洲指南的重点更新内容，二者均更加倾向于早期干预。通常，MR将导致心室和瓣环扩张，后两者反过来又会进一步增加MR（“MR导致MR”）。这个恶性循环如果不被及时切断，将最终导致不可逆的左心室功能不全和不良预后。

根据2014年美国指南报道，如果患者没有明显的临床症状，则必须存在左心室功能不全[左心室射血分数（Left Ventricular Ejection Fraction，LVEF）＜60%和（或）左心室收缩末期内径（Left Ventricular End-Systolic Diameter，LVESD）≥40 mm]才具有干预指征（Ⅰ类推荐，B级证据）。然而，近期研究显示，LVEF＜60%是原发性MR患者死亡的独立预测因素[校正HR=1.39，95%CI（1.03～1.88）]，与随访观察相比，早期手术可明显改善患者长期预后（10年生存率：86%，69%，P＜0.001）、降低心力衰竭的风险（10年内心衰发生率：7%，23%，P＜0.001）。此外，另一项研究提示，为使原发性MR患者的左心室功能获得最大限度地保护或逆转，二尖瓣修复应当在LVEF≥64%、LVESD ＜37 mm时进行。因此，2017年美国指南认为，在达到LVEF＜60%或LVESD≥40 mm这两个既往采用的干预指征之前（即左心室收缩功能尚保留）：①如果连续超声随访显示上述指标出现恶化趋势，则早期手术干预是合理的（Ⅱa类推荐，C-LD级证据）；②若外科修复成功率大于95%且预期死亡率＜1%，可在经验成熟的心脏中心进行外科修复术（Ⅱa类推荐，B级证据）。

2017年，欧洲指南将无症状重度原发性MR的早期干预推荐等级由Ⅱb提高为Ⅱa（C级证据），认为LVEF＞60%且LVESD 40～44 mm、外科修复成功率高、手术风险低、修复在心脏瓣膜病中心完成、窦性心律但左心房明显扩张（容积指数≥60 ml/m^2）的患者，应考虑外科手术干预。

（二）继发性二尖瓣反流

继发性MR的预后很大程度上取决于潜在的心肌病和左心室功能状态，这类患者是否能够从外科手术或经皮介入治疗中获益仍然存在疑问，这也反映在了2017年指南更新中。

对于有症状的重度继发性MR患者，2017年美国和欧洲指南均维持了对于在冠状动脉旁路移植术（Coronary Artery Bypass Graft，CABG）同时进行二尖瓣手术的推荐（美国指南：Ⅱa类推荐；欧洲指南：Ⅰ类推荐），以及在没有其他心脏手术指征时进行单纯二尖瓣手术的Ⅱb类推荐。

一项纳入了251例缺血性MR患者的试验显示，尽管接受二尖瓣修复与二尖瓣置换的患者术后2年生存率和左心室重构的情况无明显差异，但修复组中、重度MR复发率明显高于置换组（58.8%，3.8%，P＜0.001）。因此，对于经过了包括心脏再同步化治疗在内的最佳优化治疗后仍然存在严重症状（NYHA Ⅲ～Ⅳ级）的重度慢性缺血性MR患者，2017年美国指南推荐采用保留腱索的二尖瓣置换术（Ⅱa类推荐，BR级证据）。

此外，另一项随机对照试验显示，对于中度缺血性MR患者，同期进行CABG和二尖瓣修复相对于单纯CABG并未改善患者2年生存率或左心室重构，反而增加了脑卒中和室上性心律失常的发生率。这些发现对早先指南中的相关推荐内容提出了质疑。因此2017年美国和欧洲指南均已经不再推荐对中度慢性缺血性MR的患者在CABG时同期进行二尖瓣修复。

（三）经导管二尖瓣介入治疗的地位

长期以来，外科开胸手术由于具有满意、持久的临床效果，一直是重度MR的标准治疗方案。然而，至少有50%的重度MR患者因为手术风险高等原因而未接受手术治疗。经导管二尖瓣修复术由于创伤小、安全性好，对于这类患者而言是一种十分重要的替代治疗方案。经导管二尖瓣修复（采用Mitra Clip）目前仍然是解剖条件适合、无法进行外科手术（美国和欧洲指南）或手术高危（仅欧洲指南）的重度慢性原发性MR患者可以选择的治疗方式（Ⅱb类推荐）。直到目前为止，经导管二尖瓣修复在继发性MR治疗中的价值仍不明确。目前有研究正在评估采用MitraClip进行经导管二尖瓣修复相对于最佳药物治疗在继发性MR患者中的有效性。

经导管二尖瓣置换是介入心脏病学领域的前沿技术，但这项技术的发展目前尚处于起步阶段。多款具有不同设计特点的器械目前处于临床前早期可行性试验阶段。与主动脉瓣相比，二尖瓣的解剖和病理都要复杂得多，因此经导管二尖瓣置换技术的发展势必会明显慢于TAVR。不过在不久的将来，经导管二尖瓣置换术有望成为那些因为二尖瓣解剖条件不佳或手术风险过高而不适合进行修复或外科置换的重度MR患者的优选治疗方案。

三、人工瓣膜类型的选择和抗栓治疗策略

（一）人工瓣膜类型的选择

2014年，美国指南推荐60岁以下患者进行SAVR或二尖瓣置换时选用机械瓣，70岁以上患者选用生物瓣，而60～70岁的患者则建议根据患者具体情况进行个体化选择。近期的几项大样本研究显示，年龄在50～70岁进行主动脉瓣或二尖瓣置换的患者，选用生物瓣者长期预后与选用机械瓣者相当，此外，经导管瓣中瓣置入技术的发展为出现生物瓣衰败的患者提供了一种微创、安全、有效的再次治疗机会，因此2017年美国指南将推荐选用机械瓣的年龄上限降低至50岁。

相对于美国指南，2017年欧洲指南在瓣膜类型选择的问题上显得相对保守，维持了2012年指南的相关推荐，认为年龄＜60岁拟行SAVR及＜65岁拟行二尖瓣置换的患者均应考虑首选机械瓣膜。

2017年美国指南认为，就人工瓣膜类型的选择而言，50～70岁这个年龄段属于“灰色地带”，2017年欧洲指南中与之对应的年龄段为60～70岁（60～65岁拟行SAVR及65～70岁拟行二尖瓣置换）。有关于在这部分患者中机械瓣和生物瓣孰优孰劣的争论仍将继续。但无论如何，瓣膜类型的选择应当是医患双方共同参与、在耐久性和出血/血栓栓塞风险之间进行权衡、并且充分考虑患者偏好、依从性及主动脉根部解剖特点等年龄以外因素的决策过程。

尽管瓣膜类型的选择始终是争论焦点，但近年来人工生物主动脉瓣和二尖瓣的使用比例一直在不断提高。根据美国STS数据库的SAVR统计数据，生物瓣的使用比例从1998年的37.7%上升到了2011年的63.5%。虽然在所有年龄段的患者中都能观察到该现象，但在55～64岁的患者中这种增长趋势最为明显。同样，德国主动脉瓣疾病注册登记研究的数据显示，2011—2015年，65岁以下患者中人工生物主动脉瓣的使用比例从50.1%提高到65.7%。

（二）人工生物瓣的抗栓治疗策略

关于人工机械瓣抗栓治疗策略的建议，2017年美国指南和欧洲指南与各自上一版本基本保持一致；而对外科或经导管置换生物瓣的患者，2017年美国指南倾向于推荐更长时间或更强的抗栓治疗方案，2017年欧洲指南则维持了2012年指南中的推荐策略。

2014年美国指南均认为，在外科主动脉瓣或二尖瓣生物瓣置换术后的前3个月可考虑使用维生素K拮抗剂（Vitamin K Antagonist，VKA）维持抗凝治疗是合理的（对于二尖瓣和主动脉瓣生物瓣置换患者，推荐级别分别为Ⅱa和Ⅱb）。然而，近期一项大型的观察性研究显示，采用生物瓣进行SAVR的患者，如术后3个月即停止VKA治疗，则心血管死亡风险明显增加。此外，另一项研究显示，外科生物瓣血栓发生率为11.6%，明显高于预期。因此，2017年美国指南推荐在出血风险较低、采用生物瓣进行主动脉瓣或二尖瓣置换的患者中延长VKA抗凝时程至6个月（Ⅱa类推荐，B-NR级证据）。

对于TAVR术后患者，2014年美国指南推荐使用由阿司匹林和氯吡格雷组成的双联抗血小板治疗方案1～6个月，随后终身使用阿司匹林，这也是目前最常用的TAVR术后抗栓治疗方案。但最近一项基于四维CT的研究发现，约

40%的TAVR术后患者存在生物瓣叶低密度影和瓣叶活动度减低，提示TAVR后生物瓣血栓形成的发生率可能被明显低估了。后续研究进一步证实了上述发现。鉴于这些研究结果，2017年美国指南提出了新的抗栓治疗建议，认为在出血风险低的患者中，TAVR后可考虑采用VKA进行至少3个月的抗凝治疗，目标INR为2.5（Ⅱb类推荐，B-NR级证据）。同时，TAVR后使用阿司匹林和氯吡格雷进行6个月的双联抗血小板治疗亦被视为合理的抗栓治疗选择。对于双联抗血小板治疗与抗凝治疗之间的选择2017年美国指南也没有给出建议。

与美国指南不同，2017年欧洲指南认为SAVR或TAVR后通过影像学手段发现的生物瓣亚临床血栓现象的临床意义仍有待进一步研究，现有证据尚不足以改变对于外科或经导管主动脉瓣生物瓣置换术后抗栓策略的推荐。因此，2017年欧洲指南仍然认为外科主动脉瓣生物瓣置换术后前3个月内，如果没有其他抗凝指征，选用阿司匹林（Ⅱa类推荐）较口服抗凝药（Ⅱb类推荐）更为合理。对于TAVR术后患者，建议双联抗血小板3～6个月，之后终身服用一种抗血小板药物治疗（Ⅱa），对于出血风险高的患者甚至可以考虑始终只采用一种抗血小板药物（Ⅱb类推荐）。可见，关于外科或经导管主动脉瓣生物瓣置换术后的抗栓治疗问题仍存在诸多争议。2017年中发表的一项随机对照研究显示，相对于单用阿司匹林的患者，接受双联抗血小板治疗的患者并无更多获益，且出血并发症的发生风险还更高。目前多项在TAVR患者中比较VKA、新型口服抗凝剂（NOACs）及抗血小板治疗等不同抗栓治疗方案的随机对照试验正在进行，这些研究有望为TAVR患者确定最佳的抗栓治疗策略。

总之，2017年欧洲和美国指南充分体现了经导管瓣膜病介入治疗技术的发展给心脏瓣膜病患者的管理带来的巨大变革。作为AS和外科生物瓣衰败的有效治疗手段，TAVR的地位仍在不断提升。在具有干预指征的MR患者中，尽管外科手术仍然是标准治疗方案，但对于外科手术禁忌或高危患者，经导管二尖瓣介入治疗也是一种不可或缺的治疗选择。可以预见的是，目前心脏瓣膜病治疗领域正在进行的多项重要临床试验还将进一步转变我们的观念并增加临床实践。

参 考 文 献

Adams DH, Popma JJ, Reardon MJ, et al. Transcatheter aortic-valve replacement with a self-expanding prosthesis. N Engl J Med, 2014, 370（19）: 1790-1798.

Baumgartner H, Falk V, Bax JJ, et al. 2017 ESC/EACTS Guidelines for the management of valvular heart disease. Eur Heart J, 2017, 38（36）: 2739-2791.

Deeb GM, Reardon MJ, Chetcuti S, et al. 3-Year Outcomes in High-Risk Patients Who Underwent Surgical or Transcatheter Aortic Valve Replacement. J Am Coll Cardiol, 2016, 67（22）: 2565-2574.

Egbe AC, Pislaru SV, Pellikka PA, et al. Bioprosthetic Valve Thrombosis Versus Structural Failure: Clinical and Echocardiographic Predictors. Journal of the American College of Cardiology, 2015, 66（21）: 2285-2294.

Fujita B, Ensminger S, Bauer T, et al. Trends in practice and outcomes from 2011 to 2015 for surgical aortic valve replacement: an update from the German Aortic Valve Registry on 42 776 patients. European journal of cardio-thoracic surgery: official journal of the European Association for Cardio-thoracic Surgery, 2017.

Goldenberg E, Pedersen W, Brilakis ES, et al. Improvement in Aortic Valve Area in Patients With Aortic Stenosis Through Use of a New "Hourglass-Shaped" Valvuloplasty Balloon. The Journal of invasive cardiology, 2017, 29（12）: 411-415.

Goldstein D, Moskowitz AJ, Gelijns AC, et al. Two-Year Outcomes of Surgical Treatment of Severe Ischemic Mitral Regurgitation. N Engl J Med, 2016, 374（4）: 344-353.

Isaacs AJ, Shuhaiber J, Salemi A, Isom OW, Sedrakyan A. National trends in utilization and in-hospital outcomes of mechanical versus bioprosthetic aortic valve replacements. The Journal of Thoracic and Cardiovascular Surgery, 2015, 149（5）: 1262-1269.e1263.

Joint Task Force on the Management of Valvular Heart Disease of the European Society of C, European Association for Cardio-Thoracic S, Vahanian A, et al. Guidelines on the management of valvular heart disease（version 2012）. Eur Heart J, 2012, 33（19）: 2451-2496.

Leon MB, Smith CR, Mack MJ, et al. Transcatheter or Surgical Aortic-Valve Replacement in Intermediate-Risk Patients. N Engl J Med, 2016, 374（17）: 1609-1620.

Mack MJ, Leon MB, Smith CR, et al. 5-year outcomes of transcatheter aortic valve replacement or surgical aortic valve replacement for high surgical risk patients with aortic stenosis（PARTNER 1）: a randomised controlled trial. Lancet, 2015, 385（9986）: 2477-2484.

Makkar RR, Fontana G, Jilaihawi H, et al. Possible Subclinical Leaflet Thrombosis in Bioprosthetic Aortic Valves. New England Journal of

Medicine, 2015, 373（21）: 2015-2024.

Merie C, Kober L, Skov Olsen P, et al. Association of warfarin therapy duration after bioprosthetic aortic valve replacement with risk of mortality, thromboembolic complications, and bleeding. JAMA, 2012, 308（20）: 2118-2125.

Michler RE, Smith PK, Parides MK, et al. Two-Year Outcomes of Surgical Treatment of Moderate Ischemic Mitral Regurgitation. N Engl J Med, 2016, 374（20）: 1932-1941.

Mirabel M, Iung B, Baron G, et al. What are the characteristics of patients with severe, symptomatic, mitral regurgitation who are denied surgery? Eur Heart J, 2007, 28（11）: 1358-1365.

Nishimura RA, Otto CM, Bonow RO, et al. 2014 AHA/ACC guideline for the management of patients with valvular heart disease: a report of the American College of Cardiology/American Heart Association Task Force on Practice Guidelines. J Am Coll Cardiol, 2014, 63（22）: e57-185.

Nishimura RA, Otto CM, Bonow RO, et al. 2017 AHA/ACC Focused Update of the 2014 AHA/ACC Guideline for the Management of Patients With Valvular Heart Disease: A Report of the American College of Cardiology/American Heart Association Task Force on Clinical Practice Guidelines. J Am Coll Cardiol, 2017, 70（2）: 252-289.

Reardon MJ, Van Mieghem NM, Popma JJ, et al. Surgical or Transcatheter Aortic-Valve Replacement in Intermediate-Risk Patients. N Engl J Med, 2017, 376（14）: 1321-1331.

Rodes-Cabau J, Masson JB, Welsh RC, et al. Aspirin Versus Aspirin Plus Clopidogrel as Antithrombotic Treatment Following Transcatheter Aortic Valve Replacement With a Balloon-Expandable Valve: The ARTE（Aspirin Versus Aspirin + Clopidogrel Following Transcatheter Aortic Valve Implantation）Randomized Clinical Trial. JACC Cardiovascular interventions, 2017, 10（13）: 1357-1365.

Suri RM, Vanoverschelde JL, Grigioni F, et al. Association between early surgical intervention vs watchful waiting and outcomes for mitral regurgitation due to flail mitral valve leaflets. JAMA, 2013, 310（6）: 609-616.

Tribouilloy C, Rusinaru D, Grigioni F, et al. Long-term mortality associated with left ventricular dysfunction in mitral regurgitation due to flail leaflets: a multicenter analysis. Circ Cardiovasc Imaging, 2014, 7（2）: 363-370.

Tribouilloy C, Rusinaru D, Szymanski C, et al. Predicting left ventricular dysfunction after valve repair for mitral regurgitation due to leaflet prolapse: additive value of left ventricular end-systolic dimension to ejection fraction. Eur J Echocardiogr, 2011, 12（9）: 702-710.

第2章

冠心病最新研究解读

1. 稳定型心绞痛患者行PCI治疗只有安慰作用——ORBITA研究解读

复旦大学附属中山医院　上海市心血管病研究所　钱菊英　陆　浩

据估计，全球每年约有50万名稳定型心绞痛患者接受经皮冠状动脉介入治疗（percutaneous coronary intervention，PCI），减少心绞痛的发作是PCI治疗稳定型心绞痛患者的主要目的。然而在TCT2017上报道，同期在Lancet杂志上发表的ORBITA研究却让人瞠目结舌。该研究发现，对于单支病变的稳定型心绞痛患者，PCI治疗后患者的运动耐力和心绞痛缓解程度与假手术的安慰效应相似，该研究结果的公布引起一片哗然。在PCI治疗出现40年之后，ORBITA研究似乎进一步挑战了PCI在稳定型冠心病治疗中的地位，但很多学者依然认为，PCI治疗的获益无可质疑，ORBITA试验没有必要，甚至是不合伦理的。

一、ORBITA研究的介绍

目前普遍认为PCI治疗可以改善稳定型冠心病患者的心绞痛症状，但此观点是基于非盲的临床研究结果，ORBITA研究创造性地使用了假手术的方式，是首个在稳定型心绞痛患者中开展的随机双盲假手术对照试验，旨在比较PCI与安慰剂对稳定型心绞痛患者运动时间增加的影响。

该研究的纳入标准为：18～85岁稳定型心绞痛患者；在单支血管中至少有一处＞70%的狭窄病变；适合行PCI的患者。入选患者均先进行6周药物治疗的优化，然后再进行手术治疗，入选患者按照1∶1的比例随机分为PCI组或者假手术组。在研究过程中，研究者采取了双盲策略。患者被要求佩戴耳机听音乐，进入镇静状态，并等待至少15min。研究团队的人员也采取标准化的切换方式，医疗团队事先也并不知道分别是哪组患者接受PCI治疗和安慰剂治疗，术中所有患者均进行功能学的评价，包括血流储备分数（fractional flow reserve，FFR）和瞬时无波形比率（instant wave-free ratio，iFR），但术者并不知道检查结果。两组患者均接受DAPT疗法，并在术后接受了相同的治疗后出院，两组患者在随后6周内的随访阶段都不知道自己究竟放没放支架。

该研究总计入选了230例患者，优化药物治疗后，200例患者进行了随机，105例患者入选PCI组，95例患者入选假手术组。ORBITA研究的首要终点是两组患者间运动时间增加程度是否存在差异。在评估首要终点结果时，运动测验的进行与结果解读分别由2组不知情的研究者（每组有2名研究者）完成，PCI组104例患者和假手术组90例患者完成了随机化之前和6周随访时的运动试验，PCI组和假手术组患者运动时间较基线水平分别增加了28.4s和11.8s（P=0.2），因此两组患者的主要研究重点没有明显差异。次要研究终点也没有明显区别。两组患者运动至ST段下移1mm的时间没有明显差异（P=0.164），两组患者心肺运动试验的最大摄氧量（VO_{2max}）同样没有明显差异（P=0.741）。

在患者入选时、随机化前以及术后6周这3个时间节点，所有患者均进行了稳定型心绞痛加拿大心血管病学会

（CCS）分级，与基线水平相比，随机化前以及术后6周两组患者心绞痛CCS分级的改善程度没有明显差异。西雅图心绞痛量表（seattle angina questionnaire，SAQ）活动耐量受限评分，PCI组与对照组分别改善7.4和5.0（P=0.42），西雅图心绞痛发作频率以及西雅图心绞痛稳定性评分同样没有明显差异（P值分别为0.26和0.851）。

Duke运动平板试验评分的变化在PCI组及对照组也没有差异（P=0.104），而多巴酚丁胺负荷超声心动图室壁运动评分在PCI组改善程度优于对照组（P<0.000 1）。

在药物治疗策略优化方面，无论是PCI组还是安慰机组，在试验的初始阶段，大部分患者（PCI组：50.45% vs. 安慰剂组：38.9%）选择服用1种心绞痛药物，而在随访阶段，大部分患者均服用了3种或3种以上的心绞痛药物（PCI组：63.8% vs 安慰剂组：71.6%）。

在并发症方面，随访期间，两组患者均无死亡发生。在对照组，有4例患者因压力导丝操作是出现并发症而需要PCI治疗，随访期间，对照组有1例患者发生急性冠状动脉综合征，2例患者因双联抗血小板治疗导致大出血。

作者为了避免有人怀疑这些患者病变是否可能并不严重，作者就举例了前12位患者的造影结果（图1）。患者的平均狭窄程度84.4%，平均FFR为0.69。

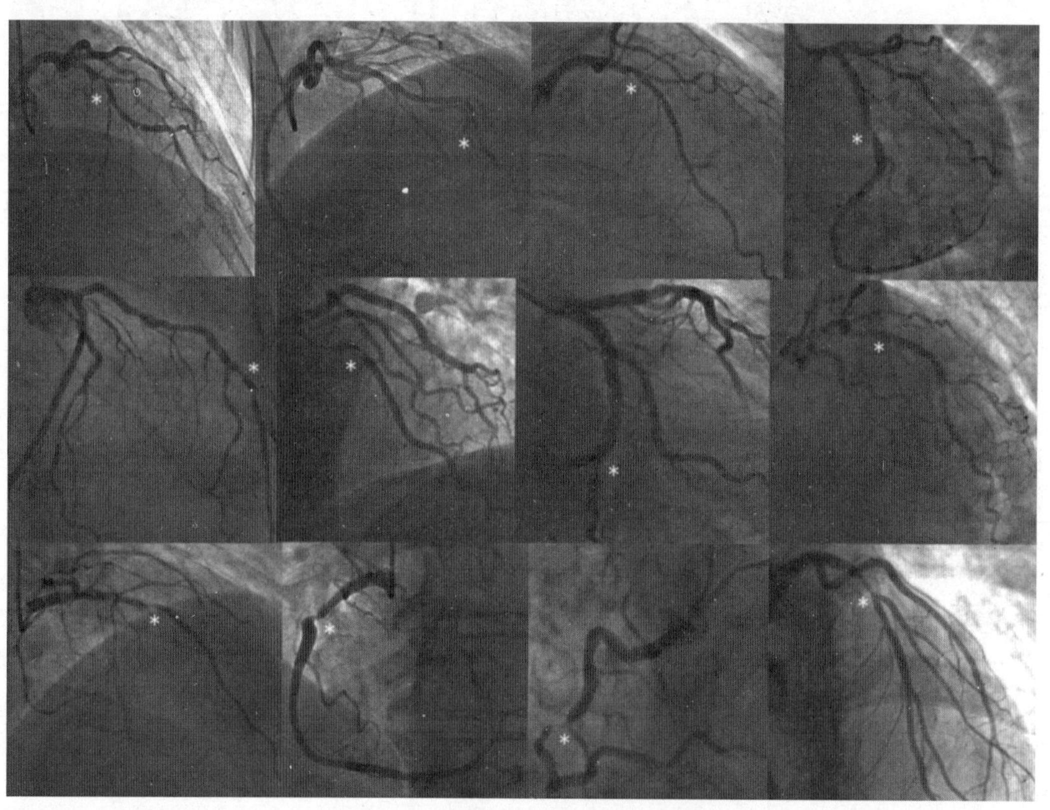

图1　入选的前12例患者的造影结果

*代表靶血管

ORBITA研究是在稳定型心绞痛患者中的首个安慰剂对照的PCI随机试验，结果显示，在单支血管病变的稳定型冠心病患者中，PCI与药物治疗相比并未在增加运动时间及改善心绞痛症状方面显示出优势。但多巴酚丁胺负荷超声心动图试验结果表明，对患者进行PCI治疗可以显著改善室壁运动情况。

二、ORBITA研究解读

ORBITA研究的公布可以说一石激起千层浪，引起了广泛的争论，已经不止于讨论该研究自身的优点和局限性，更多的是讨论目前稳定型冠心病的治疗策略。

1.ORBITA研究再次证实了药物治疗在稳定型冠心病治疗中的地位　COURAGE研究结果告诉我们PCI治疗并不能改善稳定型冠心病患者的预后，心血管介入医生认为虽然PCI不能降低稳定型冠心病患者的死亡、急性心肌梗死的发生，但是PCI可以改善患者的症状、提高患者生活质量，优于单纯的药物治疗，并且这一普遍的观点也得到了近10年来各国冠心病介入治疗指南的认同。除了COURAGE研究之外，包括BARI-2D，FAME2等研究均证实了PCI可以减少心绞痛发作，改善患者症状，但这些研究的均为非盲的临床试验，没有假手术对照组，并且研究是基于预想的PCI治疗的优越性而设计，因此结果不除外偏倚的可能性，最终的结果也只是在类似"非计划血供重建"等软终点得出阳性结果。

稳定型冠心病患者置入支架会让医生和患者两方面都觉得进行了积极的干预，这种心理暗示的效果不容忽视，为了排除这种作用，ORBITA研究创造性地使用了假手术的方式作为对照组，旨在明确血管造影指导下的PCI是否"真的"可增加稳定型冠心病患者的运动时间并在一定程度上缓解稳定型心绞痛。虽然研究结果出人意料，PCI手术并没有增加稳定型冠心病患者的运动时间，但该研究也再次证实了药物治疗的重要性，强化药物治疗可以有效改善稳定型冠心病患者的心绞痛症状。该研究初始阶段，多数患者选择服用1种心绞痛药物，而在随访阶段，大部分患者均服用了3种或3种以上的心绞痛药物，即使对照组患者的心绞痛症状也明显改善，因此，ORBITA研究提示我们多数单支血管病变的稳定型冠心病患者通过强化药物治疗可以改善症状。这一点非常重要，因为临床工作中，患者服用一种药物不能改善症状时我们经常会认为药物治疗无效而建议患者进行PCI。ORBITA研究结果再次强调了强化药物治疗的重要性，对于稳定型冠心病患者，首先应该进行优化药物治疗，如果药物治疗欠佳，PCI是改善心绞痛症状的重要手段。

同时，该研究也没有否定PCI治疗的作用，对于单支血管病变而言，采取完全血供重建是可行的。医师利用血管造影指导的PCI治疗心绞痛患者也符合现行的治疗方案，而且，采取强化治疗也符合指南要求。此外，这一研究的焦点在于心绞痛症状的缓解，而非聚焦于风险和不良事件。

2.ORBITA研究的局限性　虽然ORBITA研究开创性地应用了假手术作为对照组，但该研究的局限性也是显而易见的。该研究入选的是一组高度筛选的单血管病变的稳定型冠心病患者，因此，排除了许多我们通常在临床实践中更常遇到的稳定型心绞痛的患者，临床上更多遇到的是多支血管病变、慢性完全闭塞病变甚至存在其他临床表现如心功能不全的患者，ORBITA研究的结果在这类稳定型冠心病患者治疗策略的选择上并不一定有指导作用。在ORBITA研究中，随机化前两组患者的SAQ评分均＞70分，提示患者的心绞痛症状不严重，因此，该研究没有得出阳性结果的原因可能与入选患者的心绞痛症状不严重有关。可以推测如果入选患者的SAQ评分在70分以下，PCI治疗也许可以得到阳性的结果。另外，运动耐量作为ORBITA研究的主要研究终点，其影响因素很多，比如肥胖、骨科疾病、睡眠呼吸暂停以及运动习惯等因素都可能影响研究结果。

ORBITA研究中，PCI组患者中约30%的患者测出的FFR或iFR在正常范围，而这些患者临床实践中通常不会置入支架，PCI治疗在这些患者中并不能带来获益，这与目前的指南推荐相违背，因此可能会影响研究结果。当然在某些情况下，比如IVUS或者OCT提示斑块不稳定并且可能带来心血管事件的发生时，临界的FFR的患者可能倾向与进行PCI治疗，即使如此，在临床试验设计时应该考虑到此种情况，避免纳入此类患者造成研究结果的偏倚。

ORBITA研究最大的问题是研究规模过小，仅入选了200例患者。其实我们更关注优化药物治疗后仍存在心绞痛的这部分患者，PCI是否可以给此类稳定型冠心病患者带来获益，这也是目前指南推荐进行PCI治疗的患者。在ORBITA研究中，6周药物治疗后随机化前仅有约15%的患者心绞痛不能改善，因此不仅试验总的入选患者较少，我们更应该关注的药物治疗欠佳的亚组患者更少，因此无法对此类患者治疗策略的优劣给出结论。

ORBITA研究另一个问题是随访时间过短，仅为6周。ORBITA研究结果显示，无论是主要研究终点还是次要研究终点，PCI治疗均有优于对照组的趋势，但因研究入选患者太少，随访时间过短，并没有达到统计学差异。

三、小结

虽然ORBITA研究创造性地使用了假手术随机对照试验，但规模小，随访时间短，采用运动时间作为主要终点主观性强，另外，该研究也没有说明放支架是否能否预防心血管事件，因此该研究并不足以否定40年PCI治疗稳定型心绞痛患者的经验，以及数以千计的显示PCI在稳定型心绞痛患者治疗中有效的临床试验结果。考虑到ORBITA研究的局限性，ORBITA研究并没有否定PCI治疗稳定型冠心病中的地位，而是再次确认了在PCI在不必要处理的病变的治疗中没有作用。因此，心血管介入医生应该更加努力去识别支架置入可以带来获益的病变和患者，同样要努力避免在不必要的病变和患者中置入支架。

参考文献

Al-Lamee R, Thompson D, Dehbi HM, et al.Percutaneous coronary intervention in stable angina（ORBITA）: a double-blind, randomised controlled trial. Lancet, 2018, 391（10115）: 31-40.

Boden WE, O'Rourke RA, Teo KK, et al. Optimal medical therapy with or without PCI for stable coronary disease. N Engl J Med, 2007, 356: 1503-1516.

De Bruyne B, Pijls NH, Kalesan B, et al. Fractional ow reserve-guided PCI versus medical therapy in stable coronary disease. N Engl J Med, 2012, 367: 991-1001.

Frye RL, August P, Brooks MM, et al. A randomized trial of therapies for type 2 diabetes and coronary artery disease. N Engl J Med, 2009, 360: 2503-2515.

Tonino PA, De Bruyne B, Pijls NH, et al. Fractional ow reserve versus angiography for guiding percutaneous coronary intervention. N Engl J Med, 2009, 360: 213-224.

2. MR灌注成像指导稳定型冠心病血供重建：MR-INFORM研究解读

上海交通大学医学院附属仁济医院　姜　萌　王　姿

对于有顽固性症状或已证实存在心肌缺血的稳定型冠心病患者，目前常用是优化药物治疗（optimal medicine treatment，OMT）联合再血管化治疗、控制冠心高危因素。晚近，FAME 和DEFER研究证实冠状动脉血流储备分数（fractional flow reserve，FFR）可被用于评价冠状动脉血供是否造成心肌缺血，将OMT联合 FFR检查提到了对患者精准治疗的新高度，唯一的不足在于FFR目前基本停留在有创检查阶段。

随着近几十年心血管无创检查技术的发展，无创影像学观察心肌缺血、坏死已逐步应用于临床。已有研究显示运用非侵入性的灌注成像能够准确检测及预测潜在性或已存在的冠状动脉狭窄性病变。心脏磁共振（cardiac magnetic resonance，CMR）正是这样一种检查，以其无创性、无辐射性的特点来完成心肌灌注成像。迄今为止，一些临床多中心研究已经证明CMR灌注检测的准确性与侵入性血流动力学测量（FFR）相当，并且优于其他无创诊断技术（SPECT，PET）。此外，灌注CMR较大的安全性和可行性有助于使其成为无创性检测心肌缺血的首选策略之一。

一、CMR灌注成像概述

CMR灌注成像采用的是T_1加权序列，在注入钆对比剂后的短时间内观察造影剂首次通过心肌时的信号强度变化，既可肉眼观测局部灌注缺损评判心肌缺血，也可通过定量法来计算感兴趣区的心肌血流量。临床上在静息状态及药物负荷状态下进行。CMR首过灌注成像技术不仅能及早发现冠状动脉病变所致的心肌灌注改变，还能头对头的结合整体和局部层面心脏运动以及冠脉血流量的改变等协助临床诊断。任何由冠脉或微血管异常引起的心肌血流灌注不足，即可造成心肌灌注缺损，图像上成黑色区域（图1）。

二、MR-INFORM研究概述

MR-INFORM研究是一项观察心脏负荷灌注检查是否可以指导稳定型冠心病患者治疗策略的研究，其研究结果在2017年ACC大会上发布，作为突破性的临床研究被报道，受到了临床各界的关注。

该研究是一项前瞻性、多中心、随机对照、非劣效性终点试验，旨在比较冠状动脉的有创性检查冠脉血流储备分数（FFR）与心脏无创检查磁共振（CMR）两种指导策略在稳定型心绞痛合并高危因素患者中的有效性。

钆对比剂首过灌注成像

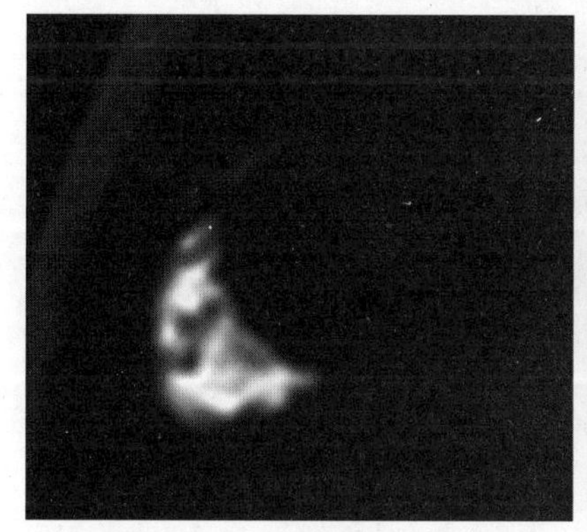

右心室血池强化

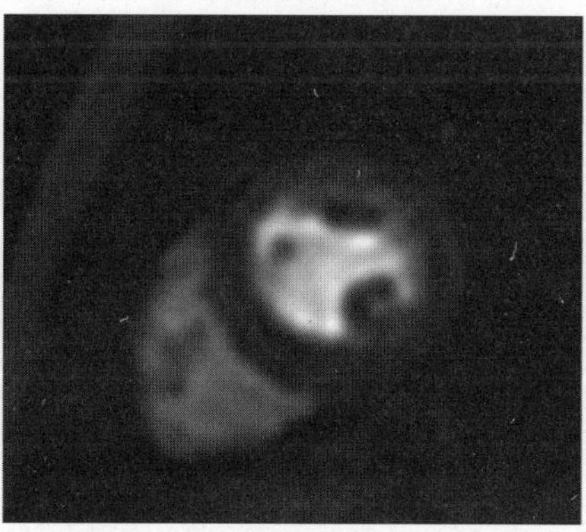

左心室血池强化

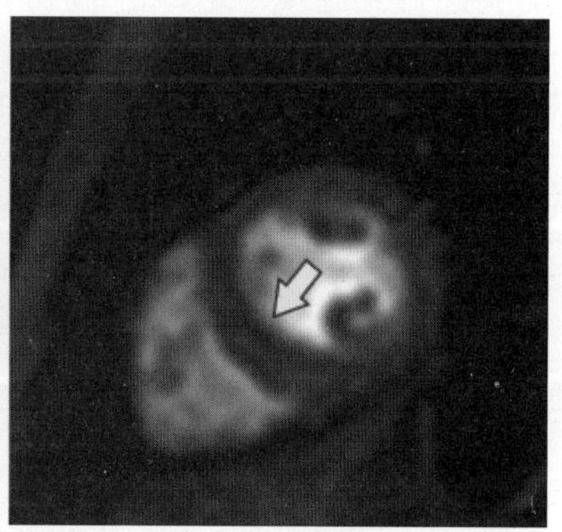

室间隔灌注缺损

图1　钆对比剂首过灌注成像（室间隔灌注缺损——箭头所示）

研究在欧洲开展，共入组了9个英国中心、5个德国中心、1个葡萄牙及1个奥地利中心。该研究试验共纳入918例稳定型心绞痛（CCS Ⅱ～Ⅲ）患者。入组标准为伴有2个以上危险因素（吸烟、糖尿病、高血压、高脂血症、阳性家族史）、平板运动试验阳性；除外MR或腺苷禁忌证、心房颤动或频繁异位搏动、左心室射血分数（LVEF）<0.30、CCS Ⅳ级、纽约心功能分级 Ⅲ～Ⅳ级、既往冠状动脉旁路移植术（CABG）史、6个月内经皮冠状动脉介入术（PCI）史、肾小球滤过率（eGFR）<30 ml/（min·1.73m^2）以及妊娠、哺乳期等患者。入选患者按照1∶1随机分如FFR组（464例）和CMR（454例）。FFR组：其中448例患者接受有创冠状动脉血管造影；CMR组：其中446例患者接受CMR灌注成像检查。入选患者的基本临床特征如表1所示，组间无统计学差异。

表1　入选患者的基本临床特征

项目	FFR-INFORMED（n=464）	MR-INFORMED（n=454）
年龄	61.6±9.37	62.4±9.61
性别（男性）	329（72.47%）	335（72.20%）
左心室射血分数	58.9±7.88	61.2±7.12
种族（高加索人）	419（90.69%）	409（89.89%）
CCS class Ⅱ	415（89.63%）	407（90.04%）
Ⅲ	48（10.37%）	45（9.96%）
糖尿病病史	138（7.11%）	39（8.61%）
心肌梗死病史	33（7.11%）	39（8.61%）
已确诊冠心病	52（11.21%）	72（15.89%）
吸烟史	76（16.38%）	82（18.06%）

在随访中，FFR组：有14名患者失随访，CMR组16名患者失随访。临床终点设置为 1年后的主要不良心脏事件，包括全因死亡、非致死性心肌梗死（急性冠状动脉综合征Q波或肌钙蛋白≥第99百分位）、靶血管再次血供重建。

三、MR-INFORM研究结果

研究结果显示，在稳定型心绞痛合并高危因素患者中，CMR心肌灌注指导的血供重建比FFR功能学评价指导的血供重建率更低（CMR：41.5% vs FFR：47.5%）；相应地，在CMR灌注成像下未进行再血管化重建的患者比例明显高于以FFR指导冠脉造影的患者（CMR：62.4% vs FFR：52.3%）。

随访1年发现，在两组患者中，总事件发生率均较低（FFR3.9% vs CMR3.33%），安全性均较高。其中，两组之间的绝对风险差异为－0.56（95%CI：－2.98～1.86），危险比为－0.852（95%CI：－0.43～1.69），P=0.62。

因此，MR-INFORM研究结果表明，在稳定型冠心病伴有高危因素的患者中，与FFR所指导的治疗相比，CMR灌注成像指导下血供重建手术的次数明显减少，提示以CMR灌注成像指导的临床诊疗效果并不劣于FFR为指导的有创性血管造影术，且无创CMR灌注成像的再血管化手术量更低。这项研究表明这两种策略都是安全的，并且所导致的随访中总不良事件发生率较低。

四、意义

第一，MR-INFORM研究第一次头对头的证实了无论是血管功能学测定FFR还是MR的心肌影像学方法，用来指导稳定型冠心病患者的血供重建均较安全，事件发生率均较低；第二，心肌灌注指导的血运重建可能比FFR功能学方法评价的血供重建率更低，这可能与稳定型冠心病患者的FFR临界值是否更严格、影像学方法的选择以及检测心肌的敏感性等多种因素相关。

五、局限性

这项研究虽然意义重大，但也存在一些局限性。第一，目前尚未有研究证实血供重建治疗能够优于OMT来改善患者预后，如果MR-INFORM加设了OMT为对照组，将为影像学基础上的血管重建是否与OMT等效或优效提供直接的证据。第二，现有结果中无稳定型冠心病患者的支架类型、病变等情况的具体数据，这也是该研究需要进一步分析的因素。同时，如果研究随访时程更长，则更能反映主要临床终点。

六、CMR灌注成像的临床应用与进展

CMR之所以在评估稳定型冠心病方面表现可喜，主要是基于心肌灌注成像技术能够评估冠状动脉血流储备及微血管的功能，帮助提高疾病诊断的准确性以及协助指导临床治疗决策。CMR的心肌灌注成像在过去几十年中已经开发和优化，其安全性和稳定性已经使CMR成为检测心肌缺血的重要诊断模式之一，能够为局部心肌灌注提供较准确的定量、定性评估。

除了在MR-INFORM研究中与FFR技术比较，CMR也被研究其与其他影像学手段诊疗疾病时的价值。与冠状动脉造影直接比较，CMR灌注成像技术对缺血性心肌病的诊断具有显著的敏感性（92%）与特异性（93%）；在CE-MARC研究中，通过比较CMR与SPECT检查，发现CMR对可疑冠心病的检测具有较高的敏感性（CMR：86.5% vs PECT：66.5%）与特异性（CMR：83.4% vs SPECT：82.6%）。此外，其预后价值的初步证据也已获得肯定。Lipinski 等在对19项临床研究的meta分析中提示，负荷CMR显像如果是阴性结果，则发生心血管死亡或心梗的风险极低。负荷CMR对预后的良好判断可能可以帮助在已知或可能冠心病的患者中进行危险分层。因此，2016 JACC imaging中推荐CMR可作为常规手段检测可疑心肌缺血，以避免该类患者接受不必要的侵入性冠状动脉造影的检查。

七、CMR与FFR的联合应用

CMR心肌负荷灌注检出的是大血管或微血管病变狭窄导致的缺血，当冠状动脉造影无法评估冠状动脉的狭窄时，CMR的结果往往被认为是假阳性，而实际上却可能是冠状动脉造影的假阴性导致造成的，原因在于冠状动脉造影近展示大血管，对于血管内径细小的心血管却无能为力。

与传统的冠状动脉造影不同，FFR可以定量分析心外膜冠状动脉狭窄导致的血流动力学差异，被认为是评估冠状动脉狭窄病变的功能学指标。已有研究报道对FFR<0.75的冠状动脉狭窄节段，CMR负荷灌注试验的诊断敏感度为91%，特异度为94%，阳性预测值和阴性预测值分别是91%和94%。这些研究结果都大大增强了CMR负荷灌注成像在缺血性心脏病无创性诊断中的临床价值，明确了其诊断的准确性和可信度，总体来说，对冠心病发病率较高的人群，CMR负荷灌注成像的敏感度和特异度均高，而在冠心病发病率低的人群，其诊断价值比较有限。

需要指出的是，FFR在评估冠状动脉血流储备中的作用毋庸置疑，在FAME研究中，FFR指导的PCI治疗可明显降低术后1年内的死亡率、非致死性心肌梗死和再次血供重建等主要不良心脏事件。而在FAME 2的研究中，在稳定型冠心病患者中，FFR指导的血供重建联合OMT治疗明显降低了紧急血供重建率。在一项以FFR为金标准的CMR心肌灌注研究荟萃分析中提出，以FFR为参考标准，心肌CMR灌注在稳定型冠心病患者水平的灵敏度和特异度分别为0.90（95%CI：0.86～0.93）和0.87（95%CI：0.82～0.90），在冠状动脉及其供血心肌水平分别为0.89（95%CI：0.83～0.92）和0.86（95%CI：0.77～0.92），CMR灌注检测心肌缺血的准确性令人振奋。这项研究对临床诊断心肌缺血检测提供了进一步有力的证据，证实CMR灌注应该被视为可疑CAD的首要检查（适当的患者），并且可以避免接受FFR等有创血管造影。

由于心肌低灌注是由心外膜冠状动脉狭窄引起的，FFR可有效检测心外膜冠状动脉的功能性狭窄。但是，FFR可能会低估或漏诊微血管疾病患者的心肌缺血程度。而在心肌CMR灌注中检测到的低灌注区域可能是由心外膜冠状动脉狭窄引起或由微血管异常等因素引起。结合FFR及CMR灌注成像可能成为未来对稳定型或可疑冠心病患者进行诊断和预后风险分层的精准检测技术，可同时评估冠状动脉血管及心肌整体或局部的结构、功能或缺血程度等。

八、展望

将FFR结合CMR可完成从血管到心肌的一体化评估，在CT-FFR备受关注的今天，无创CT-FFR及CMR的共同应用或CMR心肌血管检查的一站式检查可能成为未来无创术前评估的方向。其次，开发3D全心脏CMR负荷灌注技术，以便对缺血组织进行定量分析可准确检测功能性异常的冠状动脉疾病，这种方法可被认为是冠状动脉造影术之前对患者进行危险分层的细致检测方法。

参考文献

Bingham, S.E, R. Hachamovitch. Incremental prognostic significance of combined cardiac magnetic resonance imaging, adenosine stress perfusion, delayed enhancement, and left ventricular function over preimaging information for the prediction of adverse events. Circulation, 2011, 123（14）: 1509-1518.

Bodi, V, et al. Prognostic implications of dipyridamole cardiac MR imaging: a prospective multicenter registry. Radiology, 2012, 262（1）: 91-100.

De Bruyne, B, et al. Fractional flow reserve-guided PCI versus medical therapy in stable coronary disease. N Engl J Med, 2012, 367（11）: 991-1001.

Greenwood, J.P, et al. Cardiovascular magnetic resonance and single-photon emission computed tomography for diagnosis of coronary heart disease（CE-MARC）: a prospective trial. Lancet, 2012, 379（9814）: 453-460.

Hendel, R.C, et al. CMR First-Pass Perfusion for Suspected Inducible Myocardial Ischemia. JACC Cardiovasc Imaging, 2016, 9（11）: 1338-1348.

Hussain, S.T, et al. Design and rationale of the MR-INFORM study: stress perfusion cardiovascular magnetic resonance imaging to guide the management of patients with stable coronary artery disease. J Cardiovasc Magn Reson, 2012, 14: 65.

Jiang, B, et al., Diagnostic Performance and Clinical Utility of Myocardial Perfusion MRI for Coronary Artery Disease with Fractional Flow Reserve as the Standard Reference: A Meta-analysis. Heart Lung Circ, 2016, 25（10）: 1031-1038.

Korosoglou, G, et al. Prognostic value of high-dose dobutamine stress magnetic resonance imaging in 1, 493 consecutive patients: assessment of myocardial wall motion and perfusion. J Am Coll Cardiol, 2010, 56（15）: 1225-1234.

Li, M, et al. Diagnostic accuracy of myocardial magnetic resonance perfusion to diagnose ischemic stenosis with fractional flow reserve as reference: systematic review and meta-analysis. JACC Cardiovasc Imaging, 2014, 7（11）: 1098-1105.

Lipinski, M.J, et al. Prognostic value of stress cardiac magnetic resonance imaging in patients with known or suspected coronary artery disease: a systematic review and meta-analysis. J Am Coll Cardiol, 2013, 62（9）: 826-838.

Lockie, T., et al. High-resolution magnetic resonance myocardial perfusion imaging at 3.0-Tesla to detect hemodynamically significant coronary stenoses as determined by fractional flow reserve. J Am Coll Cardiol, 2011, 57（1）: 70-75.

Macwar, R.R, B.A. Williams, J. Shirani. Prognostic value of adenosine cardiac magnetic resonance imaging in patients presenting with chest pain. Am J Cardiol, 2013, 112（1）: 46-50.

Marano, R, et al, Cardiac MR perfusion imaging: where we are. Radiol Med, 2015, 120（2）: 190-205.

Pilz, G, et al. Prognostic value of normal adenosine-stress cardiac magnetic resonance imaging. Am J Cardiol, 2008, 101（10）: 1408-1412.

Tonino, P.A, et al. Fractional flow reserve versus angiography for guiding percutaneous coronary intervention. N Engl J Med, 2009, 360（3）: 213-224.

Waller, A.H, et al. Myocardial blood flow quantification for evaluation of coronary artery disease by positron emission tomography, cardiac magnetic resonance imaging, and computed tomography. Curr Cardiol Rep, 2014, 16（5）: 483.

Watkins, S., et al., Validation of magnetic resonance myocardial perfusion imaging with fractional flow reserve for the detection of significant coronary heart disease. Circulation, 2009, 120（22）: 2207-2213.

3. 新型口服抗凝药在冠心病PCI术后合并心房颤动中的应用

上海市东方医院(同济大学附属东方医院)　王丽洁　张　奇

心房颤动(房颤)是临床老年患者最常见的心律失常之一,且心房颤动发病率随年龄的增长而持续升高;冠心病亦是老年患者的易患疾病。所以,心房颤动合并冠心病在临床上非常普遍。2014ACC/AHA心房颤动指南中指出,在美国,超过60%的心房颤动患者伴发冠心病。非瓣膜病心房颤动患者全球抗凝注册研究(Garfield)中国亚组研究基线数据表明,我国32.4%的心房颤动患者合并冠心病。研究提示,5%~15%的心房颤动患者需接受PCI治疗;急性冠状动脉综合征患者中,新发心房颤动的比例为2 %~21%。

一、华法林抗凝联合抗血小板治疗增加患者出血风险

抗凝治疗是心房颤动预防缺血性脑卒中和体循环栓塞最为重要的基础治疗;而双重血小板治疗则是冠心病接受PCI治疗后减少支架内血栓的关键。ACTIVE W研究显示,在预防心房颤动栓塞事件的治疗中,双重抗血小板治疗明显不及华法林的抗凝治疗有效;而STARS,CURE两项研究则表明,在预防支架术后的血栓性事件中,双重抗血小板治疗明显优于华法林。这一系列研究结果提示,冠心病PCI术后合并心房颤动的患者应当需要同时接受抗凝和抗血小板治疗,但这将明显增加患者的出血风险。已有研究表明,相较于华法林抗凝治疗,阿司匹林、波立维联合华法林的三联治疗,患者的出血风险会增加3.7倍。

二、抗凝联合抗血小板治疗中需考虑的问题及现有指南推荐

面对冠心病PCI术后合并心房颤动的患者,如何使其在预防心房颤动栓塞、预防支架内血栓与减少出血事件这三大目标中获得最大的临床净获益,是心血管内科医生时常面临的挑战。要完成这一充满艺术性的挑战,至少要考虑以下三方面的决策:①充分评估患者心房颤动栓塞风险与抗凝出血风险,决策是否抗凝,以及抗凝的强度,比如华法林的目标INR值或新型口服抗凝药的剂量;②根据患者冠心病的稳定程度与干预病变的特征及支架种类,选择合适的抗血小板药物及剂量,并且确定最短的双重抗血小板时间;③在抗血小板及抗凝治疗过程中,确定监测血栓事件与出血事件的有效指标,并对出血事件做出充分的预案。

虽然,目前的临床研究和数据还不足以圆满解决这三方面问题,但早期基于华法林的临床研究,已经建立了一些基本的临床决策规范和共识,如使用CHA2DS2-VASc和HAS-BLED等评分系统,对患者进行评估;尽量缩短三联药物的使用时间,部分患者华法林联合氯吡格雷双联抗栓治疗的安全性和有效性不劣于三联治疗等。

2014 AHA/ACC/HRS心房颤动管理指南指出,心房颤动合并ACS且CHA2DS2-VASc评分≥2的患者,只要无禁忌证,应用华法林进行抗凝治疗(Ⅰ,C);心房颤动行冠脉血供重建(经皮或手术)且CHA2DS2-VASc评分≥2的患者,氯吡格雷(75mg/d)+口服抗凝药双联抗栓治疗是合理的,可不加用阿司匹林(Ⅱb,B);房颤患者接受PCI治疗时,应选择裸金属支架以尽可能缩短双联抗血小板治疗时间(Ⅱb,C)。

2016年版的欧洲心脏协会(ESC)指南主张对于冠心病合并心房颤动患者,尽量缩短包括抗凝在内的双联或三联抗栓治疗时间。稳定型冠心病合并有卒中风险的心房颤动患者,择期支架置入术后推荐使用阿司匹林、氯吡格雷和口服抗凝药物三联治疗1个月,以预防复发冠状动脉和脑缺血事件(Ⅱa,B);ACS置入支架且合并有卒中风险心房颤动患者,推荐使用阿司匹林、氯吡格雷和口服抗凝药物3年治疗1~6个月,以预防冠状动脉和脑缺血事件复发(Ⅱa,C);未置入支架的ACS合并有卒中风险心房颤动患者,推荐使用阿司匹林或氯吡格雷和口服抗凝药物双联治疗12个月,以预防复发冠状动脉和脑缺血事件(Ⅱa,C);加用抗凝的双联治疗,尤其是三联治疗,应权衡冠状动脉缺血事件和出血风险,尽量缩短治疗时间(Ⅱa,B);部分患者使用氯吡格雷(75mg/d)加口服抗凝药物的双联治疗可代替三联治疗(Ⅱb,C)。

欧美这两大指南对治疗时间的推荐基本一致,均指出1年后使用华法林单药治疗。美国指南更强调双联抗栓策略

（口服抗凝药物＋氯吡格雷），欧洲指南则更强调评估卒中及出血危险分层，按时间推移逐步调整抗栓及抗血小板策略（即“四步法”）。

三、新型口服抗凝药在心房颤动治疗中的作用

近年来，新型口服抗凝药（NOAC）的临床证据不断完善，2016ESC心房颤动管理指南中推荐NOAC适用于非瓣膜性心房颤动患者。且指出心房颤动患者初始口服抗凝治疗时优先推荐NOAC（达比加群、利伐沙班、阿哌沙班、依度沙班），而非维生素K拮抗药，推荐证据级别为I，A。NOAC使用过程中无须监测凝血功能，受食物药物影响小，大大提高了患者的依从性。另外，NOAC半衰期短，“沙班”类药物的半衰期为7～12h，达比加群的半衰期为12h，且NOAC的药物拮抗剂也陆续上市，为临床需要手术的患者提供了更方便的抗凝策略，提高了临床安全性。

诸多临床试验证实，NOAC预防心房颤动血栓事件的有效性不劣于华法林，且其中一些药物的出血风险，尤其是颅内出血风险（利伐沙班）低于华法林。从药物作用机制上分析，华法林为Ⅱa，VⅡa，IXa，Xa等多凝血因子的抑制剂，而达比加群为Ⅱa因子抑制剂，“沙班”类药物为Xa因子抑制剂，NOAC对凝血系统的整体影响相对较小。对于心房颤动且接受PCI治疗的患者，应用NOAC进行抗凝治疗似乎应当有更好的安全性及疗效优势。

四、NOAC用于PCI术后患者的临床试验

目前市场上有多种NOAC，各生产公司都开展了针对心房颤动且接受PCI治疗的这一患者群体进行了相应的临床试验。

2011年发布的ATLAS-ACS2-TIMI 51研究是以利伐沙班为基础的三联治疗，但所选用的利伐沙班剂量分别是2.5mg，2次/天和5mg，2次/天，这两个剂量都不是有效的心房颤动预防栓塞剂量。结果提示，三联治疗组可减少ACS患者的心血管死亡、心肌梗死及卒中等主要终点，但同时亦增加出血风险，尽管不增加致命性出血事件。其中2.5mg，2次/天利伐沙班组临床获益与出血风险相当。RE-DEEM 研究是评价达比加群为基础的三联治疗是否较DAPT，更能使患者获益，但试验结果提示，DAPT联合达比加群不降低心血管死亡、心肌梗死或卒中所组成的复合终点发生率，但增加严重出血或临床相关轻微出血事件等主要终点，且存在剂量依赖性。APPRAISE-2研究是评价阿哌沙班（5mg 2次/天）与DAPT联合治疗对缺血高危的ACS患者的影响，结果是阿哌沙班组不减少心血管死亡、心梗或缺血性卒中等复合终点，反而增加颅内出血和致命性出血等严重出血事件。

近年来，又发表了有数项关于NOAC与PCI术后心房颤动患者中应用的临床研究结果，并有几项研究正在进行中。包括，PIONEER AF-PCI（利伐沙班vs华法林），RE-DUAL PCI（达比加群vs华法林），AUGUSTUS ACS/PCI（阿哌沙班vs华法林）和ENTRUST-AF-PCI（依度沙班vs华法林）。其中，Pioneer AF-PCI研究结果于2016 年11月在 AHA 大会发布；RE-DUAL PCI研究结果于2017年8月在ESC年会上发布。AUGUSTUS ACS/PCI和ENTRUST-AF-PCI研究的结果尚未公布。这4项研究的主要研究终点均为出血事件，也就是药物安全性的评估；次要终点为血栓、心血管事件、死亡等药物有效性的评价。

基于前期研究结果，这4项NOAC治疗冠心病PCI术后合并心房颤动患者的研究试验设计均侧重评估NOAC与波立维联合的双联治疗。在RE-DUAL PCI研究中，并未设计达比加群的三联治疗组，而只设置了不同剂量达比加群（110mg，2次/天与150mg，2次/天）与波立维联用的试验组；在PIONEER AF-PCI研究中，三联治疗时利伐沙班采用的是2.5mg，2次/天的剂量，两联治疗时采用的是利伐沙班15mg 与波立维联合，而15mg利伐沙班是有效的心房颤动抗栓剂量。

（一）PIONEER AF-PCI研究（利伐沙班vs华法林）

PIONEER AF-PCI的研究共纳入2124例置入支架的心房颤动患者，按照1∶1∶1随机分为三组：试验1组患者接受利伐沙班15mg/d＋氯吡格雷75mg/d治疗12个月；试验2组患者接受口服利伐沙班2.5mg，2次/天＋氯吡格雷75mg/d＋阿司匹林75～100mg/d（按照DAPT 1个月、6个月、12个月分层）；对照组患者口服华法林（INR控制在2.0～3.0）＋氯吡格雷75mg/d＋阿司匹林75～100mg/d（按照DAPT 1个月、6个月、12个月分层）。其中试验1组是参照WOEST研究设计，15mg利伐沙班为低剂量的心房颤动抗栓剂量。试验2组是参照ATLAS-ACS2研究设计。

研究的主要终点是有临床意义的出血（包括TIMI大出血、TIMI微出血、需要治疗的出血），两个试验组均显著低于对照组（华法林三联治疗组）；次要终点为心血管死亡、心肌梗死、卒中，3组发生率相似。研究结果提示低剂量利伐沙班（15mg QD）＋P2Y12受体抑制剂和极低剂量（2.5mg，2次/天）利伐沙班＋阿司匹林＋P2Y12受体抑制药的联合抗栓治疗方案较传统的三联抗栓治疗明显降低出血事件发生率（16.8%，18.0%，26.7%），而主要有效性终点心血管死亡、心肌梗死

或卒中3组无统计学差异（6.5%, 5.6%, 6.0%），支架内血栓发生率也无明显区别（0.8%, 0.9%, 0.7%, P=N.S.）。该研究提示，基于利伐沙班的双联或三联抗栓治疗方案出血发生率明显低于传统的三联抗栓方案。但是，对次要终点（有效性终点）而言，研究样本量过小，导致统计学效力不足，尚不能得出有效性不劣于或优于华法林组抗栓方案的结论。

事后分析中的主要终点（全因死亡及不良事件所致再住院的复合终点），在两个试验组发生率显著低于对照组（试验1组：34.9%；试验2组31.9%；对照组：41.9%），且两个试验组的获益主要来自出血及心血管原因所致再住院率的降低，3组病死率相似。

采用三联抗栓方案的两组患者中，三联抗栓时限是根据患者的危险分层，由研究者决定三联抗栓治疗时间。在整体研究人群中，仅有22%的患者接受了1年的三联抗栓治疗。而在WOEST试验中三联抗栓的患者占到66%。因此，PIONEER AF-PCI试验表明，在当今心房颤动管理指南提倡的尽量缩短三联抗栓时限理念下，以利伐沙班为基础的抗栓方案能进一步降低出血风险。但这同时由于各组之间三联抗栓治疗时限的不平衡，可能会影响结果的判断。

另外，由于试验方案中并没有NOAC标准剂量的心房颤动抗栓方案，PIONEER AF-PCI研究排除了既往有卒中或TIA病史的患者，研究结果可能不适用于栓塞高危人群。

（二）RE-DUAL PCI研究（达比加群vs华法林）

RE-DUAL PCI研究是一项多中心、前瞻性、随机、开放标签、盲终点（PROBE）的Ⅲ期临床研究，主要评价心房颤动患者PCI术后接受达比加群酯+P2Y12抑制药双联方案与华法林+阿司匹林+P2Y12抑制剂三联方案的有效性和安全性。研究共纳入2725例非瓣膜性心房颤动PCI患者，随机分为3组：分别接受达比加群酯150 mg，2次/天+P2Y12受体抑制剂、达比加群酯110 mg，2次/天+P2Y12受体抑制药或华法林+阿司匹林+P2Y12抑制剂治疗。考虑到出血风险，对于高龄人群（美国>80岁，日本>70岁），取消了达比加群150mg（2次/天）组，平均随访14个月。研究结果于2017年9月发布。

研究主要终点为评估至首次发生国际血栓与止血学会（ISTH）定义的大出血事件，或主要的临床相关性非大出血事件（CRNM）发生的时间。次要终点评估至首次事件（死亡、血栓事件）发生的时间，包括全因死亡（心血管、非心血管或原因不明）、心肌梗死、卒中/全身性栓塞、计划外血供重建（PCI/冠状动脉旁路移植术）的复合终点。

研究结果显示，两个剂量的达比加群酯双联治疗组ISTH大出血/CRNM出血事件的发生率均显著低于华法林三联治疗组。达比加群 110 mg双联治疗组主要终点出血事件发生率为15.4%，三联治疗组为26.9%，相对风险降低48%。达比加群 150 mg双联治疗组主要终点出血事件为20.2%，三联治疗组为25.7%，相对风险降低28%。在复合有效性终点方面，达比加群酯双联治疗组与华法林三联治疗组之间无显著差异。

亚组分析结果表明，无论心房颤动患者是否合并ACS，也无论PCI术应用BMS还是DES，双联治疗组主要终点出血事件均低于三联治疗组，而在死亡及血栓事件风险方面均无显著差异；达比加群酯无论与氯吡格雷联合还是与替格瑞洛联合均较三联治疗降低ISTH大出血/CRNM出血风险；具体来讲，当与加比达群酯110 mg，2次/天联合时，氯吡格雷与替格瑞洛的ISTH大出血/CRNM出血事件发生率分别为14.5%和21.2%；当与加比达群酯150 mg，2次/天联合时，氯吡格雷与替格瑞洛的ISTH大出血/CRNM出血事件发生率分别为19.7%和23.1%；氯吡格雷较替格瑞洛出血风险更低。这一点与PIONEER AF-PCI研究一致。

值得注意的是，RE-DUAL PCI研究采用的达比加群剂量（110mg与150mg）是标准的房颤预防栓塞剂量，所以其对心房颤动患者血栓事件的保护更有保障。

（三）AUGUSTUS ACS/PCI 研究（阿哌沙班vs华法林）

共计划入组4600例患者，2015年9月，入组第一例患者。入组的均是均是有抗凝指征的非瓣膜性心房颤动患者，并在入选前2周内发生ACS事件和（或）PCI置入术，经医生判断，至少需要服用氯吡格雷6个月。所有患者在随机化之前均使用了阿司匹林。入组时，患者先1∶1随机化分配到阿哌沙班组和华法林组，每组内再1∶1随机化分配至阿司匹林组和安慰剂组。研究两次随机化，对基于阿哌沙班和基于华法林的两联和三联治疗均进行了比较。研究的主要终点也是对出血事件的评价。既往APPRAISE-2研究表明，缺血高危的 ACS 患者中在阿司匹林或 DAPT联合阿哌沙班（5mg，2次/天）不减少心血管死亡、心肌梗死或缺血性卒中等复合终点，反而增加颅内出血和致命性出血等严重出血事件。APPRAISE-2研究在平均随访3.5个月时，因阿哌沙班组的出血事件超出预防缺血事件的获益而被终止。所以，AUGUSTUS研究的三联治疗组的安全性备受大家关注，试验结果目前尚未公布，尚不知阿哌沙班能否在三联治疗中体现出净获益。

（四）ENTRUST-AF-PCI 研究（依度沙班vs华法林）

ENTRUST-AF PCI试验，共纳入19个国家，212个中心的1500例成功置入支架的冠心病合并心房颤动患者，要求患者在PCI术前，已经稳定服用抗凝药物12个月。在PCI术后4h至5d里对患者进行随机化，随机分配到依度沙班60mg＋P2Y12受体拮抗药组和华法林＋P2Y12受体拮抗剂＋阿司匹林组，对华法林组，阿司匹林的使用时间依据现有心房颤动指南的规定。拟评估依度沙班相对于VKA与DAPT联用对临床出血事件的影响，试验结果尚未公布。

五、总结

NOAC是目前指南推荐的非瓣膜性心房颤动患者抗凝治疗的首选药物，但其在心房颤动合并PCI术后患者中应用的效果和安全性还未完全明朗，已公布结果的PIONEER AF-PCI和RE-DUAL PCI研究为临床此类患者的治疗指导提供了重要依据。在心房颤动接受PCI治疗术后患者中，NOAC＋氯吡格雷的双联抗栓方案，较华法林联合DAPT方案出血风险更低，但这一方案的有效性，仍需要更多的临床研究结果来证明。

参考文献

孙艺红，胡大一，代表GARFIELD研究协作组.非瓣膜病心房颤动患者全球抗凝注册研究中国亚组基线数据分析.中华心血管病杂志，2014，42（10）：846-850.

ACTIVE Writing Group of the ACTIVE Investigators, Connolly S, Pogue J, et al. Clopidogrel plus aspirin versus oral anticoagulation for atrial fibrillation in the Atrial fibrillation Clopidogrel Trial with Irbesartan for prevention of Vascular Events（ACTIVEW）: a randomised controlled trial.Lancet.2006, Jun10; 367（9526）: 1903-1912.

Alexander JH, Lopes RD, James S, et al. Apixaban with antiplatelet therapy after acute coronary syndrome. N Engl J Med, 2011, 365（8）: 699-708.

Cannon CP. et al. Dual Antithrombotic Therapy with Dabigatran after PCI in Atrial Fibrillation［J］. New Engl J Med, 2017, 19; 377（16）: 1513-1524.

CM Gibson, R Mehran, C Bode, et al. An open-label, randomized, controlled, multicenter study exploring two treatment strategies of rivaroxaban and a dose-adjusted oral vitamin K antagonist treatment strategy in subjects with atrial fibrillation who undergo percutaneous coronary intervention（PIONEER AF-PCI）. Am Heart J, 2015, Apr 169（4）: 472-478.e5.

Edoxaban Treatment Versus Vitamin K Antagonist in Patients with Atrial Fibrillation Undergoing Percutaneous Coronary Intervention. ClinicalTrials.gov Identifier: NCT02866175.

Eikelboom JW, Connolly SJ, Yusuf S. Rivaroxaban in Stable Cardiovascular Disease. N Engl Med, 2018, Jan 25; 378（4）: 397-398

Hansen ML, Sørensen R, Clausen MT, et al. Risk of bleeding with single, dual, or triple therapy with warfarin, aspirin, and clopidogrel in patients with atrial fibrillation. Arch Intern Med, 2010, 170: 1433-1441

January CT, Wann LS, Alpert JS, et al. 2014 AHA/ACC/HRS guideline for the management of patients with atrial fibrillation: a report of the American College of Cardiology/American Heart Association Task Force on Practice Guidelines and the Heart Rhythm Society. J Am Coll Cardiol, 2014, 64（21）: e1-76.

Kirchhof P, Benussi S, Kotecha D, et al. 2016 ESC Guidelines for the management of atrial fibrillation developed in collaboration with EACTS. Eur Heart J, 2016, 37（38）: 2893-2962.

Leon MB, Baim DS, Popma, et al. A clinical trial comparing three antithrombotic-drug regimens after coronary-artery stenting. Stent Anticoagulation Restenosis Study Investigators. N Eng J Med, 1998, Dec 3; 339（23）: 1665-1671.

Lopes, Renato D. et al. An Open-label, 2 x 2 Factorial, Randomized Controlled Trial to Evaluate the Safety of Apixaban vs. Vitamin K Antagonist and Aspirin vs. Placebo in Patients with Atrial Fibrillation and Acute Coronary Syndrome and/or Percutaneous Coronary Intervention: Rationale and Design of the AUGUSTUS TrialDOI: https: //doi.org/10.1016/j.ahj.2018.03.001.

Mega JL, Braunwald E, Wiviott SD, et al. Rivaroxaban in patients with a recent acute coronary syndrome. N Engl J Med, 2012, 366（1）: 9-19.

Oldgren J, Budaj A, Granger CB, et al. Dabigatran vs. placebo in patients with acute coronary syndromes on dual antiplatelet therapy: a randomized, double-blind, phase Ⅱ trial. Eur Heart J, 2011, 32（22）: 2781-2789.

Schmitt J et al Atrial fibrillation in acute myocardial infarction: a systematic review of the incidence, clinical features and prognostic implications. Eur Heart J, 2009, 30: 1038-1045.

4. 左主干末端分叉病变的介入治疗：DKCRUSH-V 研究解读

南京医科大学附属第一医院　张俊杰　陈绍良

研究背景：即兴支架术（PS）是治疗左主干末端分叉病变的最常用的术式。与PS术相比，双对吻挤压支架术（DK crush）可改善非左主干分叉病变的预后。与裤裙双支架术比较，DK crush术可改善左主干分叉病变的预后。但目前尚缺乏比较DK crush和PS术治疗左主干末端分叉病变疗效的前瞻性随机研究。

研究目的：阐明DK crush在治疗左主干末端真性分叉病变时，是否优于PS技术。

研究方法：来自5个国家26个中心总共482个左主干末端真性分叉（Medina1, 1, 1或0, 1, 1）病变患者随机入组，PS组242例和DK crush组240例。主要终点是1年的靶病变失败（TLF）：包括心源性死亡、靶血管心肌梗死（TV-MI）或临床驱动靶病变血供重建（CD-TLR）。在确定主要终点后，常规行术后13个月造影随访。

研究结果：PS组的1年TLF有26例（10.7%），DK crush组有12例（5.0%）（HR 0.42, 95%; CI 0.21～0.85; P=0.02）。与PS组相比，DK crush组有更低的TV-MI（2.9% vs 0.4%; P=0.03）及支架内血栓发生率（3.3% vs 0.4%; P=0.02）；而在CD-TLR（7.9% vs 3.8%; P=0.06）和造影确定的再狭窄率（14.6% vs 7.1%; P=0.1）方面，DK crush组有更低的趋势。两组的心源性死亡发生率没有明显区别。

结论：本研究显示，运用DK crush术治疗左主干末端真性分叉病变1年TLF低于PS术。

由于无保护左主干病变（ULMCAD）危及更广泛的心肌，其患者具有极高的风险。多项随机对照研究证实冠状动脉旁路移植术（CABG）治疗ULMCAD比使用裸金属或第一代药物洗脱支架（DES）的经皮冠状动脉介入术（PCI）更加有效，尤其在于降低TLR。因此，2014年美国指南推荐用CABG治疗多数的ULMCAD患者。多项注册研究报道，对于开口及中段的左主干病变，使用第一代药物洗脱支架的PCI术有不逊于CABG的临床结果。然而，多数的ULMCAD包含了左主干末端分叉病变，与单独的开口/体部左主干病变相比，其相关的临床结局更差。近期的EXCEL研究中，纳入1905例ULMCAD以及低或中危SYNTAX评分的患者，随机分为第二代伊维莫司药物洗脱支架PCI组和CABG组，多数采用PS技术进行治疗。虽然PCI组和CABG组3年的复合死亡、心肌梗死和卒中发生率几近相同，但PCI组有更高30d后再次血供重建率。近期的NOBLE研究中，约80%的患者同时包含左主干末端病变，多数也采用了PS技术。NOBLE研究表明，与CABG组相比，使用第一代的药物洗脱支架的PCI组具有更高的5年复合死亡、心肌梗死、卒中或再次血供重建率。鉴于此，使用何种支架术治疗左主干末端分叉病变预后更优目前尚未得知。

PS技术治疗真性分叉病变包括以下步骤：置入药物洗脱支架和分支球囊扩张，并在单纯球囊扩张效果不佳的情况下给予分支置入支架（通常使用T支架术）。在多数有关治疗非左主干分叉病变的随机对照研究中，PS术式优于双支架技术。然而，仍有超过1/3的患者需要由PS术转换为双支架术，其中9%的病例无法送入第二枚支架。与双支架技术相比，PS术式治疗复杂分叉病变时再次血供重建的概率更高。在以往的多中心随机对照研究中，DK crush术式与PS术式相比，在治疗非左主干分叉病变时靶病变再次血供重建的概率更低。而与裤裙术式相比，DK术式靶血管血供重建，支架内血栓以及复合主要不良事件的发生率更低。可是目前并无直接比较DK术式与PS术式治疗无保护左主干分叉病变的研究。因此我们进行了大型的前瞻性随机国际多中心研究，以比较DK crush术式和PS术式治疗左主干末端真性分叉病变的预后结果。

一、方法

1.患者人群及研究中心选择　纳入标准包括无症状心肌缺血，稳定或不稳定心绞痛，或心肌梗死时间超过24h未有治疗且拟行PCI的左主干末端真性分叉病变（Medina 1, 1, 1或0, 1, 1）。如果存在非左主干血管如LAD, LCX或者右冠状动脉的病变，其治疗病变不允许超过2个支架。患者若存在以下情况需排除：心源性休克、LM病变严重钙化需要

旋磨，支架内再狭窄（ISR），需要口服抗凝药，或者存在任何可影响药物抗血小板治疗或长期随访的临床情况。在完成造影行左主干介入治疗前即刻进行随机分组。如果LAD或者LCX存在慢性闭塞性病变，需完全开通靶血管后再进行分组。所有患者签署知情同意书。参与研究的术者要求每年>300例至少5年的手术经验，且包括至少每年20例左主干手术。另外，每一位术者需有3～5例DK crush术式的经验，并经过指导委员会评估手术结果以保证开始随机时可选用合适的术式。

2.研究流程和药物治疗 合适入选的患者使用中心网站系统按1:1随机分组为DK crush组和PS组。术中使用普通肝素抗凝。血管内超声（IVUS），主动脉球囊反搏，Ⅱb/Ⅲa受体拮抗药由术者决定是否使用。PS术式和DK crush术式之前已经阐明。PS术式：主支远端（MV）及分支置入导丝。术者决定是否预扩病变，虽然我们并不建议常规扩张分支。选择支架/血管比值为1.1:1的支架置入主支。导丝穿过主支支架远端网眼进入分支，继而对分支介入治疗（如果分支残余狭窄>75%，或B型以上夹层，或当前TIMI血流小于3级）。对吻扩张后如果如存在以下情况（残余狭窄大于75%，或B型以上夹层，或当前TIMI血流小于3级），需要在分支再补一个支架。对于DK crush术式，导丝进入LCX并预扩张后，置入LCX的支架需突入左主干<2mm。接着再以大直径的非顺应性球囊挤压分支支架。LCX导丝重新超越近端网眼后再进行一次对吻扩张，接着于LM-LAD置入支架后可再次以非顺应性球囊挤压LCX的支架。LCX导丝第二次穿越网眼后（总是从近端网眼），以非顺应性球囊依次对LCX和LAD的支架>16atm后扩张，再予最终对吻扩张。对于所有的PS术式和DK crush术式，左主干支架都需要行近端优化技术（POT），通常推荐以非顺应性球囊18atm压力扩张支架。

所有患者术前服用阿司匹林而如果未长期双抗的化需再服用300mg负荷剂量的氯吡格雷。术后长期服用每天100mg的阿司匹林和服用每天75mg至少12个月的氯吡格雷。另外根据当前指南，二级预防包括服用他汀、β受体阻滞药、血管紧张素受体拮抗药。

随访：临床随访包括术后1个月、7个月及12个月的门诊随访和电话随访。所有入选患者的造影随访安排在术后13个月（在首要临床终点探查后），除非因临床症状需要提早介入治疗。在监督委员会的监察下，手术和临床数据录入在电子病历报告表，再把数据转入南京医科大学中心数据库。

冠状动脉造影定量分析（QCA）由核心实验室使用心脏冠状动脉造影分析系统（CAAS）Ⅱ软件5.0完成。支架置入后再狭窄定义为QCA测定管腔狭窄>50%。对于PS术式边支未置入支架患者，再狭窄定义为边支QCA测定管腔狭窄>75%。

研究终点及定义：主要终点为1年的靶病变失败（TLF）：1年随访的复合心源性死亡，靶血管心肌梗死，或临床驱动靶病变血供重建（TLR）。心源性死亡定义为排除任何明确的非心脏因素的死亡。围术期心肌梗死定义为CK-MB升高>10倍正常参考值高限，或增加>5倍另外还需满足：①新出现的>2个连续导联的病理学Q波或新出现的左束支传导阻滞；②造影明确的桥血管闭塞或冠状动脉闭塞或新的血栓性的严重狭窄；③影像证实新出现的心肌活动性消失或新的室壁阶段性运动异常。自发性心肌梗死（术后72h）定义为持续有临床症状合并CK-MB或肌钙蛋白升高>1倍正常值高限且心电图ST段动态变化或本文之前提到的临床表现。所有的心肌梗死均认为是靶病变心肌梗死除非有明确的证据证明罪犯血管是非靶血管。临床驱动靶血管血供重建定义为心绞痛和缺血相关的靶病变需要行PCI术或GABG术。次级终点包括全因死亡，围术期心肌标志物阳性（定义为术后肌钙蛋白I或T升高>5倍正常值高限），所有临床缺血驱动的血供重建，心绞痛或支架内再狭窄。支架内血栓根据ARC定义的确定或可能的支架内血栓。所有的事件的确定由中央委员会使用单盲治疗的原始资料来裁定。

根据DEFINITION研究将左主干分叉病变分为简单分叉和复杂分叉病变。其复杂分叉病变定义为同时满足主要条件（分支开口病变长度>10mm且管腔狭窄>70%）及2个次要条件（远端分叉角度<45°或>70°，主支参考血管支架<2.5mm，主支病变>25mm，多支病变，血栓负荷病变和严重钙化病变）。

统计分析：该研究的样本基于DEFINITION和DKCRUSH Ⅲ研究的数据，其中DK crush组TLF发生率是5%，PS组靶病变失败率为16.1%。每组随机220例患者，以80%把握度双尾alpna 0.05来阐明DK crush组的优越性。由于10%的患者失访，总共484个患者（每组242例）计划入选。

基线数据的计量资料用均数±标准差显示。方差分析及Fisher检验用来比较分类变量。T检验或秩和检验（非正态分布时）用来比较连续变量。Kaplan-Meier用于分析事件曲线并用log-rank检验比较。以下亚组的潜在交互作用和随机治疗用于检查主要结果的评估：年龄（<70岁 vs ≥70岁），左主干分叉远端角度（<70° vs ≥70°），简单分叉和复杂分叉比较，SYNTAX评分（<32 vs ≥32），NERS评分（<19 vs ≥19），IVUS引导和造影引导比较。无论是否接受治疗，所有纳入统计分析的为有治疗意向人群。所有统计分析采用双侧检验，*P*值小于0.05有统计学有意义。采用SPSS 24.0软

件完成所有统计分析。

二、结果

临床、造影及手术相关基线数据 2011.12.27至2016.2.21期间，496例无保护左主干真性分叉病变满足入排标准。14例患者选择CABG术外科治疗。余下的482例患者由中国、印度尼西亚、泰国、意大利和美国的共26家中心随机入选，其中DK组240例，PS组242例。组间基线数据相匹配。糖尿病患者占总人数的27.2%，多数患者（72.2%）有不稳定心绞痛。核心实验室根据冠脉造影影像评估平均SNYTAX评分为30.6±8.0，多支血管病变占88.2%。左主干末端分叉病变Medina分型为1，1，1和0，1，1的分别占81.7%和18.3%，其中17.8%的病变为三分叉病变。

PS组39.7%的患者行分支预扩张，其中多数情况为主支预扩张后分支受累。PS组总共114例患者（47.1%）在主支置入支架后分支受累需要补额外的支架，其中64例（38.8%）来自于165例的简单左主干分叉病变组，50例（64.9%）来自于77例的复杂分叉病变组（P=0.001）。所有行DK crush术式的患者分支均成功置入支架。POT和最终对吻技术在DK组的使用率高于PS组。虽然根据方案拟定的定义，DK组和PS组围术期心肌梗死的发生率没有统计学意义［0（0%）vs 3（1.2%）；P=0.33］，但围术期心肌标志物在DK组升高为27例（11.3%），而PS组为10例（4.1%），P=0.004。虽然手术时间和造影剂用量DK crush 组多于PS组，但造影成功和完全血供重建率两组相同。

临床结果：1年时间完成所有患者临床随访。所有入选研究患者1年随访期间采用双抗治疗，除了DK组有1例患者使用单抗。30d随访期间，PS组靶血管失败率高于DK组（2.9% vs 0.4%；P=0.03）。PS术式30d内支架内血栓组和阴性组比较，血栓组的分支病变更长［（31.9±13.3） mm vs （12.4±5.6） mm；P=0.004］分叉角度更大（110±23 vs 66.7±2.5；P=0.01）。

本研究首要终点事件，1年随访的TLF，PS组为26例，而DK crush组为12例［（Kaplan-Meier评估生存分析率为10.7% vs 5.0%；P=0.02）］。与PS组相比，DK组靶血管心肌梗死和血栓更低，从而使临床驱动的靶血管血供重建和心绞痛的概率更低，但两组心源性或全因死亡率没有统计学差异。支架内血栓的影像虽然与简单左主干分叉病变相比，复杂分叉组的绝对危险度下降更显著，但任意亚组间没有明显的交互作用，而两个随机对照组间1年的靶病变失败率也没有明显差异。PS组114例分支补支架和128例分支没补支架的患者相比，1年靶血管失败发生率分别为13.2%和8.6%（P=0.3），1年支架内血栓的发生率分别为6.1%和0.8%（P=0.03）。

冠状动脉造影定量分析：冠状动脉造影随访PS组完成158例（65.3%），DK组完成159例（66.3%），其完成时间分别为（367±49）d和（371±52）d。这些结果包括由于12个月来反复胸痛发作的32例PS组和15例DK组的患者，其中15例PS组和8例DK组的患者进行了血供重建。基线造影资料经QCA评估两组无明显差异。近50%的病例分支病变长度＞10mm。据随访影像分析，与PS组相比，DK组分支的最小管腔直径更大而管腔狭窄程度更小。而在主支两组的随访数据QCA测定没有明显差异。造影支架内再狭窄可出现在左主干分叉处的任意位置，其中PS组23例（14.6%），DK组11例（7.1%）。在两个随机对照组中，支架内再狭窄大部分出现在LCX的开口。

三、讨论

本随机研究首次评估了DK crush术式和PS术式治疗左主干末端真性分叉病变的临床和造影结果，有以下几点主要研究结果：①与PS术式相比，DK crush术式降低1年TLF；②与PS组相比，由于DK组的支架内血栓发生率较低，从而降低靶血管心肌梗死发生概率；③与PS组相比，尤其是由于LCX开口的开口优化，DK组1年内CD-TLR和造影再狭窄发生率有降低的趋势；④虽然DK crush术式在更复杂的分叉病变中有更大的明确获益，而在在预定的亚组分析中，包括左主干末端简单和复杂分叉病变，DK组靶血管失败的概率与PS组比仍相对较低。

在既往的随机对照试验显示，在非左主干分叉病变中，多数的双支架术式由于多支架（和更高支架内血栓发生率）使围术期心肌坏死风险增高，其结果劣于PS术式。然而，在此次的随机对照研究中常规DK rush术式与PS术式治疗左主干末端真性分叉病变的相比，其1年随访的支架内血栓、靶血管心肌梗死以及靶血管失败的发生率更低。在本研究中，与DK crush术式相比，PS术其早期和晚期不良事件的发生率更高在某种程度上与左主干远端的解剖结构有关。与非左主干病变相比，左主干末端真性分叉病变包括更大的血管直径，更大的分叉角度，而且通常有更多的三分叉病变。在DKCRUSH-Ⅲ研究中，DK crush术式治疗左主干末端分叉病变优于裤裙术式。这是由于裤裙技术治疗大角度（＞70°）的分叉病变而引起的不良结果，而T支架（无论是预定双支架术还是即兴T支架术）显然更适合。在当前研究中，左主干末端分叉的平均角度为78°，其有利于行PS术式。可是，在行PS术补分支支架时时，推送分支支架穿过主支支架网眼时通常导致无法精确定位，膨胀不良或不对称，以及边缘夹层，这些均能增加随访支架内血栓和临床驱动的靶病变血供重建的概率。本研究PS组中47%的病例需要进行补救支架，其相对高的发生率反映了该事实：我们入选左主干末端真性分叉病变，QCA测定其分支病变长度平均为16.4mm，管腔狭窄程度为65%。补救支架对于治疗左主干末端分叉病变较为困难，尤其是复杂分叉，可相对增加支架内血栓和靶血管心肌梗死的概率。与之相比，虽然DK crush是一种更为复杂的术式，其需要花费更多的手术时间和造影剂，需要对复杂左主干治疗有更完善的策略把控，以及需保证回旋支开口的病变完全覆盖和支架充分膨胀，但其较PS术式能明显改善本研究的临床和造影结果。虽然在治疗复杂左主干末端真性分叉病变双支架术式由于PS术式意料之中，但事实显示与PS术式相比，DK crush术式在治疗左主干简单分叉病变1年靶病变失败率仍相对较低。DK crush术式可能适用于多数的无保护左主干真性分叉病变。

与PS组相比，即使DK crush组围术期心肌坏死率更高，但两组的临床相关的围术期心肌梗死没有统计学差异。其围术期心肌梗死的定义与EXCEL研究相同并由SCAI组织推荐，其校正了后续死亡率。相比之下，低水平的围术期心肌标志物升高与预后无关，虽然目前是这种观点，还需要后续的左主干介入的相关研究数据来证实。

与PS术式相比，尽管DK crush术式改善了造影结果（尤其是分支开口），但1年的临床驱动的靶病变血供重建率并没有统计学差异。这可能出现两类错误，因为DK crush术式可改善造影结果，而如果增加约100例两组的靶血管重建率可能会有统计学差异。据此推测，DKCRUSH-Ⅱ 研究随机对照研究中，较PS术式而言，DK crush术式治疗左主干分叉病变有更低的临床驱动的靶血管血供重建率。

DK crush术式的学习虽然并不复杂，但需要一定的训练、经验和对手术细节的关注，包括分支导丝穿越，每次对吻扩张前使用非顺应性球囊的连续高压后扩张，以及球囊对吻扩张后使用近端优化技术。参与DKCRUSH-V研究的手术医师都是有大量手术经验的术者，熟悉DK crush术式，且必须提呈病例以表明其技术能胜任该项术式。

研究局限性：第一，完成腔内影像的例数不到50%。在治疗左主干分叉病变时，腔内影像能有效指导支架直径和长度的选择，保证支架的充分扩张（尤其是回旋支开口），并确定是否有造影无法发现的边缘夹层和残余狭窄。尽管同时有IVUS和造影引导手术，DK crush术式较之PS术式仍具有优势。第二，血流储备分数（FFR）指导分支支架置入在PS组中并不常规使用。因为入组PS的患者分支置入支架有更高的血栓和靶血管心肌梗死率，而如果FFR>0.8避免置入支架会有获益。然而，在DKCRUSH-VI研究中，对于非左主干分叉病变治疗使用FFR指导分支支架置入并不优于造影指导。第三，作为术式策略的一部分，近端优化技术和球囊对吻技术在DK crush术式较之PS术式会使用得更多。其作为DK crush的术式步骤，这些技术是否改善手术结果尚未确定。第四，本研究未对二次终点事件和亚组进行矫正多元比较；所有的这些假设测试有待进一步探索。但是，多项研究结果的一致性表明DK crush术式对于治疗多数真性分叉病变能获得更优的结果，虽然这很大程度上取决于病变的复杂性。更大型的研究将确认DK crush术式或其他支架技术能给患者或病变带来真正获益。第五，12个月随访中造影上目测的狭窄不能有效排除作为靶病变血供重建的病例。可是，由于所有患者在选择造影前都有症状（胸痛或心绞痛），PS组的12个月随访临床驱动血供重建率从而显示降低。最后，所有入选的患者均为左主干真性分叉病变，其较以往的分叉病变研究分支的病变更长更严重。而且大多数以往的研究并非复杂分叉，其分支长度<10mm且狭窄程度<70%。尽量如此，我们的研究提示DK crush技术即使治疗这些不太严重的左主干末端真性分叉病变也能获益。可是，本研究的结果并不适用于分支病变程度<50%的左主干病变，对于此类病变PS术式仍然是标准的处理策略。

四、结论

本多中心随机对照研究证实，DK crush术式治疗左主干末端真性分叉病变患者，较之PS术式可明显较低1年靶血管失败率。

5. 急性心肌梗死患者PCI术后替格瑞洛和普拉格雷的比较及换用氯吡格雷的安全性：PRAGUE-18研究解读

上海交大医学院附属第九人民医院　王长谦

阿司匹林联合P2Y12受体抑制药——即双联抗血小板是急性心肌梗死治疗的基石。目前临床使用的口服P2Y12受体抑制药有氯吡格雷、普拉格雷和替格瑞洛。临床研究证据已经明确，对于急性心肌梗死患者、无论是否接受PCI治疗，应用普拉格雷或替格瑞洛比氯吡格雷具有更大的临床净获益，各类指南也是优先推荐。但替格瑞洛和普拉格雷比较是否有差别尚缺乏证据。另外，临床工作中有多种情况可能会促使普拉格雷或替格瑞洛替换为氯吡格雷，比如临床情况改变、患者特点、合并症的治疗、出现不良反应、费用因素、社会因素、依从性及医生或患者意愿等，对这种替换的安全性也缺乏研究。最近，PRAGUE-18研究（prasugrel versus ticagrelor in patients with acute myocardial infarction treated with primary percutaneous coronary intervention）对此进行了探讨，本文对此研究做一解读。

1.研究设计　PRAGUE-18研究是第一项头对头比较普拉格雷和替格瑞洛在需要行直接PCI的急性心肌梗死患者中的疗效和安全性的随机临床研究，为开放标签的4期临床研究。患者签署知情同意后随机分为两组，分别给予普拉格雷60 mg，随后10 mg/d，持续1年，年龄≥75岁或体重＜60 kg的患者维持剂量5 mg/d；或替格瑞洛180 mg，随后90 mg，2次/天，持续1年。研究要求患者同时应用阿司匹林100mg/d，并建议患者连续应用普拉格雷或替格瑞洛12个月。在患者出院前，医生会与患者讨论氯吡格雷与普拉格雷或替格瑞洛的费用、风险和获益，允许患者在1年内随时转用更为常用和便宜的氯吡格雷。患者随访时间点为随机后第7天、1个月和1年。主要复合终点为7d内或住院期间（住院＜7d患者）全因死亡、再梗死、卒中、需要输血或延长住院时间的严重出血、紧急靶血管重建；主要二级复合终点包括随访期间心源性死亡、非致死性心肌梗死和卒中，额外的二级终点还包括30d内肯定的支架内血栓。

2.入选标准　研究在捷克14个中心进行，患者主要入选标准是需要行紧急冠状动脉造影（无论后续是否行PCI）的急性心肌梗死患者，包括STEMI和极高危NSTEMI患者。心肌梗死诊断标准是临床症状加下述之一心电图改变：①相邻两个导联ST段抬高＞1mm；②3个及以上导联ST段压低至少＞2mm者；③新出现束支传导阻滞。研究排除标准包括脑卒中史、6个月内严重出血史、需要长期使用口服抗凝药、已负荷氯吡格雷≥300mg或任何其他抗血小板药物（不包括阿司匹林和维持量氯吡格雷）、年龄＞75岁且体重＜60kg、中重度肝功能不全、联合应用强效CYP3A4抑制药、已知对普拉格雷或替格瑞洛过敏者。

3. 入选患者基本情况　根据统计估算，该研究需要每组入选患者1250例。但对最初入选的1130例患者的临床结果初步分析表明继续研究无益而被提前终止。最后研究共入选1230名患者，平均年龄62岁，女性24%，心源性休克约占4%，行机械通气患者约占5.2%。

4. 早期研究结果　PRAGUE-18研究的初期结果与2016年公布。结果发现，普拉格雷组和替格瑞洛组7d内主要复合终点发生率分别为4.0%和4.1%，OR=0.98，95%可信限 0.55～1.73，无显著统计学差异，P=0.939，各单个终点也无明显统计学差异。30d主要二级终点发生率分别为2.7%和2.5%，OR=1.06，95% 可信限 0.53～2.15，也无显著统计学差异，P=0.864。研究提示对需要直接PCI治疗的急性心肌梗死患者，头对头比较双联抗血小板选择普拉格雷或替格瑞洛，30d内具有类似的临床净获益，并不能发现那个药物更加有效或安全。

5. PRAGUE-18研究的1年随访结果　PRAGUE-18研究的1年随访目的有二：①比较普拉格雷和替格瑞洛在需要行直接PCI的急性心梗患者中的疗效；②经济原因驱动的、出院后转换为氯吡格雷患者是否有相关的缺血事件风险改变。1年随访结果在2017 AHA 年会上发布并同期刊登在美国心脏病学会杂志（JACC）上。结果显示，普拉格雷组和替格瑞洛组1年时二级复合终点发生率分别为6.6%和5.7%，HR=1.167，95%可信限0.742～1.835，P=0.503，无显著统计学差异。各单个终点也无明显统计学差异，普拉格雷组和替格瑞洛组的全因死亡分别为4.7%和4.2%，P=0.654；心血管死亡分别为3.3% 和 3%，P=0.769；非致死性MI分别为3%和2.5%，P=0.611；卒中分别为1.1% 和 0.7%，P=0.423；支架内血栓分别为1.1%和1.5%，P=0.535；所有类型出血分别为10.9%和11.1%，P=0.999；TIMI大出血分别为0.9%和0.7%，P=0.754。1年随访中，普拉格雷组和替格瑞洛组分别有49%（n=310）和58.4%（n=349）的患者因各种原因换用氯吡格雷，其中因慢性抗凝治疗驱动的换药率分别为3.0%（n=19）和3.5%（n=21），不良反应驱动的换药率分别为4.9%（n=31）和4.0（n=24），其他原因驱动换药率分别为7%（n=44）和6.5%（n=39），均无统计学差异。因经济原因驱动换药率分别为34.1%（n=216）和44.4%（n=265），P=0.003，有显著统计学差异。与未转换药物的患者比较，经济原因驱动转换药物的患者基线心电图束支传导阻滞和左束支传导阻滞少（1.5% vs 4.4%，P=0.005）、进院时Killip分级≥2级占比低（7.9% vs 14.3%，P<0.001）、高血压多（56.3% vs 47.9%，P=0.004）、吸烟者多（68.8% vs 62.3%，P=0.023）、左主干病变少（1.0% vs 4.8%，P<0.001）、PCI结果欠理想或操作失败者少（3.1% vs 5.9%，P=0.028）。与未转换药物的患者比较，经济原因驱动转换药物的患者，心血管缺血事件（心血管死亡、非致死性心肌梗死和卒中）的风险较低（2.5% vs 8.5%，HR=0.433，95%可信限0.210～0.894，P=0.024），出血风险也较低（7.3% vs 13.4%，HR=0.416，95%可信限 0.246～0.701，P=0.001）。与未转换药物的患者比较，非经济原因驱动转换药物的患者，心血管缺血事件（心血管死亡、非致死性心肌梗死和卒中）的风险则增加（HR=3.420，95%可信限1.823～6.415，P<0.001）。因此，研究者认为需要直接PCI的急性心肌梗死患者普拉格雷和替格瑞洛在1年时同样安全有效；经济原因驱动、治疗医生允许的转换为氯吡格雷不增加心血管缺血事件风险。

总之，PRAGUE-18研究是第一项头对头比较普拉格雷和替格瑞洛在需要行直接PCI的急性心梗患者中的疗效和安全性的随机临床研究。研究结果提示，对需要直接PCI的急性心肌梗死患者，双联抗血小板选择普拉格雷或替格瑞洛在7d，30d和1年随访同样安全有效。出院后因经济原因驱动、治疗医生允许的将普拉格雷或替格瑞洛转换为氯吡格雷不增加心血管缺血事件风险。但鉴于转换为氯吡格雷的安全性为非随机分析，且非经济原因驱动转换药物的患者心血管缺血事件风险则增加，故此急性心梗患者PCI术后将普拉格雷或替格瑞洛转换为氯吡格雷的安全性尚需要随机临床研究进一步证实。

参考文献

Motovska Z, Hlinomaz O, Kala P, et al, PRAGUE-18 Study Group.1-Year Outcomes of Patients Undergoing Primary Angioplasty for Myocardial Infarction Treated With Prasugrel Versus Ticagrelor.J Am Coll Cardiol, 2018, 71（4）: 371-381. doi: 10.1016/j.jacc.2017.11.008.

Motovska Z, Hlinomaz O, Miklik R, et al. PRAGUE-18 Study Group. Prasugrel Versus Ticagrelor in Patients With Acute Myocardial Infarction Treated With Primary Percutaneous Coronary Intervention: Multicenter Randomized PRAGUE-18 Study. Circulation, 2016, 134（21）: 1603-1612.

Rollini F, Franchi F, Angiolillo DJ. Switching P2Y12-receptor inhibitors in patients with coronary artery disease. Nat Rev Cardiol, 2016, 13: 11-27. doi: 10.1038/nrcardio.2015.113.

Valgimigli M, Bueno H, Byrne RA, et al. 2017 ESC focused update on dual antiplatelet therapy in coronary artery disease developed in collaboration with EACTS: the Task Force for dual antiplatelet therapy in coronary artery disease of the European Society of Cardiology（ESC）and of the European Association for Cardio-Thoracic Surgery（EACTS）［published online ahead of print August 26, 2017］. Eur Heart J. doi: 10.1093/eurheartj/ehx419. https: //academic.oup.com/eurheartj/article-lookup/doi/10.1093/ eurheartj/ehx419.

6. 双联抗血小板策略仍是ACS抗栓治疗的基石——GEMINI-ACS-1研究解读

上海市胸科医院　沈玲红　张　拓

2017年3月美国心脏病学会（ACC）科学年会杜克大学医学中心的E.Magnus Ohman教授公布了“低剂量利伐沙班或阿司匹林联合P2Y12受体抑制药对急性冠状动脉综合征患者出血风险的双盲、多中心、随机、对照研究（GEMINI-ACS-1研究）”最新数据，并在《柳叶刀》（The Lancet）杂志全文同步在线发表。GEMINI-ACS-1研究旨在评价急性冠状动脉综合征（acute coronary syndrome，ACS）新抗栓策略的安全性，对当前ACS的抗栓方案提出挑战和新思路，是2017年心血管领域的重磅研究。本文就GEMINI-ACS-1研究进行解读及探讨。

一、GEMINI-ACS-1研究的试验设计及结果

GEMINI-ACS-1研究是一项Ⅱ期、多中心、随机对照研究。于2015年4月至2016年10月间，在全球21个国家371个中心进行。入组年龄>18周岁，ACS发病10d内，即近期出现不稳定型心绞痛、非ST段抬高心肌梗死（non-ST segment elevation myocardial infarction，NSTEMI）或ST段抬高心肌梗死（ST segment elevation myocardial infarction，STEMI）的患者。主要纳入标准还包括NSTEMI及STEMI患者有心脏生物标志物阳性结果以及缺血性心电图改变或冠状动脉造影明确动脉粥样硬化性病变。<55岁的患者有糖尿病或既往心肌梗死病史。不稳定心绞痛患者至少有缺血性心电图改变，此次ACS事件行冠状动脉血供重建或TIMI危险评分>3分3项中的1项。主要排除标准包括12个月内有活动性出血、颅内出血或显著消化道出血事件，血清肌酐清除率<20 ml/min，氯吡格雷合并奥美拉唑，需要足量口服抗凝药物。所有入组患者在筛选阶段至少接受48h标准剂量的阿司匹林（每日1次，每次100 mg）或P2Y12 受体抑制药。P2Y12 受体抑制药的选择包括氯吡格雷（每日1次，每次75mg）和替卡格雷（每日2次，每次90 mg），由医生决定，不进行随机。根据P2Y12 受体抑制药的使用情况分层随机，随机分配至低剂量利伐沙班（每日2次，每次2.5 mg）＋ P2Y12 受体抑制药组或阿司匹林+P2Y12 受体抑制药组。所有患者接受180～360d的双盲治疗。研究的主要终点为安全性终点，定义为390d内非冠状动脉旁路移植术（CABG）相关的有临床意义的TIMI出血，包括非CABG大出血、小出血及需要临床干预的出血。同时也观察了采用不同定义的出血事件发生率。有效性终点则为研究的探索性观察终点，定义为包括心血管死亡、心肌梗死、卒中以及明确支架内血栓的在内的复合缺血事件。

GEMINI-ACS-1研究最终入组3037例ACS患者，欧洲患者占比77%，亚太区患者占5%，白种人群比例高达93%。1518例患者随机分配至阿司匹林组，1519例患者分配至利伐沙班组。1704例患者接受替卡格雷治疗，1333例患者接受氯吡格雷治疗。94%的患者接受冠脉造影检查，经皮冠状动脉介入治疗（percutaneous coronary intervention，PCI）比例达到87%。中位盲法治疗时间为291d，中位随访时间为326d。主要终点方面，154例患者发生非CABG相关的有临床意义的TIMI出血事件，两组发生率均为5%，风险比（hazard ratio，HR）为1.05，95%置信区间（confidence interval，CI）为0.80～1.50，P值0.5840。Landmark分析显示出血事件主要发生在入组后30d内，30d后出血事件发生率显著降低。出血类型以需要临床干预的出血事件为主，两组发生率均为4%。大出血事件率较低，均为1%。其中，利伐沙班组有1例颅内出血事件，2例致命性TIMI出血事件。阿司匹林组无颅内出血或致命性TIMI出血事件。使用替卡格雷的患者中，利伐沙班组出血事件发生率为7%，阿司匹林组为6%。使用氯吡格雷的患者中，两组出血事件的发生率均为3%。交互作用分析显示，P2Y12受体抑制药的种类与利伐沙班的出血风险不产生交互作用。多元回归分析提示替卡格雷相较氯吡格雷，显著增加出血风险。有效性终点方面，两组复合缺血事件发生率同样均为5%，无统计学差异（HR 1.06，95% CI 0.77～1.46，P=0.7316）。P2Y12受体抑制药的种类对利伐沙班预防缺血事件的作用不产生交互作用。替卡格雷的缺血事件发生率低于氯吡格雷，但多元回归分析显示无显著性统计学差异。

二、GEMINI-ACS-1研究的意义及探讨

动脉血栓形成的机制研究表明，血栓形成过程中血小板大量活化、聚集受活化血小板释放的血栓素A2（thromboxane A2）、二磷腺苷（ADP）等递质的调控，同时也被强效激动药，凝血酶（thrombin）直接激活。双联抗血小板治疗（阿司匹林联合P2Y12抑制药）通过阻断血栓素A2生成及ADP与P2Y12受体的结合抑制血小板活化，但不阻断凝血酶介导的血小板激活途径。新型口服抗凝药物，如Xa因子抑制剂利伐沙班抑制凝血酶生成，间接抑制血小板活化、聚集，这也就是"双途径抗栓策略"（dual pathway strategy），即抗血小板药物联合口服抗凝药物治疗ACS的理论基础。前期发表的随机、多中心ATLAS ACS-TIMI 46，ATLAS ACS 2-TIMI 51系列研究分别探讨了标准抗血小板治疗（单联或双联抗血小板）基础上联用利伐沙班的适宜剂量、有效性以及安全性。ATLAS ACS2-TIMI 51研究在标准抗血小板治疗的基础上将15 526例ACS患者随机分配在利伐沙班2.5mg组（每日总量5mg）、利伐沙班5mg组（每日总量10mg）及安慰剂组。结果显示联合小剂量利伐沙班显著降低了心血管死亡、心肌梗死、脑卒中的复合终点事件率（HR0.84，95%；CI 0.74～0.96，$P=0.008$）。在大样本临床试验中验证"双途径抗栓策略"的有效性。与此同时，三联治疗也带来出血风险的增加，尤其大出血（利伐沙班组2.1%比安慰剂组0.6%，$P<0.001$）、颅内出血（利伐沙班组0.6%比安慰剂组0.2%，$P=0.009$）事件发生率的显著上升。

药理研究表明，阿司匹林仅抑制了血栓素A2依赖的血小板活化途径，P2Y12抑制药则同时对P2Y12依赖的血小板活化途径及血栓素A2依赖的血小板活化途径产生作用。药理机制角度上看，足量P2Y12抑制药的基础上阿司匹林产生的额外抗血小板作用相对有限。在此基础上，GEMINI-ACS-1研究首次提出了利伐沙班替代阿司匹林，联用P2Y12抑制药作为ACS抗栓新策略的设想。GEMINI-ACS-1研究的样本量基于主要安全终点设定，意味着GEMINI-ACS-1研究主要探讨的是新抗栓方案的安全性。试验结果表明，小剂量利伐沙班联用P2Y12抑制药相较于标准双联抗血小板治疗不增加出血的风险，增加了"双途径抗栓策略"的临床安全性。然而，安全性是ACS长程抗栓策略的基本前提，有效性才是评价新策略是否成功的关键。尽管有效性终点仅作为GEMINI-ACS-1研究的探索性终点，现有的样本量对有效性评价不具备充足的统计效力。但GEMINI-ACS-1研究已经是一项大样本量的临床研究，试验结果显示，在有效性终点方面，未显示出新的抗栓策略改善远期缺血事件的获益或趋势。尽管进一步扩大样本量、延长随访时间有助于获得统计学阳性结果。但在GEMINI-ACS-1研究结果的基础上开展更大规模的临床研究以获得程度有限的临床获益的必要性值得商榷。还应该注意到，尽管只是post-hoc分析，但GEMINI-ACS-1试验中在随机化后30d内利伐沙班联用P2Y12抑制药组显示出增加缺血事件的趋势（HR1.48，95%；CI 0.80～2.73，$P=0.216$）。尽管结果不具备统计学显著性，但也足以引起担忧在血小板高度活化的ACS急性期，单联抗血小板治疗是否足够抑制血小板的激活。此外，"外化"GEMINI-ACS-1研究的结论时也应注意以下的误区。首先，GEMINI-ACS-1研究的结论不能作为需要足量口服抗凝药物治疗、主要是心房颤动合并ACS患者的抗栓决策依据。GEMINI-ACS-1研究中利伐沙班使用剂量仅为房颤患者标准抗凝剂量的1/4。尽管已有数个临床研究发表，但需要足量口服抗凝药物治疗患者的抗血小板策略仍未形成统一的结论。现阶段仍需根据2017年欧洲心脏病学会（European Society of Cardiology，ESC）颁布的双联抗血小板药物治疗指南对这类患者进行CHA_2DS_2-VASc及HAS-BLED评分，权衡缺血风险与出血风险的比重，选择治疗策略。其次，GEMINI-ACS-1研究的结论同样不能作为新型口服抗凝药联用第3代P2Y12 受体拮抗药，如替卡格雷、普拉格雷的根本依据。尽管GEMINI-ACS-1研究的交互分析提示，利伐沙班与替卡格雷联用的出血风险不存在交互作用，但替卡格雷相较于氯吡格雷还是显著增加出血事件发生率。4种药物组合中，替卡格雷联合利伐沙班组合的主要出血终点发生率最高（7%），尽管差异不具备统计学显著性。目前，无论是2017年ESC的双联抗血小板药物治疗指南或2016年ESC的心房颤动规范化治疗指南均指出，足量口服抗凝药物基础上的二联、三联抗栓治疗推荐使用氯吡格雷，应避免使用替格瑞洛。我国2016年发布的《替格瑞洛临床应用中国专家共识》也明确指出，暂不推荐替格瑞洛与口服抗凝药物联用。最后，GEMINI-ACS-1研究的人群使用性足够重视。GEMINI-ACS-1研究入组近93%的白种人患者，亚太地区患者仅占5%。部分亚洲国家，主要是日本，在试验进行阶段替格瑞洛并未上市，因此P2Y12抑制药主要采用了氯吡格雷。大量研究显示，尽管亚洲人群血小板治疗的应答率低于西方人群，但缺血风险较低、出血风险较高。因而，亚洲人群的抗栓治疗有其特定的人种背景，基于GEMINI-ACS-1研究的结论更新我国人群的抗栓策略应尤为谨慎。

三、总结

尽管GEMINI-ACS-1试验设计和执行都很优秀，而且受试者数量众多，但目前无充分的临床证据证实ACS患者中小剂量利伐沙班替代阿司匹林的临床获益。GEMINI-ACS-1试验更多的告诉我们阿司匹林也非必不可少、新型口服抗凝药也非完全不可行。笔者认为个体化治疗仍应该是优化ACS患者抗栓治疗的关键，结合不同患者的基础情况、冠状动脉病变特点、乃至冠状动脉介入手术的术式、效果，充分评估ACS患者缺血、出血风险比重，灵活选择抗栓药物的组合及剂量。同时也应该认识到，标准抗血小板治疗的基础上ACS患者远期再发缺血事件的发生率仍有5%～10%这一现状虽不尽如人意。但血栓事件始终是动脉粥样硬化疾病谱中的终末环节。在急性冠状动脉综合征发生后，如有切实有效预防新的动脉粥样硬化病变的发生、发展，如何行之有效的逆转已经形成的动脉粥样硬化斑块，对预防新的缺血事件可能更为关键。抗栓策略的优化终究会存在"天花板"效应。

参 考 文 献

中国医师协会心血管内科医师分会血栓防治专业委员会. 替格瑞洛临床应用中国专家共识. 中华心血管病杂志, 2016, 44（2）: 112-120.

Angiolillo DJ, Capodanno D, Goto S. Platelet thrombin receptor antagonism and atherothrombosis. Eur Heart J, 2010, 31（1）: 17-28.

Kirchhof P, Benussi S, Kotecha D, et al. 2016 ESC Guidelines for the management of atrial fibrillation developed in collaboration with EACTS. Eur J Cardiothorac Surg, 2016, 50（5）: e1-e88.

Mega JL, Braunwald E, Mohanavelu S, et al. Rivaroxaban versus placebo in patients with acute coronary syndromes（ATLAS ACS-TIMI 46）: a randomised, double-blind, phase Ⅱ trial. Lancet, 2009, 374（9683）: 29-38.

Mega JL, Braunwald E, Wiviott SD, et al. Rivaroxaban in patients with a recent acute coronary syndrome. N Engl J Med, 2011, 366（1）: 9-19.

Ohman EM, Roe MT, Steg PG, et al. Clinically significant bleeding with low-dose rivaroxaban versus aspirin, in addition to P2Y12 inhibition, in acute coronary syndromes（GEMINI-ACS-1）: a double-blind, multicentre, randomised trial. Lancet, 2017, 389（10081）: 1799-1808.

Raschi E, Bianchin M, Fantoni C, et al. Evolving cardiovascular uses of direct-acting oral anticoagulants: a paradigm shift on the horizon? Intern Emerg Med, 2017, 12（7）: 923-934.

Valgimigli M, Bueno H, Byrne RA, et al. 2017 ESC focused update on dual antiplatelet therapy in coronary artery disease developed in collaboration with EACTS: The Task Force for dual antiplatelet therapy in coronary artery disease of the European Society of Cardiology（ESC）and of the European Association for Cardio-Thoracic Surgery（EACTS）. Eur Heart J, 2017, 39（3）: 213-260.

Xi Z, Fang F, Wang J, et al. CYP2C19 genotype and adverse cardiovascular outcomes after stent implantation in clopidogrel-treated Asian populations: A systematic review and meta-analysis. Platelets, 2017: 1-12.

7. 冠状动脉慢性完全闭塞最新临床研究解读

复旦大学附属中山医院　常书福　马剑英

冠状动脉（冠脉）慢性完全闭塞（chronic total occlusions，CTO）是冠状动脉介入治疗（percutaneous coronary intervention，PCI）的难点。随着介入技术和器械的发展，CTO已成为冠状动脉介入领域的热点。尽管目前CTO-PCI已经取得了一些成绩，但仍有大量问题需要我们进一步研究回答。本文就2017年发表的CTO最新临床研究归类进行解读。

一、CTO是否需要介入治疗

存在CTO的冠心病患者是否需要CTO介入治疗目前仍然存在一定的争议。2017年公布了几项随机对照研究和注册研究结果，但这个根本性问题仍然没有一致性的结论。

1. DECISION-CTO研究　在2017年3月ACC大会上，韩国Seung-Jung Park教授公布了DECISION-CTO研究3年结果。DECISION-CTO研究旨在比较CTO病变患者经单纯最佳药物治疗（optimal medical therapy，OMT）与PCI开通CTO联合药物治疗的临床预后结果，是全球首个关于CTO介入治疗的多中心、开放标签、随机对照、非劣性研究。研究主要终点为复合终点（全因死亡、心肌梗死、卒中、再次冠状动脉血供重建）。从2010年3月至2016年10月连续入选4个国家和地区（韩国、印尼、泰国和中国台湾地区）19家医疗中心834名患者，随机分入OMT组（n=398）和PCI组（n=417），并计划随访5年。随访完成率92.3%。平均J-CTO评分（2.2±1.2）分，介入成功率91.1%，逆向技术占24.6%，平均支架（2.4±1.3）个，支架长度（71.2±40.5）mm。根据意向治疗分析结果，研究主要终点及生活质量改善方面，OMT组不劣于PCI组。而根据符合方案集分析及接受治疗分析结果，OMT组3年不良事件发生率绝对值高于PCI组（风险比无统计学意义），未达到非劣效性检验标准，不能说明OMT治疗不劣于PCI组。但该研究存在以下不足：①招募患者慢于预期，仅入选了原计划的65%患者则提前终止，这将使检验效能降低；②本研究初始设计为有效性研究，而在研究过程中转为非劣效性研究并改变研究主要终点；③随机处理前未处理非CTO的严重病变，影响了结果判断；④受试者被严格限制，排除了左主干、多支病变、桥血管、心功能差和合并严重并发症的患者；因此仅适用于心功能尚可，无严重并发症的患者；⑤数据缺失过多；⑥OMT组患者18%发生了转组，对研究分析影响较大；⑦时间跨度太大，使用一代药物支架占一定比例，影响不良事件发生；⑧3种统计分析的结果不一致，研究结果不令人信服。

根据对DECISION-CTO试验的分析，特别是根据符合方案集分析及接受治疗分析结果，CTO介入治疗有改善整体预后的趋势，因此不能否定PCI开通CTO的重要作用。这项研究提示OMT是CTO治疗的基石，如果在OMT基础上患者仍存在缺血、心绞痛症状或心功能不全表现，开通CTO病变对于改善症状及预后则非常重要。

2. EURO-CTO研究　在2017年5月的EuroPCR会议上，德国Gerald S. Werner教授公布了EURO-CTO研究的1年结果。该研究是关于CTO介入治疗和OMT比较的第二个非劣效性、随机对照研究。研究假设对于≥2.5mm心外膜冠脉存在CTO病变、有心绞痛症状且CTO病变冠状动脉所支配区域存在缺血或心肌存活证据的冠心病患者，联合PCI和OMT治疗较单纯OMT更能改善患者1年随访的生活质量、健康状况及3年全因死亡和非致死性心肌梗死（心梗）复合终点。从2012年3月至2015年5月，研究连续纳入了26个中心的407名CTO患者，按PCI组和OMT组2∶1随机分配。平均J-CTO评分1.8分，CTO介入成功率86.3%，逆向技术比例35.8%，平均使用支架（2.0±1.3）个，支架长度（65.9±28.9）mm。其1年随访的结果显示，任何不良事件、死亡、心肌梗死、缺血驱动的再次血供重建、脑血管事件两组无统计学差异；健康状态、生活质量主要终点PCI组优于OMT组。这提示了PCI能显著改善CTO术后1年的生活质量和心绞痛症状，但长期（3年）的安全性仍在评估中。尽管EURO-CTO研究样本量小（仅入选了原计划的34%患者则提前终止），但和DECISION-CTO试验相比，该研究设计严格，排除了非CTO病变的影响（处理非CTO病变后再随机入组）、纳入涵盖了心功能不全的患者（且为主要终点）、使用了同一种支架（Biomatrix支架，涂层可降解的不锈钢平台药物洗脱支架）。

该研究是首个证明PCI能显著改善CTO患者的生活质量和心绞痛症状的CTO随机对照研究，和我们对CTO行介入治疗的初衷和预期相符，是一项高质量的、意义重大的研究。

3. VA CART研究　Tsai TT等发表了美国退役军人事务部（Veterans Affairs，VA）临床评估和追踪项目（clinical assessment reporting and tracking program，CART program）中CTO发病率及治疗情况。研究纳入了从2007年至2013年美国79家退役军人事务部医院的111 273例冠心病患者。26.4%患者至少1支CTO病变，最常见于右冠。仅8.1%的患者进行了PCI治疗，成功率79.7%。CTO成功率逐年提高。成功的CTO-PCI患者2年死亡风险及冠状动脉旁路移植术（coronary artery bypass graft surgery，CABG）需求下降，但心肌梗死再入院风险无明显变化。

尽管该研究很多数据缺失，但从中可以发现CTO介入治疗比例很低，CTO-PCI成功的死亡风险下降，CTO-PCI的益处仍需进一步研究。

4. OPEN-CTO注册研究　OPEN-CTO研究是一项前瞻性、真实世界、单组、多中心（12个）的注册研究，评价了CTO介入治疗的成功率、风险和患者的获益。在1年半时间内研究纳入1000例CTO患者以及1054处CTO病变，采用综合治疗策略，操作成功率为86%（操作成功定义由中心实验室评估的导丝在远端真腔内、球囊扩张或支架置入后远端血流TIMI 2或3级、残余狭窄50%且无重要分支闭塞），手术成功率为81%（手术成功率定义为操作成功且无主要心脑血管不良事件），住院期间死亡率0.9%，所有9例死亡患者均发生致死性穿孔（4例患者既往行CABG术），2例患者合并围术期心肌梗死；26例患者发生围术期心肌梗死，紧急外科手术患者7例，88例患者出现穿孔（88%发生在CTO血管、50%是Ⅱ型），无患者发生脑卒中。术后1个月随访，死亡率为1.3%（4例患者出院后死亡），生活质量明显改善，西雅图心绞痛问卷的生活质量评分从术前的49.4±0.9提高至75.0±0.7，平均Rose呼吸困难量表评分从术前2.0±0.1下降至1.1±0.1，医师健康问卷（焦虑）评分从术前6.2±0.2下降至3.5±0.1，均有统计学差异。校正基线差异后，CTO-PCI成功的患者与不成功患者西雅图心绞痛调查问卷生活质量评分平均组间差异10.8，有统计学意义。

OPEN-CTO研究显示对于CTO患者PCI能带来获益，符合我们的期望值。但作为单组研究，没有和未行PCI的患者比较；手术的高成功率和低失败率和国内大型冠状动脉介入医院类似，但不能推广到CTO-PCI经验不足的医院和中心；此外，该研究未全面收集心脏标志物等指标，对心肌梗死等影响预后的并发症可能会低估，这些是该研究的不足之处。随着介入技术和器械的发展，CTO-PCI经验丰富的术者必定增多、成功率必定升高、并发症发生率必定下降，让更多的CTO患者获益。

5. Galassi研究　Galassi等针对左心室射血分数（left ventricular ejection fraction，LVEF）下降的CTO患者进行了一项前瞻性、多中心的观察性研究。根据LVEF≥0.50，0.35～0.50，≤0.35患者分为LVEF正常组、中间组、下降组3个组。对于LVEF下降的患者，只有考虑CTO病变（冠状动脉直径≥2.5mm）和缺血相关及对血流动力学很重要，才对CTO行血供重建术。造影成功定位为PCI后最终残余狭窄＜30%（肉眼评估）且远端TIMI血流3级。临床成功定义为造影成功且无围术期并发症。从2013年1月至2015年12月共入选839名患者，LVEF正常组患者最多占65.8%，LVEF中间组占25.6%，LVEF下降组数量最少共72名占8.6%。3组总造影成功率93.6%，各组间无差异。随访2年，各组间主要心脑血管不良事件无差异。LVEF下降组围术期无严重并发症，CTO-PCI后6个月LVEF明显升高、症状改善（特别是呼吸困难），而CTO-PCI失败的患者心源性死亡更多。该研究显示，LVEF下降的患者同样能安全行PCI治疗；对于所有CTO患者成功PCI治疗能改善中期临床预后；LVEF下降并不是主要心脑血管不良事件的独立预测因子。该研究的不足之处：①LVEF下降的患者数量很少；②所有PCI由经验丰富的术者进行，不能推广到所有介入术者；③LVEF测量缺少中心实验室核对；④并未对所有患者进行造影随访；⑤未比较LVEF下降组患者PCI和CABG的预后差别。

对于LVEF下降的CTO患者是否行PCI或CABG目前尚无指南参考，该研究再次证明了经验丰富的PCI术者可以给这些患者提供更安全有效的治疗策略，并带来获益。

从2017年公布2项随机对照研究（未正式发表）和3项非随机对照研究结果来看，CTO介入的成功率高、并发症低，手术安全、有效。但各种研究的相关数据定义及终点差异较大，难以据此得出统一的结论。目前存在的争议在于CTO-PCI能否在OMT的基础上给患者带来获益。尽管随机对照研究的可信度高于观察性研究，但随机对照研究设计的苛刻、不严谨的方案，设计本身就会带来偏倚，不能代表真实世界的数据。因此，仍需进一步进行大样本、高质量、数据定义和终点统一的随机对照研究来证明CTO-PCI的价值。

二、CTO-PCI的策略

1. J-PROCTOR 2研究　Hasegawa K等日本专家发表了J-PROCTOR 2研究，旨在评估正向和逆向介入技术中内膜寻径和内膜下寻径对预后的影响。该回顾性研究纳入了2012年日本CTO注册数据库中成功行PCI的323名患者，这些患者均在术中采用血管内超声确定导丝穿刺的部位，且均随访1年。按采用正逆向技术不同分为正向技术组242名，逆向技术组81名。研究的终点是1年随访的靶血管血供重建（target vessel revascularisation，TVR）和主要不良心脏事件。逆向技术组内膜下寻径比例明显高于正向技术组，且TVR比例更高。尽管闭塞长度相似，逆向技术中内膜下寻径组使用的支架更长。而TVR的部位并不是内膜下寻径的部位，TVR可能和更长的支架有关。

该研究结果显示逆向技术组内膜下寻径更常用，但内膜寻径可以减少支架长度、改善预后，因此应该更多使用。该研究结果符合平时介入理论和实践，因为内膜下寻径可造成假腔扩大，因此需要更长的支架覆盖，从而导致边支闭塞、远期TVR比例升高。

2. G-FORCE研究　G-FORCE研究是一项关于CTO-PCI正向技术中首选导丝策略的前瞻性、随机对照的多中心研究。该研究将260名患者1∶1随机分为常规头端导丝组（尖端尺寸0.014in）和锥形头端导丝组（尖端尺寸≤0.010in），主要终点是首选导丝通过闭塞病变至远端真腔。平均J-CTO积分（1.8±1.1）分，常规导丝和锥形导丝组达到主要终点各占32%和38%，无统计学差异。而J-CTO积分0分的简单CTO病变，达到主要终点锥形导丝组明显高于普通导丝组。导丝头端的涂层或硬度和主要终点无关。

研究提示，CTO-PCI锥形头端导丝和常规导丝都可作为首选，根据各个术者的喜好、手感、经验决定；而J-CTO积分为0的简单CTO首选锥形导丝可提高成功率。尽管该研究仅关注了导丝的头端直径，未关注导丝的涂层、硬度，而且研究跨度时间长、新型的Gaia系列导丝尚无出现，但仍有一定的参考价值。

3. 台湾单中心注册研究　Lee C-K等报道了2012—2013年在其医院CTO-PCI正向技术和逆向技术的比较结果。两组成功率、主要心脏不良事件发病率无差别。逆向技术组闭塞段更长、病变更复杂，因此，手术时间更长、曝光量更多、对比剂用量更多。因此，对于经验丰富的术者，逆向技术也是安全、有效的方法。

目前推荐CTO介入综合治疗方案，根据不同的病变特征选择合适的方法才能提高效率、降低并发症。

三、CTO-PCI的新器械和设备

1. PlasmaWire系统　PlasmaWire系统是美国加利福尼亚州RetroVascular公司生产一款新的双极CTO射频导丝系统，Kanno D等在7例CTO患者中使用并成功开通CTO。PlasmaWire导丝是设计用于CTO-PCI的专用导丝，0.014in粗，头端硬度3.0g。5例患者导丝分别从正向、逆向送入CTO，采用逆向重入真腔技术；另2例导丝均正向送入CTO，采用正向重入真腔技术。几秒钟内射频消融在CTO病变内产生通道，且无任何心脑血管不良事件或其他并发症发生。1个月后随访无临床事件发生。

PlasmaWire系统安全、高效地开通CTO，目前病例数太少，尚需进一步研究其使用方法、适用病变。

2. 增强现实眼镜　Opolski MP等首次评估了使用增强现实眼镜在冠状动脉CTA辅助的CTO-PCI中的有效性和安全性。15例患者围术期行冠状动脉CTA检查，三维曲面重建图像传至术者戴的头盔式免提计算机内，提供术者关于CTO的弯曲、钙化程度的额外信息。59例患者行常规手术。CTO-PCI时穿戴式计算机中语音激活的CTA影像融合可以使用，并被术者高度评价。使用穿戴式计算机冠状动脉CTA辅助方法，对比剂用量更少，首选硬导丝比例更高。两组PCI成功率和安全性无差异。

冠状动脉CTA实时融合技术在CTO-PCI可以实时显示冠状动脉的走行，而使用增强现实技术可以更方便地使用，对于PCI应该会带来益处，但技术、设备的要求限制了广泛需要，目前仍需进一步研究。

四、CTO-PCI支架置入

1. PRISON Ⅳ研究　PRISON Ⅳ研究比较了CTO-PCI中复合生物可降解涂层超薄支架梁西罗莫司洗脱支架（SES）和永久涂层薄支架梁依维莫司洗脱支架（EES）的疗效及预后。在这项多中心、单盲研究中，从2012年2月至2015年6月330例CTO患者按1∶1随机分配为SES或EES组。主要非劣效性终点是节段内晚期管腔丢失（非劣效性界值0.2mm），次要终点包括支架内晚期管腔丢失和临床终点。9个月随访完成率85%。节段内晚期管腔丢失SES组未达到非劣效性。支架内晚期管腔丢失两组无差异。支架内和节段内再狭窄率SES组显著高于EES组，再闭塞率无差异。临床驱动的靶病变和靶血管血供重建、靶血管失败、明确或可能的支架内血栓发生率两组无差异。该研究未能发现CTO-PCI节段内晚期管腔丢失SES不劣于EES，而且SES组再狭窄率显著高于EES组。

SES支架是百多力公司的第三代支架产品Orsiro，由钴铬合金构成，支架梁60μm，并由碳化硅涂层覆盖减少被动离子释放，西罗莫司包裹在聚左乳酸涂层中，12～24个月可逐渐降解。该产品创新性使用了复合涂层，支架梁更细。但对比雅培公司的Xience支架（EES），该支架在CTO病变中节段内晚期管腔丢失表现更差。这主要是由SES支架内局部再狭窄所致。CTO病变通常很长并钙化严重，置入的支架需要更强的径向支撑力维持急性和慢性血管弹性回缩；而且CTO开通血流恢复后血管重构、晚期扩张可能导致了支架贴壁不良，因此，可能导致CTO中该SES支架的效果不如普通病变。9个月SES组高于EES组，这由于SES组支架内再狭窄发生在闭塞和非闭塞节段，而EES组再狭窄均发生在闭塞节段，因此，支架梁厚度减少25%后在CTO这种复杂的病变中径向强度是否足够仍需进一步评估。

该研究提示在CTO病变中并不是所有支架置入结果都一样，尽管支架梁变薄、变柔顺是支架研发的趋势，因此对于复杂的CTO病变，支架的选择对预后仍有重要影响，需要进一步研究。

2. PRISON IV研究亚组分析——OCT研究　在PRISON IV研究中选择SES组和EES组各30例患者行OCT检查，结果显示，EES组未覆盖的支架梁比例更高，但支架贴壁不良的比例和冠状动脉外突的平均数目低于SES组。两组最小管腔面积、最小支架面积、最大新生内膜面积和新生内膜覆盖厚度无差异。

SES独特的支架设计利于冠状动脉功能的恢复、降低支架血栓，9个月内膜未覆盖的支架梁比例较低符合设计初衷，但支架贴壁不良的比例和冠状动脉膨出的平均数目较高可能导致支架内血栓，目前仍需长期随访这种矛盾的情况对预后的影响。

五、影像学在CTO中的作用

冠状动脉CTA可以指导CTO-PCI，预测难易程度，Usui E等还发现，术前冠状动脉CTA中冠状动脉闭塞的长度、餐巾环征是围术期心肌梗死的预测因子。因此，冠状动脉CTA对CTO-PCI意义重大，有助于介入治疗。

六、其他

VACTO Secondary研究拟评估CTO对接受ICD置入猝死二级预防的缺血性心肌病患者的影响。425例患者平均随访4.1年发现，CTO组ICD治疗比例更高，LVEF和CTO是ICD治疗的独立预测因子。CTO患者中除颤治疗与LVEF更差及肾功能不全具有相关性。肾功能较差、LVEF较低及伴有CTO的患者病死率更高。因此，对这些CTO患者需进一步研究PCI的益处，减少ICD治疗、降低病死率。

纵观2017年发表的关于CTO的临床研究，热点仍是CTO-PCI是否能带来益处；两项大会公布的随机对照研究开了CTO-PCI随机对照研究先河，但仍未得出统一、令人信服的答案，仍期待进行高质量的临床研究来回答，包括在CTO-PCI的策略、支架选择、影像学的应用等方面。

参 考 文 献

Di Mario C, Dini CS, Werner GS. Thousand Registries Are Not Worth a Randomized Trial: Also True for Chronic Total Occlusions? Jacc-Cardiovascular Interventions, 2017, 10（15）: 1535-1537.

Galassi AR, Boukhris M, Toma A, et al. Percutaneous Coronary Intervention of Chronic Total Occlusions in Patients With Low Left Ventricular Ejection Fraction. Jacc-Cardiovascular Interventions, 2017, 10（21）: 2158-2170.

Hasegawa K, Tsuchikane E, Okamura A, et al. Incidence and impact on midterm outcome of intimal versus subintimal tracking with both antegrade and retrograde approaches in patients with successful recanalisation of chronic total occlusions: J-PROCTOR 2 studygy of the European Society of Cardiology, 2017, 12（15）: e1868-e1873.

Ikari Y, Awata M, Mitsudo K, et al. Efficient distal tip size of primary guidewire for antegrade percutaneous coronary intervention in chronic total occlusion: The G-FORCE study. International Journal of Cardiology, 2017, 227: 94-99.

Kanno D, Tsuchikane E, Nasu K, et al. Initial results of a first-in-human study on the PlasmaWire System, a new radiofrequency wire for recanalization of chronic total occlusions. Catheterization and cardiovascular interventions: official journal of the Society for Cardiac Angiography & Interventions, 2017.

Lee C-K, Chen Y-H, Lin M-S, et al. Retrograde Approach is as Effective and Safe as Antegrade Approach in Contemporary Percutaneous Coronary Intervention for Chronic Total Occlusion: A Taiwan Single-Center Registry Study. Acta Cardiologica Sinica, 2017, 33（1）: 20-27.

Nombela-Franco L, Iannaccone M, Anguera I, et al. Impact of Chronic Total Coronary Occlusion on Recurrence of Ventricular Arrhythmias in Ischemic Secondary Prevention Implantable Cardioverter-Defibrillator Recipients（VACTO Secondary Study）Insights From Coronary Angiogram and Electrogram Analysis. Jacc-Cardiovascular Interventions, 2017, 10（9）: 879-888.

Opolski MP, Debski A, Borucki BA, et al. Feasibility and safety of augmented-reality glass for computed tomography-assisted percutaneous revascularization of coronary chronic total occlusion: A single center prospective pilot study. Journal of Cardiovascular Computed Tomography, 2017, 11（6）: 489-496.

Park S-J. Optimal Medical Therapy With or Without Stenting for Coronary Chronic Total Occlusion: DECISION-CTO.（ClinicalTrials.gov Identifier: NCT01078051）. Paper presented at: American College Cardiology Congress. Washington, DC, 2017.

Sapontis J, Salisbury AC, Yeh RW, et al. Early Procedural and Health Status Outcomes After Chronic Total Occlusion Angioplasty. Jacc-Cardiovascular Interventions, 2017, 10（15）: 1523-1534.

Teenwen K, Spoormans EM, Bennett J, et al. Optical coherence tomography findings: insights from the "randomised multicentre trial investigating angiographic outcomes of hybrid sirolimus-eluting stents with biodegradable polymer compared with everolimus-eluting stents with durable polymer in chronic total occlusions"（PRISON IV）trial. Eurointervention, 2017, 13（5）: 522-530.

Teeuwen K, van der Schaaf RJ, Adriaenssens T, et al. Randomized Multicenter Trial Investigating Angiographic Outcomes of Hybrid Sirolimus-Eluting Stents With Biodegradable Polymer Compared With Everolimus-Eluting Stents With Durable Polymer in Chronic Total Occlusions The PRISON IV Trial. Jacc-Cardiovascular Interventions, 2017, 10（2）: 133-143.

Tsai TT, Stanislawski MA, Shunk KA, et al. Contemporary Incidence, Management, andLong-Term Outcomes of PercutaneousCoronary Interventions for ChronicCoronary Artery Total Occlusions: Insights From the VA CARTProgram. JACC. Cardiovascular interventions, 2017, 10（9）: 866-875.

Usui E, Lee T, Murai T, et al. Efficacy of Multidetector Computed Tomography to Predict Periprocedural Myocardial Injury After Percutaneous Coronary Intervention for Chronic Total Occlusion A Multicenter Registry Study. International Heart Journal, 2017, 58（1）: 16-23.

Werner GS. A Randomized Multicentre Trial to Evaluate the Utilization of Revascularization or OptimalMedical Therapy for the Treatment of Chronic Total Coronary Occlusions（EuroCTO）.（ClinicalTrials.gov Identifier: NCT01760083）. Paper presented at: EuroPCR Congress. Paris, France, 2017.

Ybarra LF, Piazza N, Brilakis E, et al. Clinical Endpoints and Key Data Elements in Percutaneous Coronary Intervention of Coronary Chronic Total Occlusion Studies A Call to the Academic Research Consortium for Standardized Definitions. Jacc-Cardiovascular Interventions, 2017, 10（21）: 2185-2187.

8. 从DECAB研究看冠状动脉旁路移植术后的双联抗血小板治疗

同济大学附属同济医院 顾剑云 蒋金法

2017年美国心脏学会科学年会上，上海瑞金医院的赵强医生团队发表了DECAB研究的初步结果，旨在探讨冠状动脉旁路移植术后的抗血小板治疗方案的有效性和安全性。DECAB研究为一项多中心平行非盲的随机对照研究，将冠状动脉旁路移植术后患者1∶1∶1随机分为3组，所有患者于旁路移植术后24h开抗血小板治疗，方案分别为阿司匹林100mg，每日1次；阿司匹林100mg/d联合替格瑞洛90mg，2次/天；单用替格瑞洛90mg，2次/天。于术后第12个月比较静脉桥血管通畅率。研究共纳入500名患者，单用阿司匹林组、替格瑞洛组及双联抗血小板组静脉桥通畅率分别为76.5%，82.8%及88.7%，显示阿司匹林联合替格瑞洛治疗明显在保持静脉桥通常率方面明显优于单用阿司匹林。

回顾近50年的临床实践，冠状动脉旁路移植术又称冠状动脉搭桥术（CABG）是缺血性心脏病最持久最彻底的治疗方法。但在旁路移植术后，由于冠心病的进展或静脉桥出现动脉粥样硬化，数年甚至数月后，患者仍可能出现缺血事件。如何维持冠状动脉和旁路血管的通畅，二级预防的重要性就显现出来。

与经皮冠状动脉术后患者一样，他汀类、ACEI及β受体阻滞药的使用也是CABG术后患者二级预防的重要药物。但对于是否使用抗血小板治疗及采用何种抗血小板治疗，尚未达成共识。常用的抗血小板治疗方案包括单用阿司匹林、单用P2Y12拮抗药、双联抗血小板治疗。

一、阿司匹林

阿司匹林用于心脏术后已经有30多年的经验，特别是CABG术后患者均应长期使用阿司匹林。阿司匹林抑制血小板的功能有助于维持静脉桥血管通畅并预防心血管主要不良事件。尤其在术后第一年，使用阿司匹林能显著提高静脉桥血管通畅率。因此，目前的专家共识推荐，在患者因急性冠状动脉综合征或心肌梗死入院时或在首次明确冠心病诊断时，即应开始使用阿司匹林。在何时开始阿司匹林治疗及阿司匹林剂量方面已进行过很多临床研究。早期的研究在术后3d以上才开始使用阿司匹林，故在维持桥血管通畅方面并无获益。

另有研究评估了阿司匹林剂量和开始服用时间对 CABG 后旁路血管通畅的影响。第一个随机试验开始于 20 世纪 80 年代晚期，研究显示阿司匹林可安全地用于术后，但由于术后给药时间过迟，对旁路血管的通畅并未发现有获益。在另一项比较安慰剂与阿司匹林合用双嘧达莫的对照研究中，参与患者在术后7h就开始服用药物，术后1个月发现，抗血小板治疗组患者的静脉桥通畅率明显高于安慰剂组，术后1年的分析仍显示相似的结果。

迄今为止最大的安慰剂对照试验显示，阿司匹林方案组旁路血管的通畅率明显高于安慰剂组，而1年随访显示，阿司匹林方案组旁路血管闭塞率为15.8%，安慰剂组为22.6%。因此，术后早期给予阿司匹林持续1年可改善旁路血管60d和1年的通畅率。

除了可以改善旁路血管通畅外，观察性研究还发现阿司匹林可以改善CABG后的临床转归。一项对5022例CABG术后患者的研究发现，术后48h内给予阿司匹林可使术后死亡率降低68%，心肌梗死、卒中、肾衰竭和脑梗死的发生率分别降低了48%、50%、74%、62%；此外，研究也显示术后48h内给予阿司匹林是安全的，并不会增加出血、胃炎、感染或伤口愈合不佳的风险。至于服用阿司匹林的时程，有研究显示持续服用4年以上可明显提高生存力。CABG术后患者出院后是否使用阿司匹林甚至是4年死亡率的独立危险因素。

二、P2Y12拮抗药

1.氯吡格雷 CABG术后单用氯吡格雷的临床研究不多，大多数研究着眼于比较单用阿司匹林和氯吡格雷联合阿司匹林的获益与安全性。有非随机的试验显示，单用氯吡格雷与阿司匹林联合氯吡格雷，再术后1个月及1年桥血管通畅率方面无差异另有部分双盲、安慰剂对照研究也得出相似结果。另一方面，有研究认为CABG术后早期使用氯吡格雷作为单一抗血小板药物可能不够，不同于阿司匹林，氯吡格雷在术后5d内并不能明显地抑制血小板聚集，直到CABG后9～28d才会出现明显的抗血小板效应。

CURE研究和CREDO研究的亚组分析，则评估了CABG术后使用氯吡格雷是否有获益，研究对象为接受CABG治疗的ST段不抬高的ACS患者。研究显示，氯吡格雷联合阿司匹林组较单用阿司匹林组，主要终点事件发生率分别为14.5% Vs 16.2%，两组之间有统计学差异。Kim等对既有临床数据的分析发现双联抗血小板治疗可以降低住院死亡率，但对缺血事件发生率无明显，且阿司匹林联合氯吡格雷组出血事件反而明显降低。Sorensen等也发现，CABG术后服用氯吡格雷可降低死亡风险，但不能明显降低心肌梗死复发、心血管死亡、再次血供重建的发生率。CASCADE研究2010年发表，为唯一多中心随机前瞻对照研究，在旁路移植术后1年，使用IVUS评价血管内膜增生情况。比较阿司匹林联合氯吡格雷与阿司匹林单药在维持桥血管通畅率方面的作用，得出两种方案无明显差异的结论。

2.普拉格雷和替格瑞洛　在术后是否使用氯吡格雷还存在争议时，术后抑制血小板的治疗选择也越来越多。和氯吡格雷一样，普拉格雷和替格瑞洛也属于血小板二磷腺苷P2Y12受体，但起效更快、持续时间更长，抑制血小板的作用也更强。

在TRITON-TIMI38试验中，急性冠状动脉综合征患者随机接受阿司匹林和氯吡格雷或阿司匹林和普拉格雷，研究发现，普拉格雷可明显降低主要终点事件，但也增加了大出血的风险；对其中368例接受CABG的患者分析显示，与氯吡格雷相比，普拉格雷可降低CABG后的死亡率，但也增加了术后的失血量。

对PLATO研究中1261例接受CABG的患者分析显示，与氯吡格雷相比，替格瑞洛明显降低心血管死亡率，但不能降低1年主要终点事件。

2017年1月，van Diepen S等发表在JACC杂志上的文章，对纳入FREEDOM研究中的795例进行CABG的糖尿病患者进行二次分析。研究中251例患者随机分配到阿司匹林片单药组，544例患者进行双联抗血小板治疗。发现术后30d及术后1年、5年随访时，两组间在全因死亡率、心肌梗死、卒中及安全性指标方面无明显差别。就此认为进行CABG的糖尿病患者术后是否应使用双抗治疗，亟待进一步的前瞻性随机对照研究。

综上，对CABG术后患者，目前共识为术后早期即应开始抗血小板治疗，但对合并不同疾病的CABG患者是否抗血小板治疗，以及采用何种抗血小板治疗方案，是单用阿司匹林还是双联抗血小板治疗？使用哪种药物联合阿司匹林？使用多大的药物剂量？治疗应持续多久？尚无定论。一系列的研究正在进行中。因此，在CABG术后患者的抗血小板治疗方面，我们还需进行更多的探索和研究。

9. 独立于降低LDL-C的抗炎治疗开启抗动脉粥样硬化精准治疗的新纪元——解读CANTOS研究

上海长征医院　姜绮霞　梁　春

"ST段是否抬高"作为"急性心肌梗死（acute myocardial infarction，AMI）"的临床分型和诊断的标准，已经接近一个世纪，人们对AMI的"斑块破裂、血栓形成"机制已经根深蒂固。但是数据表明，仅仅1/3的急性冠状动脉综合征（acute coronary syndrome，ACS）患者与斑块破裂学说相关；在美国，约1/5的ACS患者冠状动脉造影检查未见明显冠状动脉血栓形成，也启发了我们对于炎症新机制的关注。

但是，抑制炎症反应能否减少心血管事件发生还是一个悬而未决的问题。临床流行病学证据表明，动脉粥样硬化（atherosclerosis，AS）与炎症标志物如白细胞介素［IL-1，IL-6，可溶性ICAM-1，纤维蛋白原及高敏C反应蛋白（high-sensitivity C-reactive protein，hs-CRP）］水平相关。以炎症标志物及临床终点为观察对象的抗AS治疗方案数据，均来自于阿司匹林或他汀类药的临床随机实验。但这些药物功能多样，既可减少炎症反应，也可抑制血小板功能或显著降低低密度脂蛋白胆固醇（low density lipoprotein cholesterol，LDL-C）及hs-CRP水平，不能直接证明抑制炎症反应可减少心血管事件发生，包括以普伐他汀为主的CARE研究、以洛伐他汀为主的AFCAPS/Tex-CAPS研究和以瑞舒伐他汀为主的JUPITER研究等，但是共同的结论就是同时降低LDL-C和hs-CRP的患者相较于单纯LDL-C或hs-CRP降低的患者获益更大。

虽然，站在现有临床研究、动物实验、基因学及病理学证据基础之上，利用已知的对血脂或血小板功能无影响的抗炎药物，设计一系列"心血管炎症反应抑制临床试验"来验证AS炎症假说，以实现该假设从实验室到临床的转化理论上切实可行，真实世界的研究结果却差强人意。对炎症学说转化为临床获益最有价值的研究——CANTOS研究，其结果的公布，也让抗炎治疗未来暨抗血小板治疗、强化降脂治疗之后可能成为ACS精准治疗的新开端。

一、炎症作为AS性病变的触发机制再评估

众所周知，在动脉粥样硬化性疾病（atherosclerotic disease）的发病机制中，胆固醇理论是公认的重要理论，炎症机制也起到了一定作用。炎症是人体对病原微生物、有毒物质和异常变性/坏死组织或细胞成分侵害机体时的抵御反应，也是机体组织的修复过程。以血栓或动脉粥样硬化为转归的患者中至少一半的特异危险度来源于炎症反应。大量基础研究证实炎症细胞和相关信号通路的激活促进粥样斑块的形成，加重斑块不稳定性。Meta分析显示，如果将hs-CRP作为炎症检测的主要标志物，与hs-CRP有关的危险程度远大于高血压和高胆固醇血症。这也让我们开始思考，除了控制血压和胆固醇之外，我们怎样才能有效抗炎治疗，以达到早期靶向防控AS性疾病的作用。

虽然我们有一些有价值的基础研究结果和Meta分析报告，但是炎症假说一直没有得到临床治疗的验证，既往的抗炎治疗（例如抗生素）、抗氧化治疗（例如β-胡萝卜素）等均未获得阳性结果，他汀基础上联合脂蛋白相关磷脂酶A2特异性抗体的治疗也未获得预期的阳性结果。什么导致炎症学说陷入冰火两重天的境地？抗炎治疗选择的靶点和强度或许是成败毫厘之间的关键。我们将ACS患者精准化管理治疗按照发病机制进行分类，可以分为：①斑块破裂伴随全身性炎症；②斑块破裂不伴有全身炎症；③斑块侵蚀；④没有斑块、血栓。这样分类的依据让我们更重视炎症机制，并把它视为斑块纤维帽和脂质核心脆弱与否的关键触发机制。

二、IL-1β成为抗炎治疗新靶点

既往致ACS事件的炎症因子总是围绕C反应蛋白（C reactive protein，CRP）展开研究，但是特异性不强。1972年，Igal Gery 教授发现了 IL-1蛋白，IL-1家族共有11个成员：IL-1α，IL-1β，IL-1 receptor antagonist（IL-1Ra），IL-18，IL-33和IL-1F5～IL-1F10。IL-1β主要由单核细胞和巨噬细胞合成，静息状态下以蛋白前体形式存在，受到应激可经

半胱天冬酶-1（caspase-1）剪切变为活化形式。IL-1β与细胞膜表面的1型IL-1受体（type 1 IL-1 receptor，IL-1R1）及白介素受体协同蛋白（IL-1 receptor accessory protein，IL-1RAcP）结合，形成 IL-1R1-IL-1RAcP-IL-1β受体复合物，发挥生物学效应。IL-1β在炎症通路中起到重要的介导作用，是炎症瀑布链中的上游因子，IL-1β的激活增加IL-6的表达，继而提高CRP水平。研究显示IL-1β通过募集炎症细胞、调节炎症因子的表达和细胞外基质成分参与心肌梗死后心肌重构和电重构。因此，IL-1β成为独立于抗LDL-C之外抗炎治疗的新靶点。而已经公布实验结果的CANTOS研究和正在开展的CIRT研究均可能对临床抗炎治疗作为抗AS性疾病治疗的里程碑式的意义。

三、CANTOS研究

Canakinumab（卡纳单抗，商品名为 Ilaris）作为重组人抗人IL-1β单克隆抗体研制成功，其与人类 IL-1β特异性结合，封闭其介导的IL-6及CRP诱发的免疫反应和致炎作用，显著降低hs-CRP水平，半衰期可达26d。在上述基础理论上，由美国布里格姆妇女医院心血管疾病预防中心主任Paul Ridker博士领衔开展了CANTOS研究，随机、双盲、设安慰剂对照的国际大规模多中心设计，共入选来自39个国家的10061例合并hs-CRP升高（>2 mg/L）的心肌梗死患者，平均3.7年的随访，每3个月对患者进行皮下注射Canakinumab。研究结果显示，Canakinumab可以在标准药物治疗基础上，将心肌梗死后心血管事件的发生风险进一步降低 15%。该研究首次直接证明抗炎药物可以减少心血管疾病的发病，研究结果于2017年ESC年会上公布并同步发表于《新英格兰医学杂志》，该研究也为动脉粥样硬化的炎症假说提供了直接证据，为后续更多炎症靶向药物的开发提供了依据。Canakinumab是首个也是目前唯一的经随机双盲临床转归终点研究证实的，可显著降低目标人群心血管风险的抗炎药物。CANTOS研究也特别分析了一个亚组：应用Canakinumab治疗后，与CRP水平仍然保持在3 mg/L的患者相比，CRP水平降至2 mg/L以下的患者不良心血管事件减少更为明显。因而，他汀治疗后LDL-C达标但CRP水平仍然升高的患者，未来可以考虑进一步的抗炎治疗，或许这些患者是目标治疗对象。

四、CIRT研究

国家卫生研究院（NIH）批准了Cardiovascular Inflammation Reduction Trial（CIRT）研究主要验证与安慰剂对比，甲氨蝶呤（methotrexate，LDM）每周10～20 mg是否减少合并有糖尿病或代谢综合征的心肌梗死后患者的终点事件。该研究将纳入7000例美国与加拿大患者，分两组给予常规处理（如双联抗血小板、他汀、ACEI或ARB及抗凝药）加安慰剂组，或常规处理和LDM 组。LDM 起始剂量为每周15mg，在4周内滴定至每周20mg，同时两组患者每天补充1mg叶酸，然后随访3～5年，主要复合终点为非致死性再发心肌梗死、卒中和心血管病死率，次级终点为全因死亡率、新发糖尿病和其他血管事件。研究结果还有待公布。

五、展望

“病理学之父”德国医学家Rudolf L. K. Virchow总结到，“动脉粥样硬化是由胆固醇引起的慢性炎症反应”。胆固醇理论仍是动脉粥样硬化病变的基础，其主要强调胆固醇在动脉粥样硬化以及动脉粥样斑块形成过程中的核心作用，但如果没有炎症反应参与，斑块也很难形成。换句话说，胆固醇是形成动脉粥样硬化斑块的主要原料，而炎症反应和氧化应激是促进胆固醇进入血管内膜，并在血管内膜里形成斑块必不可少的机制。所以说，炎症机制的明确是对胆固醇理论的一种完善和更深入的解释，而不是取代了胆固醇理论，两者并不矛盾。CANTOS研究结果进一步完善了AS性疾病的完整理论体系，其研究结果让我们距离AS性疾病精准化治疗更进了一步；伴随着未来CIRT研究结果的逐渐公布，抗炎治疗靶点的明确和新型抗炎药物的研发将会成为抗动脉粥样硬化治疗的新靶点。

参考文献

Arbustini E, Dal Bello B, Morbini P, et al. Plaque erosion is a major substrate for coronary thrombosis in acute myocardial infarction. Heart, 1999, 82（3）: 269-272.

Bentzon JF, Otsuka F, Virmani R, et al. Mechanisms of plaque formation and rupture. Circ Res, 2014, 114（12）: 1852-1866.

Gery I, Waksman BH. Potentiation of the T-lymphocyte response to mitogens. Ⅱ. The cellular source of potentiating mediator（s）. J Exp Med, 1972, 136（1）: 143-155.

Hansson GK. Inflammation, atherosclerosis, and coronary artery disease. N Engl J Med, 2005, 352（16）: 1685-1695.

Jia H, Abtahian F, Aguirre AD, et al. In vivo diagnosis of plaque erosion and calcified nodule in patients with acute coronary syndrome by intravascular optical coherence tomography.J Am Coll Cardiol, 2013, 62（19）: 1748-1758.

Libby P, Ridker PM, Hansson GK. Inflammation in atherosclerosis: from pathophysiology to practice. J Am Coll Cardiol, 2009, 54（23）: 2129-2138.

Liuzzo G, Biasucci LM, Gallimore JR, et al. The prognostic value of C-reactive protein and serum amyloid A protein in severe unstable angina. N Engl J Med, 1994, 331（7）: 417-424.

Niccoli G, Montone RA, Cataneo L, et al. Morphological-biohumoral correlations in acute coronary syndromes: pathogenetic implications.Int J Cardiol, 2014, 171（3）: 463-466.

Ridker PM, MacFadyen JG, Thuren T, et al. Effect of interleukin-1β inhibition with canakinumab on incident lung cancer in patients with atherosclerosis: exploratory results from a randomised, double-blind, placebo-controlled trial. Lancet, 2017, 390（10105）: 1833-1842.

Ridker PM. Closing the loop on inflammation and atherothrombosis: why perform the CIRT and CANTOS trials?Trans Am Clin Climatol Assoc, 2013, 124: 174-190.

Rondeau JM, Ramage P, Zurini M, et al. The molecular mode of action and species specificity of canakinumab, a human monoclonal antibody neutralizing IL-1β. MAbs, 2015, 7（6）: 1151-1160.

Wang M, Li S, Zhou X, et al. Increased inflammation promotes ventricular arrhythmia through aggravating left stellate ganglion remodeling in a canine ischemia model. Int J Cardiol, 2017, 248: 286-293.

10. 造影剂肾病的预防形同虚设——AMACING研究及PRESERVE研究解读

上海德达医院　张大东　上海新华医院　张　松　上海长海医院　张必利

一、造影剂肾病定义

造影剂肾病（contrast-induced nephropathy, CIN）是造影剂在临床应用中导致急性肾损伤的一种常见并发症。由于缺乏统一诊断标准，各研究者采取的诊断标准及研究人群不同，得到的CIN发病率也不尽相同。目前，欧洲泌尿生殖学会（ESUR）提出的诊断标准在临床中广泛使用，该诊断标准为：排除其他病因前提下，血管内注射造影剂后72h内肾功能发生损害，血肌酐（SCr）水平升高44.2μmol/L（0.5mg/dl）或比基础值升高25%。CIN的发生，不仅影响患者的肾功能，使患者预后变差，也延长了住院时间，增加了经济负担。

二、造影剂肾病防治现状

近年来，随着国内冠心病介入治疗（PCI）例数的不断增加，尤其复杂高危冠状动脉病变及慢性完全闭塞病变的比例越来越高，冠状动脉介入手术难度加大，时间延长，造影剂使用剂量也相应增多，可能导致CIN的发病率也随之增加。但在临床实践工作中，大多数的介入医师并没有像重视病变的复杂性一样重视CIN的防治工作。对于CIN的防治仍然停留在水化疗法的认识上。事实上，对于CIN的发病机制已有较深入的认识，主要是由于造影剂使用后造成肾血流动力学改变及肾髓质缺血性损伤、肾小管直接及间接损伤、肾小管阻塞、肾微血管微小胆固醇栓塞，导致CIN的发生。

目前对CIN的防治措施主要有以下几点：①严格掌握适应证，评估造影剂的使用风险。明确患者有无行冠状动脉造影的必要性，避免过度检查与治疗。CIN发生高风险人群口服二甲双胍者造影前最好停药48h，避免冠状动脉造影检查与其他部位无创性增强CT检查同期进行，避免短期内重复使用造影剂。使用造影剂后24～72h及时监测肾功能变化，及时识别CIN。②水化疗法：采取生理盐水或者碳酸氢钠水化是临床中广泛使用的预防CIN发生的措施，但是心功能不全患者使用受限。③造影剂种类及用量的选择：随机对照试验证实，低渗造影剂引起CIN的发生率低于高渗造影剂。介入医师们面对高风险人群如慢性肾病肌酐增高、急性与慢性心力衰竭、高龄、低体重、合并糖尿病者，倾向于选择渗透压更低的造影剂如威视派克。对于所有人群，手术中也应尽量减少造影剂的使用。④药物预防：一些研究者采取药物干预的方法研究对CIN的影响，主要包括他汀类、腺苷受体拮抗药、N-乙酰半胱氨酸、普罗布考、钙通道阻滞药、血管紧张素转化酶抑制药及前列腺素E_1等药物，研究结论尚没有得到广泛应用。⑤血液透析：Rey等报道，针对高危人群，使用造影剂后血液透析可作为有效的防治措施，但也有学者认为血液透析不能预防CIN的发生，并不作为推荐。

三、预防性水化对静脉应用碘造影剂高危患者肾功能保护作用——AMACING研究解读

肾功能易受损的患者中，临床实践指南推荐静脉应用生理盐水预防造影剂肾病。然而，对于指南推荐人群及未采用预防措施的人群，预防性水化对保护肾功能的临床效果和成本-效益方面并没有进行充分的研究。在此背景下，AMACING研究对预防性水化对于静脉应用碘造影剂高危患者肾功能保护作用进行了评价。

AMACING 研究是一项前瞻性、随机的、临床3期、平行、开放、非劣效性试验，旨在评估目前指南推荐的预防造影剂肾病的安全性和成本-效益。招募的所有人员均为>18岁的连续患者，eGFR低于60 ml/（min·1.73 m^2），在马斯特里赫特大学医疗中心静脉应用碘造影剂，观察他们是否达到研究标准。入选标准为：eGFR在45～59 ml/（min·1.73 m^2）的糖尿病患者，或至少具备两项预先确定的危险因素（年龄>75岁；贫血定义为血细胞比容值男性<0.39，女性<0.36；心血管疾病；服用非甾体抗炎药或肾毒性利尿药）；或eGFR在30～45 ml/（min·1.73 m^2）；伴有微量蛋白尿的多发性骨髓瘤或淋巴浆细胞样淋巴瘤患者。根据当地（荷兰）及欧洲指南具有这些标准的患者被定义为高危患者。根据血清肌

酐浓度及MDRD公式计算eGFR。排除标准：不能获得知情同意的患者；eGFR＜30ml/（min·1.73m²）；肾替代治疗；急诊手术患者；重症监护患者；已知的不能按计划完成数据收集的患者；无预防性水化指征；参加其他随机试验的患者；隔离患者（感染控制）。

将合格的知情同意的患者按1∶1比例随机分到预防性静脉水化组（H＋组）或非预防治疗组（H-）。根据糖尿病（有vs无）、eGFR［＜45 vs＞45ml/（min·1.73m²）］、造影剂应用途径（静脉vs动脉）、手术类型（诊断性vs治疗性）进行随机化分层。主要终点为造影剂肾病的发生，定义为不同组间患者比例的差异，应用造影剂后2～6d血清肌酐水平增加25%或44μmol/L，及同静脉水化预防造影剂肾病相比无水化的成本效益等。次要终点是应用造影剂后2～6d及26～35d血清肌酐的平均变化，以及主要的不良事件。主要不良事件被定义为全国死亡、肾替代治疗、收住重症监护室、静脉水化的后遗症。主要肾不良事件定义为26～35d后肾衰竭［eGFR＜15ml/（min·1.73m²）］、肾功能下降＞10个eGFR单位，肾功能减退至eGFR低于30ml/（min·1.73m²），或两者同时存在。应用水化的临床后遗症包括有症状的心力衰竭、高钠血症或低钠血症、室上性及室性心律失常。

AMACING研究结果：在2014年6月17日和2016年7月17日之间的660名连续患者被随机分配到无预防组（n=332）或静脉水化组（n=328）。应用造影剂后2～6d血清肌酐数据获得情况，无水化组的332名患者中有307（92%）例，静脉水化组的328名患者中有296（90%）。307例无水化患者发生造影剂肾病的有8例（2.6%），296例水化患者发生造影剂肾病为8例（2.7%）。绝对差异（未水化vs水化）是-0.10%（单侧95%置信区间为—2.25～2.06；单侧检验P=0.4710）。与水化相比，没有水化是节约成本的。35d内无血液透析及相关死亡的发生。328名水化的患者中有8名（5.5%）发生静脉水化相关的并发症。

AMACING研究发现，在造影剂肾病的预防中，没有发现非水化劣于静脉水化。同静脉水化相相比，非水化比水化更节省费用，且其经济高效的可能性总高于50%。接受水化及未接受水化的造影剂肾病高危患者之间肾功能及安全终点的差异很小且无统计学意义。静脉水化并不是没有风险的，研究组中就有8人（5.5%）出现并发症。考虑到每年世界范围内静脉应用碘造影剂处理的高风险患者有600万～1200万，所以水化并发症问题就是一个严重的问题。所以根据应用最佳造影剂的发现及假设，对于不影响患者安全的情况下，eGFR高于29ml/（min·1.73m²）的高危患者可以考虑应用无预防治疗。

四、对比剂诱发急性肾功能损伤（AKI）的预防——PRESERVE研究解读

多项观测研究表明，造影剂诱导的急性肾功能损伤（CI-AKI）和严重的、不良的短期和长期结果存在相关性。CI-AKI是一种独特的肾疾病形式，其风险因素特点分明，这一突发事件的发生在很大程度上是可以预测的。这些特点使它特别适合预防。静脉等渗液是主要的干预措施。最近的研究集中在小剂量碳酸氢钠和氯化钠（生理盐水）的效果比较，其基础是基于用重碳酸盐碱化肾小管液会减少有害活性氧生成的假设。一些试验表明，碳酸氢盐比生理盐水更有效，而其他试验则无差异。第二个受到广泛关注的预防干预措施是N-乙酰半胱氨酸（NAC）的使用，它是一种具有血管舒张作用的抗氧化剂。调查NAC的研究也得出了相互矛盾的结果，多元分析无法合理解释临床试验结果的矛盾。因此，临床平衡持续存在，这些干预措施在临床实践中的应用仍存在很大差异。这为规划更大的明确试验提供了依据，PRESERVE研究就是在此背景下产生的，研究目的是为了确定这些常用的干预措施的真正效果。

PRESERVE研究是一项多中心、随机、双盲试验，将静脉注射等渗碳酸氢钠与静脉注射等渗盐水以及口服NAC与口服安慰剂进行比较，以防止美国7680名患者和澳大利亚1000名接受冠状动脉或非冠状动脉造影的患者90d的发病率和病死率。主要假设是碳酸氢盐比生理盐水更有效和NAC比安慰剂更有效，这些干预措施对90d临床结果的有益影响将通过减少CI-AKI的发展来实现。试验入选了选择性或紧急冠状动脉造影或非冠状动脉造影治疗的患者。大约2/3的手术是冠状动脉造影，1/3的非冠状动脉手术主要由外周肢体和主动脉造影组成。由于肾功能更差的患者CI-AKI风险更高，存在CKD的糖尿病患者风险增加，该试验将招募那些基线eGFR＜60ml/（min·1.73 m²）合并糖尿病，或基线eGFR ＜45ml/（min·1.73m²）不伴有糖尿病的患者。除选择性手术外，还将包括接受紧急血管造影的患者。主要排除标准包括失代偿性心力衰竭及血管造影前的AKI。

关于临床相关研究终点的选择，PRESERVE研究的目的是利用临床相关的初步研究结果，以CI-AKI作为次要终点。主要研究终点包括死亡、急诊透析、肾功能持续下降。研究选择90d时间作为观察期限，因为与CI-AKI相关的死亡和急性透析几乎普遍发生在这一时期，肾功能在90d持续下降更有可能反映CKD的进展，而不是短暂的AKI。原发性终

点肾功能持续下降定义为90d时SCr增加≥50%。PRESERVE试验的次要终点包括CI-AKI的发展，定义为96h内SCr 增加25%，和（或）44.2μmol/L（0.5mg/dl）；血管造影后住院时间；90d内因急性冠状动脉综合征、心力衰竭或脑血管意外住院；以及所有原因住院90d。三级终点，使用与美国肾数据系统、澳大利亚和新西兰透析和移植登记系统的数据连接进行评估，以及生命状态登记将包括在1年内发展ESRD或死亡。

许多临床试验和Meta分析都比较了生理盐水和碳酸氢钠在NAC预防CI-AKI中的作用。然而，方法和设计上的限制影响了许多过去的实验和导致了临床医生对于预防CI-AKI的最佳方法的困惑。PRESERVE试验是一项多中心、随机、临床试验，由于其规模较大，包括高危患者，特别是其重点关注严重的、不良的、以患者为中心的结果，应更明确地确定碳酸氢盐和NAC在预防因血管内给碘造影剂引起的肾并发症方面的作用。这些干预措施简单，相对便宜，而且已经使用多年了。

过去有许多（但不是全部）报道应用碳酸氢钠的患者CI-AKI有所减少，但是还没有得出确切的结论。对367例基线SCr ＞132.6μmol/L（1.5mg/dl）患者的亚组分析表明，NAC无益处，30d死亡率或透析需要的发生率也无差异。虽然某些研究表明结合使用碳酸氢盐和NAC可减少CI-AKI的发生率，但还缺乏可靠数据。许多临床试验和Meta分析都比较了生理盐水和碳酸氢钠在预防CI-AKI中的作用。但是仍然不能确定这两种方法是否有效。

参考文献

Nijssen EC, Rennenberg RJ, Nelemans PJ, et al. Prophylactic hydration to protect renal function from intravascular iodinated contrast material in patients at high risk of contrast-induced nephropathy（AMACING）: a prospective, randomised, phase 3, controlled, open-label, non-inferiority trial.Lancet, 2017, 389（10076）: 1312-1322.

Rey JR, Iglesias D, López De Sá E, et al. Prevention of contrast-induced nephropathy with haemofiltration in high-risk patients after percutaneous coronary intervention.Acute Card Care, 2011, 13（3）: 164-169.

Stacul F, van der Molen AJ, Reimer P, et al. Contrast Media Safety Committee of European Society of Urogenital Radiology（ESUR）. Contrast induced nephropathy: updated ESUR Contrast Media Safety Committee guidelines.Eur Radiol, 2011, 21（12）: 2527-2541.

Weisbord SD1, Gallagher M, Kaufman J, et al. Prevention of contrast-induced AKI: a review of published trials and the design of the prevention of serious adverse events following angiography（PRESERVE）trial. Clin J Am Soc Nephrol, 2013, 8（9）: 1618-1631.

11. 生物可吸收支架何去何从

北京大学人民医院　马玉良　王伟民

经皮冠状动脉介入治疗（percutaneous coronary intervention，PCI）历经40年，从最初的球囊扩张（percutaneous transluminal coronary angioplasty，PTCA）到金属裸支架（bare metal stents，BMS），再到药物洗脱支架（drug-eluting stents，DES）的常规应用，介入治疗在冠心病治疗领域取得了长足的进展。随着技术的发展，当前新一代DES的应用具有良好的临床预后，再狭窄和支架内血栓发生率不足1%。但是，金属支架置入后金属钢梁的持续存在，对血管舒缩功能和不良临床预后产生了一定的影响。生物可吸收支架（bioresorbable vascular scaffolds，BVS）的优势在于为介入治疗的动脉提供早期骨架支撑作用，长期随访完全降解，使得血管舒缩功能恢复、促进血管重塑以及为将来冠状动脉旁路移植术治疗（coronary artery bypass grafting，CABG）提供血管条件等。然而，现有的以ABSORB（Abbott Vascular，Santa Clara，CA，USA）为代表的生物可吸收支架临床结果并未达到人们的期待，并且基于现有的临床数据，2017年9月ABSORB BVS宣布退出市场。尽管对ABSORB研究数据的争议和其他BVS的研发仍在继续，但BVS的临床应用前景无疑陷入低谷，人们对其未来充满了困惑。

一、ABSORB BVS的研究现状

ABSORB CohortA和B研究是早期用于人体的BVS临床试验，客观呈现了支架结构吸收和冠状动脉愈合的过程，证实了BVS在人体内的有效性和安全性。随着后续研究数据的呈现，BVS在2010年10月和2016年7月分别获得欧洲CE认证和美国食品药品管理局（FDA）认证，而在欧洲和美国上市。至此，人们对BVS的应用前景充满期待，甚至有望代替DES。然而，随后的随机对照研究并未达到研究者的预期。ABSORB Ⅱ是首个比较ABSORB BVS与依维莫司洗脱支架（everolimus-eluting stent，EES）的随机对照研究，该研究始于2013年，一共入选了501例患者，随机按2∶1的比例接受BVS和EES治疗。研究主要终点为冠状动脉造影下硝酸甘油诱导的血管舒张差异与冠状动脉造影晚期管腔丢失。3年随访结果显示，硝酸甘油诱导的血管舒张差异两组间并无统计学差异（ABSORB BVS组0.047mm vs EES组0.056mm，$P_{superiority}=0.49$），这表明ABSORB BVS在该指标上并未达到有效性结果；而该研究另一主要终点晚期管腔丢失在ABSORB BVS组有所增加（ABSORB BVS组0.37mm vs EES组0.25mm，$P_{non\text{-}inferiority}=0.78$），而且这一管腔丢失的变化得到血管内超声的最小管腔面积的数据支持（$4.32mm^2$ vs $5.38mm^2$，$P<0.000\,1$），提示晚期管腔丢失这一指标在ABSORB BVS 也未达到预期的非劣性效果。同时研究发现，ABSORB BVS组靶血管相关心肌梗死和极晚期血栓发生率有所增加。ABSORB Ⅲ研究一共入选了2008例患者，按照2∶1比例接受ABSORB BVS和EES治疗。1年随访结果发现，靶病变失败率ABSORB BVS非劣于EES支架（7.8% vs 6.1%，$P=0.007$）。然而，3年随访结果发现，靶病变失败率在ABSORB BVS和EES组分别为13.4%和10.4%（$P=0.06$），靶血管心肌梗死（8.6% vs5.9%，$P=0.03$）和支架内血栓（2.3% vs 0.7%，$P=0.01$）在ABSORB BVS显著增加，研究同时发现小血管（<2.25mm）病变是ABSORB BVS组靶病变血供重建和支架内血栓独立预测因子。基于ABSORB Ⅱ和Ⅲ研究，ABSORB BVS因在主要临床终点未达到有效性而受到广泛质疑。

与此同时，有关BVS在临床应用中的安全性问题，也越发引起人们的忧虑。AIDA研究一共入选了1845例患者（54%为急性冠状动脉综合征），其中924例接受BVS介入治疗，921例患者接受DES，平均2年随访发现尽管两组间靶血管失败率无显著差别（11.7% vs 10.7%，$P=0.43$），但确定和可疑支架内血栓在BVS组显著增加（3.5% vs 0.9%，$P<0.001$）。一项入选了7个研究共5583例患者的荟萃研究，比较了BVS（$n=3261$）与EES（$n=2322$）临床应用，中位随访2年，BVS组靶病变失败率（9.6% vs 7.2%，$P=0.003$）和支架内血栓发生率（2.4% vs 0.7%，$P<0.0001$）均显著升高。另一项对BVS随访时间更长的荟萃研究，入选了4个ABSORB随机研究的3389例患者，其中BVS组2164例，EES组1225例，3年随访发现BVS组靶病变失败率（11.7% vs 8.1%，$P=0.006$）和支架内血栓发生率（2.4% vs 0.6%，$P=0.001$）显著增加。尽管这些研究中，应用BVS患者心源性死亡的风险并未显著增加，但其支架内血管相关的安全性问题仍受到广泛关注。

上述ABSORB BVS数据结果令人沮丧，但也并非所有研究都千篇一律。2017年，欧洲介入心脏病学大会（PCR）公布的ABSORB China和ABSORB Japan 3年随访结果，显示了ABSORB BVS良好的安全性和有效性。ABSORB China研究为前瞻性、开放性、多中心研究，入选480例患者1∶1入选到ABSORB BVS组（n=241）和EES（n=239）组，靶病变失败率（5.5% vs4.7%，P=0.68）和可疑/确定支架内血栓发生率（0.9% vs0.0%，P=0.50）2组间无显著区别。提示，在这一组研究病例中ABSORB BVS取得了良好的临床预后。

二、影响BVS临床预后的因素分析

基于现有ABSORB BVS大量临床数据，ABSORB BVS可能增加支架内血栓发生率，其影响因素可能涉及如下因素：支架设计、患者和病变选择、支架置入技术、双联抗血小板治疗（dual antiplatelet therapy，DAPT）时限以及多重综合因素等。Sripal等总结了当前影响和改善ABSORB BVS预后的多种因素，见图1。

优化支架结构
- 更薄的支架丝
- 更小的外径
- 充分的径向张力
- 非血栓源性涂层
- 9~12个月完全吸收

操作相关
- 恰当的病变准备
- 充分预扩张
- 恰当的支架尺寸
- 充分后扩张
- 腔内影像学指导

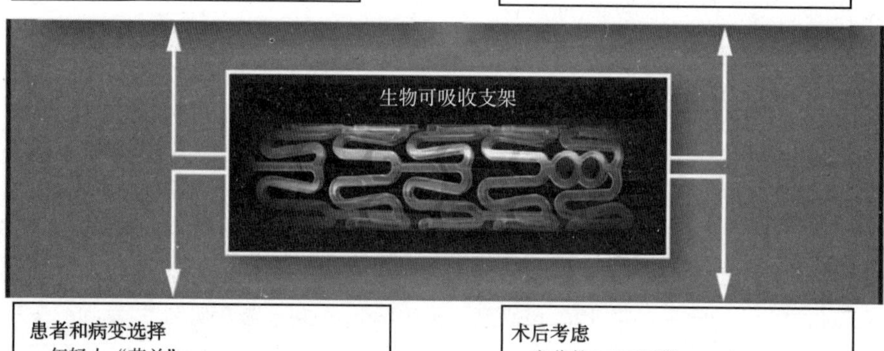

患者和病变选择
- 年轻人“获益”
- DAPT顺应性
- 近/中段靶血管
- 大血管（>2.25mm）
- 避免用于血栓、钙化、成角病变

术后考虑
- 充分的DAPT时限
- 应用P2Y12受体拮抗药至支架完全吸收

图1 影响和改善ABSORB BVS预后的多种因素

为了进一步探寻影响ABSORB BVS预后影响因素，Gregg W等对5个前瞻性研究（ABSORB Ⅱ，ABSORB China，ABSORB Japan，ABSORB Ⅲ，and ABSORB Extend）的技术因素对3年预后影响进行荟萃分析，一共入选了2973例患者3149处病变，应用技术包括最佳预扩张（球囊：血管直径≥1∶1）、血管尺寸（2.25mm≤参考血管直径≤3.37mm）、后扩张（不大于支架直径0.5mm的非顺应性球囊≥18atm后扩张），结果发现，恰当的血管直径是影响3年无靶病变血供重建率（P=0.01）和1年无支架内血栓（P=0.004）的独立预测因子，最佳的预扩张是影响1～3年无支架内血栓的独立预测因子（P=0.03），最佳的后扩张是影响1到3年无靶病变失败的独立预测因子。提示不同于DES，ABSORB BVS 置入要有特殊技术要求，“PSP（optimal predilation，vessel and device sizing，and post-dilation）”技术可以影响患者的临床预后。这一结论也可以部分解释ABSORB Ⅱ，ABSORB Ⅲ和ABSORB china研究的结果为何并不完全一致，ABSORB china研究大部分患者符合PSP要求，而ABSORB Ⅱ，ABSORB Ⅲ研究仅少量患者完成了PSP。

三、ABSORB BVS以外的其他可吸收支架

其他使用的不同聚合物以及合金材料的BVS研发仍在继续，如已经获得欧洲CE认证的DESOLVE，ART

Pure, Terumo, FANTOM, MAGMARIS 等。这些支架在聚合物的材料、支架厚度、降解速度、药物涂层等方面进行不同的改进和尝试，可能代替或弥补ABSORB BVS设计不足之处，先期已经进行的研究提示这些支架临床使用的安全性与有效应，但仍需进一步大规模研究加以论证。在此过程中，国产可吸收支架的研发同样值得期待，如乐普公司NEOVAS支架，为左旋聚乳酸材质，目前已经进行的2年随机对照研究和多中心注册研究将在2018年CIT公布。其他比较成熟的支架还包括FIRESORB和XINSORB等，都处在不同阶段的临床研究进行中。相信通过不断地技术进步和经验积累，国产可降解支架的研发一定会跻身国际前列。

综上所述，当前可降解支架的数据主要来自ABSORB BVS，其产品设计和临床应用均具有特殊要求，严格掌握使用的适应证、严格按照PSP规范置入BVS，可能将人为因素对BVS的影响降到最低，使BVS发挥最大的治疗效应。目前对其他材质的BVS研究仍在继续，有可能解决ABSORB BVS的不足之处，和所有新生事物一样，对待BVS的发展予以理解、应给予足够的时间去完善，相信将来新一代BVS仍将可能改变我们的生活。

参考文献

Davide Capodanno. Bioresorbable Scaffolds in Coronary Intervention: Unmet Needs and Evolution.Korean Circ J, 2018, 48（1）: 24-35.

Ellis SG, Kereiakes DJ, Metzger DC, et al.Everolimus-eluting bioresorbable scaffolds for coronary artery disease. N Engl J Med, 2015, 373: 1905-1915.

Gregg W. Stone, Alexandre Abizaid, Yoshinobu Onuma, et al.Effect of Technique on Outcomes Following Bioresorbable Vascular Scaffold Implantation Analysis From the ABSORB Trials. J Am Coll Cardiol, 2017, 70: 2863-2874.

Kereiakes DJ, Ellis SG, Metzger C, et al.3-Year Clinical Outcomes With Everolimus-Eluting Bioresorbable Coronary Scaffolds: The ABSORB Ⅲ Trial. J Am Coll Cardiol, 2017, 70（23）: 2852-2862.

Kereiakes DJ, Onuma Y, Serruys PW, et al.Bioresorbable vascular scaffolds for coronary revascularization.Circulation, 2016, 134: 168-182.

Onuma Y, Dudek D, Thuesen L, et al. Five-year clinical and functional multislice computed tomography angiographic results after coronary implantation of the fully resorbable polymeric everolimus-eluting scaffold in patients with de novo coronary artery disease: the ABSORB cohort A trial. JACC Cardiovasc Interv, 2013, 6: 999-1009.

Piccolo R, Giustino G, Mehran R, et al.Stable coronary artery disease: revascularisation and invasive strategies. Lancet, 2015, 386: 702-713.

Serruys PW, Chevalier B, Dudek D, et al. A bioresorbable everolimus-eluting scaffold versus a metallic everolimus-eluting stent for ischaemic heart disease caused by de-novo native coronary artery lesions（ABSORB Ⅱ）: an interim 1-year analysis of clinical and procedural secondary outcomes from a randomised controlled trial. Lancet, 2015, 385: 43-54.

Serruys PW, Ormiston J, van Geuns RJ, et al. A polylactide bioresorbable scaffold eluting everolimus for treatment of coronary stenosis: 5-year follow-up. J Am Coll Cardiol, 2016, 67: 766-776.

Silber S, Windecker S, Vranckx P, et al.Unrestricted randomised use of two new generation drug-eluting coronary stents: 2-year patient-related versus stent-related outcomes from theRESOLUTE All Comers trial.Lancet, 2011, 377: 1241-1247.

Sorrentino S, Giustino G, Mehran R, et al.Comparative effectiveness of everolimus-eluting bioresorbable scaffold versus metallic everolimus-eluting stents: systematic review and meta-analysis of randomized controlled trials. J Am Coll Cardiol, 2017, 69: 3055-3066.

Sripal Bangalore, Hiram G. Bezerra, David G, et al.The State of the Absorb Bioresorbable Scaffold Consensus From an Expert Panel. J Am Coll Cardiol Intv, 2017; 10: 2349-2359.

Wykrzykowska JJ, Kraak RP, Hofma SH, et al.Bioresorbable scaffolds versus metallic stents in routine PCI. N Engl J Med, 2017, 376: 2319-2328.

Xu B, Yang Y, Han Y, et al. Comparison of everolimus-eluting bioresorbable vascular scaffolds and metallic stents: three-year clinical outcomes from the ABSORB China randomised trial. EuroIntervention, 2017 Oct 22.

Ziad A. Ali, Runlin Gao, Takeshi Kimura, et al. Three-Year Outcomes With the Absorb Bioresorbable Scaffold. Circulation, 2018, 137: 464-479.

12. STEMI行PPCI术患者DAPT时限——“DAPT-STEMI”研究解读

哈尔滨医科大学附属第一医院　李　悦　苏梦琦

全球每年约有1700万人死于心血管疾病，50%以上死于急性心肌梗死，其中25%～40%为急性ST段抬高型心肌梗死（ST-segment elevation myocardial infarction，STEMI）。对于STEMI患者而言，直接PCI（primary percutaneous coronary intervention，PPCI）可以及时、有效和持续地开通梗死相关血管，有效改善预后、降低病死率。目前各国指南多数推荐STEMI患者PPCI术后双联抗血小板治疗（dual antiplatelet therapy，DAPT）至少为12个月，但近年对于DAPT治疗时间仍存在争议。2017年TCT会议公布的“DAPT-STEMI研究”观察了STEMI患者PPCI术中置入第二代药物洗脱支架（drug-eluting stent，DES）后缩短DAPT用药时间的有效性和安全性，引起广泛关注。

一、DAPT-STEMI研究简介

DAPT-STEMI研究是一项多中心、前瞻、开放标签、随机对照研究，比较STEMI患者行PPCI置入DES后进行DAPT治疗6个月和12个月的效果，结果显示对于STEMI患者，超过6个月的DAPT治疗并未更多获益。

1.入选标准　入选欧洲17个临床研究中心1100例18～85岁行PPCI并置入DES的STEMI患者。

2.排除标准

（1）主要排除标准：计划在PPCI术后6月内行外科手术而必须中断DAPT治疗患者；既往有支架内血栓形成史患者；左主干置入DES患者；活动性出血、存在出血倾向或凝血功能障碍患者；口服香豆素衍生物类抗凝药患者；妊娠患者。

（2）6个月后随机分配时排除标准：PPCI术后6个月内已经发生死亡、心肌梗死、卒中、支架内血栓行成以及行靶血管或计划外血供重建患者；PPCI术后6个月内因卒中、出血或外科手术需要终止DAPT治疗患者；口服抗凝药治疗患者。

3.研究过程　PPCI术后满足入选标准的STEMI患者先进行为期6个月的DAPT治疗，所有患者服用阿司匹林首剂150～300 mg（口服）或250～500 mg（弹丸式注射），随后75～100 mg/d。P2Y12受体抑制药选择普拉格雷首剂60mg，随后10mg/d（年龄>75岁或体重<60kg患者服用普拉格雷首剂60mg，随后5mg/d），或替格瑞洛首剂180mg，随后90mg，2次/天，或氯吡格雷首剂600mg，随后75mg/d。6个月后无临床事件发生患者1∶1随机分配为单药抗血小板治疗（single antiplatelet therapy，SAPT）组（n=443，只服用阿司匹林80～100mg）和继续DAPT治疗组（n=437，继续当前剂量DAPT治疗6个月后改为阿司匹林单药治疗），随访18个月，全程观察并记录终点事件发生情况。

4.研究终点

（1）主要终点：随机分组后18个月的全因死亡、心肌梗死、血供重建、卒中和TIMI主要出血组成的复合终点。

（2）次要终点：随机分组后9和18个月的全因死亡、心肌梗死、卒中、支架内血栓形成及TIMI主要出血组成的复合终点。

5. 研究结果　与继续DAPT治疗组（DAPT治疗12个月）相比，SAPT组（DAPT治疗6个月）复合终点发生率具有非劣效性，两组主要终点、次要终点事件差异无统计学意义（4.8%vs6.6%，HR=0.73，P=0.26，非劣效性检验P=0.004）。其中死亡率（0.7%vs1.4%，HR=0.51，P=0.33）、心肌梗死发生率（1.8%vs1.8%，HR=1.02，P=0.97）、血供重建率（3.0%vs3.9%，HR=0.87，P=0.72）、卒中发生率（0.7%vs0.7%，HR=1.02，P=0.99）和TIMI主要出血率（0.2%vs0.5%，HR=0.51，P=0.58）两组间均无显著差异。因此该研究提示，PPCI术中应用新一代DES的STEMI患者不会从长期DAPT（>6个月）治疗中额外获益，DAPT治疗6个月不劣于12个月。

6. 研究局限性　该研究最初共纳入1100例患者，但最终仅有870例进入后续试验，大量患者被排除在外，不能反映真实世界情况。同时，该研究剔除了PPCI术后DAPT治疗6个月内发生不良事件的STEMI患者，这会使最终记录的不良事件发生率低于实际发生率，故在将该结论推广应用至合并糖尿病、慢性肾衰竭以及其他高危STEMI患者时需十分谨慎。此外，该研究并未限制入选患者采用的P2Y12受体抑制药类型，且不能保证在两组间均匀分布，血小板抑制效果的差异可能会对实验结果造成较大影响。

二、其他关于ACS患者PCI术后缩短DAPT治疗时间的相关研究

目前多项临床研究将ACS患者PCI术后短程（3～6个月）与长程（12～24个月）DAPT治疗效果进行对比，探讨缩短DAPT疗程是否使其更大获益。

ITALIC研究纳入1894名对阿司匹林无抵抗且接受第二代DES（Xience V）置入的冠心病患者，随机分配到DAPT 6个月组（n=953）和DAPT 24个月组（n=941）。结果显示，由死亡、心肌梗死、紧急目标血管血供重建、卒中和TIMI主要出血组成的复合终点在两组间无显著差异（1.5%比1.6%，HR=1.072，P=0.85）。对其中792例高危ACS患者（DAPT 6个月组：395例，DAPT 24个月组：397例）进行分析，同样发现两组患者的主要终点（HR=1.773，P=0.361）和次要终点（次要出血P=0.34，轻微出血P=0.66）无显著差异。该研究显示，对于置入第二代Xience支架的患者，术后阿司匹林联合氯吡格雷的DAPT治疗6个月结局良好，持续DAPT至24个月无更多获益。但该研究排除了急性心肌梗死行PPCI和左主干PCI的患者，不能在STEMI患者PPCI术后DAPT时程管理方面提供更多信息。

2017年发表的一项荟萃分析入选6项随机对照研究共11 473名行PCI术的冠心病患者（ACS占41.5%），比较不同时程DAPT的安全性。结果显示，与长期DAPT（≥12个月）相比，短期DAPT（3～6个月）复合风险发生率（术后1年内心肌梗死发生或支架血栓形成）虽未见显著增高（2.43%比1.67%，HR=1.48，P=0.059），但3个月内复合风险发生率有增高趋势。与长期DAPT组相比，短期DAPT组出血风险显著降低（0.73%比1.60%，HR=0.45，P=0.007）。

2017年TCT会议期间同时公布的REDUCE研究比较了ACS患者置入COMBO支架（$CD34^+$抗体涂层支架）后DAPT治疗3个月和12个月临床效果。该研究共纳入1496例ACS患者，完成PCI并置入COMBO支架后，随机分为3个月DAPT组（n=751）和12个月DAPT组（n=745）。主要研究终点为全因死亡率、心肌梗死、支架内血栓、卒中、靶血管血供重建或BARC定义的中或大出血在内的复合终点。研究结果发现，两组间主要终点事件发生率差异无统计学意义，DAPT治疗3个月并不劣于12个月（8.2%比8.4%，HR=0.97，非劣效性检验P<0.001）。因此该研究认为ACS患者置入COMBO支架后，进行3个月DAPT治疗的临床获益不劣于12个月DAPT，建议PCI术后缩短DAPT的疗程。

新近发表在《Lancet》杂志上的SMART-DATE研究是一项随机、非盲、非劣效性试验。该研究共入选2712名置入DES的ACS患者（37.7% STEMI，31.5% NSTEMI，30.8% UA）并随机分为6个月DAPT治疗组（n=1357）和12个月DAPT治疗组（n=1355）。结果显示，术后18个月时两组间由全因死亡、心肌梗死或卒中组成的主要不良心脑血管事件（MACCE）发生率无明显差异（4.7%比4.2%，P=0.51），且达到了非劣效性标准（非劣效区间：0.5%～1.8%，非劣效性P=0.03）。但是6个月DAPT组心肌梗死（靶血管心肌梗死、非靶血管心肌梗死）发生率显著高于12个月DAPT组（1.8%比0.8%，HR=2.41，P=0.02）。此外，6个月DAPT组出血发生率（BARC 2～5级）尽管低于12个月DAPT组，但组间差异并不具有统计学意义（2.7%比3.9%，HR=0.69，P=0.09）。因此该研究认为，对于PCI术后的ACS患者，尽管6个月DAPT治疗在复合终点事件方面不劣于常规12个月DAPT治疗，但心肌梗死发生率增加，因此建议可耐受DAPT治疗且无高出血风险行PCI的ACS患者，仍应坚持指南所推荐的至少12个月DAPT治疗方案。

三、STEMI患者PCI术后DAPT持续时间指南推荐

1.2014年《欧洲ESC/EACTS冠状动脉血供重建指南》推荐　对于STEMI行PPCI术患者，除有高出血风险等禁忌证，术后DAPT维持时间建议超过12个月（Ⅰ，A级）。

2.2015年《中国急性ST段抬高型心肌梗死诊断和治疗指南》推荐　STEMI行PPCI术患者（特别是置入DES患者），应给予阿司匹林联合P2Y12至少12 个月（Ⅰ，B级）。

3.2016年《ACC/AHA 冠心病患者双联抗血小板治疗持续时间指南》推荐　DES置入后接受DAPT治疗的ACS（NSTE-ACS 或 STEMI）患者，P2Y12抑制药治疗应至少持续12个月（Ⅰ，B级）。对于DAPT治疗耐受无出血并发症，且非高危出血倾向者（如DAPT治疗中出血、凝血障碍、口服抗凝血药），DAPT治疗>12个月是合理的（Ⅱa，B级）。对于高出血风险（口服抗凝血药）患者，有严重出血并发症（如颅内手术）或显性出血者，6个月后停用P2Y12治疗是合理的

（Ⅱb，C级）。

4.2017年《欧洲ESC STEMI诊疗指南》推荐　PCI术后接受DAPT治疗的STEMI患者：除有高出血风险等禁忌证，均推荐进行12个月DAPT治疗（Ⅰ，A级）。若有高出血风险，可考虑在6个月后停用P2Y12拮抗剂（Ⅱa，B级）。对于可耐受DAPT、无出血并发症的STEMI患者，可考虑延长DAPT治疗达12个月以上（Ⅱb，A级）。对于高缺血风险（≥50岁、糖尿病接受药物治疗、超过一年有2次自发性心肌梗死、冠状动脉造影证实多支冠状动脉病变、慢性非终末期肾功能不全）的 STEMI 患者，若可耐受DAPT且无出血并发症，推荐阿司匹林联用替格瑞洛（60 mg，2次/天）12 个月以上，不超过3年（Ⅱb，B级）。

5.2018年《加拿大CCS/CAIC抗血小板治疗指南》推荐　PCI术后ACS（NSTE-ACS 或 STEMI）患者DAPT治疗时间最少12个月［（阿司匹林每次81mg＋替格瑞洛90 mg，2次/天，或普拉格雷10mg/d，优先于氯吡格雷75mg）强推荐，高等质量证据］。12个月后如没有发生重大出血事件且非高危出血倾向者，应继续DAPT治疗（阿司匹林每次81mg＋替格瑞洛60mg，2次/天，或氯吡格雷75mg/d）达3年（强推荐，高等质量证据）。如为高危出血倾向者，进行SAPT治疗（阿司匹林81mg或氯吡格雷75mg）。

四、ACS患者 PCI术后DAPT疗程选择评分系统

2017年《ESC/EACTS冠心病DAPT指南》推荐ACS（NSTE-ACS或STEMI）患者PCI术后结合PRECISE-DAPT评分与DAPT评分指导DAPT疗程选择。ACS患者PCI术后可依据PRECISE-DAPT评分系统评估出血风险，对于出血风险高者选择3～6个月的DAPT疗程，出血风险低者服用DAPT至12个月，再依据“DAPT评分”系统评估缺血风险，决定是否继续延长DAPT时限。

1.PRECISE-DAPT评分系统　2017年Francesco等对8项随机试验中14 963例PCI术后接受DAPT治疗的ACS患者进行数据分析，建立了PRECISE-DAPT评分系统（表1）。该系统确定了5个预测因子，包括年龄、肌酐清除率、血红蛋白、白细胞计数和既往自发性出血，以各因子的累计得分作为出血风险的评分依据，评分结果为0～100，≤10分、11～17分、11～24分、≥25分别为极低、低、中、高出血风险。根据PRECISE-DAPT评分结果，≥25分的ACS患者PCI术后建议选择短程DAPT治疗（即3～6个月），<25分建议选择标准或长程DAPT治疗（即12～24个月）。

2.DAPT评分系统　2016年Yeh等通过对DAPT研究中11 648名PCI术后冠心病患者进行再次分析建立了DAPT评分系统（表1），并在PROTECT研究的8136名患者中进行验证。DAPT评分系统包含年龄、吸烟、糖尿病、就诊时心肌梗

表1　PRECISE和DAPT评分系统

	PRECISE-DAPT评分	DAPT评分	
评估时间	冠状动脉支架置入后	DAPT持续治疗12个月无事件后	
DAPT疗程评估	短期DAPT（3～6个月） vs 标准/长期DAPT（12～24个月）	标准DAPT（12个月） vs 长期DAPT（30个月）	
分值计算	血红蛋白 ≥12 11-5 11 10-5 ≤10	年龄	
	白细胞 ≤5 8 10 12 14 16 18 ≥20	≥75	-2 pt
	年龄 ≤50 60 70 80 ≥90	65或<75	-1 pt
	肌酐清除率 ≥100 80 60 40 20 0	<65	0 pt
	出血史 No Yes	吸烟	+1 pt
	对应分值 0 2 4 6 8 10 12 14 16 18 20 22 24 26 28 30	糖尿病	+1 pt
		发生心肌梗死	+1 pt
		PCI史或心肌梗死史	+1 pt
		紫杉醇药物洗脱支架	+1 pt
		支架直径<3mm	+1 pt
		CHF或左心室射血分数<30%	+2 pt
		静脉桥血管支架	+2 pt
分值范围	0～100分	-2～10分	
决策阈值建议	分值≥25分→短期DAPT 分值<25分→标准/长期DAPT	分值≥2分→长期DAPT 分值<2分→标准DAPT	
计算器	www.precisedaptscore.com	www.daptstudy.org	

死、既往心肌梗死或PCI、紫杉醇洗脱支架、支架直径、充血性心力衰竭或左心室射血分数和静脉桥血管支架9项评分指标，分层赋予不同权重。即年龄≥75岁计–2分，65—75岁计–1分，<65岁计0分；当前吸烟者计1分；糖尿病计1分；就诊时心肌梗死计1分；既往心肌梗死或PCI计1分；支架直径<3mm计1分；紫醇药物洗脱支架计1分；充血性心力衰竭或左心室射血分数<0.30计2分；静脉桥血管支架置入计2分。评分为–2～10分，得分高者提示再发心肌梗死或支架血栓等缺血事件发生率较高，得分低者则预示具有较高的中重度出血风险。该研究认为对于PCI术后DAPT治疗1年内未发生明显出血和缺血事件的冠心病患者，DAPT积分≥2分者继续延长DAPT治疗净获益更大，相反，DAPT积分<2分者不建议延长DAPT治疗。

总之，STEMI患者PPCI术后DAPT疗程需要综合考虑患者的出血和缺血风险，并结合患者心脏功能、血管病变情况和置入支架的类型及数量等，依据指南和评分系统来确定。在术后DAPT过程中，应根据病情变化进行动态评估和调整，制定个体化的DAPT策略。

参考文献

中华医学会心血管病学分会，中华心血管病杂志编辑委员会. 急性ST段抬高型心肌梗死诊断和治疗指南.中华心血管病杂志，2015，43（5）：380-393.

Costa F, van Klaveren D, James S, et al. Derivation and validation of the predicting bleeding complications in patients undergoing stent implantation and subsequent dual antiplatelet therapy（PRECISE-DAPT）score: a pooled analysis of individual-patient datasets from clinical trials. Lancet, 2017, 389（10073）: 1025-1034.

Feres F, Costa RA, Abizaid A, et al. Three vs twelve months of dual antiplatelet therapy after zotarolimus-eluting stents: the OPTIMIZE randomized trial. JAMA, 2013, 310: 2510-2522.

Gilard M, Barragan P, Noryani AAL, et al. 6-versus 24-month dual antiplatelet therapy after implantation of drug-eluting stents in patients nonresistant to aspirin: the randomized, multicenter ITALIC trial. J Am Coll Cardiol, 2015, 65（8）: 777-786.

Giustino G, Baber U, Sartori S, et al. Duration of dual antiplatelet therapy after drug-eluting stent implantation: a systematic review and meta-analysis of randomized controlled trials. J Am Coll Cardiol, 2015, 65: 1298-1310.

Hahn JY, Song YB, Oh JH, et al. 6-month versus 12-month or longer dual antiplatelet therapy after percutaneous coronary intervention in patients with acute coronary syndrome（SMART-DATE）: a randomised, open-label, non-inferiority trial. Lancet, 2018.

Ibanez B, James S, Agewall S, et al. 2017 ESC Guidelines for the management of acute myocardial infarction in patients presenting with ST-segment elevation: The Task Force for the management of acute myocardial infarction in patients presenting with ST-segment elevation of the European Society of Cardiology（ESC）. Eur Heart J, 2018, 39（2）: 119-177.

Kedhi E, Fabris E, van der Ent M, et al. A prospective, randomized, open-label trial of 6-month versus 12-month dual antiplatelet therapy after drug-eluting stent implantation in ST-elevation myocardial infarction: Rationale and design of the "DAPT-STEMI trial". Am Heart J, 2017, 188: 11-17.

Levine GN, Bates ER, Bittl JA, et al. 2016 ACC/AHA Guideline Focused Update on Duration of Dual Antiplatelet Therapy in Patients With Coronary Artery Disease: A Report of the American College of Cardiology/American Heart Association Task Force on Clinical Practice Guidelines. J Am Coll Cardiol, 2016, 68（10）: 1082-1115.

Mehta SR, Bainey KR, Cantor WJ, et al. 2018 Canadian Cardiovascular Society/Canadian Association of Interventional Cardiology Focused Update of the Guidelines for the Use of Antiplatelet Therapy. Can J Cardiol, 2018, 34（3）: 214-233.

Montalescot G, Brieger D, Dalby AJ, et al. Duration of dual antiplatelet therapy after coronary stenting: a review of the evidence. J Am Coll Cardiol, 2015, 66: 832-847.

Navarese EP, Andreotti F, Schulze V, et al. Optimal duration of dual antiplatelet therapy after percutaneous coronary intervention with drug eluting stents: meta-analysis of randomised controlled trials. BMJ, 2015, 350: h1618.

Palmerini T, Della RD, Benedetto U, et al. Three, six, or twelve months of dual antiplatelet therapy after DES implantation in patients with or without acute coronary syndromes: an individual patient data pairwise and network meta-analysis of six randomized trials and 11473 patients.Eur Heart J, 2017, 38（14）: 1034-1043.

Palmerini T, Sangiorgi D, Valgimigli M, et al. Short-versus long-term dual antiplatelet therapy after drug-eluting stent implantation: An individual patient data pairwise and network meta-analysis. J Am Coll Cardiol, 2015, 65: 1092-1102.

Valgimigli M, Bueno H, Byrne RA, et al. 2017 ESC focused update on dual antiplatelet therapy in coronary artery disease developed in collaboration with EACTS: The Task Force for dual antiplatelet therapy in coronary artery disease of the European Society of Cardiology

(ESC) and of the European Association for Cardio-Thoracic Surgery (EACTS) . Eur Heart J, 2018, 39 (3) : 213-260.

Valgimigli M, Campo G, Monti M, et al. Short-versus long-term duration of dual-antiplatelet therapy after coronary stenting: a randomized multicenter trial. Circulation, 2012, 125 (16) : 2015-2026.

Wallentin L, Becker RC, Budaj A, et al. Ticagrelor versus clopidogrel in patients with acute coronary syndromes. N Engl J Med, 2009, 361 (11) : 1045-1057.

Windecker S, Kolh P, Alfonso F, et al. 2014 ESC/EACTS Guidelines on myocardial revascularization: The Task Force on Myocardial Revascularization of the European Society of Cardiology (ESC) and the European Association for Cardio-Thoracic Surgery (EACTS) Developed with the special contribution of the European Association of Percutaneous Cardiovascular Interventions (EAPCI) . Eur Heart J, 2014, 35 (37) : 2541-2619.

Wiviott SD, Braunwald E, McCabe CH, et al. Prasugrel versus clopidogrel in patients with acute coronary syndromes. N Engl J Med. 2007, Nov, 15, 357 (20) : 2001-2015.

Yeh RW, Secemsky EA, Kereiakes DJ, et al. Development and Validation of a Prediction Rule for Benefit and Harm of Dual Antiplatelet Therapy Beyond 1 Year After Percutaneous Coronary Intervention. JAMA, 2016, 315 (16) : 1735-1749.

13. VALIDATE-SWEDEHEART研究解读

上海交通大学附属瑞金医院　丁风华　龚冬火　陈　帅

有关心肌梗死围术期抗凝方案的选择，2017年欧洲心脏病学会年会（European Society of Cardiology，ESC）上，来自瑞典的David Erlinge就VALIDATE-SWEDEHEART研究做了结果报告。该研究结果在9月份以题为"Bivalirudin versus heparin monotherapy in myocardial infarction"发表在《新英格兰杂志》上。研究结果显示，接受经皮冠状动脉介入治疗（percutaneous coronary intervention，PCI）的心肌梗死患者中，与普通肝素相比，比伐卢定并未减少全因死亡、心肌梗死或大出血的联合终点。

一、研究背景

直接PCI是急性冠状动脉综合征再灌注治疗中最为有效的治疗手段。围术期常用的抗血小板药物有阿司匹林、氯吡格雷、新型P2Y12受体拮抗药（替格瑞洛、普拉格雷等）和血小板糖蛋白Ⅱb/Ⅲa受体拮抗药（替罗非班等），常用的抗凝药物有普通肝素和比伐卢定。抗血小板和抗凝治疗的合理选择可显著提高心肌梗死患者直接PCI后近期和远期预后。

然而，目前有关普通肝素和比伐卢定在急性冠状动脉综合征中的比较，由于研究人群和设计的不同，从而得到不同的临床结果。该研究的目的是探索在提前应用较强效P2Y12受体拮抗药，而不计划应用血小板糖蛋白Ⅱb/Ⅲa受体拮抗药的情况下，与肝素相比，比伐卢定是否能降低心肌梗死患者行直接PCI后全因死亡、心肌梗死或大出血的联合事件。

二、研究设计

VALIDATE-SWEDEHEART是一项基于登记的、多中心、随机对照、开放性临床试验。研究入选患者来源于瑞典SWEDEHEART数据库（包含所有接受冠状动脉造影和PCI的心肌梗死患者和接受心脏外科手术或经皮瓣膜置换术的患者）。所有符合入选标准的ST段抬高心肌梗死（ST-segment elevation myocardial infarction，STEMI）或非ST段抬高心肌梗死（non-ST-segment elevation myocardial infarction，NSTEMI）并且同意参加研究的患者均可入选。在STEMI患者中，在到达导管室之前，允许静脉注射5000 U的普通肝素。所有STEMI和NSTEMI患者，如果未使用过肝素，根据当地操作实践，造影前动脉内可给予最多3000 U肝素。如果到达导管室之前接受超过5000 U静脉注射肝素，或在导管室接受超过3000 U肝素者排除。造影后，PCI之前，患者被1∶1随机分配接受开放标签的静脉注射比伐卢定或动脉内普通肝素。比伐卢定以0.75 mg/kg静脉推注，然后1.75 mg/（kg·h）输注。强烈建议继续输注比伐卢定直至完成最后一瓶。对于指定接受肝素治疗的患者，推荐总剂量为70～100 U/kg。强烈建议在开始用肝素或比伐卢定治疗10min后测量ACT。如果ACT短于250s，则推荐给予额外推注的药物（比伐卢定的剂量为0.3 mg/kg或肝素的剂量由医生确定）。在PCI后1年推荐使用P2Y12抑制药和阿司匹林治疗。主要终点是180d的全因死亡，心肌梗死或大出血的复合终点。次要终点包括对STEMI和NSTEMI的单独分析，主要终点的各个组分，卒中和支架血栓形成。大出血定义为BARC2型、3型或5型。

三、研究结果

研究在瑞典25个PCI中心进行。2014年6月至2016年9月期间，共有6006例患者（3005例STEMI患者）和3001例NSTEMI）进行随机分组。共有3004名患者被分配到比伐卢定组，3002名被分配到肝素组。两组间患者的基线特征平衡良好。98.9%的患者完成随访。从瑞典国家人口登记处获得所有患者死亡的数据。5424例患者经桡动脉途径完成PCI（90.3%），且两组中的比例相似。5697例患者使用替格瑞洛（94.9%），125例使用普拉格雷（2.1%）和21例使用坎格雷洛（0.3%）。P2Y12抑制药在PCI术前至少1h内使用占61.6%，肝素（≤ 5000 U）在到达导管室前使用占36.6%。PCI期间平均ACT，比伐卢定组为386s，肝素组305s。仅 65.3%用比伐卢定治疗的患者延迟输注（平均持续时间57min）。比伐卢定组和肝素组分别有71（2.4%）例和85（2.8%）例患者补救性应用血小板糖蛋白Ⅱb/Ⅲa受体拮抗药。

随访至180d，比伐卢定组和肝素组的主要终点（全因死亡、心肌梗死或大出血的发生率）分别为369（12.3%）例和

383（12.8%）例，两组无显著差异（HR 0.96，95% CI 0.83～1.10，P=0.54）。两组全因死亡发生率分别为2.9%和2.8%（HR 1.05，95% CI 0.78～1.41，P=0.76）心肌梗死的发生率为2.0%和2.4%（HR 0.84，95% CI 0.60～1.19，P=0.33）。大出血的发生率均为8.6%（HR 1.00，95% CI 0.84～1.19，P=0.98）。虽然在30d时，比伐卢定组较肝素组降低了确切支架血栓的风险（0.3% vs 0.7%，HR 0.40，95% CI 0.18～0.91，P=0.03），但到180d随访时，两组并无显著差异（0.4% vs 0.7%，HR 0.54，95% CI 0.27～1.10，P=0.09）。在各亚组（心肌梗死类型、性别、年龄、糖尿病、肾功能不全、吸烟、体重、既往心肌梗死等）分析中，未显示比伐卢定组和肝素组的主要终点的显著差异（图1）。

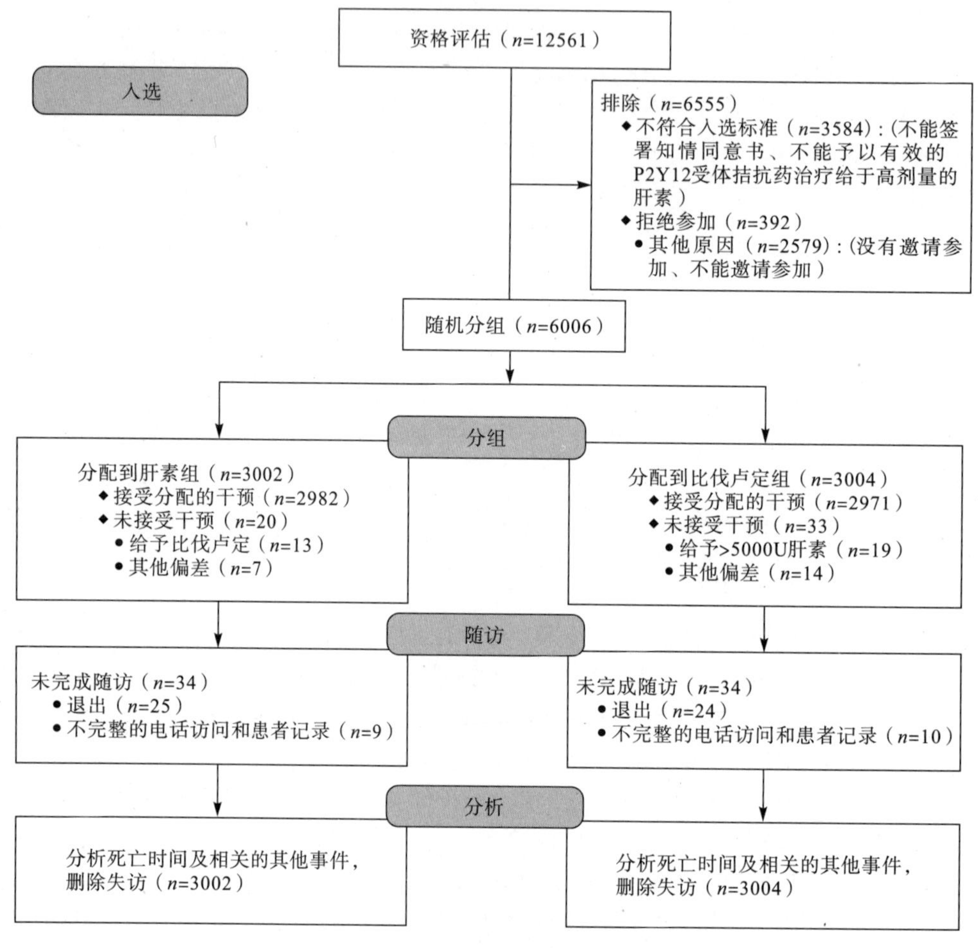

图1　研究流程

四、结果解读

在这项由研究者发起的基于注册的随机临床试验中，STEMI或NSTEMI患者在使用阿司匹林和强效P2Y12抑制药（替格瑞洛、普拉格雷和坎格瑞洛）的基础上（未计划使用糖蛋白Ⅱb/Ⅲa受体拮抗药）接受PCI术，比伐卢定抗凝在降低180d全因死亡、心肌梗死或大出血的复合终点并不优于普通肝素。在全因死亡、心肌梗死、大出血和支架血栓等次要终点也未显示两种抗凝策略的显著差异。各亚组的结果保持一致，临床结果与患者基线以及血管造影特征无关。

研究结果公布之后，引起不少争议。①研究入选患者有偏倚。研究共筛选了12 561例患者，其中6006入选，6555例因各种原因被剔除。6006例患者死亡172例（2.9%），被剔除的患者死亡却达528例（8.1%），可见入选患者为相对低危心肌梗死患者，而不是真实世界的患者。②再灌注延迟明显。从研究亚组分析看，1192例（19.8%）患者在直接PCI前使用P2Y12受体拮抗药1～2 h，另有2508例（41.8%）患者PCI前已使用P2Y12受体拮抗药超过2 h。可见有61.6%的患者可能有再灌注时间的延迟，这与现行的指南推荐有较大的差距。③围术期抗凝药物方案不统一。从作者提供的补充材料可以发现，比伐卢定组术前有2735例（91.0%）患者使用了肝素，平均剂量达3469.6 U，而且该组中有1963例（65.3%）患者PCI后继续接受较大剂量比伐卢定平均57.3 min。另外，PCI术中比伐卢定组ACT数值明显高于肝素组（386.2±69.2 比 304.9±81.4），且肝素组有更高的比例由于发现ACT偏低而补充肝素（0.5% 比 22.8%）。由于研究设计而导致两组抗凝药物及剂量不统一，这将减少两组间有效性和安全性和差异减小。

需要指出的是，STEMI和NSTEMI的血小板激活程度不同，血栓负荷不同，冠脉堵塞程度不同，因此，临床上常采用不同的抗栓和再灌注策略。而且指南对STEMI和NSTEMI中应用比伐卢定有不同的推荐级别。本研究同时入选STEMI和NSTEMI患者。两组未显示不同的临床结果，与以往研究存在矛盾。一项纳入6项有关STEMI研究（n=14 095）的荟萃分析发现，与普通肝素相比，比伐卢定显著减少出血，但增加支架血栓。而且这6项研究一致地发现无论股动脉途径还是桡动脉途径、是否应用血小板糖蛋白Ⅱb/Ⅲa受体拮抗药、不同的比伐卢定或是P2Y12受体拮抗药，比伐卢定均可显著降低30 d死亡率（RR 0.81, 95% CI 0.67～0.99, P=0.041）。然而，BRIGHT研究证实，合理使用比伐卢定可以达到临床净获益。另外，有关NSTEMI的研究中，比伐卢定被证实能显著降低出血，但总体来说不改善临床硬终点。除此之外，有学者认为心肌梗死后30d是比较围术期抗凝疗效与安全性的最佳时间点，而本研究选择观察的时间点为180d。

总之，VALIDATE-SWEDEHEART研究是目前较大规模比较比伐卢定和普通肝素的随机对照研究。然而，由于设计上的缺陷，该研究并不能明确告诉我们心肌梗死患者的抗凝应该首选比伐卢定还是肝素。我们期待其他大规模、设计严谨的大规模研究探索心肌梗死的围术期抗凝策略。

参 考 文 献

Amsterdam EA, Wenger NK, Brindis RG, et al. 2014 AHA/ACC guideline for the management of patients with non-ST-elevation acute coronary syndromes: executive summary: a report of the American College of Cardiology/American Heart Association Task Force on Practice Guidelines. Circulation, 2014, 130（25）: 2354-2394.

Erlinge D, Omerovic E, Fröbert O, et al. Bivalirudin versus Heparin Monotherapy in Myocardial Infarction. N Engl J Med, 2017, 377（12）: 1132-1142.

Han Y, Guo J, Zheng Y, et al. Bivalirudin vs heparin with or without tirofiban during primary percutaneous coronary intervention in acute myocardial infarction: the BRIGHT randomized clinical trial. JAMA, 2015, 313（13）: 1336-1346.

Ibanez B, James S, Agewall S, et al. 2017 ESC Guidelines for the management of acute myocardial infarction in patients presenting with ST-segment elevation: The Task Force for the management of acute myocardial infarction in patients presenting with ST-segment elevation of the European Society of Cardiology（ESC）. Eur Heart J, 2018, 39（2）: 119-177.

Kastrati A, Neumann FJ, Schulz S, et al. Abciximab and heparin versus bivalirudin for non-ST-elevation myocardial infarction. N Engl J Med, 2011, 365（21）: 1980-1989.

O'Gara PT, Kushner FG, Ascheim DD, et al. 2013 ACCF/AHA guideline for the management of ST-elevation myocardial infarction: a report of the American College of Cardiology Foundation/American Heart Association Task Force on Practice Guidelines. Circulation, 2013, 127（4）: e362-425.

Roffi M, Patrono C, Collet JP, et al. 2015 ESC Guidelines for the management of acute coronary syndromes in patients presenting without persistent ST-segment elevation: Task Force for the Management of Acute Coronary Syndromes in Patients Presenting without Persistent ST-Segment Elevation of the European Society of Cardiology（ESC）. Eur Heart J, 2016, 37（3）: 267-315.

Schulz S, Richardt G, Laugwitz KL, et al. Prasugrel plus bivalirudin vs. clopidogrel plus heparin in patients with ST-segment elevation myocardial infarction. Eur Heart J, 2014, 35（34）: 2285-2294.

Shah R, Rogers KC, Matin K, et al. An updated comprehensive meta-analysis of bivalirudin vs heparin use in primary percutaneous coronary intervention. Am Heart J, 2016, 171（1）: 14-24.

Shahzad A, Kemp I, Mars C, et al. Unfractionated heparin versus bivalirudin in primary percutaneous coronary intervention（HEAT-PPCI）: an open-label, single centre, randomised controlled trial. Lancet, 2014, 384（9957）: 1849-1858.

Stone GW, McLaurin BT, Cox DA, et al. Bivalirudin for patients with acute coronary syndromes. N Engl J Med, 2006, 355（21）: 2203-2216.

Stone GW. Procedural Anticoagulation in Myocardial Infarction. N Engl J Med, 2017, 377（12）: 1198-1200.

Valgimigli M, Frigoli E, Leonardi S, et al. Bivalirudin or Unfractionated Heparin in Acute Coronary Syndromes. N Engl J Med, 2015, 373（11）: 997-1009.

14. 定量血流分数的原理与应用

上海交通大学生物医学工程学院 Med-X研究院 涂圣贤

定量血流分数（quantitative flow ratio，QFR）是一种评估冠状动脉狭窄功能学意义的新方法，可用于在介入导管室中实时检测冠状动脉的血流动力学异常，无须压力导丝耗材与腺苷等微循环扩张药物，患者仅需接受常规冠状动脉造影，通过冠脉造影三维重建与血流动力学分析，便可以获得血流储备分数（fractional flow reserve，FFR），与传统的冠状动脉造影相比，诊断精度有显著提高。

1.定量血流分数的原理　冠状动脉狭窄导致其灌注的心肌缺血，即狭窄具有血流动力学意义，是临床上决定冠心病患者进行血供重建手术的关键依据。近年基于压力导丝的FFR测量方法逐渐进入临床应用，成为冠心病患者获得精准诊断的有效方法。但这种测量方法复杂且时间长，所需压力导丝为一次性消耗品，价格昂贵；使用的微循环扩张药物还可能产生不良反应，因此，临床应用受限。

为克服这些局限性，基于影像学和计算流体力学的方法被提出用于FFR的评估，QFR是在三维定量冠状动脉造影（3D QCA）和流体力学的结合下产生的新方法。与FFR的测量原理类似，QFR得到的是当前冠状动脉（健康或病变）能为下游心肌提供的最大血流量（Q^S_{max}）与假设冠状动脉完全健康时能提供的最大血流量（Q^N_{max}）之比。由于心肌血流量与灌注压的线性关系，用腺苷或三磷腺苷（ATP）等药物扩张冠状动脉微循环造成最大心肌充血时，冠状动脉微循环阻力达到最小极限值，可以用冠状动脉远端压力（P_d）与冠状动脉开口压力（P_a）的比值代表血流量的比值。

$$\text{QFR}=\frac{Q^S_{max}}{Q^N_{max}}\approx\frac{P_d}{P_a}=\frac{P_d-\triangle P}{P_a} \quad \text{（公式1）}$$

定量血流分数通过冠状动脉造影过程造影剂的充盈速度模拟计算出最大充血血流，结合血管壁的形态变化，计算冠状动脉病变血管段压力下降的数值（$\triangle P$），进而得到血管远端压力和近端压力的比值，即QFR数值（公式1）。血流经过狭窄血管段与管壁的摩擦增大，在扩张段血流紊乱，均可导致能量损失，使得血管近端与远端的压差增加，导致远端压力下降，则QFR 下降。狭窄偏心、病变弥漫等因素都会增加压差，进一步降低QFR数值。

第一代 QFR 技术基于微循环扩张后的冠状动脉造影，利用两个角度>25°的投照体位所采集的造影影像序列进行三维重建，并结合 TIMI（thrombolysis in myocardial Infarction）数帧法获得个体化血流速度进行 QFR 计算，无须使用压力导丝，可以在一次计算中重建所有分支的压力回撤曲线，算法计算时间约为 10min。相关研究证实，对于临床上最需要进行 FFR 评估的中度狭窄病变计算准确度可达到 88%，并与压力导丝测量得到的FFR 数值有很好的相关性。但是，该方法是基于微循环扩张后的冠状动脉造影影像进行计算，需要注射腺苷等微循环血管扩张药物。另一方面，该方法需要重建出主支血管与主要分支血管，对造影影像的要求较高，限制了其临床应用。

第二代 QFR 技术简化了流程，在采集标准造影后通过医院的数据传输系统将两个体位的造影数据传输到QFR测量系统，分析员能够在介入导管室中进行 FFR 的在线快速评估（如图1所示）。图像采集过程无须使用腺苷等微循环扩张药物，利用常规冠状动脉造影即可进行 QFR 评估。此外，第二代 QFR 技术仅需要重建主支血管即可准确评估主支血管的生理功能，操作简易、计算速度快，大大提高了临床实用性，临床试验证明从影像传输到QFR结果生成的平均时间为4.36min。

QFR计算包含3种不同的血流模型：固定血流模型QFR（fixed-flow QFR，fQFR）、造影剂血流模型QFR（contrast-flow QFR，cQFR）和诱导充血血流模型QFR（adenosine-flow QFR，aQFR）。三者的不同之处在于最大充血血流速度的获得方法，fQFR以大量临床数据的血流速度经验值作为边界条件进行QFR计算，无须进行患者血流测量，cQFR和aQFR分别是通过注射造影剂和腺苷后采集的造影影像，结合TIMI数帧法来计算患者个体化血流速度。FAVOR Pilot研究分别对比了fQFR，cQFR和aQFR的诊断准确度，结果证实以FFR作为金标准，cQFR诊断精度优于fQFR（$P=0.006$），cQFR与aQFR的差异无统计学意义（$P=0.646$）。由于cQFR不需要腺苷等微循环扩张药，使用更加方便，故推

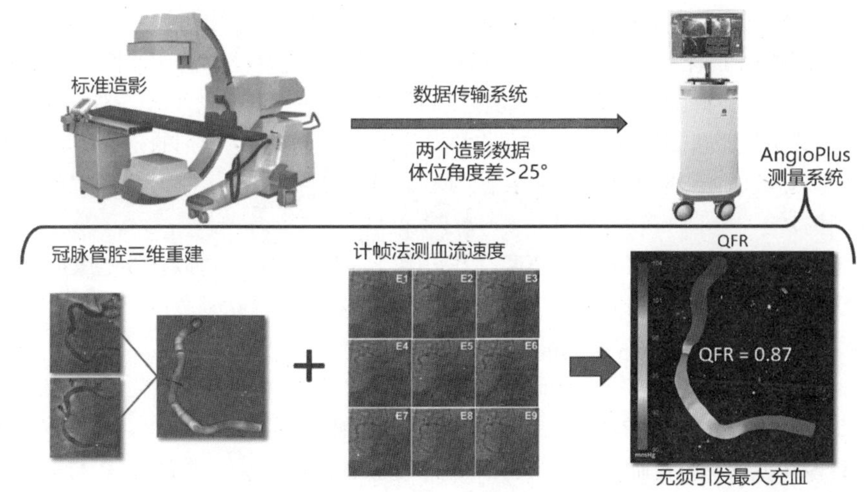

图1　QFR技术的原理

荐临床上用cQFR作为QFR诊断的准确结果。如图2所示，一例右冠临界病变使用压力导丝测量的FFR为0.81，基于冠脉造影的QFR为0.82，两者在数值上较好吻合。

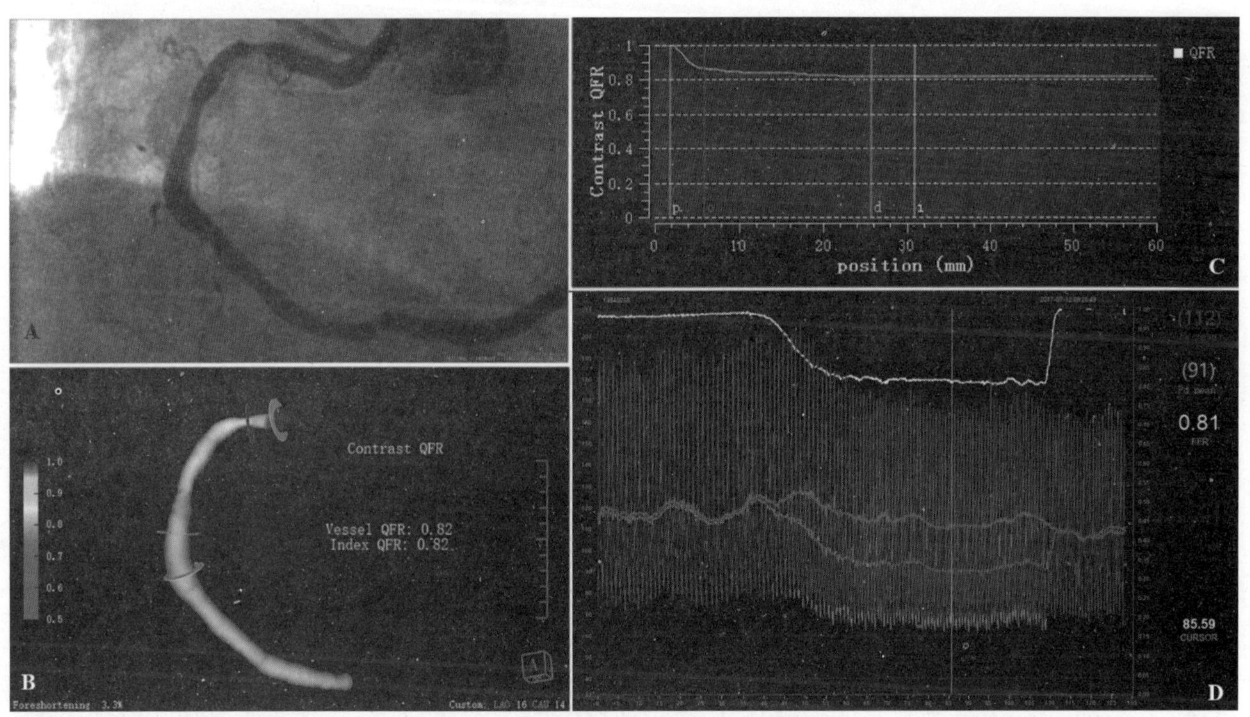

图2　一例临界病变的QFR与FFR对比

A.冠状动脉造影影像显示右冠近端存在临界病变；B.血管三维重建和QFR计算结果，最远端处QFR为0.82；C.QFR计算获得的逆向虚拟QFR回撤曲线；D.右冠远端压力导丝测量的FFR结果为0.81

2.QFR和FFR的对比　与FFR相似，QFR可在串联、弥散和多支病变准确识别犯罪病变，对分叉病变等复杂情况有助于确定合理的手术方案，对介入手术的效果进行评估等。此外，QFR也弥补了FFR测量的某些缺陷：①QFR检测过程简单易行；②无须压力导丝耗材，降低医疗费用；③对压力导丝不易通过的病变也可进行测量，减少了干扰病变、损伤血管的风险；④无须腺苷或 ATP 等诱发充血的药物，减少患者的不良反应等；⑤在QFR检测过程可以完成整条血管的QFR回撤曲线，实现造影与QFR数值精确匹配；⑥在QFR检测过程可同时获得血管的三维尺寸信息，辅助术者选择支架尺寸。另一方面，由于QFR基于造影影像进行血管的重建与血流的计算，需要采集两个造影质量较好且投照体位

＞25°的影像。若造影影像欠佳，血管发生严重重叠或短缩均会影响到 QFR 检测的准确度。对于容易导致造影图像血管边界模糊的病变，例如钙化、血栓、斑块破裂引起的溃疡等，会导致血管管腔边界不清晰，进而影响QFR检测的准确度。此外，当心肌损伤或其他原因引起微循环阻力增高时，心肌所需的最大供血量降低，FFR数值会相应升高，但是由于QFR的计算对微循环充分扩张状态进行模拟，从而将常规冠状动脉造影中造影剂的充盈速度通过计算机模型转化为最大充血下的血流速度，故微循环阻力改变对QFR数值的影响较小，除非是采用腺苷等微循环扩张药后采集的冠状动脉造影进行QFR计算。

3.*定量血流分数的临床证据* 多项临床研究表明，以FFR作为金标准，QFR 可以有效地识别引起心肌缺血的冠状动脉病变，与传统的冠状动脉造影相比，诊断精度有显著提高，能够在常规冠状动脉造影的基础上快速获得功能学评估指标，提高介入导管室中冠状动脉功能学评估的普及度。

（1）QFR准确度的验证：近年来，多项临床研究验证了QFR在诊断冠状动脉狭窄是否导致缺血方面有较高的准确度，与金标准FFR对比，QFR的准确度在86%～94%（表1）。前瞻性国际多中心 FAVOR Pilot 研究分析了来自 7 个国家 8 家中心录入的 84 支中度狭窄病变血管，结果表明，基于常规冠状动脉造影计算的 QFR 与采用压力导丝测量得到的 FFR 有较高的一致性（平均差值：0.001±0.059，P=0.90），QFR 诊断准确率达到 86%，相比于单纯的冠状动脉造影，血管水平的诊断准确度提升了21%。

日本一项研究发现，对于较难判断是否导致缺血的中度狭窄病变，以FFR作为金标准，基于造影剂血流模型的QFR诊断准确度可达 88%，与FFR具有较高的相关性（r=0.80，P＜0.000 1）和一致性（平均差值：0.01±0.05），相比于通过QCA得到的解剖参数（面积狭窄率、直径狭窄率、最小管腔面积），QFR的诊断精度有显著提高（对应的ROC曲线下面积分别为：0.93比0.68，0.76，0.78）。

荷兰一项研究表明，QFR与单光子发射计算机断层成像术（SPECT）心肌灌注成像在判断心肌缺血方面有很好的一致性，两者诊断一致性达到90%，在QFR≤0.80的冠状动脉中有77%在SPECT影像中表现为缺血，QFR＞0.80的血管中有91%在SPECT上无缺血表现。

意大利一项前瞻性研究以FFR作为金标准，对QFR在STEMI患者非罪犯病变诊断上的临床诊断准确度进行了分析，结果显示FFR和QFR分别诊断出33%和35%潜在血流受限的非罪犯病变，QFR的敏感度、特异度分别为88%和97%。此外，也有研究表明与陈旧性心肌梗死有关的病变血管相比于无对应心肌梗死的血管，QFR的准确度有所降低（87%比92%）。

上述临床研究的QFR测量均是由分析员利用已采集完成的造影影像离线完成，为进一步探究QFR在线分析的精度，FAVOR Ⅱ研究分别在中国（FAVOR Ⅱ China）、日本和欧洲（FAVOR Ⅱ EUROPE/JAPAN）进行，以验证QFR在介入导管室中在线实时分析的诊断准确度。

FAVOR Ⅱ China是一项前瞻性多中心临床研究，以FFR为参考标准，评估在血流动力学显著狭窄病变中QFR与FFR的诊断一致性，以QFR诊断精度达到预设值为主要终点，主要次要终点设为QFR和QCA的敏感性与特异性。FAVOR Ⅱ EUROPE/JAPAN与FAVOR Ⅱ China所设主要终点有所不同，是以FFR为参考标准，比较QCA与QFR在血流动力学显著狭窄病变中的诊断特异性和灵敏性。FAVOR Ⅱ China研究的结果显示，QFR在血管水平与患者水平的诊断一致性分别为92.7%（95%CI：89.3%～95.3%）和92.4%（95%CI：88.9%～95.1%），均显著高于预设目标值75%（P＜0.001）。在识别具有血流动力学意义的冠状动脉狭窄时，QFR的敏感性和特异性均高于QCA：敏感性94.6%对62.5%，P＜0.001；特异性91.7%对58.1%，P＜0.001。结果证明了QFR在线实时分析的诊断准确度，为QFR实现介入导管室在线使用提供了有效可靠的保证。

（2）QFR可重复性验证：QFR的诊断准确度依赖于冠脉管腔分割和血流速度的计算，若造影影像欠佳，QFR系统自动检测的血管边界可能需要分析员手动调整。已有研究表明，不同QFR分析人员的测量结果均与FFR具有较高的一致性（分析员1测量差值：0.01±0.05；分析员2测量差值：−0.01±0.03），而且不同分析员所得结果的平均差值为0.02±0.04，具有较高的可重复性。但此研究中的样本量较少（17例患者，20支血管），正在开展的基于FAVOR Ⅱ China研究数据的QFR重复性分析将为QFR的可重复性提供更加充足的证据。

此外，一项针对STEMI患者非罪犯病变的研究，对QFR评估非罪犯病变的可重复性进行了分析（31例STEMI患者，34处非罪犯病变），同一病变血管在急性期和亚急性期分别采集的影像所得QFR值也具有较好的一致性（r=0.98）和可重复性［平均差值0.004 （−0.027，0.034）］。

（3）QFR在心肌梗死中的应用：针对微循环阻力升高的情况，Hiroki Emori等进行了一项回顾性单中心的研究，分析了150例患者的150支含有中度狭窄病变的血管（目测直径狭窄率在40%～70%），其中75支病变血管的灌注区域对应了患者的陈旧性心肌梗死区域［Prior MI（＋）组，距心肌梗死发生30d以上］，另75支病变血管无对应的陈旧性心肌梗死［Prior MI（－）组］，并分别对两组的诊断准确度进行了分析。

所得结果证明，虽然两组的QFR和FFR具有直接的相关性，但QFR与FFR的一致性在Prior MI（＋）组中会显著降低（87% 比 92%）。由于梗死心肌的存在，通过狭窄的最大血流量降低，导致FFR数值上升。研究发现基于固定血流速度计算fQFR的结果在Prior MI（＋）组中显著低于FFR，说明了在已有心肌梗死的患者中采用经验值获得的固定血流速度会导致QFR与FFR偏离。采用基于造影剂血流速度模型得到的cQFR数值可以部分反映下游由于心肌梗死所发生的血流量的改变，从而使得cQFR相比fQFR更加接近FFR，但在本研究中，Prior MI（＋）组cQFR和FFR的差值依然会略低于Prior MI（－）组，并具有统计学意义（−0.02±0.06 比 0.00±0.04，P=0.010）。研究结果表明，基于未扩张微循环采集的冠脉造影进行QFR检测不足以全面反映出存活心肌的大小，因此，对于患有陈旧性心肌梗死的患者可能需要使用腺苷等微循环扩张药后采集冠脉造影进行QFR计算。

由于本研究针对陈旧性心肌梗死是采用定性分析，没有计算存活心肌的体积，因此接下来的研究可以结合SPECT或心脏磁共振延迟强化等心肌测量的方法，进一步探索有效灌注区域大小与QFR数值之间的关系，为QFR的临床应用提供更加充足的证据。

（4）QFR在STEMI患者非罪犯病变中的应用：Giosafat Spitaleri等首次应用QFR技术针对STEMI患者非罪犯病变的诊断准确度和临床价值进行了研究。STEMI患者的非罪犯病变的临床处理方案存在诸多争论，目前临床往往更容易接受对所有目测显著狭窄的病变进行血供重建。然而，目测观察狭窄程度的准确度有限，存在一定的假阳性和假阴性，从而可能使患者没有得到最佳的治疗方案。

队列C（110例STEMI多支病变的患者）研究提出了无创FSS评分（NI-FSS，noninvasive functional syntax score），即用QFR取代传统的以有创FFR计算的FSS评分，通过该NI-FSS评分体系评估QFR指导对非罪犯病变进行分类处理的前瞻性临床长期随访研究，主要终点为评估通过QFR计算的NI-FSS和5年随访患者水平的心脏不良事件的关系。

表1　QFR准确度的临床验证

	中心	在线/离线	入组标准	患者/血管	LAD（比例）	参考标准	准确度%	若参考标准为FFR		灵敏度	特异性	ROC曲线下面积
								FFR均值	QFR-FFR			
FAVOR Ⅱ China	多中心前瞻性	在线	30%～90% DS	308/332	187（56.3%）	FFR	92.7%	0.82±0.12	-0.01±0.06	94.6%	91.7%	0.96
			40%～80% DS	N/275		FFR	92.3%			92.2%	92.3%	
FAVOR Pilot	国际多中心前瞻性	离线	30%～80% DS	73/84	46（54.8%）	FFR	86%	0.84±0.08	0.001±0.059	74%	91%	0.92
Yazaki, K.	单中心回顾性	离线	中度狭窄48.8%±8.2% DS	142/151	96（63.6%）	FFR	88.7%	0.84±0.07	0.01±0.05	88.7%	89.1%	0.93
Smit, J.M.	单中心回顾性	离线	患者的所有冠状动脉主支	85/255	85（33.3%）	SPECT	90%					
Spitaleri, G.	单中心前瞻性	离线	STEMI非罪犯病变DS≥50%	45/49	25（56%）	FFR	94%	0.84±0.11	−0.011±0.048	88%	97%	0.96
Emori, H. Prior MI（+）	单中心回顾性	离线	40%～70% DS	75/75	48（64%）	FFR	87%	0.79±0.11	−0.02±0.06	94%	62%	0.93
Prior MI（-）				75/75	49（65%）	FFR	92%	0.76±0.13	0.00±0.04	92%	82%	0.97

DS.直径狭窄率；SPECT.单光子发射计算机断层成像；STEMI.ST段抬高心肌梗死；Prior MI.陈旧性心肌梗死

研究结果显示在110例STEMI且至少有1个非罪犯病变没有被治疗的患者的随访结果中，具有QFR≤0.80的非罪犯病变的患者的不良事件发生风险更高（hazard ratio, 2.3, $P=0.01$）。结果提示QFR是潜在的安全可靠的可用于指导STEMI患者非罪犯病变血供重建的工具，可以有效预测临床不良事件发生的风险。

（5）QFR在评估介入器械疗效的应用：近期一项研究将QFR用于评估冠状动脉支架手术后血管生理功能恢复情况。研究分析了PIONEER研究170例患者的196支病变血管，探究BuMA supreme西罗莫司洗脱支架和Resolute唑他莫司洗脱支架置入血管后9个月的随访时靶血管生理功能的差异。研究发现，虽然两种支架置入9个月后靶血管管腔丢失存在显著性差异，但QFR数值无显著差异，提示了解剖与生理存在一定程度的不匹配性。

4.总结　QFR是介入导管室中的新工具，与FFR存在良好的相关性与诊断一致性，同时能够简化操作、减少不良反应、提高安全性，有助于提高冠状动脉生理功能评估的普及度，为冠心病患者制定更合理有效的治疗方案。目前正在开展以及计划开展的几项QFR临床研究将为QFR的临床应用积累更多的循证医学证据。

参考文献

杨峻青，李泽杭，涂圣贤. 血流储备分数的原理、验证与发展. 中国介入心脏病学杂志，2017，25（8）：464-468.

ASANO T, KATAGIRI Y, COLLET C, et al. Functional comparison between BuMA Supreme biodegradable polymer sirolimus-eluting and durable polymer zotarolimus-eluting coronary stents using Quantitative Flow Ratio: PIONEER QFR substudy. EuroIntervention: journal of EuroPCR in collaboration with the Working Group on Interventional Cardiology of the European Society of Cardiology, 2017.

EMORI H, KUBO T, KAMEYAMA T, et al. Diagnostic Accuracy of Quantitative Flow Ratio for Assessing Myocardial Ischemia in Prior Myocardial Infarction. Circ J, 2018, 82（3）: 807-814.

NAM C-W, MANGIACAPRA F, ENTJES R, et al. Functional SYNTAX Score for Risk Assessment in Multivessel Coronary Artery Disease. Journal of the American College of Cardiology, 2011, 58（12）: 1211-1218.

SMIT J M, KONING G, VAN ROSENDAEL A R, et al. Relationship Between Coronary Contrast-Flow Quantitative Flow Ratio and Myocardial Ischemia Assessed by SPECT MPI. Eur J Nucl Med Mol Imaging, 2017.

SPITALERI G, TEBALDI M, BISCAGLIA S, et al. Quantitative Flow Ratio Identifies Nonculprit Coronary Lesions Requiring Revascularization in Patients With ST-Segment-Elevation Myocardial Infarction and Multivessel Disease. Circ Cardiovasc Interv, 2018, 11（2）: e006023.

TU S, BARBATO E, K SZEGI Z, et al. Fractional flow reserve calculation from 3-dimensional quantitative coronary angiography and TIMI frame count: A fast computer model to quantify the functional significance of moderately obstructed coronary arteries. JACC: Cardiovascular Interventions, 2014, 7（7）: 768-777.

TU S, WESTRA J, YANG J, et al. Diagnostic Accuracy of Fast Computational Approaches to Derive Fractional Flow Reserve From Diagnostic Coronary Angiography: The International Multicenter FAVOR Pilot Study. JACC: Cardiovascular Interventions, 2016, 9（19）: 2024-2035.

VAN ROSENDAEL A R, KONING G, DIMITRIU-LEEN A C, et al. Accuracy and reproducibility of fast fractional flow reserve computation from invasive coronary angiography. Int J Cardiovasc Imaging, 2017, 33（9）: 1305-1312.

XU B, TU S, QIAO S, et al. Diagnostic Accuracy of Angiography-Based Quantitative Flow Ratio Measurements for Online Assessment of Coronary Stenosis. J Am Coll Cardiol, 2017, 70（25）: 3077-3087.

YAZAKI K, OTSUKA M, KATAOKA S, et al. Applicability of 3-Dimensional Quantitative Coronary Angiography-Derived Computed Fractional Flow Reserve for Intermediate Coronary Stenosis. Circ J, 2017, 81（7）: 988-992.

15. 糖尿病合并多支冠状动脉病变的血供重建策略

上海交通大学附属仁济医院　卜　军　葛　恒

全球糖尿病总体发病率将从2010年的6.4%提高为2030年的7.7%。在中国，糖尿病更是处于迅速上升周期，日益成为人群致残和致死的重要原因并给社会医疗系统带来巨大的负担。

以胰岛素抵抗为基础的系统性细胞代谢紊乱是糖尿病的核心病理生理基础，最终导致机体处于持续的脂质代谢异常和高凝、高炎症反应状态，极易诱发动脉血管内皮细胞功能的障碍甚至凋亡，从而引发动脉粥样硬化斑块的形成。因而，糖尿病被认为是冠心病的"等危症"，有超过2/3的糖尿病患者最终死于心血管并发症。由于糖尿病患者的动脉粥样硬化斑块更加富含脂质和炎症细胞，斑块常趋于不稳定，容易引发急性冠状动脉综合征等临床危象。另一方面，在合并糖尿病的冠心病患者，其常表现为高危复杂形态的冠状动脉病变，除了左主干病变、小血管病变，严重钙化性病变和慢性闭塞病变外，多支血管弥漫病变是临床最为多见的情况。在大型注册研究中，这种复杂冠状动脉病变可占到接受造影检查的糖尿病冠心病患者的50%以上比例。如何对这些患者做出最优处理策略是心血管医生在临床工作中经常需要面对的棘手挑战。

相比单纯药物治疗，对已经出现严重冠状动脉狭窄的糖尿病患者进行血供重建治疗是改善预后和症状的更有效手段。在2006年公布的MASS Ⅱ研究中，190例糖尿病合并多支冠状动脉病变的稳定型冠心病患者被随机分为药物治疗组、经皮冠状动脉介入（PCI）组和外科冠状动脉旁路移植术（CABG）组。在5年随访期间内，CABG组、PCI组和药物治疗组的死亡率分别为8.5%、10.7%和22.7%，血供重建和单纯药物治疗在生存率上具有显著的统计学差异（P=0.039）。在2009年公布的BARI 2D研究中，入选的2364例2型糖尿病合并稳定型冠心病患者，被随机分为早期血供重建组和强化药物组。3年的随访发现，冠状动脉血供重建组在心绞痛控制率上显著优于药物组（其中CABG组在生存率上显著优于药物治疗组）。而在COURAGE研究中，尽管血供重建治疗并没有在总体上较强化药物治疗更多改善稳定性冠心病患者的预后指标，但对其中高危患者的亚组分析表明：早期冠状动脉血供重建可以提高糖尿病合并多支冠状动脉病变组患者的预后。需要注意的是，在这些对比血供重建治疗和药物治疗效果的研究中，初始被分配入药物治疗组的患者最终都有相当比例接受了血供重建。如在BARI 2D研究中，高达42%的药物治疗组患者转换为血供重建治疗策略。通常基于意向性分析的研究结果因而可能低估高危患者血供重建的实际效果。所以，无论从改善患者预后还是提高患者生活质量的角度出发，对糖尿病并发严重三支冠状动脉病变的患者优先考虑血供重建已经得到了广泛的临床共识。

在冠状动脉血供重建方法上，心血管学界始终非常关注PCI和CABG两种主流方法的疗效比较。在PCI技术开展的早期阶段，介入医生仅能使用球囊对狭窄病变进行扩张（PTCA技术）。1996年发布的BARI研究是最早比较两者疗效的随机对照实验，在1829名入选患者中，19.5%的患者罹患糖尿病。在非糖尿病研究人群中，接受PTCA和CABG治疗的患者5年死亡率相仿。但在糖尿病亚组中，接受PTCA治疗的患者死亡率显著高于接受CABG治疗的患者（34.5%和19.4%，P=0.003）。此外，糖尿病患者接受PTCA治疗后需要进行再次血管重建的比例也远高于非糖尿病患者。BARI研究确立了PTCA时代CABG相对于PCI技术在糖尿病患者血供重建中的优势。

随后进行的ARTS研究结果与2001年公布。该研究专门在多支冠状动脉病变患者中比较了CAGB，PTCA和已经开始被普遍使用的裸金属支架（BMS）的治疗效果。冠状动脉支架的应用似乎显著提高了PCI的疗效：在糖尿病亚组，接受BMS和CABG治疗的患者3年死亡率分别为6.3%和3.1%，但已经没有统计学差异。然而，同期的其他研究依然更多支持将CABG作为糖尿病合并多支冠状动脉血管病变患者的首选治疗方式：在专门纳入糖尿病患者的BARI 2D研究中，使用CABG进行血供重建的患者组在心肌梗死率（10.0% vs 17.6%；P=0.003）、心因性死亡率（15.8% vs 21.9%；P=0.03）和全因死亡率（21.1% vs 29.2%；P=0.01）等临床硬终点上都较药物治疗组有明显改善，但PCI治疗却未显示出相似的疗效。而在2009年发表的一项纳入7812名患者的荟萃分析中，糖尿病合并冠心病患者接受CABG较接受PCI治疗降低近30%死亡率，而在非糖尿病组中两者疗效相似。这些研究证据表明，BMS的出现没能从根本上改变糖尿病多支冠状动脉血管病变患者血供重建的策略选择。

CARDia研究是在第一代药物洗脱支架（DES）逐渐成为PCI主流器械背景下，在糖尿病患者中比较PCI和CABG疗效的大型随机临床研究。PCI组中有69%的患者置入了Cypher药物洗脱支架。在1年随访期，CABG和PCI组在主要不良事件率上并无显著差别（10.5%和13%，$P=0.39$），但PCI组重复血管治疗率显著高于CABG 组。在对多支病变患者的亚组分析中，BMS组的主要终点事件率仍明显高于CABG组，而DES组则取得了相似的效果。在同期的SYNTAX研究中，置入TAXUS支架的糖尿病多支冠状动脉病变患者5年死亡率也和接受CABG治疗组无统计学差异（23.9%和19.1%，$P=0.26$），但重复再血管化治疗率显著高于CABG组（35.3%和14.6%，$P<0.001$）。尽管这两项研究并非专门针对糖尿病合并多支冠状动脉病变患者，但都在亚组分析的水平上提示DES的出现可能进一步提升了PCI治疗在糖尿病合并多支血管病变患者中的疗效。

FREEDOM研究是第一个专门针对糖尿病合并多支冠状动脉病变患者，比较在最佳药物治疗基础上，使用DES行PCI治疗和CABG疗效的随机、多中心临床研究。在1900名入选患者中，65%在Syntax评分中属于中-高危的多支血管病变。令介入医生有所失望的是，PCI组在5年主要终点事件率上（包括全因死亡、非致命性心梗和卒中）依然高于CABG组（26.6%和18.7%，$P=0.005$）。其中全因死亡率接近一致（分别为16.3%和10.9%，$P=0.004\,9$），非致死性心肌梗死率在PCI组显著升高（13.9%和6%，$P<0.001$）。但PCI组卒中发生率明显低于CABG组（分别为2.4%和5.2%，$P=0.03$）。FREEDOM的研究结果在药物支架时代再一次确认了CABG相对PCI在糖尿病多支冠状动脉血管病变血管重建上的预后改善中的优势。

总体而言，尽管PCI技术已经从PTCA迈入DES时代，在糖尿病合并多支冠状动脉病变的血供重建治疗上，CABG依然占据了领先地位，对改善患者预后具有明确的循证医学证据并受到各大指南的优先推荐。CABG相对PCI的获益可以从几方面得到解释。第一，糖尿病患者的斑块呈现重负荷和弥漫分布的特征，尽管从BMS到DES，使得支架内再狭窄和支架内血栓发生比例持续降低，但支架对斑块局部治疗的特性使得PCI技术对整体心脏血供改善的效果明显低于CABG。而提高弥漫病变覆盖率的代价则是增加支架长度和数量，后者必然引发远期不良事件率的增长。第二，采用动脉血管作为桥血管的技术已经在CABG中得到广泛应用，在BARI研究中已经发现，从CABG中获益最多的是采用内乳动脉重建前降支血供的患者，这显然得益于内乳动脉桥优异的长期通畅率和前降支在心脏整体血供中的重要地位。在FREEDOM研究中，高达94%的手术患者接受了内乳动脉前降支搭桥治疗，而在治疗其他冠状动脉血管时，使用动脉血管桥代替传统静脉桥的比例也在稳步上升，这可以很大程度上解释临床研究中CABG的持久优势。第三，糖尿病患者冠脉钙化程度提高，弥漫性长病变、分叉病变以及慢性完全性闭塞多见，但侧支循环储备却较差，加之冠状动脉内膜反应性差，在PCI手术中容易出现冠状动脉夹层、破裂以及无复流等严重并发症，也影响了PCI的总体疗效。

应当看到，PCI器械本身的进步已经显著提高了PCI技术在糖尿病合并多支冠状动脉病变血供重建治疗中的整体效果。在一项比较第二代DES和CABG疗效的荟萃分析中，新一代采用钴铬合金的依维莫司药物支架在糖尿病患者中取得了和CABG相似的死亡率。这即来源于复杂PCI手术技术的逐年提高，也得益于严重并发症、再狭窄和支架内血栓发生率的持续下降。然而，由于上述PCI治疗的固有局限，可以预见仅仅依靠器械的进步可能很难打破CABG的综合优势。相反，对糖尿病患者整体冠心病危险因素的更优化控制可能是未来提高PCI疗效的有效途径。譬如，使用强效他汀和新型降脂药物（如PCSK9受体拮抗药）达到更理想的低密度脂蛋白水平；使用更好的血压控制方案使患者目标血压达到17.3/10.7kPa（130/80mmHg）以下；制定更加优化的血糖控制方案以进一步减少支架内再狭窄；使用更有效和安全的抗血小板药物减少支架内血栓和其他急性冠状动脉事件。这些系统性的治疗有望延缓动脉粥样硬化在糖尿病患者中的迅速发展，减轻冠状动脉病变的复杂性和危险程度，从而提高PCI改善心脏血供的能力。

在PCI技术诞生40年之际，CABG和PCI两种血供重建方法对于糖尿病合并多支冠状动脉病变预后改善的效果差异正在逐步缩小，两者都被指南推荐可以用于这类患者的血供重建治疗。从患者角度出发，PCI技术创伤小，首次费用低，术后卒中风险较小，在心理上更容易被接受，因而更加适合虚弱，外科手术风险大以及预期寿命较短的老年患者。而从医学角度，临床医生应当充分意识到残余缺血负荷对于长期预后的重要影响，对于两种血供重建方法都可行的患者，应当综合评价患者的冠状动脉病变复杂程度（推荐SYNTAX评分）和CABG手术风险（推荐STS或EUROscore评分），同时结合患者意愿，做出最佳的策略选择。但无论何时都不能忘记，强化药物治疗始终是血供重建治疗的基础，也是改善长期预后的关键所在。

参考文献

Boden WE, O'Rourke RA, et al. Optimal medical therapy with or without PCI for stable coronary disease. N Engl J Med, 2007, 356: 1503-1516.

Bypass Angioplasty Revascularization Investigation I. Comparison of coronary bypass surgery with angioplasty in patients with multivessel disease. N Engl J Med, 1996, 335: 217-225.

Corpus RA, George PB, House JA, et al. Optimal glycemic control is associated with a lower rate of target vessel revascularization in treated type Ⅱ diabetic patients undergoing elective percutaneous coronary intervention. Journal of the American College of Cardiology, 2004, 43: 8-14.

Eckel RH, Wassef M, Chait A, et al. Prevention Conference VI: Diabetes and Cardiovascular Disease: Writing Group Ⅱ: pathogenesis of atherosclerosis in diabetes. Circulation, 2002, 105: e138-143.

Emond M, Mock MB, Davis KB, Fisher LD, Holmes DR, Jr., Chaitman BR, et al. Long-term survival of medically treated patients in the Coronary Artery Surgery Study（CASS）Registry. Circulation, 1994, 90: 2645-2657.

Farkouh ME, Dangas G, Leon MB, et al. Design of the Future REvascularization Evaluation in patients with Diabetes mellitus: Optimal management of Multivessel disease（FREEDOM）Trial. American heart journal, 2008, 155: 215-223.

Group BDS, Frye RL, August P, et al. A randomized trial of therapies for type 2 diabetes and coronary artery disease. N Engl J Med, 2009, 360: 2503-2515.

Hlatky MA, Boothroyd DB, Bravata DM, et al. Coronary artery bypass surgery compared with percutaneous coronary interventions for multivessel disease: a collaborative analysis of individual patient data from ten randomised trials. Lancet, 2009, 373: 1190-1197.

Influence of diabetes on 5-year mortality and morbidity in a randomized trial comparing CABG and PTCA in patients with multivessel disease: the Bypass Angioplasty Revascularization Investigation（BARI）. Circulation, 1997, 96: 1761-1769.

Kamalesh M, Sharp TG, Tang XC, et al. Percutaneous coronary intervention versus coronary bypass surgery in United States veterans with diabetes. Journal of the American College of Cardiology, 2013, 61: 808-816.

Kappetein AP, Head SJ, Morice MC, et al. Treatment of complex coronary artery disease in patients with diabetes: 5-year results comparing outcomes of bypass surgery and percutaneous coronary intervention in the SYNTAX trial. Eur J Cardiothorac Surg, 2013, 43: 1006-1013.

Reaven GM. Banting lecture 1988. Role of insulin resistance in human disease. Diabetes, 1988, 37: 1595-1607.

Sarno G, Garg S, Onuma Y, et al. Impact of completeness of revascularization on the five-year outcome in percutaneous coronary intervention and coronary artery bypass graft patients（from the ARTS-Ⅱ study）. The American journal of cardiology, 2010, 106: 1369-1375.

Serruys PW, Morice MC, Kappetein AP, et al. Percutaneous coronary intervention versus coronary-artery bypass grafting for severe coronary artery disease. N Engl J Med, 2009, 360: 961-972.

Serruys PW, Unger F, Sousa JE, et al. Comparison of coronary-artery bypass surgery and stenting for the treatment of multivessel disease. N Engl J Med, 2001, 344: 1117-1124.

Shaw JE, Sicree RA, Zimmet PZ. Global estimates of the prevalence of diabetes for 2010 and 2030. Diabetes Res Clin Pract, 2010, 87: 4-14.

Soares PR, Hueb WA, Lemos PA, et al. Coronary revascularization（surgical or percutaneous）decreases mortality after the first year in diabetic subjects but not in nondiabetic subjects with multivessel disease: an analysis from the Medicine, Angioplasty, or Surgery Study（MASS Ⅱ）. Circulation, 2006, 114: I420-1424.

Verma S, Farkouh ME, Yanagawa B, et al. Comparison of coronary artery bypass surgery and percutaneous coronary intervention in patients with diabetes: a meta-analysis of randomised controlled trials. Lancet Diabetes Endocrinol, 2013, 1: 317-328.

16. 瞬时无波型比率（iFR）指导冠心病介入治疗：DEFINE-FLAIR研究和IFR-SWEDEHEART研究解读

上海市胸科医院　曲新凯　关韶峰

传统的冠状动脉造影和新近流行的冠脉腔内影像学检查如血管内超声、光学相干成像均只能对冠状动脉的狭窄程度或斑块性质做出评价，无法对病变的功能学意义做出指导，而在临床决策上，冠脉病变的功能学意义的评估也非常重要。

一、冠状动脉血流储备分数的定义及应用局限性

目前临床上最常用的冠脉功能学检查方法为冠状动脉血流储备分数（FFR）。FFR是一个比值，定义为心外膜存在狭窄的冠状动脉提供给供应区域理论最大血流量和同一区域冠脉正常时理论上可提供给供应区域的最大血流量的比值。由于充血状态下的压力与血流量线性相关，因此将血流量之比简化为灌注压力比。简化的计算公式：FFR=Pd/Pa（Pd.最大充血状态下狭窄病变远端冠脉平均压。Pa.最大充血状态下主动脉平均压）。

近年来DEFER、FAME、FAME Ⅱ等一系列研究发现，对于稳定型冠心病，术中根据FFR值来决定是否延迟干预，延迟PCI是安全的。通常FFR<0.75提示冠状动脉狭窄有临床意义，而解除冠状动脉狭窄可改善预后；FFR>0.80提示冠状动脉狭窄对远端血流和心肌影响较小，延迟PCI是安全的。当0.75<FFR<0.80时称为“灰色地带”，目前治疗决策尚有争议。

FFR需要药物负荷来达到最大充血状态，常用的药物是腺苷或三磷腺苷，这些药物具有一定的副作用，包括引起房室传导阻滞，心动过缓，窦性停搏，低血压，胸闷心悸，室性心律失常等，而药物负荷的过程也使得整个PCI过程更为耗时，以上两个原因使得FFR在PCI中应用一定程度受限。

二、瞬时无波型比率的原理及既往临床研究

针对FFR的上述不足，一种不需要药物充血诱导的腔内功能学检测手段瞬时无波型比率（iFR）应运而生。iFR的原理是基于心动周期中的某个特定阶段（舒张期的无波形时相），静息时的微循环阻力接近于负荷水平，可近似的用该阶段的压力比值替代负荷充血时的压力比值，从而使冠脉功能学检查更方便，适用范围更广。

最初的ADVISE研究将舒张期的无波形时相定义为舒张期的舒张期25%开始，舒张期终止前5ms结束。该研究对157个狭窄病变进行了iFR与FFR两种测量方法的比较，研究结果显示，iFR和FFR有很好的相关性（r=0.90）。但其后公布的VERIFY研究有不同的结果，研究纳入206例接受冠脉造影或PCI冠心病患者，结果显示：与常规应用的FFR相比，iFR诊断冠脉狭窄病变的总体准确率是60%（95% CI，0.53～0.67）研究者认为，iFR与FFR只是中度相关（r=0.79）。其后的一些研究也表明，iFR并不能独立于最大充血，IFR的数值高于FFR，临床数据表明iFR比FFR平均高0.09。

针对iFR的上述特点，指导临床时通常有两种策略，一是iFR和FFR联合评估，二是iFR采用较FFR更高的界值进行单独评估，这两种策略均被证实可行。

联合评估策略，通常取iFR<0.86认为需进行血供重建处理，iFR>0.93认为可推迟血供重建处理，iFR在0.86～0.93的病变（灰阶范围）进一步行FFR检测决定是否需接受血供重建处理，几项研究的结果均显示联合策略和单用FFR评估具有很好的一致性，但有近2/3的患者避免了血管扩张药引起的副作用，节约了手术时间。

三、瞬时无波型比率的最新临床试验

DEFINE-FLAIR研究和iFR-SWEDEHEART试验将则对单独应用iFR指导的血运重建的安全性进行评估，两项研

究结果同期发表于2017年的《新英格兰医学杂志》。

DEFINE-FLAIR研究是一项前瞻性、国际、多中心、双盲的临床结果研究。来自欧洲、亚洲、北美和非洲的47个分中心的2500例冠状动脉临界病变患者被随机分为iFR（iFR<0.90行PCI治疗，≥0.9延迟PCI治疗）指导的血供重建组和FFR（FFR≤0.80行PCI治疗，>0.8延迟PCI治疗）指导的血供重建组，病变包括稳定型冠心病和急性冠脉综合征患者的非罪犯血管。接受iFR评估的患者中，45%接受了PCI，2%接受了CABG，53%治疗推迟；接受FFR评估的患者中，50%接受了PCI，3%接受了CABG，47%治疗推迟。iFR指导组主要终点发生率为6.79%，FFR指导组为7.02%，主要终点的各组分两组间无显著差异（HR=0.95；95% CI，0.68～1.33）（图1）。两组中治疗推迟患者的事件发生率相似，iFR组MACE为4.7%，FFR为6.14%，也无明显差异（P=0.26）。与FFR组相比，由于不要药物负荷，iFR组操作相关不良反应更少（3.1% vs 30.8%；P<0.001）。同时，iFR指导组整个手术操作时间较FFR指导组缩短4.5min（40.5 vs 45 min；P=0.001）。

iFR-SWEDEHEART是另一项前瞻性多中心、随机、对照、开放标签的临床试验。与DEFINE-FLAIR研究类似，入选2019例稳定型心绞痛或急性冠状动脉综合征且有行冠状动脉狭窄生理功能检测指导PCI治疗的指征患者。患者被随机分为iFR指导的血供重建组和FFR指导的血供重建组。和DEFINE-FLAIR研究结果相似，iFR指导组主要终点发生率为6.7%，FFR指导组为6.1%，也无统计学差异（HR=1.12；95% CI，0.79～1.58）（图2）。iFR指导组操作相关不良反应更少（3%），FFR指导组为68.3%（P<0.000 1）。

在随后欧洲血供重建大会（EuroPCR）上对以上两项研究的汇总分析数据公布，与基于FFR指导相比，基于iFR的指导，iFR组和FFR组的1年MACE发生率相当（6.47% vs 6.41%，P=0.81）。而在延迟血供重建的2130例患者中，iFR组和FFR组的1年事件发生率均较低（4.12% vs 4.05%，P=0.82）。在延迟血供重建患者中，iFR组和FFR组的1年事件发生率均较低且无差异（4.12% vs 4.05%，P=0.82），值得注意的是，与慢性稳定型冠心病（SCD）患者相比，延迟血供重建的急性冠脉综合征（ACS）事件发生率较高（5.9% vs 3.6%，P=0.04）。当采用FFR指导时，ACS患者预后明显差于SCD患者（6.4% vs 3.4%，P<0.05）。但当采用iFR指导决策时，ACS与SCD人群中的差异不明显（5.4% vs 3.8%，P=0.37）。

DEFINE-FLAIR研究和iFR-SWEDEHEART试验的结果为iFR在冠状动脉中度病变功能学评估的提供了循证依据，通过在心脏舒张期的无波形期间获得的远端压力值，iFR评价冠状动脉病变的功能学意义不劣于FFR但避免了FFR因药物负荷引起的不良反应，也节约了操作的时间，而在不采用诊断灰色区域或联合FFR时，单独使用iFR 0.89界点值是可行的，特别是对于评价ACS患者的非罪犯病变，iFR更是优于FFR的腔内功能学检查手段。iFR和冠脉造影相结合，有望在术中获得冠脉病变的功能学信息，使用功能学来证明和指导最佳冠状动脉介入治疗，避免不必要的介入

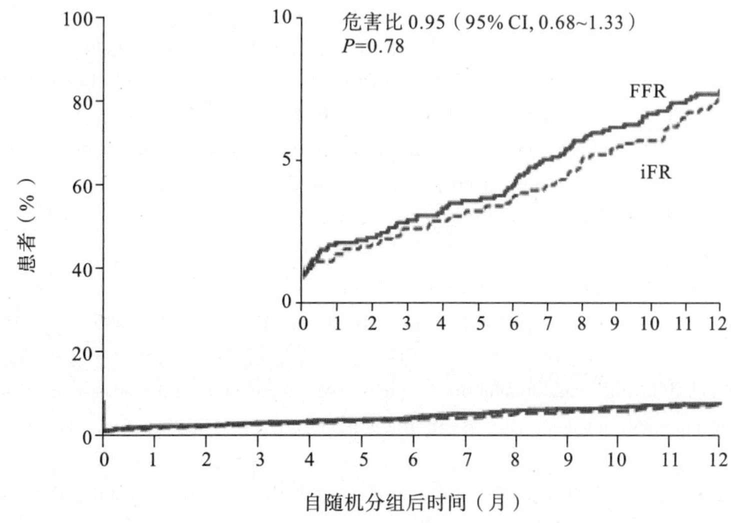

有风险人数													
iFR	1242	1149	1131	1122	1118	1111	1088	1052	1037	1027	1019	995	764
FFR	1250	1169	1156	1149	1144	1141	1119	1081	1066	1055	1046	1017	793

图1　DEFINE-FLAIR试验主要终点累积风险

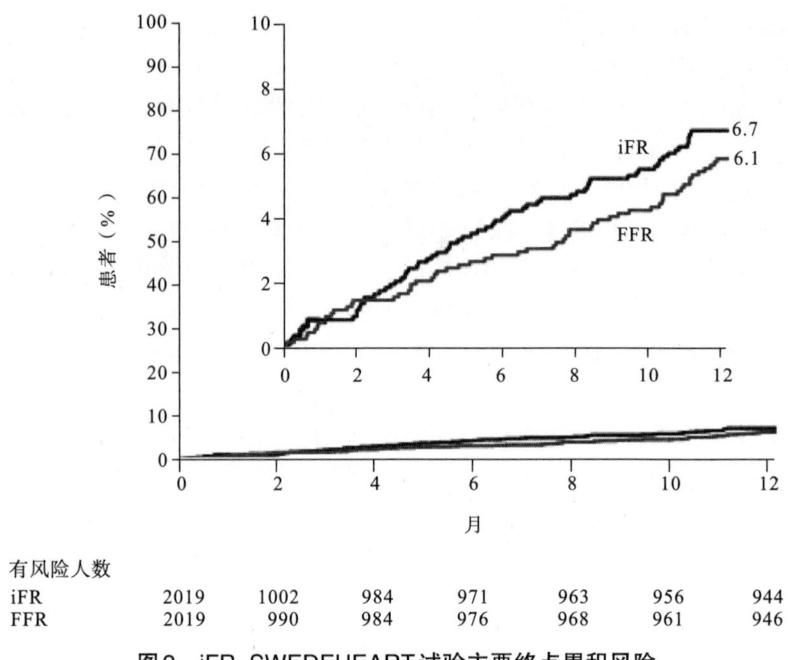

图2 iFR-SWEDEHEART试验主要终点累积风险

治疗是未来冠脉领域发展的方向。但由于这两个试验随访期间事件发生率较低，iFR的意义仍有待更多的循证医学证据进一步评估。

参考文献

Berry C, van't Veer M, Witt N, et al.VERIFY（VERification of Instantaneous Wave-Free Ratio and Fractional Flow Reserve for the Assessment of Coronary Artery Stenosis Severity in EverydaY Practice）: a multicenter study in consecutive patients. J Am Coll Cardiol, 2013, 61（13）: 1421-1427.

Davies JE, Sen S, Dehbi H-M, et al. Use of the instantaneous wave-free ratio or fractional flow reserve in PCI. N Engl J Med, 2017, 376（19）: 1824-1834.

Escaned J, Echavarría-Pinto M, Garcia-Garcia HM, et al. Prospective Assessment of the Diagnostic Accuracy of Instantaneous Wave-Free Ratio to Assess Coronary Stenosis Relevance: Results of ADVISE II International, Multicenter Study（ADenosine Vasodilator IndependentStenosis Evaluation II）. JACC Cardiovasc Interv, 2015, 8（6）: 824-833.

Fischer JJ, Samady H, McPherson JA, et al. Comparison between visual assessment and quantitative angiography versus fractional flow reserve for native coronary narrowings of moderate severity. Am J Cardiol, 2002, 90（3）: 210-215.

Götberg M, Christiansen EH, Gudmundsdottir IJ, et al. Instantaneous wave-free ratio versus fractional flow reserve to guide PCI. N Engl J Med, 2017, 376（19）: 1813-1823.

Hadjiloizou N, Davies JE, Malik IS, et al. Differences in cardiac microcirculatory wave patterns between the proximal left mainstem and proximal right coronary artery. Am J Physiol Heart Circ Physiol, 2008, 295（3）: H1198-H1205. DOI: 10.1152/ajpheart.00510.2008.

Park JJ, Petraco R, Nam CW, et al. Clinical validation of the resting pressure parameters in the assessment of functionally signi cant coronary stenosis; results of an independent, blinded comparison with fractional flow reserve. Int J Cardiol, 2013, 168（4）: 4070-5. DOI: 10.1016/j.ijcard.2013.07.030.

Petraco R, Al-Lamee R, Gotberg M, et al. Real-time use of instantaneous wave-free ratio: Results of the ADVISE in-practice: An international, multicenter evaluation of instantaneous wave-free ratio in clinical practice. Am Heart J, 2014, 168（5）: 739-748.

Petraco R, Park JJ, Sen S, et al. Hybrid Ifr-FFR Decision-Making Strategy: Implications for Enhancing Universal Adoption of Physiology-Guided Coronary Revascularization. EuroIntervention, 2013, 8（10）: 1157-1165.

Sen S, Asrress KN, Nijjer S, et al. Diagnostic classification of the Instantaneous wave-free ratio is equivalent to fractional flow reserve and is notimproved with adenosine administration. Results of CLARIFY（Classification Accuracy of Pressure-Only Ratios Against Indices Using Flow Study）. J Am Coll Cardiol, 2013, 61（13）: 1409-1420.

Sen S, Escaned J, Malik IS, et al. Development and validation of a new adenosine-independent index of stenosis severity from coronary wave-intensity analysis: results of the ADVISE（ADenosine Vasodilator Independent Stenosis Evaluation）study. J Am Coll Cardiol, 2012, 59（15）: 1392-1402.

Spaan JA, Piek JJ, Hoffman JI, et al. Physiological basis of clinically used coronary hemodynamic indice. Circulation, 2006, 113（3）: 446-55. DOI: 10.1161/CIRCULATIONAHA.105.587196.

17. 区域救治网络在STEMI救治中的价值

上海市第十人民医院　徐亚伟

急性心肌梗死是冠心病最严重的类型。在美国，平均每年约有 12 万人死于急性心肌梗死，每年花费在心血管疾病方面(包括药物、医疗服务及劳动力丧失等)的相关费用约为3000亿美元。在我国，根据2015年中国心血管病报告，冠心病和急性心肌梗死的患病率和死亡率均呈逐年上升的趋势。更为严峻的问题是，虽然药物及介入治疗迅猛发展，但我国急性心肌梗死患者的再灌注比例并没有提高，院内死亡率也没有下降。

目前，急诊冠状动脉介入治疗开通犯罪血管已成为国际上公认的急性心肌梗死的首选治疗方案。然而，根据 "十二五"国家科技支撑计划"心血管疾病关键治疗技术临床多中心研究信息平台-中国急性心肌梗死注册登记(CAMI)" 研究的结果，我国急性 ST 段抬高型心肌梗死患者中，仅 43%的患者进行了急诊介入治疗，美国这一比例可以达到90%左右。即使在有能力介入医院，从医疗接触至导丝通过时间(即患者就诊至导丝通过患者犯罪血管的时间，door to balloon时间)，我国平均为165min(美国为 76min，德国为95min)，远远大于指南要求的小于90min。此外，同地区、不同级别的医院之间，患者的治疗方式和死亡率差异很大，省级医院住院患者死亡率约3.5%，县级医院则高达10%。这一系列的数据均显示，我国在急性心肌梗死的救治方面存在心肌梗死救治严重延时和救治水平区域差异明显两大突出问题。同样，美国最新的 AHA/ACC 急性心肌梗死指南在探讨尚未解决问题时，也突出强调了首先要缩短患者呼救时间，同时改善区域救治不平衡，才能切实降低心肌梗死的死亡率。

当前国际上急性心肌梗死救治的热点已经从救治方法的优化转变为如何让更多的患者接受及时而高效的再灌注治疗。近期的ACC/AHA及ESC的指南均推荐应在社区水平上建立优化协同的急性心肌梗死救治网络系统(I类推荐)。随着信息化技术的深入发展，移动通信设备包括智能手机、平板电脑等遍布全球，为将来的医疗行业提供了一个崭新的平台，区域救治网络的实行变得更为可行。据2012年美国消费者协会提供的报道指出，接近50%以上的居民拥有移动智能设备，在此基础上建立起来的移动医疗技术也被认为是最有可能解决急性心肌梗死救治困难的手段之一。除此之外，欧美的"胸痛中心"的模式也被搬到了中国，在急性心肌梗死救治方面均起到了举足轻重的作用。

在急性心肌梗死的救治过程中，"胸痛中心"的建立是目前最有效的解决方案之一。胸痛中心构建的区域救治网络，并且胸痛中心采用快速、标准化的诊断方案可以对胸痛患者提供更快和更准确的评估。美国目前已拥有胸痛中心5000余家，其中通过美国SCPC(society of cardiovascular patient Care)认证的约900家并在持续增长。此外，部分医院的数据显示，通过建立救护车与医院的联系，并直接传输心电图数据可进一步使D2B时间减少至60min左右。这提示院前院内信息互通、无缝对接的重要性。在德国，从入院到获得第一份心电图的中位时间为5min，尽早获得心电图数据对于医生判断及减少D2B时间具有重要意义。从以上这些数据可以显示，为了进一步减少患者心肌缺血的时间，采取有效的措施完善的院前院中紧密联系、无缝连接至关重要。而在我国，虽然胸痛中心的概念早已存在，但目前我国胸痛中心的建立仍处于起步阶段，真正能到达D2B时间<90min的中心仍较少。美国胸痛中心协会制定的胸痛中心国际认证标准明确表示：胸痛中心必须高效、流畅地对胸痛患者进行分诊、转运、诊断及治疗。而信息化设备及系统的使用，大大缩短了我们实现这一目标的难度。广州军区总医院胸痛中心在2010—2015年的5年内，通过建立远程心电监护系统、急救电子病历系统及时间管理系统，已将心肌梗死患者救治成功率提高至97%以上，D2B时间缩短至70min，达到了目前指南的要求。而我们上海市第十人民医院通过在救护车上安装可与院内双向互联互通的传输系统后，可将D2B时间由118min降低至81min，并且在术后6个月的随访中发现患者死亡率、术后再狭窄率及恶性心律失常发生率均较传统急救模式明显降低。沈阳军区总医院于2015年4月25日正式成立胸痛中心，通过建立心内科专科急诊、应用信息平台系统对患者基础生命体征、十二导联心电图进行实时传输，可以做到患者未到、信息先到，提前启动导管室团队。胸痛中心建立后，首次医疗接触至球囊扩张时间<90min的比例不断提高，目前此比例可达97.0%以上，首次医疗接触至球囊扩张时间平均保持在60min以内。这些国内外的研究均表明，通过构建信息化网络平台，实现院内与院外互联互

通，简化急诊流程，可更高效地缩短患者就诊时间，从而使心肌梗死患者更加迅速地得到救治，减少心肌缺血时间，改善患者预后。

中华医学会心血管病学分会更新了《急性ST段抬高型心肌梗死诊断和治疗指南》，新版指南在理念上有了进一步提高，结合了我国近期工作和过去一段时间的研究成果，推荐建立区域协同救治网络和规范化胸痛中心，通过远程无线系统提前将心电图传输到相关医院，对确诊急性STEMI患者进行现场分诊，优先可行直接经皮冠状动脉介入治疗（PCI）的医院，可送入心导管室行直接PCI，不经过急诊室和冠心病监护病房。

心血管疾病占全国疾病死亡原因首位，且发病年龄呈年轻化趋势，虽然各家医疗单位实际上做了很多工作，但各系统缺少衔接和整合，治疗效率不尽人意。多部门和人员合作的范例，建立了一种新兴服务和救治体系，并强调医生培训和公众普及知识是关键。医疗急救体系是否完善、运行是否流畅，关键在于院前和医院的"无缝衔接"，急诊与医院、基层医院与有MI救治能力的医院需更便捷的信息沟通、患者转运绿色通道。进一步提高STEMI患者接受急诊介入治疗例数，并合理开展基层医院溶栓、溶栓与急诊介入治疗结合的联合早期再灌注治疗策略；全面优化三级医院的院内救治流程、医院之间的转运、医院与急救系统之间的协作。

一、可穿戴设备在急性心肌梗死救治中的应用

1861年，一位法国医生将一个薄笔记本卷成圆筒，以听清患者心脏跳动的声音，这一举动催生了听诊器，使得临床医学迈出一大步。2016年，医生坐在办公室里，就可以通过一部智能可穿戴设备反馈的信息查看地球另一端某个患者的心电图，这就是正在发生的医疗技术革命，随着信息化技术的深入发展，移动医疗技术将改变传统的心血管疾病诊治方式，使得一些心血管急症如心肌梗死的救治更加及时高效。

在早期心脏病监测中，一次心电图有时难以捕捉到有效的诊断依据。动态心电图可连续记录24h心电活动的全过程，包括休息、活动、进餐、工作、学习和睡眠等不同情况下的心电图资料，能够发现常规一次心电图不易发现的心律失常和心肌缺血，是临床分析病情、确立诊断、判断疗效重要的客观依据，然而传统的动态心电图检测缺少数据传输功能与后台分析系统，缺乏及时性且使用不便，只能监测24h。随着科学技术的发展，已涌现出了一批可以用于急性心肌梗死及其相关疾病的可穿戴这能设备，如美国的Cardionet心电智能检测系统。它在动态心电图技术基础上，增加了无线通信模块和后台数据分析系统，增加了数据分析的及时性和检测效果持久性，并能够完成危险预警的功能。

CardioNet的检测效果，得到了医学界的肯定，在《Journal of Cardiovascular Electrophysiology》2007年3月发表的一篇论文中，通过对17个医疗中心300例患者的随机临床试验，发现CardioNet的检测效果是Loop event monitors（一种医学中常用的心律失常检测方法）的检测率的3倍。医生根据CardioNet诊断系统的结论，改变了67%的患者的治疗策略。为适应全球化的移动医疗浪潮，加上近年来中国科技的不断发展和国家政策的支持，许多本土企业也在可穿戴设备的医疗应用方面进行了探索。优加利、翰纬、迈瑞等公司也先后推出了类似的可穿戴心电监测设备，翰纬公司已经在国内多家中心建立的实时远程心电遥测，并获得良好的早期发现、预警，取得了很好的社会效益。

此外，移动监测固然重要，但还需要对这些监测结果进行分析，从而实现心肌梗死等严重心血管事件的快速预警，早期干预。然而目前大多公司的心电图预警仍采用人工分析为主的方式进行，存在效率低、误诊率高、人工成本高等弊端，不适合进行大规模临床应用，特别是在那些真正需要该系统的偏远地区或医疗水平相对较低的医院，往往更加不具备使用这些设备的硬性条件。

二、我们在急性心肌梗死信息化救治中的实践

上海市第十人民医院在2000年开展了急性心肌梗死绿色通道，长期以来一直致力于急性心肌梗死患者的救治。进入信息时代后，我们逐步开始与不同的心电公司共同研发了适合不同人群的心电监测设备，包括针对低危患者设计的瞬时监测单导心电图仪，针对中危患者设计的长程12导心电监测仪，以及针对高危患者设计的长期可穿戴的12导心电监测设备——“智能监护背心”。在设备研发的基础上，也逐渐意识到，随着服务患者数量的增多和监测时间的延长，海量的传入数据为人工分析手段提出了严峻的挑战。一套可以自行诊断心肌梗死的心电预警软件呼之欲出。我们在27万份心电资料中选取了数千份优质数据，和GE公司的AI团队合作，拟通过大数据平台和人工智能的深度学习算法，实现心电设备的心梗自动预警功能。同时，我们还在上海市3年行动计划的连续资助下，与移动医疗公司合作建立了上海区域的急性心肌梗死救治网络（覆盖上海近郊的6个区县），通过自主研发的移动PACS系统将患者的病历资料、生

化检测结果、心电图、心脏超声、DSA影像等资料通过互联网云技术实现区域内的互通互联，在手术指导、临床教学、专家会诊、会议交流及患者随访等工作中均起到重要的技术支撑作用。

这一系列的工作卓有成效，我科急性心肌梗死的死亡率在参与的TOTAL国际大型临床研究中仅为1.32%，研究结果以徐亚伟主任作为作者及研究领导组织成员之一发表于2015年的新英格兰杂志。在这些前期工作的支撑下，2017年我科以“急性心肌梗死数字化诊疗解决方案”为题，成功申请了国家重点研发专项资助（2017YFC0111800）。该研究的总体思路是综合利用多种移动医疗资源来解决急性心肌梗死的救治问题。我们将研发多层次的心电监测设备，并整合到现有的移动 PACS系统中，同时通过大数据分析及人工智能算法的应用实现自动预警/诊断功能，将患者层面的自动预警设备和医院层面的移动 PACS 系统有机结合，建立一套针对急性心肌梗死救治的数字化诊疗解决方案。未来，我们将在信息时代继续推动我国急性心肌梗死的救治工作，挽救更多的生命。

18. 药物涂层球囊在支架内再狭窄中的应用价值

上海市第六人民医院　马士新　魏　盟

药物涂层球囊（drug-coated balloon，DCB）自问世以来，适应证正在逐步拓展，但目前最广泛的适应证仍然为支架内再狭窄（in-stent restenosis，ISR）。毫无疑问，与普通球囊扩张相比，DCB对治疗ISR无论从影像学参数还是临床事件来讲都具有明显优势。但与药物洗脱支架（drug-eluting stent，DES）相比，DCB治疗ISR的优势存在某些不一致的结果。特别是随着最新型第二代DES的广泛临床应用，对DCB在ISR的治疗方面提出了挑战。下面对最新的有关DES与DCB治疗ISR方面的临床试验进行适度盘点和解读。

一、第一代DES与DCB的比较

目前，临床应用的绝大部分DCB涂层药物为紫杉醇，球囊表面赋形剂为优维显，代表性产品为德国贝朗公司的Sequent Please球囊。有关DCB的临床试验数据大都来源于Sequent Please球囊。根据药物的对等性原则，DCB所选择的对照组第一代DES多为紫杉醇洗脱支架。

早期的PEPCAD Ⅱ研究显示，与紫杉醇洗脱支架相比，DCB有降低患者6个月支架段二元再狭窄率的趋势（7% vs 20.3%，P=0.06）。而且1年的临床随访结果也显示DCB能够改善患者的无事件生存率（86.6% vs 76.7%，P=0.021）。随后的ISAR-DESIRE3研究虽然没有显示DCB对紫杉醇支架的优势，但无论是从支架内或支架段直径狭窄或二元再狭窄率等指标来看，DCB与紫杉醇洗脱支架都没有任何差异。PEPCAD China ISR研究是国内所做的有关DCB与紫杉醇洗脱支架治疗DES-ISR的研究，9个月的随访结果也显示DCB治疗DES-ISR疗效不劣于紫杉醇洗脱支架。而且1年的临床随访结果显示两组MACE事件也无差别。而DCB相较DES的优势在于原支架内没有再置入一层金属钢梁，鉴于DCB治疗ISR的优良表现和独特优势，欧美指南一致推荐其作为ISR治疗的可选方案。

虽然DCB与第一代紫杉醇洗脱支架在治疗ISR方面具有相似的价值和疗效，但目前临床上已进入第二代DES时代。多个临床试验显示，第二代DES支架疗效更优，安全性更好。那么DCB与第二代DES在治疗ISR方面是否有差别呢?

二、第二代DES与DCB的比较

第二代DES的支架梁更薄，与血管壁的生物相容性更好，所涂层的药物为依维莫司，抑制血管平滑肌增生效果更好，内皮化更早更完全，所以带来较第一代DES更佳的临床疗效和安全性。

近年来，相继有RIBS系列研究，DARE研究及RESTORE研究比较了第二代DES依维莫司洗脱支架（everolimus-eluting stent，EES）与DCB在治疗ISR方面的临床疗效，让我们能够更加客观的评价ISR治疗策略。

RIBS系列研究是由西班牙多家医学中心所做的有关ISR治疗的随机对照研究。RIBS V研究是比较DCB与EES治疗金属裸支架（bare metal stent，BMS）ISR的疗效。平均249d后的造影随访结果显示，EES组支架段最小管腔直径更大（2.36mm vs 2.01mm，P<0.001），直径狭窄百分比更低（13% vs 25%，P<0.001）。而且，EES组支架段晚期管腔丢失（0.04mm vs 0.14mm，P=0.14）与二元再狭窄率（4.7% vs 9.5%，P=0.22）也显示出似乎比DCB更优的结果。1年的临床随访结果显示，两组复合临床事件与靶血管再次重建比例类似。紧接着，RIBS IV比较了DCB与EES治疗DES-ISR的疗效，并于2015年发表了相关结果。平均247d的造影随访结果显示，与DCB相比，EES组支架段最小管腔直径更大（2.03mm vs 1.80mm，P<0.01），直径狭窄百分比更低（23% vs 30%，P<0.01），而且支架段二元再狭窄率有更低的趋势（11% vs 19%，P=0.06）。1年的临床随访显示，EES组复合临床事件（心源性死亡、心肌梗死，靶血管再次血供重建）率更低（10% vs 18%，P=0.04），这主要得益于靶血管再次血供重建率的下降（8% vs 16%，P=0.035）。

RIBS Ⅳ、V的研究结果提示，与DCB相比，第二代DES无论是治疗BMS-ISR还是DES-ISR都显示出更好的临床效果。特别是EES不但能够获得更大的即刻管腔增益，而且还能够获得更小者不劣于DCB的晚期管腔丢失，从而保证了EES更低的再狭窄率。如果样本量足够大的话，一定能够转换成更少的临床事件。从RIBS系列研究结果看，ISR的治疗应该优选第二代DES。

然而，2018年正式发表的DARE研究结果却没有显示出EES治疗ISR的明显优势。DARE研究是由荷兰学者所做的多中心、前瞻性、随机对照的非劣效性研究。一共入选了278例ISR患者，其中56%是DES-ISR，44%为BMS-ISR。6个月的造影随访显示，与EES相比，DCB组支架段最小管腔直径类似［1.71mm vs 1.74mm非劣效性检验（$P<0.000\ 1$）］，12个月靶血管再次血供重建比例类似（7.1% vs 8.8%，$P=0.65$）。因此，该研究认为，DCB是ISR治疗手段中非常有吸引力的一种选择，避免了支架内再次置入另外一层金属钢梁。

韩国的RESTORE研究结果也在2018年刚刚发表，结果非常类似于RIBS IV研究。RESTORE研究结果显示，治疗DES-ISR，EES较DCB晚期管腔丢失无差别（0.19mm vs 0.15mm，$P=0.54$），而支架段最小管腔直径更大（2.09mm vs 1.80mm $P=0.03$），支架段直径狭窄更轻（26% vs 34%，$P=0.05$）。

从最新的研究看，DCB与第二代DES相比治疗ISR的优势已经消失或者说在某种程度上处于劣势。但我们也必须客观看待DCB与最新一代DES治疗ISR的真实效果。首先，当发生了ISR，医生或者患者很可能不太愿意再次置入一枚金属支架。其次，使用DCB的预处理很关键。以上研究均没有强制应用腔内影像学辅助评价DCB的效果，而且没有使用切割球囊或者棘突球囊来对ISR进行预处理，这都可能会影响DCB的近期和远期疗效。最后，当ISR累及一个较大边支血管开口，再次置入支架有可能使得边支血管闭塞。所以，在第二代DES广泛应用的今天，DCB治疗ISR仍旧是优选方案之一，特别是对ISR充分预处理后，借助于腔内影像学工具而言。

参考文献

Alfonso F, Byrne RA, Rivero F, et al. Current treatment of in-stent restenosis. J Am Coll Cardiol, 2014, 63: 2659-2673.

Alfonso F, Perez-Vizcayno MJ, Cardenas A, et al. A prospective randomized trial of drug-eluting balloons versus everolimus-eluting stents in patients with in-stent restenosis of drug-eluting stents: the RIBS IV randomized clinical trial. J Am Coll Cardiol, 2015, 66: 23-33.

Alfonso F, Perez-Vizcayno MJ, Cardenas A, et al. A randomized comparison of drug-eluting balloon versus everolimus-eluting stent in patients with bare-metal stent-in-stent restenosis: the RIBS V Clinical Trial（Restenosis Intra-stent of Bare Metal Stents: paclitaxel-eluting balloon vs.everolimus-eluting stent）. J Am Coll Cardiol, 2014, 63: 1378-1386.

Baan J Jr., Claessen BE, Dijk KB, et al. A randomized comparison of paclitaxel-eluting balloon versus everolimus-eluting stent for the treatment of any in-stent restenosis: The DARE trial. JACC Cardiovasc Interv, 2018, 11: 275-283.

Byrne RA, Cassese S, Windisch T, et al. Differential relative efficacy between drug-eluting stents in patients with bare metal and drug-eluting stent restenosis; evidence in support of drug resistance: insights from the ISAR-DESIRE and ISAR-DESIRE 2 trials. EuroIntervention, 2013, 9: 797-802.

Byrne RA, Neumann FJ, Mehilli J, et al. Paclitaxel-eluting balloons, paclitaxel-eluting stents, and balloon angioplasty in patients with restenosis after implantation of a drug-eluting stent（ISAR-DESIRE 3）: a randomised, open-label trial. Lancet, 2013, 381: 461-467.

Mehilli J, Byrne RA, Tiroch K, et al. Randomized trial of paclitaxel versus sirolimus-eluting stents for treatment of coronary restenosis in sirolimus-eluting stents: the ISAR-DESIRE 2（Intracoronary Stenting and Angiographic Results: Drug Eluting Stents for In-Stent Restenosis 2）study. J Am Coll Cardiol, 2010, 55: 2710-2716.

Unverdorben M, Vallbracht C, Cremers B, et al. Paclitaxel-coated balloon catheter versus paclitaxel-coated stent for the treatment of coronary in-stent restenosis. Circulation, 2009, 119: 2986-2994.

Wöhrle J, Zadura M, Möbius-Winkler S, et al. SeQuent Please World Wide Registry: clinical results of SeQuent please paclitaxel-coated balloon angioplasty in a large-scale, prospective registry study. J Am Coll Cardiol, 2012, 60: 1733-1738.

Wong YTA, Kang DY, Lee JB, et al. Comparison of drug-eluting stents and drug-coated balloon for the treatment of drug-eluting coronary stent restenosis: A randomized RESTORE trial. Am Heart J, 2018, 197: 35-42.

Xu B, Gao R, Wang J, et al. A prospective, multicenter, randomized trial of paclitaxel-coated balloon versus paclitaxel-eluting stent for the treatment of drug-eluting stent in-stent restenosis: results from the PEPCAD China ISRtrial. JACC Cardiovasc Interv, 2014, 7: 204-211.

19. 血流储备分数及其相关技术在冠状动脉疾病中的应用前景

上海市胸科医院　施鸿毓

长久以来，冠状动脉血供重建一直基于冠状动脉病变的解剖学特点，然而，最近20年围绕冠状动脉生理学的研究结果，主要是冠状动脉血流储备分数（fractional flow reserve，FFR），提示冠状动脉血供重建应该基于可诱导的心肌缺血的客观依据，目的应该是改善冠心病患者的症状及临床预后。因此，最近的各国指南均推荐FFR用于在无客观缺血依据的冠心病患者。

一、FFR与形态学检查的不匹配

冠状动脉病变的形态学特点，包括基于冠状动脉造影测量的直径狭窄程度或血管内影像学测量的最小管腔面积（MLA）一直作为评价冠状动脉血流是否受限的主要决定因素。然而，冠状动脉生理学检查提示除了这两个因素外，冠状动脉病变的解剖学特征包括病变长度、弥漫性病变、供血区域大小、病变部位，同样在评价冠状动脉血流受限是否导致心肌缺血中具有重要价值。最近JIN的研究提示IVUS测量的斑块总量（TAV）与FFR值明显相关，甚至TAV对功能性缺血的诊断准确性高于MLA。而最新的Yoon的研究证实，病变影响的心肌数量，主要指病变部位也是导致FFR值和MLA值不匹配的重要原因。此外，其他的临床因素如性别、糖尿病、高血压和左心室肥厚同样也会影响心外膜动脉狭窄的功能显著性。这些可能与其改变心脏舒张末压力、侧支形成、血管代偿能力和微循环功能有关。

二、FFR在冠状动脉疾病中的应用

FFR在冠状动脉病变中的应用始于冠状动脉临界病变。冠状动脉临界病变是指冠状动脉造影目测狭窄程度介于50%～70%的病变，在冠状动脉造影及经皮冠状动脉介入术（PCI）中较为常见。DEFER研究是证实FFR在临界冠状动脉狭窄中应用价值的里程牌式。在长达5年的随访中，结果显示对于FFR值≥0.75的临界冠状动脉狭窄给予药物治疗，推迟介入治疗是可行、安全的，与冠状动脉狭窄相关的心源性猝死和急性心肌梗死年发生率均<1%，而且不因置入支架而降低。这个结果在15年的随访结果继续延续。

然而对于FFR值介于0.75～0.80的病变，即所谓的“灰色区域”，目前仍有争议。早期Courtis等的研究提示药物治疗组MACE事件发生率较血供重建组高（23% vs 5%，P=0.005），大多数MACE为再次血供重建，而心肌梗死和心源性死亡未见显著差异；药物治疗组的心绞痛发生率为41%，高于血供重建组的9%（P=0.002）。然而，最新的来自IRIS-FFR的研究数据给出了不同的观点。该研究入选该研究入选了1334例自身冠状动脉病变FFR处于“灰色区域”的患者，其中683例行药物治疗（延迟组），651例行介入治疗（治疗组）。结果提示在平均2.9年的随访中，两组的MACE事件相当（8.1% vs 8.4%，P=0.79），死亡和自发性心肌梗死两组无差异，治疗组的围术期心肌梗死更多（0.7% vs 3.2%，P=0.02），而延迟组的靶血管血供重建更高（5.7% vs 3.7%，P=0.01）。从最近的资料看，“灰色区域”的病变延迟介入同样是安全的。

FFr在冠状动脉介入治疗的第二个重要价值在于指导多支血管病变。FAME系列研究已经证实了FFR在多支血管病变中的价值。FAME研究结果提示较冠状动脉造影指导的PCI，FFR指导的多支血管PCI治疗可降低MACE事件、心源性死亡和心肌梗死发生率，同时FFR指导PCI组方可减少支架使用数量、对比剂用量，降低了治疗费用、缩短了住院时间。FAMEⅡ研究进一步证实FFR指导的PCI联合理想药物治疗优于单纯联合药物治疗。FAMEⅢ研究将进一步研究FFR指导的PCI与CABG在多支血管病变的比较，目前研究仍在进行中。

另外，FFR在左主干、分叉病变、弥漫性病变及串联病变中的应用也在尝试中前进。

三、FFR与微循环障碍

微循环阻力增加会减少跨病变压力阶差，导致FFR值高估。由于急性心肌梗死冠状动脉微循环不同程度短暂性功能障碍，无法通过药物消除，不建议在罪犯血管中进行FFR检测。目前评估冠状动脉微循环的手段较多，包括负荷心电图、放射性核素显像技术、磁共振成像技术、心肌代谢物检测、心肌对比剂超声心动图、冠状动脉TIMI心肌灌注分级、心肌血流储备（CFR）等方法。但以上各种评估技术只能反映心外膜血管及微循环共同作用的结果，无法精确评估冠状动脉微循环功能。目前微循环指数（IMR）可能是能满足上述条件的一个理想指标。IMR 为远端冠状动脉压力（Pd）除以最大充血状态下平均传导时间（hTmn）的倒数。早期研究表明，Tmn的倒数与冠状动脉血流量显著相关，微循环指数等于心肌灌注压除以心肌血流量。因此，在无心外膜血管狭窄和侧支血流情况下，微循环指数等于Pd 与hTmn 的乘积，理论上讲，心外膜血管的狭窄不影响微循环指数。目前有关微循环指数主要集中在急性心肌梗死、PCI术中、心脏移植以及对于影响微循环疾病（如糖尿病、高胆固醇血症等）的药物治疗中的微循环功能的评估。微循环指数在急性ST段抬高心肌梗死行直接PCI患者预后评估方面具有重要价值。心肌梗死后直接PCI的患者，微循环指数居高不下提示微循环功能障碍、存活心肌较少，术后心电、心功能的恢复较差。治疗后微循环指数较低的患者生存率较高、不良事件率较低。同时IMR在预测PCI术围术期心肌梗死方面也有一定参考价值，Ng等观察50例接受择期PCI治疗的患者，其中10例发生围术期心肌梗死；对临床因素、手术过程及生理参数进行回归分析，结果显示，PCI术前IMR值是围术期心肌梗死的独立预测因子，以术前微循环指数≥27预测围术期心肌梗死的敏感度为80.5%，特异度为85.0%。微循环指数作为评价冠状动脉微循环的可靠性及其对近期及远期预后的预测作用还有待大型研究的证实，一旦确定，在此平台上可进行相关药物及器械干预对微循环的作用。

四、FFR衍生技术的应用

由于FFR的测定是有创性检查，需要专门的压力导丝，术中需要应用强效扩血管药物如罂粟碱和腺苷，而这些药物应用中可能带来不良反应，因此各种FFR衍生技术应运而生。

1.瞬时无波型比率（iFR）技术　iFR指在舒张期无波形间期，狭窄远端平均压力除以舒张期无波形间期平均动脉压。iFR同样需要压力导丝测量，但无须应用腺苷或罂粟碱之类的强效血管扩张药物。相对于常规的FFR检测方法，iFR方法可更快速、更简单地对冠状动脉疾病进行有创生理学评估，尤其可避免强效扩血管药物带来的并发症和不良反应。在早期的ADVISE研究中，iFR和FFR有很好的相关性（r=0.90），而在调整了FFR的变异性后，iFR的诊断精确性达到了95%、阳性预测价值为97%、阴性预测价值为93%，而且敏感度和特异性分别为93%和97%。在2017年ACC会议上发布两个多中心RCT研究，DEFINE-FLAIR和IFR-Swedeheart研究，均以MACE事件（定义为全因死亡、非致死性心肌梗死或计划外血供重建的复合终点）为研究终点，结果显示与FFR相比，iFR指导的冠状动脉血供重建患者的1年时MACE发生率无显著差异。iFR有望成为中等程度冠状动脉狭窄病变患者评估的新标准。

2.定量血流分数（QFR）　国内涂圣贤团队研发的QFR技术，是基于常规冠状动脉造影术中获得的冠状动脉血管造影数据，通过三维重建和血流动力学分析，可实现术中在线实时获得虚拟FFR的技术。QFR技术的优势在于无须压力导丝、无须额外手术和药物，将传统冠状动脉血管造影图像直接转化为功能学的诊断，以FFR为标准，对心肌缺血的诊断准确度从59.6%提高至92.7%，数据传输和分析过程仅需4.36min，实现了导管室术中的快速精准的功能学评估。2016年公布的FAVOR Pilot研究及2017年公布的FAVOR Ⅱ China研究、FAVOR Ⅱ Europe/Japan研究结果提示QFR在指导冠状动脉介入治疗中的潜在价值。然而，其真正应用于临床实践还有待以临床结果为终点的大型临床试验的证实。

3.FFR-CT技术　该技术在静息状态下以冠状动脉CTA的影像数据为基础，模拟冠状动脉最大充血状态，同时以传统方法重建冠状动脉树与心室肌结构的三维模型，并以此来计算冠状动脉血流及压力情况，计算FFR（即FFR_{CT}）值。FFR-CT技术的关键原理包括：①冠状动脉供血在静息状态下能满足心肌的需求；②静息条件下的微循环阻力与供血血管大小呈相反关系，但不呈线性比例关系；③在冠状动脉血流正常的患者中，微循环对最大充血状态的反应可预见性。早期的研究结果提示以FFR为标准，FFR-CT的诊断准确度、灵敏度相对较高。FFR-CT结合了CCTA和FFR的优势，避免了传统FFR的有创性及其操作相关的并发症，但同时也存在一些问题。第一，FFR-CT受CCTA图像质量的限制；第二，FFR的测定的基本条件是冠状动脉达到最大程度充血，然而，真实的血管壁是有弹性的，根据CCTA图像重建的三维冠状动脉模型能否达到实际血管的弹性情况仍需进一步证实；第三，FFR-CT分析耗时较长，难以在临床上推广；第四，对于既往接受CABG和（或）PCI的患者FFR-CT的价值如何目前仍是未知数。

五、总结

近年来，随着各种以FFR为基础的新技术的出现，冠状动脉生理学越来越引起重视。相信在今后的冠状动脉介入实践中，各种冠状动脉生理学评估手段的应用，介入治疗将朝着精准治疗的方向前进。

20. 准分子激光在冠状动脉介入中应用的新进展

沈阳军区总医院　韩　渊　荆全民

近年来，准分子激光冠状动脉消蚀术（excimer laser coronary atherectomy, ELCA）作为一种新的辅助技术广泛应用经皮冠状动脉介入治疗（PCI），随着激光导管和操作技术的改进，新一代激光具有热效应局限、导管通过性能好、并发症发生率低等特点，极大地提高了手术的安全性。对于富含血栓的病变（如急性心肌梗死），准分子激光可以快速清除血管内血栓和局部斑块碎末化切除，无复流/慢血流发生率低，同时对于支架内再狭窄、支架膨胀不良的病变、慢性完全闭塞性病变、钙化病变、球囊难以通过或旋磨失败的病变、分叉病变和外科冠状动脉术后的移植血管病变等也具有潜在的优势。本文就最新临床证据，对于准分子激光消蚀术的最新进展，包括基本原理、技术和方法和临床适应证和局限性总结如下。

一、准分子激光发展史

在20世纪80年代初期，Macruz和Choy等发现了一种激发状态的单色相干光束可以消蚀动脉粥样硬化斑块的现象。这一现象诞生了一种新的冠状动脉介入技术——激光冠状动脉成形术。早期阶段由于没有冠状动脉支架，血管狭窄主要通过被动机械的扩张使管腔斑块致密化及血管腔外壁向外扩张，使管腔增加、血管狭窄减轻，同时面临血管夹层、斑块脱垂、急性血管闭塞等严重并发症，术后再狭窄的发生率可达到40%。而激光主要通过汽化消蚀动脉粥样硬化斑块，从根本上解除斑块负荷，减轻血管狭窄。遗憾的是早期人们缺乏对激光与组织相互作用的理解，对于激光技术不够成熟，设备体积庞大，操作步骤烦琐，临床实践中发现相比传统的球囊扩张并没有降低血管的再狭窄率，相反增加了并发症发生率，特别是，第一代激光器利用在组织中产生热量使斑块汽化，热效应聚集，热效应在斑块组织和血液呈1∶1吸收，明显增加血管夹层、急性血管闭塞发生率，并且在一些情况下还容易出现冠状动脉穿孔。因此，激光技术在心血管介入中的热潮逐渐消散，相当一段时间应用几乎停顿。

20世纪90年代初期，准分子激光技术诞生，以氯化氙（xenon chloride, XeCl）稀有气体为介质，产生波长约308nm激光，由于激光呈脉冲式发射，产生的热效应比较局限，穿透深度通常＜50 μm，具有良好的组织吸收；在激光导管推进的过程中持续盐水冲洗，避免热量聚集对周围血管损伤，降低了冠状动脉夹层和穿孔的发生率；因此准分子激光血管成形术再次应用于冠状动脉介入治疗领域。

二、准分子激光基本原理

准分子激光是利用紫外线（UV）脉冲光源，在激光器内产生激光束，产生的热能、电能或光能被活性介质吸收，促使电子达到更高的能级，随后自发地发射光子，发射的光子与激发的原子碰撞，以单色、平行和相干光束的形式辐射产生激光。ELCA激光束属于紫外（波长308 nm）线范围，而其普通的激光属于红外线（波长2090nm）范围（图1），相比传统的激光，准分子激光主要作用于蛋白质和脂质，对水和血液吸收较少，组织和血液能量吸收比率约为8000∶1，吸收深度不超过0.05mm，消蚀病变的边缘通道由于沿着导丝进行销蚀，故而相对整齐，因此激光作用空间可控，使冠状动脉穿孔的风险大大降低。消蚀的过程中持续的盐水冲洗进一步减少了产热和降低了并发症的风险。

准分子激光主要通过光化学原理、光热原理、光机械原理三种机制对人体组织产生作用，激光光线被血管内血栓或粥样硬化斑块组织吸收后，3个光子就能裂解1个碳-碳双键使斑块结构改变（光化学效应），光子裂解释放能量使细胞内液热量增加，细胞崩解产生直径微小的气泡（光热效应），这些不稳定的气泡快速膨胀和皱缩产生的动能使血管内斑块粉碎成直径＜10 μm碎片（光机械效应），这三种效应对消蚀部位的周围组织具有损伤轻、边缘整齐、深度可控、愈合快等优点，不仅可以清除动脉硬化斑块或血栓，同时释放的碎片可被吞噬细胞吞噬，避免微循环栓塞，达到消蚀斑块、改善冠状动脉血流的目的。

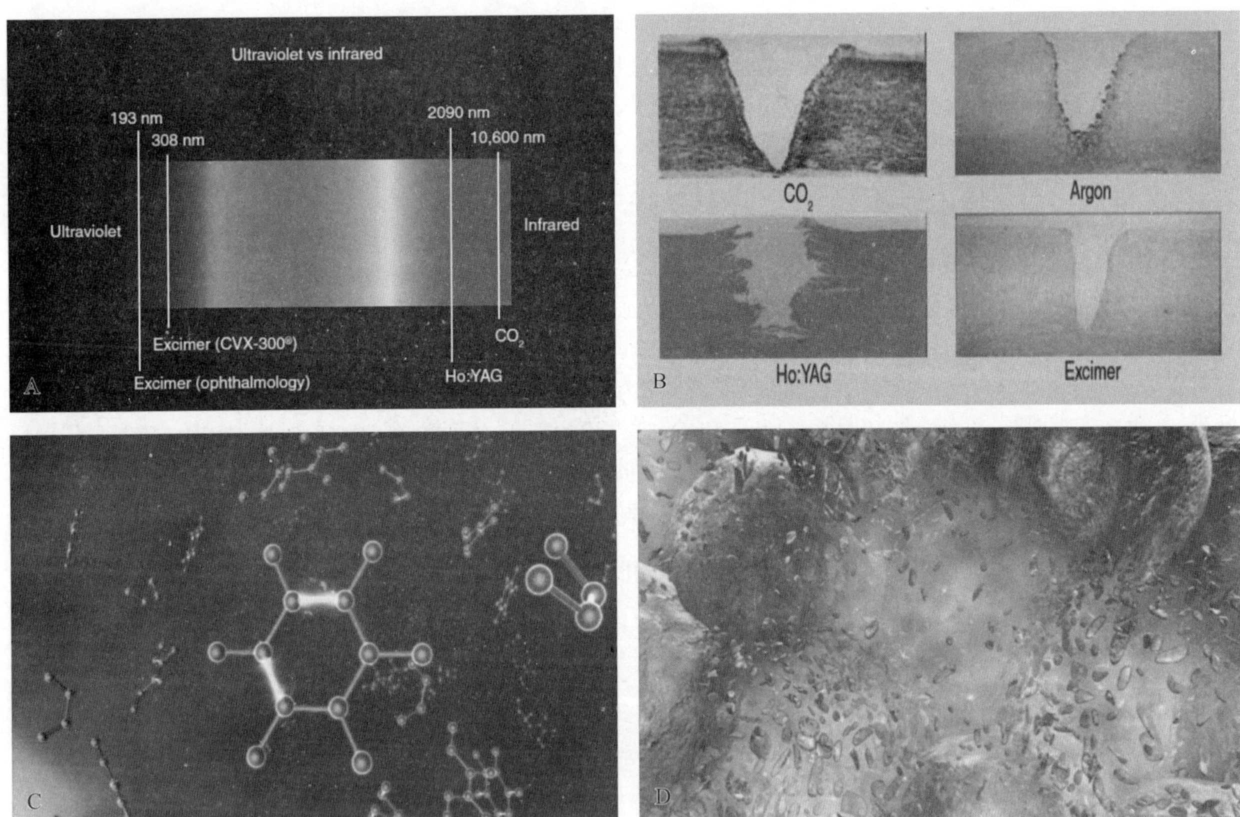

图1　A.准分子激光在紫外线范围发挥作用；B.根据激光束的介质和不同波长，准分子激光与组织相互作用显示一个干净整齐的边缘通道；C.激光利用光化学原理破坏碳–碳双键过程；D.激光作用后形成直径＜10 μm碎片而被吞噬细胞吞噬

三、准分子激光技术要点

准分子激光设备主要包括CVX-300准分子激光仪、激光导管和控制器三部分组成，激光导管属于快速交换型。准分子激光主要由2个参数控制，能量密度Fluence，mJ/mm^2）和脉冲频率（Frequency，Hz），能量密度是指使细胞内水分汽化或组织崩解所需要的阈值量，一般为30～80 mJ/mm^2，单位时间内（通常定义为1s内）发生激光或脉冲次数称为脉冲频率，每次脉冲的持续时间叫作“脉冲持续时间”即脉宽（通常不超过125ns）。激光导管根据光速方向分为同心导管或偏心导管，两者在导管尺寸和能量密度方面不同，对于同心导管，尺寸为0.9mm、1.4mm、1.7mm和2.0mm，偏心导管尺寸只有1.7mm和2.0mm。激光导管直径不同，产生的能量也不同，导管直径越小产生的能量密度越高，0.9mm的激光导管可以产生80 mJ/mm^2/80 Hz的光束，如果导管尺寸不变，可以考虑增加的能量获得更大的消蚀效果。不同的病变首选的激光导管直径、最大能量范围和指引导管选择情况（表1）。

表1　ELCA在不同病变中首选的激光导管情况

ELCA适应证	首选激光导管（mm）	最大能量（mJ/mm^2）	指引导管
急性心肌梗死（血栓）	0.9～1.4	30～60	6F/7F
无法通过或扩张病变	0.9	30～80	6F
慢性完全闭塞病变	0.9	30～80	6F
支架扩张不良	0.9	30～80	6F
支架内再狭窄	0.9～2.0（同或偏心）	30～60	6F/7F/8F
大隐静脉桥血管	0.9～2.0	30～60	6F/7F/8F
轻中度钙化病变	0.9～1.4	30～60	6F/7F

同时，在激光消蚀过程中，应遵循以下原则（“3S”原则）：①激光导管尺寸不应超过血管直径的2/3（size）。②激光导管推进应缓慢，速度低于1mm/s（slow）。③激光消蚀过程中必须保证以1～2ml/s流量生理盐水持续冲洗（saline）。部分专家提出了“5S”原则，实质是在“3S”原则的基础上进一步细化，增加选择合适的病变原则（selection of lesions）和设定合理的频率和能量密度原则（setting）。

四、准分子激光操作步骤

激光操作前需要充分预热，一般5～10min，并在测试台进行校对，根据血管直径选择合适的导管直径，在连接激光操纵台之前需要用肝素水充分冲洗导管内腔，避免形成血栓。导丝通过靶病变至其血管远端后，将激光导管缓慢推进至指引导管末端，初始消蚀的导管位置一般距离病变1～2mm，避免消蚀时产生“跳跃”现象。经“三连三通”装置注射生理盐水清除导管内残余的对比剂，同时记录导管初始压力，调整导管与冠状动脉近段同轴，缓慢向靶病变部位推进，接近病变近段时设定能量，初始能量密度（fluence）为30mJ/mm^2，初始频率（frequency）为30Hz，由术者根据病变性质和即刻消蚀效果，决定增加或减少激光导管能量和脉冲频率，准分子激光消蚀术需严格遵守“3S”或“5S”原则，消蚀过程中助手需密切观察患者状态、心电图改变和导管压力变化。

五、准分子激光在冠状动脉介入领域的适应证

1.急性心肌梗死和高血栓负荷的病变　急性心肌梗死是由于在长期粥样硬化斑块出现破裂糜烂、血小板异常聚集活化，血管内急性血栓形成导致管腔闭塞，心肌细胞缺血缺氧，目前指南推荐急诊PCI是治疗急性心肌梗死的主要手段。但在某些情况下急性心肌梗死患者往往附壁斑块不稳定或存在高的管腔血栓负荷，这往往增加了PCI术后支架内血栓、无复流/慢血流和微循环栓塞的风险。最新证据表明，理想的冠状动脉血流并不代表心肌良好的灌注，球囊机械扩张后斑块或者血栓的移位，导致远端微血管栓塞引起无复流、心肌再灌注损伤，这与不良的临床预后密切相关。新的治疗策略重点关注良好的心肌再灌注，从最近的EMERALD研究来看：远端球囊保护和血栓抽吸对AMI患者并没有临床获益。准分子激光作为一种新的辅助手段，它可能不同于目前的血栓抽吸装置，激光导管利用其激光作用半径，可以有效使大于导管直径60%的血栓和软斑块汽化，从而可以有效去除血栓并消蚀粥样硬化斑块，有利于球囊扩张和支架置入，同时增加tPA活性，促进纤溶，降低远端栓塞和无复流的风险。同时308 nm紫外线可以改变血小板之间的黏附和聚集，这种反应呈剂量依赖性的，导致血小板聚集减少，黏附力降低，抑制血小板黏附和聚集，但对血小板数量没有影响。

激光在AMI应用目前最大的研究就是CARMEL研究，研究入选了151例AMI患者，包括了心源性休克、补救性PCI和外科冠状动脉术后退化的大隐静脉桥血管病变。其中激光导管通过率95%，手术成功率91%，并发症发生率低（心源性死亡4%，冠状动脉穿孔0.6%，冠状动脉夹层5%，无复流或慢血流3%）。TIMI血流由平均（1.2±1.1）级至（2.8±0.5）级（$P<0.001$），MLD平均由（0.5±0.5）mm增加至（1.6±0.5）mm，（$P<0.001$），残余狭窄由（83±17）%至（52±15）%（$P<0.001$）。该研究还得出：对于血栓负荷重的病变，激光可以清除80%以上的血栓，且安全有效且获益明显（$P<0.03$ 相比低血栓负荷）。另外，X-AMINE研究、AIMI研究、EMERALD研究和 REMEDIA研究相继也证实了激光与血栓抽吸和远端保护装置相比，90%的患者术后获得理想的TIMI3级血流，随访30d MACE事件发生率低（3%）。Topaz 等还比较STEMI和NSTEMI接受激光治疗，6个月随访无事件生存率为95%，同时激光在STEMI中获益更明显。基于目前临床证据来看，准分子激光在高血栓负荷的STEMI中应用是可行的，可减少无复流/慢血流风险，改善临床近远期预后。

2.支架内再狭窄　随着药物洗脱支架的问世和药物洗脱球囊的出现，在一定程度上降低了支架内再狭窄（In-stent restenosis，ISR）的发生率，目前主要采用切割球囊、高压后扩张球囊、支架再次置入、药物球囊扩张等手段降低ISR的发生率，但是近远期效果仍不确切。准分子激光消蚀技术治疗ISR可以减少残留支架内新生内膜组织，改变血管内部结构，增加最终管腔面积并降低临床复发率。Mehran等比较准分子激光与球囊扩张，6个月随访显示激光组靶血管再次血供重建率低于对照组（21%vs38%，$P=0.082\,3$），但没有统计学意义。Ichimotol等纳入81例连续ISR患者87例，发现激光组即刻腔面积增加大于PTCA组［(1.64±0.48)mm vs (1.26±0.42)mm，$P<0.001$］，平均随访（29.8±11.6）个月，激光治疗组弥漫性再狭窄发生率高于对照组，MACE事件两者无统计学差异。

研究表明，激光治疗ISR后的MACE发生率取决于减量程度。事实上，Dahm等发现激光术后残余狭窄<30%，ISR复发率和MACE率较低。在这种情况下，当使用偏心激光导管与区域消蚀技术相结合时，可以达到更好的消蚀效果，新

生内膜减量更多，残余狭窄程度更低。每次激光消蚀（<0.5mm速度前进）之后将偏心导管拉回到起始位置，在下一次消蚀之前旋转导管60°～80°，也可同时推送多根PTCA导丝至病变远端，采用不同的导丝推送激光导管反复消蚀，增加激光导管消蚀内膜的活动区域，从而获得理想的管腔面积。药物球囊具有抑制内膜增生降低ISR发生，激光治疗后可减轻支架内新生的内膜组织可能使药物球囊发挥更好的作用。但根据目前的资料和指南来看，准分子激光不能被常规推荐用于ISR的治疗，那么激光对反复支架内再狭窄或者联合药物球囊是否有一定的作用，未来还需要在随机对照试验中进行了充分证实。

3.慢性完全闭塞病变　随着介入器械和导丝技术的改进，尤其正逆向技术的成熟，慢性完全闭塞病变（chronic total occlusion，CTO）导丝通过闭塞病变成功率明显提高。准分子激光消蚀术主要用于直径<1.0mm小球囊难以通过或高压后扩张球囊（通常压力大于球囊爆破压）难以扩张CTO病变，弥漫纤维化病变，轻、中等程度的钙化，支架膨胀不良病变，支架远端钙化病变，无法旋磨或旋磨失败的病变和支架难以通过的CTO病变。最近的研究数据显示：激光应用于CTO中器械难以通过病变，手术成功率可以达到93%，临床成功率86%，同时低的并发症发生率（冠状动脉穿孔0.3%、夹层1.7%、急性血栓形成0.5%和无复流或慢血流1.5%）。然而对于冠状动脉旋磨术、切割球囊切割和后扩张球囊高压力扩张等，冠状动脉穿孔、夹层血肿及无复流的风险可能会增加，对于某些特殊病变，可能无法完全扩张病变从而置入支架。激光利用光化学、光机械、光热原理等可以使CTO病变内部复杂的斑块结构改变，破坏分子间化学键，松解并消蚀粥样硬化组织，降低血管内容积负荷，易于球囊扩张和器械的输送，对于CTO导丝通过而旋磨导丝无法通过的病变，激光制造通道，为冠状动脉旋磨术提供条件；同时激光处理CTO病变可以使支架完美的膨胀和理想的贴壁，降低远期再狭窄率。

对于某些复杂的CTO病变，虽然导丝通过了闭塞病变，但是中间可能很长一部分位于血管内膜下或假腔，如采用了控制性前向和逆向内膜下寻径（controlled antegrade and retrograde subintimal tracking，CART）技术、Reverse-CART技术和knuckle技术等，不可避免会有导丝走行于血管假腔，尤其是球囊扩张或冠状动脉内高压力注射对比剂以后，可能会使假腔或夹层进一步扩大，严重可能会伤及血管中膜或外膜导致即刻血管穿孔，由于血管内膜的不完整，不同组织对于激光吸收的不均一性，激光应用于这类病变可能会使血管管壁结构进一步破坏，对于这类病变不推荐使用。理论上激光应用于CTO病变的前提是导丝必须通过闭塞病变，但对于导丝难以的通过或无法突破近段硬的纤维帽的CTO病变，部分学者认为可直接利用激光产生的能量使组织斑块松解，暴露闭塞病变内微通道，然后用头端比较软，超滑的CTO导丝耐心寻找微通道从而通过闭塞病变到达远端血管真腔，从而提高CTO病变的成功率。而另外部分学者认为激光导管直接作用CTO病变，很容易发生冠状动脉夹层和穿孔，容易形成壁内血肿或假腔进一步扩大，降低手术成功率，那么激光是否增加CTO病变导丝的通过率，目前不得而知，期待未来更多的研究加以证实。总之，准分子激光消蚀术应用于CTO病变是可行的，尤其对于导丝通过CTO病变后器械难以通过或扩张的病变，特别是小球囊（直径为1mm）难以通过，激光通过改变病变结构、制造通道等方式预处理病变后使器械通过。

4.大隐静脉桥血管病变　大隐静脉桥血管病变（saphenous vein grafts，SVG）是外科冠状动脉旁路移植术远期不良预后的独立危险因素，导致再次手术、急性心肌梗死和心源性死亡是对照组的13倍；SVG病变可能会造成心肌缺血、缺氧，甚至可导致心绞痛和心肌梗死，再次冠状动脉旁路移植围术期死亡率高且远期临床获益不显著，1997年De Novo的临床研究发表之后，介入治疗逐渐成为SVG病变的主要治疗手段；由于静脉和动脉结构上的差异，SVG病变富含脂质、胆固醇，由于血流缓慢常有血栓附着，斑块极其不稳定，行介入治疗容易出现远端血管栓塞、无复流、围术期心肌梗死、再狭窄率高等严重并发症，虽然AHA/ESC指南把远端血栓保护装置（Embolic protection device，EPD）作为大隐静脉桥血管介入治疗Ⅱ类推荐，但是对于某些远端病变、纡曲成角的病变，EPD不能完全通过病变或通过病变后并不能牢固紧贴血管壁，仍存在较高的远端血管栓塞、无复流等发生率。在这些情况下，ELCA可能是一个有价值的选择。

准分子激光是将单色光传递至局部区域，消蚀潜在的粥样硬化斑块同时释放的碎片直径<10μm，可被内皮细胞吞噬从而避免微循环栓塞，改善血流、降低并发症，Ebersole等纳入了525例SVG病变，ELCA成功率98.2%，术中发生微循环栓塞18例（3%），围术期心肌梗死发生率为2.5%（STEMI为 0.8%，NSTEMI为1.7%），靶病变再次血供重建率较低（7%），6个月随访结果显示激光联合支架术可显著降低MACE事件发生率。从目前的研究数据得出，激光应用于SVG病变是安全有效的，尤其对于EPD无法通过的病变，可以避免置入EPD的难题。

5.轻中度的钙化病变　冠心病患者中钙化现象普遍存在，血管内超声检测发现73% 病变中合并不同程度的钙化，严重的钙化可以引起支架膨胀不全，引起急性或亚急性支架内血栓、远期高的再狭窄率，同时也增加PCI的并发症和手术失败风险。虽然严重钙化病变是冠状动脉旋磨术最佳适应证，但冠状动脉旋磨术设备体积庞大、操作步骤复杂、对中心介入技术要求高，具有较高的并发症发生率，然而对于CTO病变合并钙化，导丝通过而旋磨导丝无法通过的，严重的成角纡曲的病变（>60°），血管内膜钙化直径较大的（>2.0mm）钙化病变或大血管钙化，如左主干钙化，旋磨后钙化环仍连续的病变，对于这类极端的病变，旋磨术应用明显受限，ELCA作为冠状动脉介入的新晋力量，操作容易掌握、学习周期短，具有潜在的优势，可部分替代旋磨术的效果。

Bilodeau等报道了95例钙化病变接受激光治疗，其中93%的病变成功通过激光导管，并获得理想的激光消蚀效果，临床成功率86%。Fernandez等入选了58例严重钙化病变行激光或和旋磨术，激光成功率可达到91%（激光成功率：单独76.1%，旋磨失败后6.8%，联合旋磨 8.6%）。虽然激光对严重血管钙化（尤其钙化环>270°）病变效果劣于冠状动脉旋磨术，但是对于某些极端的钙化病变，激光联合旋磨可能取得更好的效果。对于旋磨导丝无法通过的CTO钙化病变，激光对其进行改建以制造通道使旋磨导丝通过病变进行旋磨（RASER技术）；对于严重纡曲成角的钙化病变，旋磨头高速通过由于同轴性能差可能会损伤深层管壁，引起冠状动脉夹层、穿孔，而激光导管通过病变能力良好，主要采用缓慢消蚀、逐渐去除斑块，相比冠状动脉旋磨术安全有效；对于旋磨失败的病变或旋磨后钙化环仍连续的病变，激光是重要的辅助治疗手段。对血管直径较大的钙化病变，如左主干钙化，目前市面上最大的旋磨头为2.0mm，血管直径过大，旋磨效果有限，而激光拥有多种导管直径，通过逐步增加能量和频率增加消蚀效果。对于某些支架远端的钙化病变或支架膨胀不良的钙化病变，支架内再旋磨风险较大，激光使斑块松解，改变病变内部结构，易于球囊完美扩张和支架理想释放，最终可能避免旋磨。因此，对于严重的内膜钙化仍然是旋磨的主要适应证，但对于特殊的钙化病变，激光也是一种安全有效的辅助治疗方法，与旋磨联合或在旋磨失败后使用可获得进一步的有效性。

六、准分子激光应用前景

综上所述，准分子激光消蚀术可用于急性心肌梗死高血栓负荷病变、退化的静脉桥血管病变、轻中度的钙化病变、支架内再狭窄病变和慢性闭塞病变，是一项安全、有效的技术，手术成功率高，并发症发生率低，具有较高的即刻成功率和临床成功率。对于球囊难以通过或难以扩张病变亦有效，尤其可在富含血栓的STEMI患者和大隐静脉桥血管病变中进一步推广，激光应用于支架内再狭窄病变可有效地减少支架内残留的新生内膜组织，改善最终的管腔面积并减少临床复发率，对于反复支架内再狭窄或联合药物球囊可能取得更满意的效果。对于某些极端的钙化病变，激光也是一种安全有效的辅助治疗方法，与旋磨联合或在旋磨失败后使用可获得进一步的有效性。

随着激光设备和导管技术改进，术者经验水平的提高，准分子激光冠状动脉消蚀术作为冠状动脉介入的新晋力量重新获得认可。尽管目前的部分文献报道了激光在复杂的冠状动脉病变中应用的有效性和安全性，但对于激光的大样本随机对照和注册研究还比较少，绝大多数来源于国外的有限的经验，相比传统的冠状动脉介入治疗技术，缺乏大样本的研究证实其优越性，同时由于该技术在我国才刚刚起步，目前仍处于探索阶段，对于准分子激光技术的近期疗效和远期预后还需要未来更多的研究进一步验证。

七、附：准分子激光冠状动脉消蚀术典型病例

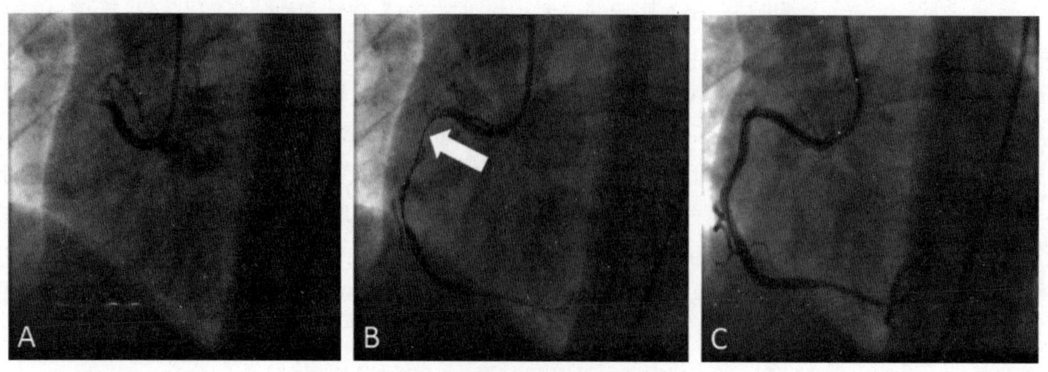

病例1　1例急性下壁心肌梗死患者

A.造影右冠近段100%闭塞，血栓影像；B. Fielder XT-R导丝，0.9mm激光消蚀导管通过RCA中段（箭头所示），以Fluence＝45mJ/mm^2，Frequency＝45Hz消蚀3次；C.最终置入2枚3.5/36mm、3.5/24mm药物洗脱支架

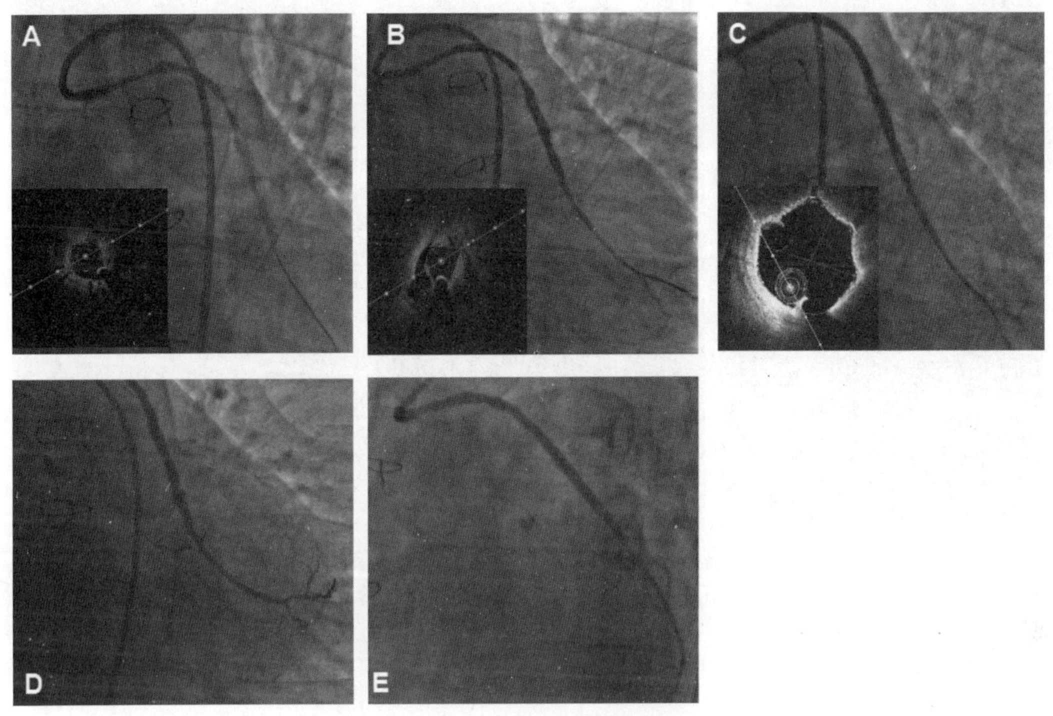

病例2　1例CABG术后桥血管闭塞病变

A.造影LCX-SVG近段完全闭塞，OCT示：血栓影像；B. Fielder XT-R导丝，1.7mm激光导管至SVG-OM近段狭窄病变处，以50mJ/mm²/40Hz、60mJ/mm²/40Hz分别消蚀3次后，OCT残余狭窄减轻，血流TIMI2 ~ 3级；C.最终置入2.5/29mm、2.75/29mm 2枚药物洗脱支架，OCT支架贴壁良好；D ~ E.6个月复查冠状动脉造影SVG-OM原支架通畅，无再狭窄发生

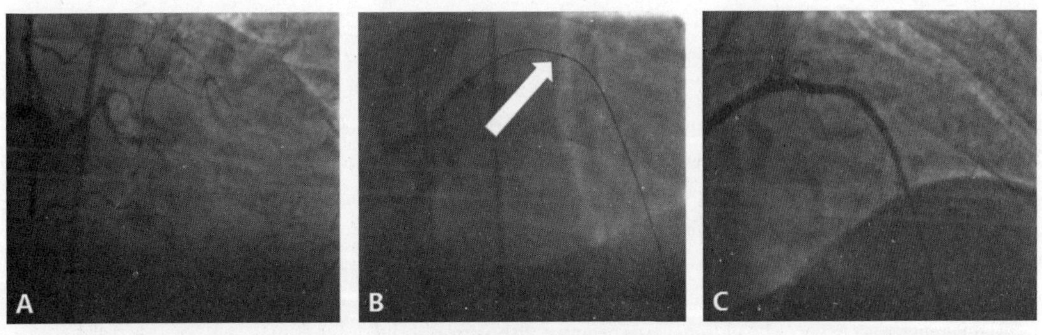

病例3　1例小球囊难以通过的CTO病变

A.造影前降支近段100%闭塞；B. Gaia First导丝通过，1.0mm/1.5mm球囊均通过困难，0.9mm激光导管以Fluence = 45mJ/mm²，Frequency = 35Hz消蚀3次通过闭塞病变（箭头所示激光导管）；C.球囊扩张后最终置入3枚药物洗脱支架

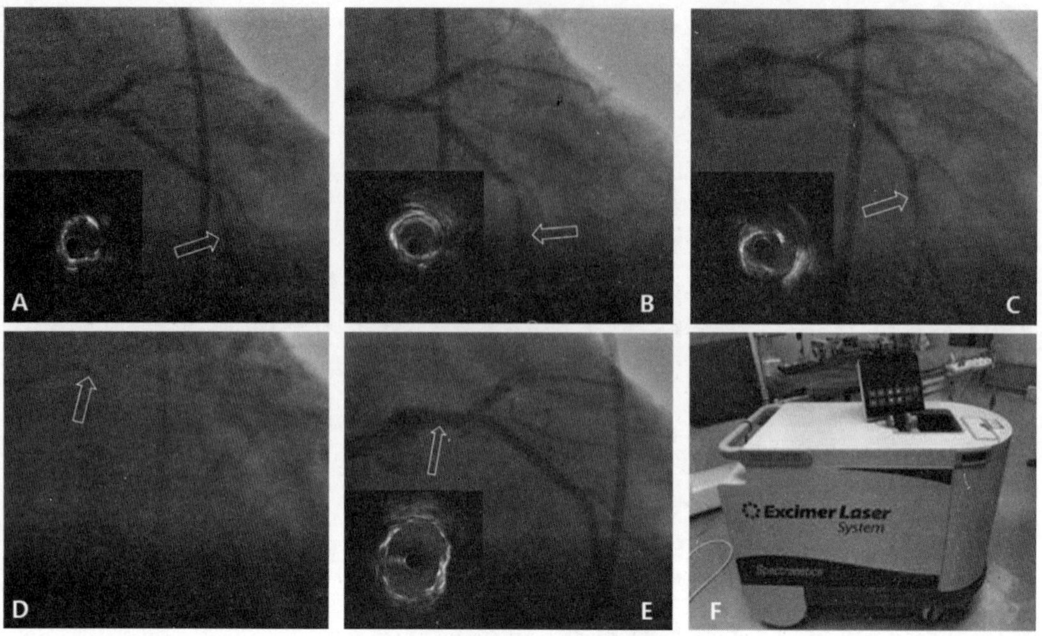

病例4　1例严重钙化，旋磨失败的病例

A.造影左主干、左回旋支远端钙化，IVUS检查270°～360°钙化环，MLA 1.02mm^2，斑块负荷86.3%（箭头所示）；B.1.75mm旋磨头旋磨，IVUS检查左主干及回旋支存在未断裂的钙化环，球囊扩张不良；C、D. 1.4mm激光消蚀导管对左主干和回旋支以Fluence＝35mJ/mm^2，Frequency＝35Hz消蚀5次，IVUS提示钙化环断裂，球囊理想扩张；E.最终置入2枚4.0/28mm、3.0/36mm药物洗脱支架，IVUS支架贴壁良好；F.准分子激光仪器操纵台

参考文献

于一，周玉杰，等. 准分子激光在经桡动脉复杂冠状动脉病变介入治疗中的应用，中国介入心脏病学杂志，China J Interent cardiol, 2016, VOL24, NO.10.

中华医学会心血管病学分会，中华心血管病杂志编辑委员会.2015急性ST段抬高型心肌梗死诊断和治疗指南.中华心血管病杂志，2015，43（5）: 380, 393.

Ali A, Cox D, Dib N et al. AIMI Investigators. Rheolytic thrombectomy with percutaneous coronary intervention for infarct size reduction in acute myocardial infarction: 30-day results from a multicenter randomized study. J. Am.Coll. Cardiol, 2006, 48（2）: 244-252.

Appelman YE, Piek JJ, Strikwerda S. et al.Randomised trial of excimer laser angioplasty versus balloon angioplasty for treatment of obstructive coronary artery disease. Lancet, 1996, 347（8994）: 79-84.

Basting D，Pippen K D，Stamm U.History and future prospects of excimer lasers.SPIE，2002, 4426; 25-34.

Bilodeau L, Fretz E, Taeymans Y, Koolen J, Taylor K, Hilton DJ. Novel use of a high energy excimer laser catheter for calcified and complex coronary artery lesions. Catheter Cardiovasc Interv, 2004, 62: 155-161.

Bilodeau, L., et al., Novel use of a high-energy excimer laser catheter for calcified and complex coronary artery lesions. Catheter Cardiovasc Interv, 2004. 62（2）: 155-161.

Bittl JA, Sanborn TA, Yardley DE et al.Predictors of outcome of percutaneous excimer laser coronary angioplasty of saphenous vein bypass graft lesions. The Percutaneous Excimer Laser Coronary Angioplasty Registry. Am. J. Cardiol, 1994, 74（2）: 144-148.

Burzotta F, Trani C, Romagnoli E et al.Manual thrombus-aspiration improves myocardial reperfusion: the randomized evaluation of the effect of mechanical reduction of distal embolization by thrombus-aspiration in primary and rescue angioplasty（REMEDIA）trial.J.Am.Coll. Cardiol, 2005, 46（2）: 371-376.

Current interventionalcoronary applications of excimer laser.Expert Rev. Med. Devices, 2013, 10（4）: 541-549.

Dahm JB, Kuon E, Vogelgesang D et al.Relation of degree of laser debulking ofin-stent restenosis as a predictor ofrestenosis rate. Am. J. Cardiol, 2002, 90（1）: 68-70.

Dahm JB.Excimer laser coronary angioplasty（ELCA）for diffuse in-stent restenosis: beneficial long-term results after sufficient debulking with alesion-specific approach using various laser catheters.Lasers Med.Sci, 2001, 16（2）: 84-89.

Ebersole D, Dahm JB, Das T, et al. Excimer laser revascularization of saphenous vein grafts in acute myocardial infarction. J. Invasive Cardiol, 2004, 16（4）: 177-180.

Ebisawa, S., et al., Successful prevention of no-reflow phenomenon in a high-risk patient using excimer laser coronary atherectomy. Cardiovasc Interv Ther, 2013, 28（4）: 422-425.

Fernandez, J.P., et al., Beyond the balloon: excimer coronary laser atherectomy used alone or in combination with rotational atherectomy in the treatment of chronic total occlusions, non-crossable and non-expansible coronary lesions. Euro Intervention, 2013, 9（2）: 243-250.

Ichimoto, E., et al., Long-Term Clinical Outcomes after Treatment with Excimer Laser Coronary Atherectomy for In-Stent Restenosis of Drug-Eluting Stent. Int Heart J, 2018.

Joyal D, Thompson CA, Grantham JA.et al.The retrograde technique for re-canalization of chronic total occlusions: a step-by-step approach. JACC Caldiovasc Inte, 2012，5（1）: 1, 11.

Lefevre T, Garcia E, Reimers B et al. X AMINE ST Investigators. X-sizer for thrombectomy in acute myocardial infarction improves ST-segment resolution: results of the X-sizer in AMI for negligible embolization and optimal ST resolution（XAMINE ST）trial.J.Am.Coll. Cardiol, 2005, 46（2）: 246-252.

Litvack F, Eigler N, Margolis J et al.Percutaneous excimer laser coronary angioplasty: results in the first consecutive 3, 000 patients. The ELCA Investigators.J. Am. Coll. Cardiol, 1994, 23（2）: 323-329.

Margolis JR，Mehta S.Excimer laser coronary angioplasty.Am J.Cardiol，1992, 69（15）: 3F-11F.

Mehran R, Mintz GS, Satler LF et al.Treatment of in-stent restenosis with excimer laser coronary angioplasty: mechanisms and results compared with PTCA alone. Circulation, 1997, 96（7）: 2183-2189.

Niccoli G, Giubilato S, Conte M et al. Laser for complex coronary lesions: impact of excimer lasers and technical advancements. Int. J. Cardiol, 2011, 146（2）: 296-299.

Reifart N, Vandormael M, Krajcar M et al.Randomized comparison of angioplasty of complex coronary lesions at a single center.Excimer Laser, Rotational Atherectomy, and Balloon Angioplasty Comparison（ERBAC）Study. Circulation, 1997, 96（1）: 91-98.

Stone GW, Webb J, Cox DA et al. Enhanced Myocardial Efficacy and Recovery by Aspiration of Liberated Debris（EMERALD）Investigators. Distal microcirculatory protection during percutaneous coronary intervention in acute ST-segment elevation myocardial infarction: a randomized controlled trial.JAMA, 2005, 293（9）: 1063-1072.

Tcheng JE.Saline infusion in excimer laser comnary angioplasty.Semin Interv Cardiol，1996，1（2）: 135-141.

Topaz O Ebersole D, Das T et al. CARMEL multicenter trial. Excimer laser angioplasty in acute myocardial infarction（the CARMEL multicenter trial）.Am.J.Cardiol, 2004, 93（6）: 694-701.

Topaz O, Ebersole D, Dahm JB et al.Excimer laser in myocardial infarction: a comparison between STEMI patients with established Q-wave versus patients with non-STEMI（non-Q）. Lasers Med. Sci, 2008, 23（1）: 1-10.

Topaz O, McIvor M, deMarchena E. Solid-state, pulsed-wave, mid-infrared coronary laser angioplasty in de novo versus restenosis lesions: observations from a multicenter study. J. Clin. Laser Med. Surg, 1995, 13（5）: 319-323.

Tropaz OA new safer lasing technique for laser facilitated coronary angioplasty.J Interv Cardiol，1993，6（4）: 297-306.

White CJ, Ramee SR, Collins TJ et al.Coronary thrombi increase PTCA risk.Angioscopy as a clinical tool. Circulation, 1996, 93（2）: 253-258.

Wijns W, Kolh PH, Danchin N et al.Guidelines on myocardial revascularization. Eur. Heart J, 2010, 31（20）: 2501-2555.

21. 利伐沙班，稳定型冠心病抗栓治疗的新主角——COMPASS研究解读

上海市第六人民医院　金　贤　沈成兴

迄今，阿司匹林在冠心病二级预防研究中的证据最为充分，故而一直作为稳定型冠心病抗血小板治疗的基石。然而，即使接受长期且规律的阿司匹林治疗，仍有部分患者发生心血管事件；而人们也在不断探索双联抗栓治疗的效果和安全性，以期进一步降低稳定型冠心病患者的心血管事件。CHARISMA研究曾观察了稳定型冠心病患者阿司匹林和氯吡格雷联用进行抗血小板治疗，结果显示双联抗血小板并未能获得明显益处；而在一项1～3年前曾患心肌梗死病史的患者研究中，替格瑞洛联合阿司匹林尽管能降低心血管事件，但明显增加大出血风险，并且不减少全因死亡率。对于不合并心房颤动（以下称房颤）的冠心病患者，阿司匹林联用华法林也因出血风险明显增加而被认为不优于阿司匹林单药治疗。因此，鉴于双联用药并未在稳定型冠心病二级预防中显示出更多获益，目前仍推荐阿司匹林单药抗栓或阿司匹林不耐受时予以氯吡格雷替代。

近年来，新型抗凝药物在非瓣膜病房颤抗栓治疗的研究中显示出显著优势，这些药物包括达比加群、阿哌沙班、依度沙班、利伐沙班等。鉴于新型口服抗凝药在非瓣膜病房颤治疗中的优越疗效，这些药物自然被选为了进一步改善冠心病抗栓疗效的候选药物，而这方面的研究首先从急性冠状动脉综合征（ACS）开始。RE-DEEM Ⅱ研究评价了急性心肌梗死患者在双联抗血小板基础上加用达比加群抗栓的疗效和安全性，结果显示，与安慰剂组相比，达比加群组的出血风险呈剂量依赖性升高（$P<0.001$），而心血管死亡、心肌梗死或卒中的复合终点则未见明显改善。APPRAISE和APPRAISE 2研究则评估了在标准抗血小板基础上联用阿哌沙班对ACS患者的治疗效果，结果显示阿哌沙班组出血事件发生率显著增加（$P=0.001$），而缺血性事件（心血管死亡、心肌梗死或缺血性卒中）的发生率却并没有明显降低（$P=0.51$）。由此，在抗血小板药物基础上加用新型口服抗凝药用以降低ACS患者缺血性事件的尝试似乎难以成功。值得庆幸的是，利用利伐沙班进行的ATLAS-ACS 2研究显示，在抗血小板基础上加用利伐沙班，尽管增加大出血风险，但不增加致命性出血风险，并且可明显减少心血管死亡、心肌梗死和卒中的风险。基于此项研究，欧洲已经批准利伐沙班用于ACS患者的二级预防。上述研究显示，新型口服抗凝药和抗血小板药物联用进行抗栓治疗普遍存在着出血风险过高的问题，且这些风险超过了该类药物可能带来的获益。唯有利伐沙班是例外，其在ACS二级预防研究中显示了较好的安全性（尽管增加出血风险，但致命性大出血的风险并未增加），并显著降低了心血管事件的发生率，使患者得到净获益。因此，阿司匹林联合利伐沙班将有可能进一步降低稳定型冠心病的心血管事件，而不增加大出血风险。

利伐沙班是选择性X因子抑制剂，被推荐用于防治静脉血栓栓塞症及房颤患者卒中和栓塞的预防。为验证利伐沙班在冠心病及外周动脉疾病中的抗栓疗效，研究者发起了一项大型双盲 Ⅲ 期临床试验——COMPASS研究。该研究共入选稳定型冠心病或外周动脉疾病患者27 395例，随机分为利伐沙班（2.5mg，每日2次）＋阿司匹林（100mg，每日1次）组，单用利伐沙班组（5mg，每日2次）和单用阿司匹林（100mg，每日1次）组，参与者平均年龄68.2岁，女性占22.0%，其中冠心病患者占90.6%，外周动脉疾病患者占27.3%，首要终点事件为死亡、卒中或心肌梗死，主要安全终点为大出血，次要终点包括复合心肌梗死、卒中、心血管死亡、静脉血栓栓塞和心血管住院、全因死亡。COMPASS研究始于2013年2月，原计划随访5年，在平均随访23个月时因观察到利伐沙班＋阿司匹林治疗组获益显著而提前终止试验。2017年ESC会议期间公布了COMPASS研究结果：与阿司匹林单药治疗组相比，利伐沙班＋阿司匹林组首要终点事件发生率降低达24%（HR 0.76，95% CI 0.66～0.86，$P<0.001$），两组复合终点发生率分别为5.4%和4.1%；降低卒中风险达42%（$P<0.000\ 1$）；全因死亡率降低18%（3.4% vs 4.1%，HR 0.82，$P=0.01$）。利伐沙班＋阿司匹林组和阿司匹林单药治疗组的大出血风险分别为3.1%和1.9%（HR 1.70，95%CI 1.4～2.05，$P<0.001$），风险增加70%，但两组颅内出血或致死性出血风险无显著差异。总体上，利伐沙班＋阿司匹林联合用药组比单用阿司匹林临床净获益增加20%。另一方

面，利伐沙班单药组终点事件发生率与阿司匹林组无明显差异，但大出血发生率则明显增加。而在外周动脉疾病的患者中，利伐沙班+阿司匹林组的主要肢体不良事件和血管因素导致的主要截肢事件发生率也显著降低。COMPASS试验是首个在稳定型冠心病或外周动脉疾病患者中应用新型口服抗凝药的大型随机双盲临床试验，入选的患者即使有心肌梗死病史，在其进入研究时距离心肌梗死发病也已有平均7.1年。由此，COMPASS试验结果的公布，预示着在稳定型冠心病和外周动脉抗栓领域，继阿司匹林抗血小板方案后又一项具有里程碑意义的抗栓疗法将可能出现，而相应疾病患者将可能得到更有效的二级预防治疗。

在稳定型冠心病抗栓治疗领域，以阿司匹林为代表的抗血小板药物一直以来都占据着主导地位，而新型口服抗凝剂在这方面仍缺乏证据。现今，由于压倒性的阳性结果（overwhelming efficacy），COMPASS研究提前1年结束，为利伐沙班应用于稳定型冠心病或外周动脉疾病提供了重要依据，是动脉粥样硬化疾病标准治疗——阿司匹林基础上取得的重大突破。需要指出的是，抗栓药物在获得降低缺血事件效益的同时，影响其净获益的主要问题主要是出血并发症，而之前多项研究中尽管联用药物能够减少心血管缺血性事件发生率，然而大出血风险的增加限制了那些联用方案的应用，以至于在稳定型冠心病，阿司匹林始终是抗栓治疗的首选。COMPASS试验中大出血的定义主要参考多数临床试验所采用的国际血栓与止血学会ISTH定义（包括致命性出血、重要部位或脏器的症状性出血、血红蛋白下降超过20g/L、输注超过2U以上全血或血红蛋白悬液），但又略有不同，COMPASS试验中只要患者因出血而住院，不论住院时间长短和出血量多少，都将其归于大出血并发症，因而该研究中很多被定为大出血的病例在其他许多试验中却不属于大出血范畴，而如果严格按照ISTH标准，那么COMPASS试验中利伐沙班所致大出血的比例还将下降1/3。这也从另一方面显示出小剂量利伐沙班的安全性，也是其优于其他新型口服抗凝药物的最关键之处。从理论上讲，利伐沙班为稳定型冠心病或外周动脉疾病患者抗栓治疗提供了新选择，临床高危患者如采用利伐沙班和阿司匹林双联治疗，有望进一步降低心血管事件风险而不显著增加大出血并发症。

当然，仅一个COMPASS试验仍不足以开创冠心病抗栓治疗的新时代。迄今为止，阿司匹林仍是冠心病治疗临床证据最为充分的抗血栓药物，其基石地位短时间内不可动摇。小剂量利伐沙班联合阿司匹林被证明有效和安全后，仍需更多的研究、更多病例进一步论证该方案在不同基线特征冠心病患者中的疗效。COMPASS试验中利伐沙班单药治疗组（5mg，每日2次）未能显示出超过阿司匹林的疗效，但出血风险却增加；而更小剂量的单药方案（2.5mg，每日2次）是否能达到阿司匹林的效果和安全性，仍需要进一步的临床试验进行验证，而如果小剂量单药方案能够获得良好效果和安全性，则利伐沙班在稳定型冠心病和外周动脉疾病抗栓治疗中的地位将进一步提高。届时如果患者存在不耐受阿司匹林或有确切证据证实存在阿司匹林抵抗，则利伐沙班将可能成为首选的替代药物之一。

综上所述，COMPASS试验势必将对目前的稳定型冠心病的抗栓策略产生影响。对于相对高危患者，在综合评估了缺血和出血风险后，谨慎选择利伐沙班联合阿司匹林，将有助于进一步降低此类患者的心血管事件、改善预后。此外，作为一种新药，利伐沙班最合适的剂量和方案组合、长期使用的安全性和证据仍需要更多临床研究和更大样本的病例进行验证。另外，昂贵的价格仍是限制利伐沙班广泛应用的主要问题。

参考文献

Alexander JH, Lopes RD, James S, et al. Apixaban with antiplatelet therapy after acute coronary syndrome. The New England journal of medicine, 2011, 365: 699-708.

Anand SS, Yusuf S. Oral anticoagulants in patients with coronary artery disease. Journal of the American College of Cardiology, 2003, 41: 62S-69S.

Bonaca MP, Bhatt DL, Cohen M, et al. Long-term use of ticagrelor in patients with prior myocardial infarction. The New England journal of medicine, 2015, 372: 1791-1800.

Committee AS, Investigators, Alexander JH, et al. an oral, direct, selective factor xa inhibitor, in combination with antiplatelet therapy after acute coronary syndrome: Results of the apixaban for prevention of acute ischemic and safety events (appraise) trial. Circulation, 2009, 119: 2877-2885.

Eikelboom JW, Connolly SJ, Bosch J, et al. Rivaroxaban with or without aspirin in stable cardiovascular disease. The New England journal of medicine, 2017; 377: 1319-1330.

Mega JL, Braunwald E, Wiviott SD, et al. Rivaroxaban in patients with a recent acute coronary syndrome. The New England journal of medicine, 2012, 366: 9-19.

Oldgren J BA, Granger CB, Khder Y, et al. Dabigatran vs. Placebo in patients with acute coronary syndromes on dual antiplatelet therapy: A randomized, double-blind, phase ii trial. Eur Heart J, 2011, 32: 2781-2789.

Task Force M, Montalescot G, Sechtem U, et al. 2013 esc guidelines on the management of stable coronary artery disease: The task force on the management of stable coronary artery disease of the european society of cardiology. European heart journal, 2013, 34: 2949-3003.

22. 2型心肌梗死和心肌损伤的长期预后

上海交通大学医学院附属同仁医院　朱　频　蒋　利

为临床实践和研究标准化需要，2000年欧洲心脏病学学会（ESC）、美国心脏病学学院（ACC）联合专家委员会就心肌梗死（myocardial infarction，MI）进行全球统一定义，迄今已经历3次修订，逐渐得到业内公认。2000年第1次MI全球定义为：心肌标志物［肌钙蛋白（cardiac troponin，cTn）和肌酸激酶同工酶（creatine kanise-MB，CK-MB）］是主要诊断指标，症状、心电图变化、冠状动脉介入治疗（PCI）是次要诊断指标，主要指标加一项次要指标即可诊断急性心肌梗死（AMI）。此诊断标准取代之前广泛使用的WHO定义，即症状、心电图、心肌酶三项指标有二项阳性即可符合AMI诊断。此定义首次强调特异性和敏感性高的心肌标志物对MI诊断的重要性。2007年ESC、ACC联合美国心脏学会（AHA）和世界心脏联盟（WHF）颁布第二次全球MI统一定义，首次将急性心肌梗死的分为5种临床类型：1型是指由原发冠状动脉事件（如斑块侵蚀/破裂、裂隙或夹层）引起的与血栓性缺血相关的自发性心肌细胞缺血坏死，与既往定义的急性冠状动脉综合征相同；2型是指由继发于耗氧增加或氧供减少（如冠状动脉痉挛、冠状动脉栓塞、贫血、心律失常、高血压或低血压）导致缺血的心肌缺血坏死；3型为没有心肌标志物检查的心脏性猝死；4型为经皮冠状动脉介入（PCI）相关性心肌梗死；5型为冠状动脉旁路移植术（CABG）相关心肌梗死。心肌梗死不包括CABG中由于机械损伤所致的心肌细胞死亡，也不包括其他混杂因素造成的心肌坏死，如肾衰竭、心力衰竭、电复律、电生理消融、脓毒症、心肌炎、心脏毒性药物或浸润性疾病等。这种依据病因的临床分型有利于MI诊断更加严谨，治疗更有针对性。2012年更新了第3次全球MI统一定义，MI分型与2007年第2版大致相同。新版定义主要修订AMI诊断标准——心肌标志物指标中只保留cTn，放弃CK-MB。究其原因，一方面与CK-MB相比，cTn的特异性和敏感性更高，诊断价值更大；另一方面由于临床和检验学科大力推进，cTn尤其超敏cTn已广泛应用于临床实践。具体标准是：主要指标是肌钙蛋白 cTn升高（超出正常参考值上限的第99%百分位值），并至少伴有下列1项证据：①心肌缺血症状；②新发或推测新发明显ST-T改变或新出现的左束支传导阻滞；③心电图出现病理性Q波；④影像学检查发现新的心肌丢失或新发阶段性室壁运动异常；⑤冠状动脉造影或尸体检查发现冠状动脉内存在新鲜血栓。

在此全球统一定义推行十几年以来，临床分型1、3、4、5四型MI标准已被广泛使用，但2型心肌梗死（type 2 myocardial infarction，T2MI）这一学术用语目前仍未被广泛接受。在临床实践中，T2MI诊断是排除性的，主要需要与1型心肌梗死（type 1 myocardial infarction，T1MI）鉴别，这对于急诊科及心血管医生来说这是一个巨大的挑战。因为仅凭临床表现、心肌标志物和心电图是无法确定心肌缺血就是由氧供需失衡引起的，必须要有明确的证据显示先前不存在冠状动脉病变或冠状动脉病变是 “稳定”的。另外，T2MI的发病机制差别很大，其治疗方式和预后也不尽相同，故及时准确的诊断有助于个性化治疗方案的实施。譬如，对于T1MI来说，及时再灌注治疗至关重要，还要尽早开展抗凝治疗，注意控制心脏节律（β受体阻滞药）及其他潜在的危险因素（降胆固醇药物）。而这些治疗方法如介入手术、降胆固醇药物对T2MI 可能是无效的，甚至是不合适的（β受体阻滞药）。T2MI 患者一般发病年龄较晚，患者本身存在多种危险因素或基础疾病（如糖尿病、心力衰竭、卒中等），导致病死率升高。另一方面，由于患者年龄大，同时合并多种基础疾病，临床医生在治疗过程中可能也不会选择比较激进的治疗方法（如PCI），出院后死亡率也明显高于T1MI。

因此，临床医师迫切需要了解T2MI的发病机制、诊断处理和预后评估，但迄今有关T2MI的研究报道较少，长期预后的文章更少。2017年11月《Circulation》在线发表的一项回顾性研究，评估T2MI患者及心肌损伤患者的长期结局，并探讨其风险分层。英国爱丁堡大学的Andrew R. Chapman等从一家三级医院心脏中心连续入选cTnI增高（≥0.05 μg/L）2122例住院患者，按照心肌梗死的第3次全球通用定义对T1MI及T2MI进行判断，心肌损伤则是指存在心肌梗死但同时缺乏任何心肌缺血的表现或证据。研究主要终点是全因死亡，次要终点包括主要不良心血管事件（MACE，非致死性心肌梗死或心血管死亡）及非心血管死亡。该研究还采用Cox回归模型，通过病因类别风险比例进一步评估T1MI或T2MI或心肌损伤的竞争风险。

结果显示，诊断为T1MI、T2MI及心肌损伤者分别为1171例（55.2%）、429例（20.2%）和522例（24.6%）。三组患者基础临床情况、治疗药物均有不同。与T1MI患者比，T2MI和心肌损伤患者的年龄（75岁±14岁 vs 76岁±13岁 vs 68岁±14岁）更大，男性比例（51.7% vs 49.8% vs 60.5%）较低。与T1MI患者比，T2MI和心肌损伤患者的贫血［血红蛋白浓度（121.4±25）g/L vs （120.2±22.1）g/L vs （133.9±20.4）g/L］较多，肾功能不全［血肌酐水平（132.5±108.9）mmol/L对（155±172.2）mmol/L对（106.8±59.8）mmol/L］更常见。T1MI的患者中存在既往血供重建的比例（14.7% vs 4.0% vs 4.5%）较高。治疗过程中，两组中给予降压、降脂、抗凝治疗的比例相似，无统计学上显著性差异，但T2MI及心肌损伤患者中使用华法林（9.7% vs 11.6% vs 4.5%）及静脉用利尿药（43.0% vs 43.6% vs 27.9%）比例更高。引起的T2MI常见病因为心律失常、失代偿的左心功能衰竭、肺炎和股骨骨折。这些结果表明，T2MI及心肌损伤患者的临床情况较T1MI患者更差。

平均随访4.9年后发现，1231例患者死亡，病死率达58%。与T1MI患者相比，T2MI和心肌损伤患者的全因死亡率均更高（62.5% vs 72.4% vs 36.7%）；T2MI和心肌损伤患者的MACE发生率相似（30.1% vs 31% vs 32.6%），但校正协变量后，三组MACE发生率存在显著差异（HR=0.82，95%CI 0.69～0.96）。进一步分析发现，T2MI患者较T1MI患者非致死性心梗发生率更低（10.0% vs 17.8%，HR=0.58，95%CI 0.44～0.77），但非心血管死亡明显增多（35.7% vs 13.2%，HR=1.66，95%CI 1.40～1.98）。在心肌损伤与T1MI的两组患者比较，发现了相似的结果，前者具有相对较低的非致死性的心肌梗死发生率及较高的非心血管死亡率。而相对于T2MI患者，心肌损伤患者的全因死亡率及住院期间心力衰竭发生率更高。此外，研究发现年龄、肾功能减退、糖尿病、外周血管疾病及冠状动脉疾病是2型心肌梗死及心肌损伤患者MACE的独立预测因素，其中合并冠状动脉疾病是T2MI和心肌损伤患者远期预后最强的预测因子。患有冠状动脉疾病的T2MI和心肌损伤的患者，其出院后的阿司匹林、他汀类药物及ACEI类药物的带药率也明显低于T1MI。这些说明T2MI和心肌损伤患者远期死亡主要是非心血管死亡所致；相对于T1MI患者，合并冠状动脉疾病T2MI和心肌损伤患者得到二级预防治疗的较少。

T2MI的诊断比例在临床实践中差别较大。cTn升高在非住院患者中发生率2%～37%，其中有5%～71%是在急诊科确诊的，而心肌损伤发生率缺乏相关研究报告。该研究发现，在三级医院cTnI升高住院患者中20.2%为T2MI，24.6%为心肌损伤，说明在大的医学中心T2MI和心肌损伤很常见。以往的T2MI研究一般将死亡笼统归类为心血管病，未能对死亡原因做精确分类，该研究发现T2MI和心肌损伤的全因死亡进行进一步分类，其病死率高主要因为3倍于T1MI的非心血管病死亡。这与T2MI患者年龄偏大，合并较多贫血、肾衰竭等有关。但值得注意的是，T2MI和心肌损伤患者的MACE发生率和T1MI患者相近，在校正不同类型心肌梗死患者的年龄、性别和其他方面的差异，T2MI和心肌损伤患者的MACE发生率降低了25%。与先前的其他研究一样，该研究明确诊断的T2MI或心肌损伤患者并没有进行危险分层，而合并冠状动脉疾病会影响T2MI或心肌损伤的预后。来自SWEDEHEART研究的41 817例的MI患者，合并冠状动脉疾病T2MI患者的全因死亡率较未合并者更高。在近期发表APACE研究中也发现了相似的结果，T2MI合并有冠状动脉疾病患者的90d死亡率为3.6%，未合并冠状动脉疾病患者无死亡。本研究T2MI患者合并有冠状动脉疾病的比例为42%，而先前其他研究中比例为36%～78%。然而，注册研究的数据可能存在选择偏倚，原因是入选了很多进行过冠状动脉造影的患者，那么真实世界的T2MI患者冠状动脉疾病发生率仍是不确定的。

值得注意的是，T2MI和心肌损伤患者防治仍未得到如T1MI一样的重视。迄今为止，还没有随机对照试验评估这一人群中二级预防，也没有关于风险评估及治疗的专家推荐。而该研究中，T2MI患者一年出现MACE的风险则超过10%，这可能与T2MI患者年龄偏大或合并症较多有关，仍很难界定此类患者能否从二级预防中获益。

该研究意义在于，对急性起病患者及时监测cTn的升高，临床医生可发现潜在的冠状动脉疾病，给予准确的预防和治疗，减少这类患者心血管事件。实践中，临床医生应采用实用的方法，明确T2MI患者是否存在冠状动脉疾病。临床医生必须结合症状、体格检查、既往病史、心血管风险因素、心电图及可用的影像学检查，做出临床判断。如果患冠状动脉疾病的概率高，推荐在无禁忌证的情况下使用阿司匹林和他汀药物进行二级预防是合理的。如果发现T2MI或心肌损伤患者存在梗死性冠状动脉疾病，再血管化治疗可以降低未来的心血管事件发生的风险，尽管这个策略还没有被评估。对于中低危患者，可使用进一步检查（侵入性或CT冠状动脉造影）来鉴别潜在冠状动脉疾病，便于从二级预防中获益。T1MI患者中急诊冠状动脉造影已经成为常规诊治手段，而对于T2MI或心肌损伤患者还没有证据确定何时进行冠状动脉造影检查为最佳时间，对于氧供需矛盾的T2MI或心肌损伤患者，原发疾病稳定以后，进行冠状动脉造影是必要的。

自全球心肌梗死统一定义提出后，已有多项流行病学研究探究T1MI、T2MI的发生率及鉴别标准。但这些研究存在一定的缺陷，多为回顾性调查研究，前瞻性研究比较少。因此，我们迫切需要设计更为严谨的研究，以指导和规范T2MI患者的诊治，改善这些患者的预后。

参 考 文 献

Alpert JS, Thygesen K, Antman E, et al. Myocardial infarction redefined——a consensus document of The Joint European Society of Cardiology/American College of Cardiology Committee for the redefinition of myocardial infarction. J Am Coll Cardiol, 2000, 36（3）: 959-969.

Alpert JS, Thygesen KA, White HD, et al. Diagnostic and therapeutic implications of type 2 myocardial infarction: review and commentary. Am J Med, 2014, 127（2）: 105-108.

Chapman AR, Shah ASV, Lee KK, et al. Long term outcomes in patients with type 2 myocardial infarction and myocardial injury. Circulation, 2018, 137（12）: 1236-1245.

Radovanovic D, Pilgrim T, Seifert B, et al. Type 2 myocardial infarction: incidence, presentation, treatment and outcome in routine clinical practice. J Cardiovasc Med, 2017, 18（5）: 341-347.

Saaby L, Poulsen TS, Hosbond S, et al. Classification of myocardial infarction: frequency and features of type 2 myocardial infarction. Am J Med, 2013, 126（9）: 789-797.

Thygesen K, Alpert JS, Jaffe AS, et al. Third universal definition of myocardial infarction. J Am Coll Cardiol, 2012, 60（16）: 1581-1598.

Thygesen K, Alpert JS, White HD, et al. Universal definition of myocardial infarction. J Am Coll Cardiol, 2007, 50（20）: 2173-2195.

23. PCI术后行非心脏手术：围术期内勿需停用阿司匹林——POISE-2 PCI亚组临床研究结果解读

上海交通大学第九医院　张俊峰

随着经皮冠状动脉介入治疗（PCI）技术的广泛开展，已成为冠心病治疗的重要手段。据国外学者统计，全世界每年约有300万心血管疾病患者接受PCI术，然而近来研究表明，约有4%的患者在PCI术后1年内需接受非心脏手术（noncardiac surgery，NCS），而在5年的随访期内这一数字最高可达25%。PCI术后规范的双联抗血小板治疗（dual antiplatelet therapy，DAPT）使不少患者在接受非心脏手术治疗时面临两难抉择，围术期中断DAPT将增加患者支架内血栓形成的风险，诱发心肌梗死，而继续DAPT则无疑增加术中或术后的出血风险，缺血与出血事件均可致死亡率增加。在这方面，可缩短DAPT时限的裸金属支架（BMS）和新一代药物洗脱支架体现出了优势。而对于既往有PCI病史顺利度过DAPT治疗时限，仅需服用单联抗血小板药物而拟行NCS的患者，临床医生依然要纠结于防出血还是防血栓的问题。虽然各国学者提出了几种不同的非心脏手术围术期抗血小板方案，但多年来一直缺乏可靠的随机临床研究做验证。

2017年11月，在美国AHA科学年会上，来自加拿大阿尔伯塔大学Mazankowski心脏研究所的Michelle M.Graham教授发布了POISE-2研究PCI亚组分析结果。结果指出：有既往PCI史而拟接受非心脏手术的患者，相比于停用阿司匹林的受试者，围术期内继续服用阿司匹林的患者可获益。这一结果与该团队于2014年发表在新英格兰杂志上的POISE-2整体研究结果大相径庭。

始于2010年的POISE-2是一项随机、对照、多中心临床研究，旨在评价非心脏外科手术围术期内使用低剂量阿司匹林的效果。共计来自23个国家135所医院的10 010例患者被纳入此项研究，患者平均年龄为68.6岁，男性占比52.8%，其中32.7%的患者有明确心血管疾病史，4.3%的患者接受过PCI治疗。这10 010例患者被随机分为阿司匹林治疗组（n=4998）和安慰剂治疗组（n=5012）。根据入组前6周内是否服用阿司匹林，又把患者分为初始治疗组（之前未服用阿司匹林，n=5628）和继续治疗组（既往服用阿司匹林1个月以上，n=4382）。

初始治疗组在非心脏外科手术术前服用首剂阿司匹林（或安慰剂）200 mg，并于术后开始每天服用阿司匹林（或安慰剂）100 mg，连续服用30d。继续治疗组于术前至少3d起停用阿司匹林，在手术前服用首剂阿司匹林（或安慰剂）200 mg，并于术后开始每天服用阿司匹林（或安慰剂）100 mg，服用7d后改回患者入组前的常规阿司匹林用量，再服用30d。该研究将30d内发生的复合死亡和非致死性心肌梗死作为主要转归。

研究结果显示，阿司匹林组与安慰剂组相比，主要转归的发生率没有差异（7.0% vs 7.1%，HR 0.99，CI 0.86～1.15，P=0.92），心肌梗死发生率也没有差异（6.2% vs 6.3%，HR 0.98，CI 0.84～1.15，P=0.85），而术中及术后大出血事件却有所增加（4.6% vs 3.8%，HR1.22，CI 1.01～1.48，P=0.04）。研究结果表明，患者于非心脏外科手术术前及术后早期服用低剂量阿司匹林，未能降低患者死亡率或围术期心肌梗死的发生率，相反的，围术期常规服用阿司匹林可能会升高术中及术后的出血风险。

这是否暗示血栓事件高危人群如既往接受过PCI治疗的冠心病患者，在非心脏手术围术期也应当停用阿司匹林？3年后的POISE-2研究PCI亚组分析却带给我们相反的答案。虽然目前没有可靠的证据显示，阿司匹林或P2Y12抑制药的突然停药会引起血小板的反弹式聚集增加，但众所周知，血小板活化和血液高凝状态已被证实与外科手术干预有关。手术应激导致的交感神经兴奋、血管痉挛，在动脉斑块上产生更高的剪切应力，下调纤溶并激活血小板引起围术期人体的高凝环境等，这些因素均促进了抗血小板药物停药后非心脏手术围术期主要心血管不良事件（major adverse cardiovascular events，MACE）的增加，围术期心肌梗死一旦发生，死亡率可以高达25%。相应的，阿司匹林维持治疗有望降低这种风险。阿司匹林是目前全球使用最广泛、廉价且有效的抗血小板药物。既往有小样本的临床研究提示，阿司匹林可以有效减少围术期心肌梗死事件发生。虽然POISE-2是目前评价非心脏手术围术期服用阿司匹林获益最大规模的研究，但被纳入的病例中，有冠心病史的仅占23.1%，而所有10 010例患者中，仅有不足5%的患者既往接受过PCI治疗。当时就有学者指出，该研究血栓高危人群比例太少（<36.3%），手术类型也未包括像颈动脉内膜剥脱术等血管事件高危的手术，因此，POISE-2研究的结论可能只适于血栓事件低风险的人群，而不适用于既往有PCI史具有围术期高心肌梗死风险的特定人群。

在2017年11月的美国心脏学会（AHA）科学年会上，Michelle Graham教授再次发表了POISE-2研究的PCI亚组分析结果。此项事后分析（post hoc analysis）以POISE-2研究中有PCI病史的患者为研究对象，病例要求金属裸支架（BMS）置入≥6周、药物涂层支架（DES）≥1年。共有21个国家82所医院共计470例患者入组，将其随机分为阿司匹林组（n=234）和安慰剂组（n=236），按照支架类型分类，其中金属裸支架（BMS）置入者占54.3%，药物涂层支架（DES）置入者占25.3%，不明支架类型的置入占11.7%，以及8.7%未置入任何支架的患者。既往PCI与非心脏手术之间的时间间隔中位数是64个月。两组基线值无显著差异，平均年龄约67岁，女性约22%，原有阿司匹林服药史且现在需要继续服用的患者比例约85%（即继续治疗组）。

结果显示，与POISE-2总队列分析截然不同，在既往有PCI病史的人群中，阿司匹林组与安慰剂组相比，以30d内的死亡和非致死性心肌梗死为主要转归的发生率显著下降，相对风险降低可达50%（6.0% vs 11.4%，HR 0.5；CI 0.26～0.95，P=0.036），而在总队列或非PCI队列中，阿司匹林和安慰剂之间无显著差异。进一步分析发现，主要转归的改善主要来源于围术期心肌梗死事件的显著减少（5.1% vs 11.0%，HR 0.44，CI 0.22～0.87，P=0.021），且临床获益不受支架类型或支架置入时长等因素的影响。而在大出血事件上，两组间没有显著差异（HR 0.85，P=0.50）。

之前一项Schouten等进行的观察性研究也印证了这一点，在那项研究中，192例患者在PCI术后2年内接受手术，与那些围术期继续接受抗血小板药物治疗的相比，围术期内中断抗血小板药物治疗的患者MACE发病率显著升高（5.5% vs 0%；P=0.023）。而在接受DES和BMS的患者之间，MACE的发生率无显著差异（2.2% vs 3%；P=0.70）。

此外，为了明确POISE-2研究亚组分析的获益者是所有冠心病患者还是仅仅针对既往接受PCI治疗的患者，研究者以该研究中冠心病患者为单独一个亚组（n=2268）进行分析，结果在POISE-2的冠心病亚组中，阿司匹林相比安慰剂组并没有发现类似的获益，提示非心脏手术围术期服用阿司匹林，其降低心肌梗死事件发生率方面的获益，主要与既往冠状动脉内支架置入病史有关（且不受支架类型或支架置入时长等因素的影响），而与冠心病无关。

据研究者估算，每1000例既往接受PCI治疗的患者，在非心脏手术的围术期内接受阿司匹林治疗，可预防59例围术期心肌梗死，而只增加8例大出血的风险。就总体来看，这类患者围术期内服用阿司匹林的利大于弊。因此，现有的ESC指南和ACC/AHA指南都建议，有支架置入病史的人群实施非心脏手术时，在排除有严重出血风险的情况下，应继续使用小剂量的阿司匹林。而在PCI术后行非心脏手术围术期DAPT管理方面，根据《2016ACC/AHA冠心病患者双抗疗程指南》和《2017 ESC/EACTS冠状动脉疾病双联抗血小板治疗（DAPT）指南更新》的建议：若必须接受手术治疗而停用P2Y12抑制药，在出血风险允许的情况下也应继续服用阿司匹林并于术后尽早恢复P2Y12抑制药治疗（Ⅰ级），但若实施封闭腔内的手术（如颅内手术或脊髓手术）或前列腺手术，阿司匹林则应当停用。

为了评估PCI术后支架内血栓形成风险和非心脏择期手术可能带来的围术期出血风险，Rossini等基于大量已发表的研究和相关专家意见，提出了一种PCI术后患者非心脏手术围术期血栓形成（表1）和出血风险（表2）的评定标准，以及适当的围术期抗血小板治疗策略（表3）。其中，血栓形成风险的评估主要取决于下列因素：①置入支架类型（BMS与DES）；②PCI手术与非心脏手术间隔的时间；③冠状动脉病变的造影特征和PCI的复杂性；④患者临床表现和特征。同样，出血的评估主要取决于该外科手术本身可能引起的围术期出血风险，而非患者的自身因素。制定该血栓/缺血风险评估标准的目的是为了给临床医生提供一个标准的参照框架，并根据患者的个体情况加以调整。一旦确定患者有围术期血栓形成或出血风险，应当仔细评估单个患者的综合风险，及时调整恰当的围术期抗血小板用药策略。

对于血栓事件或心血管事件高危的患者，在制订非心脏手术围术期抗血小板治疗方案时，不能简单地依赖医生的主观判断亦或是临床经验作为依据。这种情况下，医生应该仔细考虑如何使患者获益最大化，诊疗计划的制订需以科学规范的临床病情评估、患者个体情况的考量、多学科的共同参与为基础，而当前，这一领域仍缺乏足够的证据和完善的临床研究来指导我们的诊疗计划。围术期应用阿司匹林可能获益！这是POISE-2研究PCI亚组分析结果给我们的用药指导。但也应考虑到，该亚组分析具有样本量偏小，心肌梗死原因不确定等局限性，未来仍需开展更大的临床研究以验证其结论。此外，对于心血管事件高危但未置入支架的患者，非心脏手术围术期是否需要应用阿司匹林，可能是下一步需要研究解决的问题。

表1　血栓形成危险性评定

低危（<1%）*	中危（1%～5%）*	高危（>5%）*
PTCA术后>4周	2周<PTCA≤4周	PTCA≤2周
BMS置入术后>6个月	1个月<BMS置入术后≤6个月	BMS≤1个月
DES置入术后>12个月	6个月<DES置入术后≤12个月	DES≤6个月
	复杂PCI置入DES术后>12个月（长支架、多个支架、左主干、重叠支架、小血管、分叉、末支未闭血管）	复杂PCI置入DES≤12个月

*30d内发生心源性死亡和心肌梗死等缺血性事件的概率

表2　非心脏手术及心脏手术的出血危险性评定

	低危	中危	高危
一般手术	疝根治术、切口疝修补术、胆囊切除术、阑尾切除术、结肠切除术、胃切除术、肠切除术、乳房手术，手外科、关节镜、膀胱镜和输尿管镜检查	痔切除术、脾切除术、胃大部切除术、减肥手术、直肠癌根治术、甲状腺次全切除术，人工肩、膝、足和脊柱外科、前列腺穿刺活检术、睾丸切除术	肝切除术，髋关节、骨盆和股骨近端骨折手术，切除术、膀胱切除术，经尿道前列腺电切术，经尿道膀胱肿瘤电切术、前列腺切除术
血管外科手术	颈动脉内膜切除术、下肢动脉内膜切除术、腹主动脉腔内修复术、胸主动脉腔内修复术、截肢	腹主动脉开放手术	开胸手术、开腹手术
心脏外科手术		小切口开胸手术，经导管主动脉瓣膜置换术（心尖途径），心脏不停跳冠状动脉旁路移植术、冠状动脉旁路移植术、心脏瓣膜置换术	再介入治疗、心内膜炎、PCI失败后行冠状动脉旁路移植术、主动脉壁夹层

表3　DAPT管理策略

血栓形成风险 出血风险	低危	中危	高危
低危	可继续使用阿司匹林，但需停用P2Y12受体抑制药，并在24～72h恢复负荷剂量	建议推迟手术；如果不能推迟手术，则建议继续使用阿司匹林，停用P2Y12受体抑制药，并在24～72h恢复负荷剂量	建议推迟手术；如果不能推迟手术，建议围术期继续使用阿司匹林和P2Y12受体抑制药
中危	建议继续使用阿司匹林，停用P2Y12受体抑制药，并在24～72h恢复负荷剂量	建议推迟手术；如果不能推迟，则继续使用阿司匹林，停用P2Y12受体抑制药，并在24～72h恢复负荷剂量	建议推迟手术；如果不能推迟，则继续使用阿司匹林，停用P2Y12受体抑制药，并在24～72h恢复负荷剂量，并考虑使用短效静注抗血小板药物进行桥接治疗
高危	建议继续使用阿司匹林，停用P2Y12受体抑制药，并在24～72h恢复负荷剂量	建议推迟手术；如果不能推迟，则继续使用阿司匹林，停用P2Y12受体抑制药，并在24～72h恢复负荷剂量	建议推迟手术；如果不能推迟，则继续使用阿司匹林，停用P2Y12受体抑制药，并在24～72h恢复负荷剂量，并考虑使用短效静注抗血小板药物进行桥接治疗

参考文献

Banerjee S, Angiolillo DJ, Boden WE, et al. Use of Antiplatelet Therapy/DAPT for Post-PCI Patients Undergoing Noncardiac Surgery. J Am Coll Cardiol, 2017 Apr 11, 69（14）: 1861-1870.

Graham MM, Sessler DI, Parlow JL, et al. Asprin in Patients With Previous Percutaneous Coronary Intervention Undergoing Noncardiac Surgery. Ann Intern Med, 2018, 168（4）: 237-244.

Kristensen SD, Knuuti J, Saraste A, et al. 2014 ESC/ESA Guidelines on non-cardiac surgery: cardiovascular assessment and management: The Joint Task Force on non-cardiac surgery: cardiovascular assessment and management of the European Society of Cardiology（ESC） and the European Society of Anaesthesiology（ESA）. Eur Heart J, 2014, 35: 2383-2431.

Marco Valgimigli, He´ctor Bueno, Robert A. Byrne, et al. 2017 ESC focused update on dual antiplatelet therapy in coronary artery disease developed in collaboration with EACTS. European Heart Journal, 2017: 1-48.

P.J. Devereaux, M. Mrkobrada, D.I. Sessler, et al. Aspirin in Patients Undergoing Noncardiac Surgery. N Engl J Med, 2014 Apr 17, 370（16）: 1494-1503.

Rossini R, Musumeci G, Visconti LO, et al. Perioperative management of antiplatelet therapy in patients with coronary stents undergoing cardiac and non-cardiac surgery: a consensus document from Italian cardiological, surgical and anaesthesiological societies. Euro Intervention, 2014, 10（1）: 38-46.

Subhash Banerjee, D.J. Angiolillo, W.E. Boden, et al. Use of Antiplatelet Therapy/DAPT for Post-PCI Patients Undergoing Noncardiac Surgery. J Am Coll Cardiol, 2017, 69（14）: 1861-1870.

van Kuijk JP, Flu WJ, Schouten O, et al. Timing of noncardiac surgery after coronary artery stenting with bare metal or drug-eluting stents. Am J Cardiol. 2009 Nov 1; 104（9）: 1229-1234.

24. AP CTO Club冠状动脉慢性完全闭塞病变介入治疗流程图及其应用

复旦大学附属中山医院　上海市心血管病研究所　葛　雷

冠状动脉慢性完全闭塞病变(chronic total occlusion, CTO)介入治疗(PCI)一向被认为是最为复杂和挑战，很多初学者面对复杂的解剖结构、名目繁多的器械、技术和技巧时常无所适从，单纯模仿某专家的技术及参加一些纯理论的教学往往又不得要领。为了提高手术成功率和手术效率，降低并发症发生率，规范CTO介入治疗，欧美专家在2011年提出了联合治疗策略流程图(hybrid algorithm)，该流程图第一次把复杂的CTO介入治疗过程"公式化"，非常直观的解释了CTO PCI治疗策略的选择和各种技术的转换。但是这个流程图在一定程度上并不符合亚洲太平洋地区(尤其是东亚地区)临床医生的实际工作情况：①多年传统PCI教育，使得我们在进行CTO介入治疗时，更多依靠导引钢丝技术，如平行导引钢丝技术、血管腔内超声(IVUS)引导下的导引钢丝技术等，而这些技术在欧美流程图当中并没有得到反映，为了提高手术效率，欧美流程图中提倡当导引钢丝进入假腔后，更多依靠器械例如Crossboss导管和Stingray球囊进行介入CTO 介入治疗；②由于欧美患者CABG的比例远高于亚洲太平洋地区，患者病变特点的不同也决定了这两个地区手术方式的不同；③欧美流程图里面并没有包含新型的导引钢丝，如GAIA导引钢丝系列，因此，这个流程图在一定程度上不太符合我们当前的临床实践。在这样的背景下，亚太CTO俱乐部(AP CTO Club)在2015年成立后的第一件工作就是制订一个更能符合我们临床实际工作的流程图。

AP CTO Club冠状动脉慢性完全闭塞介入治疗流程图(以下简称AP CTO Club流程图)的目的是提供一套能够被其他医生，尤其是初学者复制、借鉴的思维方式，规范介入治疗过程，提高手术成功率、降低并发症发生率。当然，CTO PCI过程非常复杂，一个或几个流程图不可能涵盖所有复杂的临床情况，一个成熟的术者应能根据手术实际情况进行策略、技术的灵活机动的转化，而不是呆板、机械的根据流程图进行介入治疗。

一、病例的选择

对于初学者或经验不丰富的术者，AP CTO Club流程图推荐术者在术前应仔细分析冠状动脉造影资料(必要时结合冠状动脉CT)，然后根据自己的实际情况选择合适的患者进行CTO介入治疗。对于初学者或经验不丰富的术者，如果闭塞病变J-CTO积分超过2分或者2分以上，建议将这类患者转给有经验的专家或请这些专家到自己医院进行介入治疗。所谓有经验的专家是指每年CTO PCI病例超过200例，熟练掌握当前所有CTO PCI治疗技术、技巧，手术成功率超过85%(非选择病例)的术者。相反，如果闭塞病变相对比较容易(J-CTO积分在2分以下)，AP CTO Club流程图推荐这类病变可以由初学者或经验不丰富的术者独立尝试，如果尝试失败则建议将其转至有经验的专家或请有经验的专家到自己医院进行介入治疗。

CTO PCI介入治疗是一项极具实战性的过程，仅仅具备CTO PCI的理论知识并不能成为一位真正合格的术者，因此，在学习CTO PCI的开始过程中术者应根据自己的实际情况选择合适的病例进行CTO PCI尝试。AP CTO Club流程图对CTO PCI教学非常强调"教练式"培训模式。所谓"教练式"培训模式是指进行复杂CTO PCI治疗时，请有经验的专家在床旁指导，整个手术由学员或初学者独立进行。这种模式可以帮助学员快捷的发现自己策略、技术和技巧的短板，显著提高教学效果。

二、AP CTO Club流程图(图1)

和欧美流程图相似，AP CTO Club流程图建议术者在制订治疗策略时，应认真仔细分析影像学资料。①闭塞近端解剖结构特征：有无残端、是否存在较大的分支血管；②闭塞远端结构特征；③有无合适的侧支血管。但又和欧美流

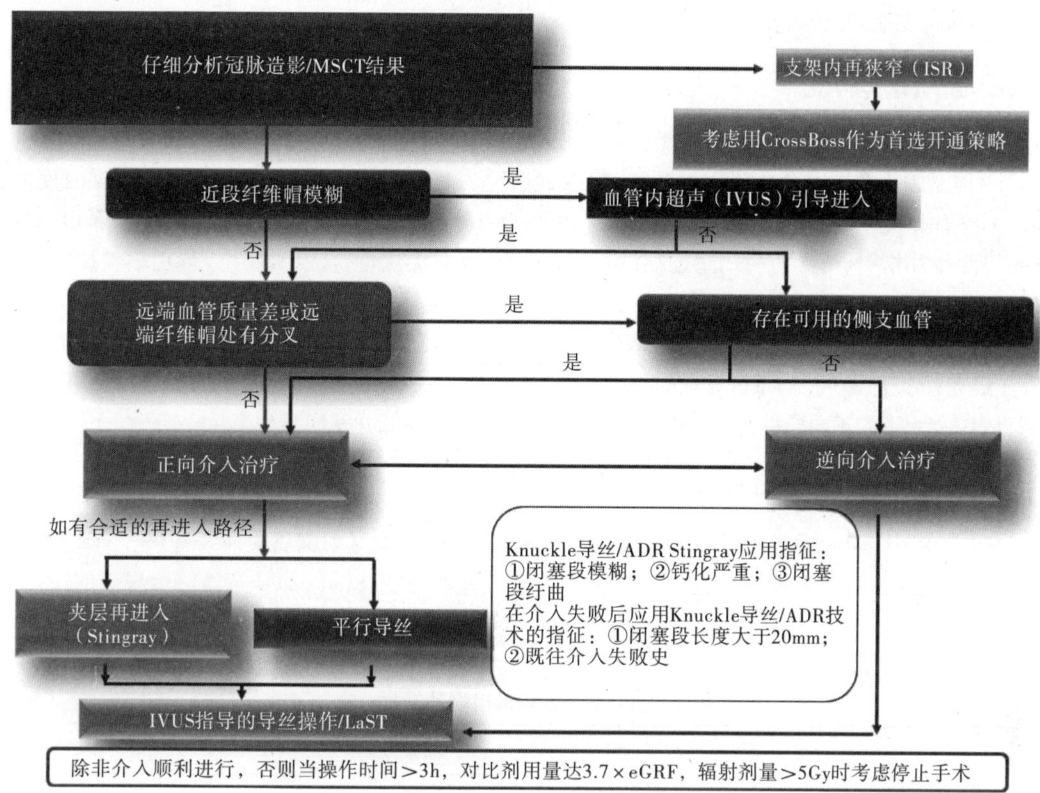

图1　AP CTO Club CTO PCI流程图

程图不同，当闭塞近端无残端时，AP CTO Club流程图中把IVUS指引下导引钢丝技术提到一个比较重要的位置，这是一个成熟术者应该具备的基本技能。欧美流程图中非常强调闭塞病变长度在策略选择中的作用，但在AP CTO Club流程图中，闭塞病变长度并不是策略选择的重要决定因素，影响治疗策略选择的重要因素包括：闭塞段血管的解剖走向，是否合并纡曲、钙化，既往是否被其他术者尝试，有无可以利用的侧支血管等。

和欧美的流程图不同，AP CTO Club流程图中把平行导引钢丝技术和超声引导下的正向介入治疗作为最后的手段。根据我们的临床工作经验，平行导引钢丝技术在一些闭塞病变当中，仍然是一种非常有效的技术，尤其是对远端血管不适合使用ADR的病变，平行导引钢丝技术仍然可以尝试。由于ADR器械刚刚在国内得到使用，很多术者经验不足，再加上费用的原因，机械基础上的ADR在国内使用比例不高。

闭塞病变介入治疗中，对侧冠状动脉造影非常重要。AP CTO Club流程图中建议对绝大部分闭塞病变进行介入治疗前，应该常规进行对侧冠状动脉造影。冠状动脉CT可以给术者提供闭塞节段血管的走行、有无钙化、闭塞的长度、有无残端、是否存在分支血管及其他复杂的解剖结构信息，因此，在AP CTO Club流程图中推荐对于较为复杂的闭塞病变、既往尝试失败的闭塞病变或CABG术后CTO病变，应当在CTO PCI术前进行冠状动脉CT检查。

三、支架内再狭窄闭塞病变（ISR-CTO）

为了避免导引钢丝走行于支架和血管壁之间，AP CTO Club流程图推荐对无严重纡曲的ISR-CTO，Cross boss导管可作为一线使用器械。在使用Cross boss导管时，术者必须选择强有力的指引导管。当Cross boss导管方向偏离预期方向时，术者可以借助导引钢丝技术调控其方向。如果近端纤维帽比较坚硬，术者可使用穿透力较强的导引钢丝穿刺近端纤维帽，个别病例可以使用小球囊扩张近段病变，然后快速旋转Cross boss导管通过闭塞段。当Cross boss导管接近支架远端边缘时，推荐重新使用导引钢丝技术，使之进入远端血管真腔。如果导引钢丝无法进入远端血管真腔，这时可以继续操控Cross boss导管，必要时采用Stingray球囊进行正向导引钢丝再进入技术（ADR）。

Cross boss导管失败的常见原因除了闭塞段斑块较硬之外，还包括支架段内严重成角、Cross boss导管进入分支血管、支架断裂、支架变形等因素有关。因此，在操控Cross boss导管时，术者应非常仔细地观察冠状动脉造影，避免

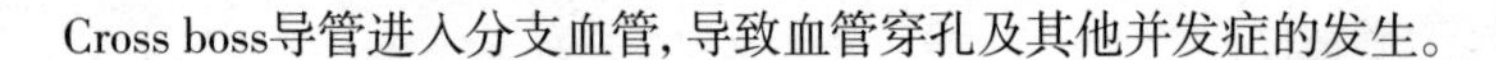

Cross boss导管进入分支血管，导致血管穿孔及其他并发症的发生。

四、无残端的闭塞病变

闭塞近端无残端的CTO病变，如果有可能，应该在IVUS指引下进行介入治疗。实时IVUS指导可以避免导引钢丝操控的盲目性，但是因为要同时合并使用微导管，建议此时至少要使用7F以上的指引导管，如果同时使用双腔微导管如Crusaded导管时，则必须使用8F指引导管或双指引导管技术（Ping-Pong导管）。如果选用了新型双腔微导管如Sasuke，则可以使用7F指引导管。有时闭塞近端没有分支血管，这时无法进行IVUS指引下导引钢丝技术，术者既可以选择逆向导引钢丝技术，也可以通过Move the cap技术（如scratch-and-go、balloon assist sub-intimal rE-entry, BASE），最终通过使用ADR等技术完成手术。绝大部分闭塞病变，在进行逆向介入治疗之前，应先行前项准备，其原因是先行前向准备可以在最大程度上减少逆向系统导致的心肌缺血。但是对于一些闭塞近端无残端的CTO病变，有时先行逆向准备，而后进行IVUS指引下的正向导引钢丝操作则可以提高手术效率，降低并发症发生率。

五、正向导引钢丝升级（escalation）

Escalation一词有时会引起术者的误解，因为绝大部分CTO病变，需要导引钢丝的升级，但是，有些CTO病变，则必须De-escalation，即导引钢丝的降级，至于是否逐渐增加导引钢丝的硬度（Step-up）或逐渐降低导引钢丝的硬度（Step-down），不能一概而论，术者应该根据闭塞病变的解剖结构机动选择不同类型的导引钢丝，见表1。

表1　CTO PCI常用导引钢丝及其分类

类别	名称	多聚物涂层	锥形头端直径（inch）	头端硬度（g）
低穿透力	Fielder XT	Y	0.009	0.8
	Fielder XT-R	Y	0.010	0.6
	Fielder XT-A	Y	0.010	1.0
	Pilot 50	Y	N	1.5
	Gaia 1st	N	0.010	1.7
	Cross-it 100 XT	N	0.010	2.0
中等程度穿透力	Pilot 150	Y	N	2.7
	Pilot 200	Y	N	4.1
	Miracle 3	N	N	3.0
	Ultimate 3	N	N	3.0
	Gaia 2nd	N	0.010	3.5
	Cross-it 200	N	0.011	3.0
高穿透力	Conquest Pro	N	0.009	9.0
	Conquest Pro 12	N	0.009	12.0
	Gaia 3rd	N	0.012	4.5
	Progress 200T	N	0.009	13.0
	Miracle 12	N	N	12.0

如果是功能性闭塞或存在可视通道，术者可以选择锥形头端，多聚物涂层设计，低穿透力的导引钢丝，如Fielder XTR。如果闭塞病变近端呈锥形头端。往往提示闭塞时间不长或者斑块较软，对于这类病变，可以选择Fielder XTR（XTA）导引钢丝或其他类型低穿透力导引钢丝。如果上述导引钢丝无法通过闭塞病变，则应将其升级为中等穿透力导引钢丝，如Gaia 2、Pilot150-200、Miracle 3 或Ultimate 3等，必要时可以继续升级成高强穿透力导引钢丝如Conquest pro（12）或Gaia 3等。

如果闭塞残端呈钝形头端或无残端，往往意味着闭塞时间相对较长或斑块较硬，对于这类病变推荐使用中等穿透力导引钢丝，如果未能通过闭塞病变则及时将其升级为高强穿透力导引钢丝。使用高强穿透力导引钢丝时，在穿刺近端纤维帽以后，如果闭塞段较长或解剖走行不明确，则应将其降级为中等程度或低穿透力导引钢丝。

当导引钢丝靠近远端纤维帽，术者应谨慎操控导引钢丝，可以根据闭塞远端的解剖特征将导引钢丝升级为高强穿透力导引钢丝。必须指出，当穿刺远端纤维帽后，术者应该根据不同体位的冠状动脉造影有目的的调控导引钢丝的方向，从而使其通过远端纤维帽进入远端血管真腔。

在导引钢丝的选择和使用过程中，为了避免手术效率低下、增加射线量和对比剂剂量，术者应根据不同的手术情况，及时的更换不同的导引钢丝。在操控导引钢丝的过程中，推荐常规联合使用微导管。

六、Knuckle导引钢丝技术

不管是正向导引钢丝技术还是逆向导引钢丝技术，Knuckle导引钢丝技术都是一项非常有效、重要的技术。与传统导引钢丝技术相比，这项技术最大的优点就是可以使术者在较短时间内通过闭塞病变，尤其是闭塞病变段解剖走行路径不明时，高效通过闭塞段的同时可以显著降低血管穿孔的风险。当然在进行这项技术时，由于导引钢丝的头端常位于内膜下，因此，正向介入治疗时往往需要借助于Stingray球囊进行ADR技术；逆向介入治疗时，往往需要借助于Reverse CART技术完成手术。进行Knuckle技术时，常需要使用多聚物涂层导引钢丝，Fielder XT系列导引钢丝或Pilot 200最为常用，有时也可采用Gaia Second。为了最大程度上减小导引钢丝对血管壁的损伤，术者应尽可能使导引钢丝前端环（loop）保持在较小的范围。可以通过调节微导管和导引钢丝头端的距离来调节环的大小。另外，为了避免导引钢丝扭结，在使用Knuckle技术时，仅仅推送导引钢丝，应避免旋转导引钢丝。

和欧美流程图不同，AP CTO Club流程图中决定是否使用Knuckle导引钢丝技术和ADR 技术的主要因素是闭塞病变残端不清晰或闭塞段走行路径不明确，闭塞病变长度并非是使用Knuckle技术的主要决定因素。另外在AP CTO Club流程图中，如果闭塞病变合并严重钙化或血管纡曲，这类病变如果仅仅单纯依靠常规导引钢丝操作，手术成功率不高，同时血管穿孔的风险明显增加，这时术者应考虑使用Knuckle导引钢丝技术。对于闭塞病变长度超过20mm、既往尝试失败的闭塞病变，如果存在其他有利的解剖结构时，术者常可以通过导引钢丝升级完成手术，这一点和欧美流程图有很大的不同。

七、平行导引钢丝技术

平行导引钢丝技术及在IVUS指引下，操控导引钢丝技术是AP CTO Club流程图中正向介入治疗的重要组成部分。平行导引钢丝技术在亚太地区使用已久，当第一根导引钢丝进入假腔以后，术者往往会在第一根导引钢丝的指引下，操控第二根导引钢丝避开假腔进入真腔。为了提高平行导引钢丝技术的手术成功率，推荐使用双腔微导管；同时建议术者避免侥幸心理，应该从非常近端的地方进行平行导引钢丝技术，必要时可以借助IVUS。

八、ADR技术

已经证明对于某些复杂的CTO病变，器械基础上的ADR技术（Stingray球囊）可以进一步提高手术成功率和手术效率，但必须指出的是，并非所有的CTO病变都适合这项技术。在亚洲和太平洋地区的很多国家，由于缺乏这类器械或是由于费用的原因，并不能常规使用Cross boss导管和Stingray球囊。

假腔越大，导引钢丝由假腔进入真腔的概率越低。根据欧美医生的经验，为了提高ADR技术的手术成功率，在血管假腔扩大之前，应尽可能早的采用Stingray球囊导管。CTO PCI中如果术者把导引钢丝升级作为初始策略。术中一旦发现导引钢丝头端进入内膜下，术者应及时调整手术策略：如果导引钢丝头端非常靠近血管真腔，术者可以选用操控性能较好、可主动转向的导引钢丝，如Gaia系列，尝试进入真腔，一旦操作失败，术者应重新评估治疗策略：①继续进行上述导引钢丝基础上的操作？②器械基础上的ADR？③逆向介入治疗？进行逆向介入治疗取决于是否存在可利用的侧支血管，术者的技术水平，器械的配备和其他的解剖因素。如果着陆点（Landing zone）血管无弥漫性狭窄或严重的钙化、无大的分支血管，这时应进行ADR，反之如果闭塞以远血管存在严重弥漫性病变，或者严重钙化或有较大的分支血管，如果有可利用的侧支血管，逆向介入治疗可能更为合适。如果导管室没有Stingray球囊或正向技术及逆向技术均失败，这时可以尝试在IVUS引导下，操控导引钢丝由假腔进入真腔，这是最后可以尝试的方法。

九、逆向介入治疗

逆向介入治疗是CTO PCI治疗技术中的重要组成部分，这项技术可以明显提高复杂闭塞病变的手术成功率。逆向技术成功与否的重要决定因素之一是存在可利用的侧支血管，研究表明，导引钢丝无法通过侧支血管是逆向介入治疗技术失败的最主要原因。可利用的侧支血管在AP CTO Club流程图中并没有给出明确的定义，一般而言，可利用的侧支血管包括桥血管、间隔支侧支、心外膜侧支血管，临床上往往首选间隔支侧支血管。对于间隔支侧支血管，决定导引钢丝能否通过的重要因素是其纡曲度，而心外膜侧支血管决定其能否被导引钢丝通过的重要决定因素是其血管直径。一旦导引钢丝通过侧支血管后。术者应操控微导管使其通过侧支血管。如果闭塞段较短，术者可以尝试导引钢丝对吻技术或逆向导引钢丝通过技术；如果闭塞段较长或者走行路径不明或上述技术失败，术者应及时进行反向CART技术，为了提高手术成功率和手术效率，AP CTO Club流程图中推荐及早使用当代反向CART技术。

和正向导引钢丝技术相似，在进行逆向介入治疗时，如果闭塞段走行路径不明确、血管严重迂曲、钙化，AP CTO Club推荐术者进行逆向Knuckle技术。一旦逆向Knuckle导引钢丝和正向导引钢丝重叠，则进行反向CART技术。当反向CART技术困难时，术者可借助IVUS明确正向导引钢丝、逆向导引钢丝的位置关系、靶血管腔直径和斑块的性质，根据IVUS提供的影像信息选择合适的治疗策略。当靶血管近端存在较长严重狭窄或血管夹层时，当逆向微导管因长度不够或阻力较大无法推送进入正向指引导管时，术者可以联合使用延长导管进行手术，这项操作可以显著提高手术效率和手术成功率。

十、终止手术

CTO PCI时，术者应非常清晰地了解何时终止手术，应在严重并发症和手术成功率之间做出平衡和取舍。AP CTO Club流程图推荐，如果手术时间超过3h、对比剂的使用剂量超过3.7倍的eGFR、放射线剂量量超过5 Gy，术者判断手术仍然毫无希望时，应当考虑终止手术；当然如果手术时间尽管很长或对比剂及放射线量已超过上述范围，如果正向导引钢丝已经进入远端血管真腔或Stingray球囊导管已经位于远端着陆区，或逆向导引钢丝已经通过侧支血管，这时手术医生仍然可以继续手术。

尽管与欧美的流程图有许多的不同，但是不难发现欧美流程图和AP CTO Club流程图有一个显著的共同点：当进行CTO PCI治疗时，如果初始策略遇到困难，术者应及时进行策略转换。再次重申，CTO病变及CTO PCI过程非常复杂，一个流程图不可能涵盖所有的临床情形，它仅仅是给术者提供一种思维方式。另外，在闭塞病变的教学过程当中，使用流程图可以显著提高教学效果，利用“教练式”的教学方式有助于初学者发现和解决问题，提高其处理各种突发事件的应变能力。建议使用流程图的过程中，术者应始终遵循策略及时转换的原则，避免在错误的模式上浪费时间，从而提高手术成功率、手术效率及降低并发症发生率。

参考文献

Brilakis ES, Banerjee S, Karmpaliotis D, et al. Procedural outcomes of chronic total occlusion percutaneous coronary intervention: a report from the NCDR（National Cardiovascular Data Registry）. J Am Coll Cardiol Intv, 2015, 8: 245-253.

Harding S, Wu E, Lo S et al. A New Algorithm for Crossing Chronic Total Occlusions From the Asia Pacific Chronic Total Occlusion Club. J Am Coll Cardiol Intv, 2017, 10: 2135- 2143.

Morino Y, Kimura T, Hayashi Y, et al. In-hospital outcomes of contemporary percutaneous coronary intervention in patients with chronic total occlu-sion insights from the J-CTO Registry（Multicenter CTO Registry in Japan）. J Am Coll Cardiol Intv, 2010, 3: 143-151.

25. 光学相干断层成像临床应用进展

哈尔滨医科大学附属第二医院　于　波　贾海波

自2001年首次报道了光学相干断层成像（optical coherence tomography，OCT）应用于人体冠状动脉动脉，实现在体诊断动脉粥样硬化性病变以来，OCT凭借其极高的分辨率（轴向10～20μm），在评估冠脉内动脉粥样硬化进展，判别可能导致急性冠脉综合征（acute coronary syndromes，ACS）的高危斑块特征，揭示ACS发生机制、评价介入失败原因（包括支架内再狭窄和支架内血栓）以及优化介入诊疗策略等方向扮演重要的角色。本文将结合OCT最新的临床研究证据，为大家展示OCT技术在冠心病介入诊疗领域的重要临床意义。

当我们开始应用一种技术手段时，不得不时刻拷问自己或者被别人拷问，为什么要应用该项技术，它解决了哪些临床问题？我们应在什么情况下使用？

一、冠状动脉造影存在不足

冠状动脉造影（coronary arteriography，CAG）一直以来作为冠心病介入诊疗的金标准，可以对血管腔进行实时成像，仍然是目前临床上诊断冠脉疾病和指导经皮冠状动脉介入（percutaneous coronary interventio，PCI）的最常用的有创性检查之一。然而，由于CAG提供的是血管腔二维信息，无法评估管壁内情况，而事实上动脉粥样硬化病变是血管壁内的结构变化，这样会造成丢失动脉粥样硬化斑块组成成分的信息，低估或高估斑块进展及病变严重程度。另外，当病变发生阶段为外弹力膜向外扩张，而管腔面积并无变化，冠脉造影是无法识别此类病变的。2014年，欧洲心脏病学会（European Society of Cardiology，ESC）和欧洲心胸外科协会（European Association for Cardio-Thoracic Surgery，EACTS）在心肌再血管化指南中明确指出，“由于造影的不足，即使是有经验的介入心脏病学家，如果没有功能性信息，也不能仅仅依靠目测或者冠状动脉造影结果准确预测很多冠脉中等程度狭窄的重要意义”。2015年欧洲心脏病学会急性非ST段抬高型心肌梗死（non-ST segment elevated myocardial infarction，NSTEMI）指南中提出，“NSTEMI患者中有40%存在冠脉阻塞；同时有多个斑块特征复合罪犯病变的特征；25%的NSTEMI患者CAG没有明显的冠脉阻塞；OCT在识别罪犯病变方面可能有优势”。

一项对比CAG、血管内超声（intravascular unltrasound，IVUS）和OCT评价血管腔大小的研究，结果显示OCT测量的管腔大小最接近于真实尺寸，而IVUS经常会高估了血管直径，造影则会低估血管直径。另外，CAG结果的判读在术者或研究者之前差异很大，造成对冠脉狭窄程度的评价差异，即使是经验最为丰富的读图者这种差异也难以避免，而定量冠状动脉造影（Quantitative coronary angiography，QCA）也只能略改善诊断准确性。

二、OCT解决了哪些临床问题

（一）OCT在体评价动脉粥样硬化斑块特征，补充了造影血管壁内信息的缺失

腔内成像技术如IVUS、OCT可以对管腔及管壁解剖结构清楚成像，很大程度上克服了CAG的不足之处。与灰阶IVUS相比，OCT分辨率较高而穿透性较低，可以对病变组织成分（如钙化、血栓、新生内膜组织）清晰成像，OCT对于冠脉粥样硬化病变的形态学评估具有重要价值。OCT可以通过光学信号衰减对正常及有病变的冠脉进行成像，显示管壁组织分层。

（二）OCT评价斑块的易损特征，有助于ACS早期风险评估，解决了什么是易损人群

OCT常用于定义与急性冠脉综合征相关的高危斑块，如薄纤维帽的纤维粥样硬化斑块（thin-cap fibroatheroma，TCFA）和炎症反应（巨噬细胞聚集）。一系列有关动脉粥样斑块的前瞻性研究证实与IVUS相比，OCT可以测量纤维帽厚度从而提高TCFAs检出率。

既往研究显示，那些能够导致临床事件即易于形成血栓或突然破裂的动脉粥样硬化斑块称之为易损斑块。病理研究显示易损斑块具有以下特点：大脂质核心、薄纤维帽（纤维帽厚度<65μm）和巨噬细胞的聚集。能够在体识别易损斑块特征对于临床早期识别、早期诊断意义重大。OCT凭借其极高的分辨率，能够准确地识别斑块组成成分，如判断纤维、脂质、钙化及斑块微结构，如巨噬细胞；同时OCT定量测量是腔内影像学技术中准确性最高，如斑块纤维帽厚度和脂质核心的大小，目前，OCT技术已逐渐发展成为识别易损斑块最可靠的影像学手段。病理研究显示，纤维帽的厚度和脂质核心的大小是决定斑块易损性的最重要的因素。TCFA是最常见的易损斑块类型，并被认为是斑块破裂的先兆病变。另一方面，即便目前关于管腔狭窄程度与临床事件相关研究结果并不一致，然而意见统一的是管腔狭窄是导致事件的重要因素之一。2011年发表在新英格兰杂志上的PROSPECT研究纳入了斑块易损性的指标TCFA、斑块负荷（IVUS评价脂质斑块的指标：plaque burden）以及管腔狭窄程度的指标，最小管腔面积（minimum lumen area，MLA）。研究发现，平均随访3.4年时间里，主要心血管不良事件（major adverse cardiovascular events，MACE）发生率最高的是存在TCFA，斑块负荷>70%合并MLA<4.0mm^{2}的血管上。当然在该研究中，TCFA、斑块负荷和管腔尺寸并不是绝对因素，单独存在的情况下也有临床事件的发生。提示斑块易损性的定义需要重新认识。邢磊等基于OCT注册研究，通过OCT观察富含脂质斑块（lipid-rich plaque，LRP）的对中远期（4年）临床事件的影响：研究发现罪犯血管伴有LRP的冠心病患者人群中，累积MACE发生率要远高于那些不伴有LRP的患者（7.2% vs 2.6%，*P*=0.033）。研究结果与PROSPECT相似，再次证实MACE事件与富含脂质斑块，即脂质负荷较大的病变具有强相关性。关于易损斑块其他特征的研究仍然需要进一步开展，因为研究结果存在一部分临床患者的动脉管壁内没有上述斑块特征而仍然发生了事件，而OCT有绝对优势评价临床事件的罪犯病变特征，拓宽易损斑块的认识。在临床上，我们越来越推荐对于管腔没有严重狭窄的临床有症状患者进行OCT检测已明确罪犯病变性质。

（三）OCT评价罪犯病变特征，拓宽ACS发病机制的认识，有助于选择合理治疗策略

那么，导致临床事件，引起ACS的罪犯病变是否能够应用OCT诊断明确？组织学研究将急性冠脉综合征的罪犯病变分为三种类型即斑块破裂（60%～65%）、斑块侵蚀（30%～35%）和钙化结节（5%）。与斑块破裂相比，发生侵蚀的斑块其纤维帽完整、缺乏脂质核心，或出现坏死核心时较厚的纤维帽使之不与管腔相通，同时管腔的狭窄程度较轻，且多由于内皮细胞凋亡而形成血栓，以白色血栓为主。贾海波等首次应用OCT在体建立了斑块侵蚀的在体诊断流程。与病理研究发现一致，斑块侵蚀的斑块成分与斑块破裂存在差异，同时，导致ACS的罪犯病变还有钙化结节、夹层、痉挛等因素。同期，一系列研究在不同ACS人群证实斑块侵蚀的存在，总体斑块侵蚀发生率为37%。且斑块侵蚀与破裂相比，多以纤维为主，管腔狭窄程度较轻。常见于年轻患者，女性多见，除吸烟外一般无传统心血管危险因素。由斑块破裂导致的ACS预后较差。基于罪犯病变的差异，最新发表在欧洲心脏病学杂志的EROSION研究，结果显示对于斑块侵蚀引起的ACS患者采用药物保守治疗的安全性和有效性。EROSION研究则是一项单中心、非对照、前瞻性的研究，贾海波等对应用OCT诊断罪犯病变为斑块侵蚀，且冠脉造影显示狭窄程度小于70%的60名ACS患者，在进行充分的血栓抽吸恢复有效血流后，单纯应用强化抗栓治疗而没有置入支架。在1个月随访时，47名患者达到了预期的主要终点，即残余血栓的体积缩小大于50%，除两名患者外，其余的患者均没有发生MACE。随后EROSION研究1年随访结果显示，患者的残余血栓体积较1个月随访时进一步减小。46.9%的患者在1年随访时其残余血栓完全消失。即使最小有效血流面积与1个月随访时相比无明显改变（*P*=0.152）。49名在1年随访结束时没有发生MACE。

OCT识别罪犯病变特征具有重要的临床价值，可能有助于制订个体化的治疗策略。当然，更大样本的临床确定性研究去验证。

（四）OCT指导PCI，优化手术过程

1.指导术前病变的预处理　由于OCT是目前腔内影像学技术中唯一能够准确评价斑块成分的手段，在PCI术前病变准备有巨大优势，如前文中提到的罪犯病变类型的判断或能改变手术策略。

既往研究显示，PCI相关的围术期心肌梗死的发生率与富含脂质斑块或TCFA相关。ILUMIEN I研究证实，OCT指导下PCI围术期心肌梗死发生率较造影指导组明显更低（0% vs 8.8%）。因此，应用OCT判断脂质斑块负荷，指导支架着落点选择，避免支架近远段释放在脂质斑块或者TCFA上，有助于减少围术期心肌梗死的发生。 另外，OCT显示为钙化斑块，若预扩张不充分，会导致支架膨胀不良，晚期支架内再狭窄发生率增加。通过对术前病变进行OCT检测，发现钙化时，OCT定量测量钙化角度、钙化深度。研究发现，对钙化病变的准确测量能够预测支架膨胀情况（临界值227

度，0.67mm）。如果钙化病变较大，超过临界值，则应考虑切割球囊、棘突球囊或者旋磨。未来需要前瞻性研究确定应用OCT指导下的钙化病变严重程度的评价选择合理的治疗策略。

由于可降解支架材质的特殊性，对于病变准备显得尤为重要。如术前病变是钙化斑块，若未进行充分破坏钙化环则会严重影响可降解支架的预后。因此，在可降解支架时代，推荐在OCT指导下进行支架置入。

2.优化支架置入　选择支架尺寸过小、过大，过长或过短均会对临床预后有不同程度的影响，多数介入医生仍然通过造影选择支架尺寸，然而研究发现，即使应用血管内超声指导下，IVUS测得的管腔直径有10%的误差，而OCT测量结果最接近实际的管腔直径。在ILUMIEN Ⅱ研究中，通过将ILUMIEN Ⅰ研究中OCT指导支架置入组与ADAPT-DES（assessment of dual antiplatelet therapy with drug eluting stents）研究中IVUS指导支架置入组患者进行倾向性匹配，支架膨胀在两种影像学技术指导下一致。ILUMIEN Ⅲ研究是一个多中心，前瞻随机对照研究，对450例患者按照1∶1∶1随机分到造影指导组、IVUS指导组和OCT指导组进行PCI治疗过程。尽管ILUMIEN Ⅲ研究最终实现了主要研究终点，即OCT指导组在实现最小支架内面积（minimum stent area，MSA）不劣于IVUS指导组（P=0.001），但该研究未证实OCT指导下的支架置入优于另外两组（与IVUS组对比P=0.42，与造影组对比P=0.12）。接下来开展的ILUMIEN Ⅳ研究（拟前瞻入选2500名高危ACS患者，如严重钙化，支架内再狭窄，分叉或长病变患者）将会是真正证明OCT指导和优化PCI的最具说服力的研究。则将探究这些支架置入后的表现是否会导致支架相关不良事件。

OCT优化PCI过程中也伴随技术发展带来的优势。如目前OCT与造影自动匹配功能的实现能够最大程度协助介入医生完成支架尺寸选择，支架着陆点的选择。最近一项随机对照临床研究证实，试验证实OCT与造影自动匹配能够更精确指导支架释放。与造影指导相比，减少了边缘夹层发生。

3.OCT识别的支架即刻不良发现

（1）支架不完全膨胀：支架置入后是否需要球囊后扩张主要取决于支架贴壁情况与膨胀情况，支架膨胀不良是支架内再狭窄和血栓形成的重要原因之一。当支架完全贴壁，但与近端和远端参考血管相比较，扩张不充分，就可能导致支架不完全膨胀。这种不完全膨胀常常发生在血管有纤维钙化斑块或钙化斑块以及严重狭窄区域。一般在OCT图像中，常采用“膨胀率”来评价支架膨胀情况，其公式为：支架膨胀率=最小支架面积/平均参考管腔面积×100%。

原则上，一般将90%作为评价支架膨胀不良的临界值。支架膨胀不良与支架再狭窄、支架内血栓有密切的关系。有专家认为由于成像原理不同，OCT的扫描范围较小，在直径较大的血管中无法观察到完整的血管壁边缘，为了防止球囊压力过高造成血管损伤，可能会造成某些血管内支架膨胀不良。但ILUMEIN Ⅲ研究显示，OCT和IVUS指导下PCI的支架内最小管腔面积无明显差异且明显大于单纯造影指导下PCI。证明OCT在评价支架膨胀方面有着重要的作用。Soeda T等发现，OCT观测下的MSA是MACE和靶病变血供重建的独立预测因子。其中，药物涂层支架的MSA临界值为5.0mm^2，裸金属支架的MSA临界值为5.6mm^2。因此，对于这些病变应进行充分的预处理，如纤维斑块术前进行充分预扩张，严重钙化病变应进行旋磨或球囊切割术。如果PCI术后OCT发现支架膨胀不良持续存在，可采用球囊进行后扩张支架，后扩张后应再次行OCT检查，以确定扩张效果。

（2）支架贴壁不良：支架贴壁不良指在支架置入术后，至少有1处或以上的支架梁与动脉管壁内膜未能完全贴合，且在支架小梁后存在血流（不包括覆盖于边支的支架）。PCI术后即刻支架贴壁不良常见于钙化病变，这是由于钙化病变处支架置入常伴有支架扩张不均一。此外，支架尺寸不合适也是导致PCI术后即刻支架贴壁不良的主要原因之一。近年来有研究显示在支架膨胀良好的情况下，OCT或IVUS检测到的急性支架贴壁不良无论长度、宽度都与预后无关。因为绝大部分即刻支架贴壁不良在随访时可以因血管重塑、斑块进展等原因而消失。但是Kim JS等发现较大的即刻支架贴壁不良可延迟支架小梁的内皮化，甚至导致支架血栓形成。

在OCT图像中，支架贴壁不良是指支架小梁表面到管腔表面的纵向距离大于支架小梁厚度（支架杆厚度＋聚合物厚度＋10μm）。临床上，若即刻支架贴壁不良面积较小且不伴有支架膨胀不良可以不进行处理，但如果有支架贴壁不良并伴有支架膨胀不良，MSA＜5.0mm^2，建议进行后扩张以保证良好的支架膨胀和贴壁。ILUMEIN研究显示：贴壁不良的定义为出现在连续5个OCT横截面中，大于200μm，建议进行干预。

（3）支架边缘夹层：PCI术中造成血管壁的损伤是难以避免的，这种损伤常发生在支架边缘。血管夹层表现多样，患者可有严重的症状或血流动力学障碍，也可毫无症状及血流动力学异常。有研究表明支架边缘夹层与支架内血栓形成及不良预后密切相关，累及冠脉血管壁深层的支架边缘夹层与浅层的夹层相比，患者无临床事件的生存率显著降低。

Prati等发现，残留的远端边缘夹层宽度>200μm和残余参考狭窄最小管腔面积<4.5 mm^2与MACE事件相关。支架置入术后血管夹层的处理应遵循以下原则：①对于无临床症状、无缺血性心电图改变、TIMI血流3级的内膜夹层，因其可自行修复且预后较好，一般无须特殊处理；②对于夹层累及血管中膜，甚至出现血管壁内血肿或血管破裂者，应立即置入支架。目前的专家共识是如果支架边缘夹层>60°，夹层的长度>3mm，远端TIMI血流受影响，MLA<5.0mm^2，应进一步支架置入，避免造成临床严重后果。在ILUMIEN Ⅲ研究中，OCT检测到的支架边缘夹层在OCT与IVUS两组少见，并且IVUS观察到边缘夹层的发生率低于OCT。高分辨率OCT在指导支架边缘夹层，制订治疗策略方面具有极大优势。

（4）组织脱垂：OCT定义的组织脱垂是在支架置入后，组织突出于支架小梁之间的管腔中。组织脱垂可分为斑块脱垂及血栓脱垂。支架置入术后组织脱垂的发生率很高，有研究表明95%的支架置入后即刻可用OCT检测到组织脱垂。PCI术后组织脱垂的发生与斑块性质有关，当支架位于OCT定义的TCFA或坏死核上时，容易出现组织脱垂。也有研究显示，不规则组织脱垂与高低密度脂蛋白浓度、血栓、OCT中观察到的脂质斑块以及IVUS中斑块负荷大有关。然而在CLIO-PCI Ⅱ研究中，并未发现支架内组织脱垂可增加晚期缺血事件。对于支架置入术后出现的支架内组织脱垂的处理主要原则是：①若支架内组织脱垂量少，突出管腔<200μm，脱垂面积<10%支架内面积，支架膨胀良好，TIMI血流3级，可暂不处理，术后加强抗血小板治疗；②若支架内组织脱垂量大，突出管腔>200μm，脱垂面积≥10%支架内面积，支架膨胀不良，应使用与支架直径相同的球囊进行高压扩张。如上述方法效果仍不明显，可考虑在组织脱垂处再置入支架，将脱垂组织覆盖，以增加有效管腔面积。

（五）OCT是目前阐明支架失败原因的重要手段

随着介入手术增加，支架远期失败的发生备受关注，极大地影响了介入术后患者的生存质量。然而由于造影的成像特点造成对支架失败的原因不能准确评价，如支架内血栓是否由于支架愈合不良引起还是由于支架内新生动脉粥样硬化斑块破裂血栓形成造成的？支架内再狭窄是局限性还是弥漫性？内膜过度增生导致还是由于新生动脉粥样硬化的出现导致？上述支架失败原因的阐明对选择不同的处理策略至关重要。

1.支架内再狭窄　在金属支架年代支架内再狭窄（instent restenosis，ISR）发生率约为25%；现在药物支架时代再狭窄发生率下降至5%～8%。ISR在是指支架新生内膜面积超过支架面积的50%。支架内再狭窄的主要原因是支架膨胀不良，占18%～40%。其他原因还包括支架断裂及新生动脉粥样硬化（neoatherosclerosis，NA）。

既往对ISR采取的策略包括冠状动脉球囊扩张术（POBA）、紫杉醇药物涂层球囊、或DES支架置入的处理。近期OCT研究发现，药物洗脱球囊（drug eluting balloon，DEB）对比依维莫司药物涂层支架在处理金属裸支架ISR时，虽然获得的绝对管腔面积较小，但DEB显示出更好的内膜愈合过程。

2.支架内血栓　与支架内再狭窄产生的原因相比，通过影像学发现多种因素可能参与支架内血栓（stent thrombosis，ST）的发生。

研究显示ST发生率为0.5%～1.0%，其中亚急性ST有71%发生在术后1周内。急性和亚急性ST，有60%～70%发生非致死性心肌梗死，30d随访的死亡率为15%～48%。冠脉造影和IVUS对血栓的灵敏性、特异性低。目前OCT是除血管镜之外唯一能对血栓接近100%识别的成像技术。前瞻性注册研究PESTO提示支架贴壁不良（48%）和扩张不全（26%）与急性ST（PCI后<24h）和亚急性ST（1～30d）相关，而支架贴壁不良（31%）和NA（28%）则与晚期（>30d）和极晚期（>12个月）ST相关。注册研究CLI-THRO证实亚急性ST与支架置入不良（扩张不全和边缘夹层）相关。一项回顾性研究也证实晚期和极晚期ST与支架贴壁不良相关，而前瞻性研究则证实极晚期ST与支架贴壁不良（35%）、NA（28%）、支架表面覆盖不良（12%）和支架扩张不全（7%）相关。基于OCT对支架内血栓原因的阐明，处理策略应个体化，如考虑由于新生动脉粥样硬化引起的支架内血栓建议再次行PCI支架置入，而由于支架膨胀不良或贴壁不良导致的支架内血栓应基于病变类型考虑实施球囊扩张并延长双抗时间。

参考文献

Alfonso F, Suarez A, Angiolillo DJ, et al. Findings of intravascular ultrasound during acute stent thrombosis. Heart, 2004, 90: 1455-1459.

Ali ZA, Maehara A, Genereux P, et al. Optical coherence tomography compared with intravascular ultrasound and with angiography to guide coronary stent implantation （ILUMIEN Ⅲ: OPTIMIZE PCI）: a randomised controlled trial. Lancet, 2016, 388: 2618-2628.

Authors/Task Force m, Windecker S, Kolh P, et al. 2014 ESC/EACTS Guidelines on myocardial revascularization: The Task Force on Myocardial Revascularization of the European Society of Cardiology（ESC）and the European Association for Cardio-Thoracic Surgery （EACTS）Developed with the special contribution of the European Association of Percutaneous Cardiovascular Interventions（EAPCI）. Eur Heart J, 2014, 35: 2541-2619.

Bouki KP, Sakkali E, Toutouzas K, et al. Impact of coronary artery stent edge dissections on long-term clinical outcome in patients with acute coronary syndrome: an optical coherence tomography study. Catheter Cardiovasc Interv, 2015, 86: 237-246.

Bryniarski KL, Tahk SJ, Choi SY, et al. Clinical, angiographic, IVUS, and OCT predictors for irregular protrusion after coronary stenting. EuroIntervention, 2017, 12: e2204-e2211.

Farb A, Tang AL, Burke AP, Sessums L, Liang Y, Virmani R: Sudden coronary death. Frequency of active coronary lesions, inactive coronary lesions, and myocardial infarction. Circulation, 1995, 92: 1701-1709.

Goto K, Zhao Z, Matsumura M, et al. Mechanisms and Patterns of Intravascular Ultrasound In-Stent Restenosis Among Bare Metal Stents and First- and Second-Generation Drug-Eluting Stents. Am J Cardiol, 2015, 116: 1351-1357.

Guagliumi G, Capodanno D, Saia F, et al. Mechanisms of atherothrombosis and vascular response to primary percutaneous coronary intervention in women versus men with acute myocardial infarction: results of the OCTAVIA study. JACC Cardiovasc Interv, 2014, 7: 958-968.

Higuma T, Soeda T, Abe N, et al. A Combined Optical Coherence Tomography and Intravascular Ultrasound Study on Plaque Rupture, Plaque Erosion, and Calcified Nodule in Patients With ST-Segment Elevation Myocardial Infarction: Incidence, Morphologic Characteristics, and Outcomes After Percutaneous Coronary Intervention. JACC Cardiovasc Interv, 2015, 8: 1166-1176.

Iakovou I, Schmidt T, Bonizzoni E, et al. Incidence, predictors, and outcome of thrombosis after successful implantation of drug-eluting stents. JAMA, 2005, 293: 2126-2130.

Ikenaga H, Ishihara M, Inoue I, et al. Longitudinal extent of lipid pool assessed by optical coherence tomography predicts microvascular no-reflow after primary percutaneous coronary intervention for ST-segment elevation myocardial infarction. J Cardiol, 2013, 62: 71-76.

Imola F, Occhipinti M, Biondi-Zoccai G, et al. Association between proximal stent edge positioning on atherosclerotic plaques containing lipid pools and postprocedural myocardial infarction （from the CLI-POOL Study）. Am J Cardiol, 2013, 111: 526-531.

Jang IK, Tearney G, Bouma B. Visualization of tissue prolapse between coronary stent struts by optical coherence tomography: comparison with intravascular ultrasound. Circulation, 2001, 104: 2754.

Jia H, Abtahian F, Aguirre AD, et al. In vivo diagnosis of plaque erosion and calcified nodule in patients with acute coronary syndrome by intravascular optical coherence tomography. J Am Coll Cardiol, 2013, 62: 1748-1758.

Jia H, Dai J, Hou J, et al. Effective anti-thrombotic therapy without stenting: intravascular optical coherence tomography-based management in plaque erosion （the EROSION study）. Eur Heart J, 2017, 38: 792-800.

Jin QH, Chen YD, Jing J, et al. Incidence, predictors, and clinical impact of tissue prolapse after coronary intervention: an intravascular optical coherence tomography study. Cardiology, 2011, 119: 197-203.

Kajander OA, Pinilla-Echeverri N, Jolly SS, et al. Culprit plaque morphology in STEMI-an optical coherence tomography study: insights from the TOTAL-OCT substudy. EuroIntervention, 2016, 12: 716-723.

Kang SJ, Ahn JM, Song H, et al. Comprehensive intravascular ultrasound assessment of stent area and its impact on restenosis and adverse cardiac events in 403 patients with unprotected left main disease. Circ Cardiovasc Interv, 2011, 4: 562-569.

Karimi Galougahi K, Shlofmitz RA, Ben-Yehuda O, et al. Guiding Light: Insights Into Atherectomy by Optical Coherence Tomography. JACC Cardiovasc Interv, 2016, 9: 2362-2363.

Kim JS, Ha J, Kim BK, et al. The relationship between post-stent strut apposition and follow-up strut coverage assessed by a contour plot optical coherence tomography analysis. JACC Cardiovasc Interv, 2014, 7: 641-651.

Kini AS, Motoyama S, Vengrenyuk Y, et al. Multimodality Intravascular Imaging to Predict Periprocedural Myocardial Infarction During Percutaneous Coronary Intervention. JACC Cardiovasc Interv, 2015, 8: 937-945.

Kobayashi Y, Okura H, Kume T, et al. Impact of target lesion coronary calcification on stent expansion. Circ J, 2014, 78: 2209-2214.

Koyama K: A prospective, single-center, randomized study to assess whether co-registration of OCT and angiography can reduce geographic miss. TCT 2017.

Kubo T, Akasaka T, Shite J, et al. OCT compared with IVUS in a coronary lesion assessment: the OPUS-CLASS study. JACC Cardiovasc Imaging, 2013, 6: 1095-1104.

Lee CW, Kang SJ, Park DW, et al. Intravascular ultrasound findings in patients with very late stent thrombosis after either drug-eluting or bare-metal stent implantation. J Am Coll Cardiol, 2010, 55: 1936-1942.

Lee T, Yonetsu T, Koura K, et al. Impact of coronary plaque morphology assessed by optical coherence tomography on cardiac troponin elevation in patients with elective stent implantation. Circ Cardiovasc Interv, 2011, 4: 378-386.

Maehara A, Ben-Yehuda O, Ali Z, et al. Comparison of Stent Expansion Guided by Optical Coherence Tomography Versus Intravascular Ultrasound: The ILUMIEN Ⅱ Study（Observational Study of Optical Coherence Tomography［OCT］in Patients Undergoing Fractional Flow Reserve［FFR］and Percutaneous Coronary Intervention）. JACC Cardiovasc Interv, 2015, 8: 1704-1714.

Maehara A, Matsumura M, Ali ZA, et al. IVUS-Guided Versus OCT-Guided Coronary Stent Implantation: A Critical Appraisal. JACC Cardiovasc Imaging, 2017, 10: 1487-1503.

Maejima N, Hibi K, Saka K, et al.Relationship Between Thickness of Calcium on Optical Coherence Tomography and Crack Formation After Balloon Dilatation in Calcified Plaque Requiring Rotational Atherectomy. Circ J, 2016, 80: 1413-1419.

Niccoli G, Montone RA, Di Vito L, et al.Plaque rupture and intact fibrous cap assessed by optical coherence tomography portend different outcomes in patients with acute coronary syndrome. Eur Heart J, 2015, 36: 1377-1384.

Nishiguchi T, Tanaka A, Ozaki Y, et al. Prevalence of spontaneous coronary artery dissection in patients with acute coronary syndrome. Eur Heart J Acute Cardiovasc Care, 2016, 5: 263-270.

Porto I, Di Vito L, Burzotta F, et al. Predictors of periprocedural（type IVa）myocardial infarction, as assessed by frequency-domain optical coherence tomography. Circ Cardiovasc Interv, 2012, 5: 89-96, S81-86.

Prati F, Romagnoli E, Burzotta F, et al. Clinical Impact of OCT Findings During PCI: The CLI-OPCI Ⅱ Study. JACC Cardiovasc Imaging, 2015, 8: 1297-1305.

Roffi M, Patrono C, Collet JP, et al. 2015 ESC Guidelines for the management of acute coronary syndromes in patients presenting without persistent ST-segment elevation: Task Force for the Management of Acute Coronary Syndromes in Patients Presenting without Persistent ST-Segment Elevation of the European Society of Cardiology（ESC）. Eur Heart J, 2016, 37: 267-315.

Sakakura K, Nakano M, Otsuka F, et al. Pathophysiology of atherosclerosis plaque progression. Heart Lung Circ, 2013, 22: 399-411.

Soeda T, Uemura S, Park SJ, et al.Incidence and Clinical Significance of Poststent Optical Coherence Tomography Findings: One-Year Follow-Up Study From a Multicenter Registry. Circulation, 2015, 132: 1020-1029.

Stone GW, Maehara A, Lansky AJ, et al. A prospective natural-history study of coronary atherosclerosis. N Engl J Med, 2011, 364: 226-235.

Sugiyama T, Kimura S, Akiyama D, et al. Quantitative assessment of tissue prolapse on optical coherence tomography and its relation to underlying plaque morphologies and clinical outcome in patients with elective stent implantation. Int J Cardiol, 2014, 176: 182-190.

Tada T, Kadota K, Hosogi S, et al. Association between tissue characteristics assessed with optical coherence tomography and mid-term results after percutaneous coronary intervention for in-stent restenosis lesions: a comparison between balloon angioplasty, paclitaxel-coated balloon dilatation, and drug-eluting stent implantation. Eur Heart J Cardiovasc Imaging, 2015, 16: 1101-1111.

Tanaka A, Imanishi T, Kitabata H, et al. Lipid-rich plaque and myocardial perfusion after successful stenting in patients with non-ST-segment elevation acute coronary syndrome: an optical coherence tomography study. Eur Heart J, 2009, 30: 1348-1355.

Virmani R, Burke AP, Kolodgie FD et al. Vulnerable plaque: the pathology of unstable coronary lesions. J Interv Cardiol, 2002, 15: 439-446.

Virmani R, Kolodgie FD, Burke AP, et al. Lessons from sudden coronary death: a comprehensive morphological classification scheme for atherosclerotic lesions. Arterioscler Thromb Vasc Biol, 2000, 20: 1262-1275.

Wang L, Parodi G, Maehara A, et al. Variable underlying morphology of culprit plaques associated with ST-elevation myocardial infarction: an optical coherence tomography analysis from the SMART trial. Eur Heart J Cardiovasc Imaging, 2015, 16: 1381-1389.

Wijns W, Shite J, Jones MR, et al. Optical coherence tomography imaging during percutaneous coronary intervention impacts physician decision-making: ILUMIEN I study. Eur Heart J, 2015, 36: 3346-3355.

Xing L, Higuma T, Wang Z, et al. Clinical Significance of Lipid-Rich Plaque Detected by Optical Coherence Tomography: A 4-Year Follow-Up Study. J Am Coll Cardiol, 2017, 69: 2502-2513.

Xing L, Yamamoto E, Sugiyama T, et al. EROSION Study（Effective Anti-Thrombotic Therapy Without Stenting: Intravascular Optical Coherence Tomography-Based Management in Plaque Erosion）: A 1-Year Follow-Up Report. Circ Cardiovasc Interv, 2017, 10

Yonetsu T, Kakuta T, Lee T, et al. Impact of plaque morphology on creatine kinase-MB elevation in patients with elective stent implantation. Int J Cardiol, 2011, 146: 80-85.

第3章

结构性心脏病

1. 经皮二尖瓣反流治疗的最新临床研究解读

浙江大学医学院附属第二医院　王建安

二尖瓣反流（mitral regurgitation，MR）作为瓣膜性心脏病中发病率较高的一类疾病，其发生率随着年龄增加而上升，在大于75岁的老年人群中，中度及重度MR的发病率甚至可达9.3%。本中心基于医院的流行病学调查同样提示，MR在瓣膜性心脏病中发病率最高。外科手术目前仍是严重MR的主要治疗手段，但外科手术存在风险高、并发症多、再住院比例高等缺点。因此，疗效好、创伤小、并发症少的经皮二尖瓣反流治疗近年来发展迅速，已逐渐成为世界范围内结构性心脏病介入治疗领域的热门研究方向。

二尖瓣结构复杂，包括瓣叶、腱索、乳头肌、瓣环等，任一结构功能异常均可导致反流。经皮二尖瓣反流治疗根据其处理的结构不同，分为不同类型的治疗器械（表1）。现将近期经皮二尖瓣反流治疗的最新临床研究进行解读。

表1　经导管二尖瓣修复治疗的方法

目标结构	装置名称	制造商	研发阶段
瓣叶/腱索	MitraClip	Abbott Vascular, Abbott Park, IL	CE认证 FDA批准
	NeoChord DS1000 System	Neochord Inc, Eden Prairie, MN	CE认证 FDA批准
	Mitra-Spacer	Cardiosolutions Inc, West Bridgewater, MA	I期（OUS）
	MitraFlex	TransCardiac Therapeutics LLC, Atlanta, GA	临床前期
	Middle Peak Medical	Middle Peak Medical Inc, Palo Alto, CA	临床前期
	V-Chordal	Valtech Cardio Inc, Or Yehuda, Israel	临床前期
间接瓣环成形术	CARILLON XE2 Mitral Contour System	Cardiac Dimensions Inc, Kirkland, WI	CE认证
	Kardium MR	Kardium Inc, Richmond, British Columbia, Canada	临床前期
	Cerclage annuloplasty	National Heart, Lung, and Blood Institute, Bethesda, Maryland	临床前期
直接瓣环或左心室成形术	Percutaneous Annuloplasty System	Mitralign Inc, Tewksbury, MA	I期（OUS）
	GDS Accucinch System	Guided Delivery Systems, Santa Clara, CA	I期（OUS）
	Boa RF Catheter	QuantumCor, Inc., Laguna Niguel, California	临床前期
	Cardioband	Valtech Cardio, Or Yehuda, Israel	I期（OUS）
	Millipede system	Millipede LLC, Ann Arbor, Michigan	临床前期
	TASRA	MitraSpan Inc, Belmont, MA	临床前期
杂交手术	Adjustable Annuloplasty Ring	St. Jude Medical, St. Paul, MN	CE认证

续表

目标结构	装置名称	制造商	研发阶段
	enCor Dynaplasty ring	MiCardia Corporation, Irvine, California	CE认证
	Cardinal Ring	Valtech Cardio Inc, Or Yehuda, Israel	CE认证 US IDE临床试验进行中
左心室重建术	The Basal Annuloplasty of the Cardia Externally（BACE）	Mardil Medical, Minneapolis, MN	I期（OUS）
	Tendyne Repair	Tendyne Holdings Inc, Baltimore, MD	临床前期
置换	CardiAQ	CardiAQ Valve Technologies Inc, Irvine, CA	I期（OUS）
	Tiara	Neovasc Inc, Richmond, British Columbia, Canada	I期（OUS）
	Fortis	Edwards Lifesciences Inc, Irvine, CA	I期（OUS）
	Lutter	Tendyne Holdings Inc, Roseville, MN	临床前期 临时人体置入物
	Medtronic Intrepid	Medtronic Inc, Minneapolis, MN	临床前期
	Endovalve	Micro Interventional Devices Inc, Newtown, PA	临床前期

CE（conformite europeene）. 符合欧洲标准；FDA（food and drug administration）. 食品和药品管理局；OUS（outside united states）. 美国以外

一、经导管二尖瓣修复

Mitraclip是目前世界范围内应用最为广泛的经导管二尖瓣修复器械，也是第一个通过FDA审批的经导管二尖瓣修复装置。该装置的灵感源于意大利医生Otavio Alfieri首创的外科二尖瓣缘对缘的修复技术，直视下缝合二尖瓣后叶中部与前叶中部从而减少反流。Mitraclip通过股动脉和房间隔穿刺将鞘管置入左心房，夹子在经食管超声心动图（transesophageal echocardiography, TEE）的引导下通过二尖瓣进入左心室，并在TEE和X线导引下夹闭二尖瓣的P2区和A2区，达到减少MR的目的。夹子可回收、重新定位释放，也可以放置2个以上的夹子来达到理想的治理效果。

MitraClip的可行性、安全性和有效性通过EVEREST系列研究得到了证实。多中心随机临床试验EVEREST Ⅱ比较了MitraClip和外科手术的有效性和安全性，发现MitraClip治疗可减轻77%的患者MR，术后30d的主要不良事件较低，但主要终点劣于外科手术（55% vs 73%），主要是因为约20%的患者因二尖瓣功能障碍需要外科手术。其5年期的随访结果进一步证实MitraClip的长期安全性及减少二尖瓣反流的稳定性，Mitraclip组和外科手术组的5年死亡率分别为20.8%和26.8%。

Mitraclip的安全性及有效性同时得到了全球真实世界研究的支持。美国TVT注册研究（2013年11月份到2015年9月份期间）来自145家医院的1867例接受Mitraclip治疗的患者数据统计显示，接受MitraClip二尖瓣修复术的30d死亡率为5.2%，1年内因心力衰竭再入院率为20.2%，1年死亡率为25.8%。此外，ACCESS-EUROPE、REALISM、PERMIT-CARE investigation、TRAMI registry、GRASP registry、MitraSwiss registry等研究也取得了类似的结果。MitraClip用于治疗功能性二尖瓣反流的临床试验如COAPT、RESHAPE等正在进行当中，部分研究已完成入组及前期随访工作，预计将在近期公布研究结果。

由于缺少更多的大型多中心随机对照试验，2017年AHA/ACC瓣膜心脏病管理指南、2017年ESC/EACTS瓣膜心脏病管理指南对于MitraClip的推荐，分别与其2014年、2012年指南相同，推荐Mitraclip用于外科手术高危、解剖合适、症状性、严重的MR患者（AHA/ACC指南为Ⅱb类推荐，证据级别B；ESC/EACTS指南为Ⅱb类推荐，证据级别C）。

除Mitraclip以外，目前有大量经导管二尖瓣修复器械正处于临床研发阶段，PASCAL、NeoChord、Mitra-Spacer、MitraSpan、MitraFlex、Mitraalign、V-Chordal、Harpoon ePTFE、Carillon、Cerclage、Cardioband、MONARC和Viacor等均为经导管修复二尖瓣瓣叶和腱索装置。值得一提的是，由我国自主研发的ValveClamp、MitralStich作为国产经导管二尖瓣修复装置的代表，目前动物实验进展顺利，即将进入临床试验阶段。

爱德华公司研发的Pascal二尖瓣修复装置，其原理与Mitraclip类似，适用解剖范围更广，其可行性研究的结果发表在2017年8月的lancet杂志上，共纳入23例严重二尖瓣反流患者，置入成功率为96%，术后二尖瓣反流等级下降至2级及以下的比率为96%，术后30d死亡率为13%，该结果证实了PASCAL装置的在MR人群的可行性。

TRACESR研究是Harpoon ePTFE人工二尖瓣腱索针对二尖瓣反流人群开展的可行性研究，共纳入30例严重退行性二尖瓣反流患者行人工腱索置入，主要终点为腱索成功置入且30d时二尖瓣反流降低至中度及以下。结果显示，90%的患者在1个月随访时到达了主要终点，未出现死亡、卒中或起搏器置入事件。6个月随访时，无MR或轻微MR占84%，MR为中度和重度的比例均为8%。该研究初步证实了装置的可行性。

ARTO经导管二尖瓣修复装置是一种二尖瓣瓣环间接成形装置，MAVERIC前期研究共入选了11例严重二尖瓣反流的缓和，利用ARTO装置进行经导管二尖瓣成形术，术后有效反流孔径面积从30.3mm×30.3mm减小至13.5mm×13.5mm，反流体积从45.4ml减少至19.5ml，初步证实装置的可行性。在今年的TCT会议上，MAVERIC公布了45例患者的研究结果，器械成功率为100%，30d随访期间出现1例心脏压塞、1例肾衰竭，MR等级、心功能分级等均得到显著改善。这一结果进一步证实了ARTO经导管二尖瓣修复装置的安全性、可行性。

Cardioband是一种经导管二尖瓣直接成形环，早期研究共纳入31例中重度功能性二尖瓣反流患者，器械成功率为100%，术后1个月死亡率5%，3度及以上二尖瓣反流的患者比例从77.4%减少至10.7%。该研究结果提示了该装置在二尖瓣反流人群中应用的前景。

二、经导管二尖瓣置换

经导管二尖瓣置换装置由于技术难度大、风险高，其热度不及经导管二尖瓣修复，目前有少量器械处于研发及临床试验阶段，如CardiAQ、Tiara、Fortis 等。2017年，一些新型的二尖瓣置换器械，如Medtronic INTREPID、Abbott TENDYNE也取得了令人瞩目的结果。

INTREPID经导管二尖瓣瓣膜的前期研究共纳入50例外科手术高危的重度MR患者，原发性MR比例为12%，继发性MR比例为72%，两者皆有比例为12%，其中86%患者术前纽约心功能分级Ⅲ/Ⅳ级。结果显示，瓣膜置入成功率为98%，30d随访死亡率为14%，1年随访死亡率为23.5%，轻度或无MR比例为100%，NYHA心功能分级为Ⅰ或Ⅱ级比例为79%，无器械故障、溶血或血栓形成等不良事件发生。该研究结果初步证实了Medtronic INTREPID用于TMVR的安全性和有效性。

TENDYNE经导管二尖瓣瓣膜的前期研究则纳入了30例患者，TMVR术前STS风险评分为7.3 %±5.7%，患者人群以继发性MR（80%）为主，其次为原发性（10%），两者皆有占10%。结果显示，2例瓣膜置入失败，1年随访死亡率为17%，1年因心力衰竭再住院率为10%，瓣膜位置异常/瓣周漏/溶血事件发生率为3.6%，瓣膜血栓比例为3.6%。该研究表明，Abbott TENDYNE装置的安全性及有效性。

三、二尖瓣反流治疗临床路径

2017年美国心脏病学院发表的关于二尖瓣反流治疗临床路径的专家共识，从鉴别、确认、评估、治疗和随访等方面，为二尖瓣反流的治疗提供了详细的实践指导。要求临床医生对二尖瓣反流的机制、严重程度进行充分了解，心脏超声定量评估反流程度和有效瓣口面积。区分原发性及继发性二尖瓣反流患者，选择合理的治疗策略。对于继发性二尖瓣反流，行外科治疗前，应该先充分进行优化的药物及介入治疗。总体来说，该共识为临床治疗二尖瓣反流的患者提供了详细的指导。

四、总结

经皮二尖瓣反流治疗是目前全世界心脏病学的热门领域，各类技术层出不穷。最经典、证据最充分的仍是以Mitraclip为代表的经导管缘对缘修复技术，其治疗效果已得到各项大型多中心临床注册研究的证实。我国复旦大学附属中山医院葛均波院士和浙江大学医学院附属第二医院王建安教授在国内先后开展MitraClip技术，但目前国内该领域的发展仍处于起步阶段。

随着知识创新、技术发展与经验的积累，笔者相信，经皮二尖瓣反流治疗势必将在介入心脏病学领域绽放出璀璨的光芒。

参考文献

Bapat V, Rajagopal V, Meduri C, et al. Early Experience With New Transcatheter Mitral Valve Replacement. Journal of the American College of Cardiology, 2018, 71（1）: 12-21.

Baumgartner H, Falk V, Bax J J, et al. 2017 ESC/EACTS Guidelines for the management of valvular heart disease. European heart journal, 2017, 38（36）: 2739-2791.

Feldman T, Foster E, Glower D D, et al. Percutaneous repair or surgery for mitral regurgitation. The New England journal of medicine, 2011, 364（15）: 1395-1406.

Feldman T, Kar S, Elmariah S, et al. Randomized Comparison of Percutaneous Repair and Surgery for Mitral Regurgitation: 5-Year Results of EVEREST Ⅱ. Journal of the American College of Cardiology, 2015, 66（25）: 2844-2854.

Feldman T, Wasserman H S, Herrmann H C, et al. Percutaneous mitral valve repair using the edge-to-edge technique: six-month results of the EVEREST Phase I Clinical Trial. Journal of the American College of Cardiology, 2005, 46（11）: 2134-2140.

Gammie J S, Bartus K, Gackowski A, et al. Beating-Heart Mitral Valve Repair Using a Novel ePTFE Cordal Implantation Device. A Prospective Trial, 2018, 71（1）: 25-36.

Hu P, Liu X-B, Liang J, et al. A hospital-based survey of patients with severe valvular heart disease in China. Int J Cardiol, 2016.

Maisano F, Franzen O, Baldus S, et al. Percutaneous mitral valve interventions in the real world: early and 1-year results from the ACCESS-EU, a prospective, multicenter, nonrandomized post-approval study of the MitraClip therapy in Europe. Journal of the American College of Cardiology, 2013, 62（12）: 1052-1061.

Mauri L, Foster E, Glower D D, et al. 4-year results of a randomized controlled trial of percutaneous repair versus surgery for mitral regurgitation. Journal of the American College of Cardiology, 2013, 62（4）: 317-328.

Muller D W M, Farivar R S, Jansz P, et al. Transcatheter Mitral Valve Replacement for Patients With Symptomatic Mitral Regurgitation: A Global Feasibility Trial［J］. Journal of the American College of Cardiology, 2017, 69（4）: 381-391.

Nickenig G, Hammerstingl C, Schueler R, et al. Transcatheter Mitral Annuloplasty in Chronic Functional Mitral Regurgitation: 6-Month Results With the Cardioband Percutaneous Mitral Repair System. JACC: Cardiovascular Interventions, 2016, 9（19）: 2039-2047.

Nishimura R A, Otto C M, Bonow R O, et al. 2017 AHA/ACC Focused Update of the 2014 AHA/ACC Guideline for the Management of Patients With Valvular Heart Disease: A Report of the American College of Cardiology/American Heart Association Task Force on Clinical Practice Guidelines. Journal of the American College of Cardiology, 2017.

Nkomo V T, Gardin J M, Skelton T N, et al. Burden of valvular heart diseases: a population-based study. Lancet, 2006, 368（9540）: 1005-1011.

O'gara P T, Grayburn P A, Badhwar V, et al. 2017 ACC Expert Consensus Decision Pathway on the Management of Mitral Regurgitation: A Report of the American College of Cardiology Task Force on Expert Consensus Decision Pathways. Journal of the American College of Cardiology, 2017, 70（19）: 2421-2449.

Praz F, Spargias K, Chrissoheris M, et al. Compassionate use of the PASCAL transcatheter mitral valve repair system for patients with severe mitral regurgitation: a multicentre, prospective, observational, first-in-man study. Lancet, 2017, 390（10096）: 773-780.

Rogers J H, Thomas M, Morice M-C, et al. Treatment of Heart Failure With Associated Functional Mitral Regurgitation Using the ARTO System: Initial Results of the First-in-Human MAVERIC Trial（Mitral Valve Repair Clinical Trial）. JACC: Cardiovascular Interventions, 2015, 8（8）: 1095-1104.

Sorajja P, Vemulapalli S, Feldman T, et al. Outcomes With Transcatheter Mitral Valve Repair in the United States: An STS/ACC TVT Registry Report. Journal of the American College of Cardiology, 2017, 70（19）: 2315-2327.

Whitlow P L, Feldman T, Pedersen W R, et al. Acute and 12-month results with catheter-based mitral valve leaflet repair: the EVEREST Ⅱ（Endovascular Valve Edge-to-Edge Repair）High Risk Study. Journal of the American College of Cardiology, 2012, 59（2）: 130-139.

2. 放射影像学在经导管主动脉瓣置换中的应用

中国医学科学院阜外医院　程赛楠　赵世华

随着人口老龄化进程的加快，老年性心脏病尤其是瓣膜退行性改变逐年增多，这类患者处于高龄高危状态，常伴有心功能减退及多项严重合并症，传统有创的现代外科换瓣手术往往难以实施，且手术并发症和死亡率较高。

经导管主动脉瓣置换（transcatheter aortic valve replacement，TAVR）在造影引导下应用导管置入人工主动脉瓣，无须开胸及进行体外循环，为患有主动脉瓣狭窄但外科手术风险过大无法开胸治疗的患者提供了新的治疗选择。

自2002年法国Cribier等实施首例人体TAVR以来，TAVR在欧美国家迅速发展，并相继发布了TAVR的专家共识和指南，2010年我国第一例人体TAVR实施。随着介入技术的进步和医疗器械的不断改进优化，瓣周漏和永久起搏器的置入率不断下降，中危患者已作为TAVR适应证写入2017年指南，TAVR进入了一个全新的发展时代，与此同时，TAVR相关的放射影像学也迅速开展起来，TAVR即依赖于放射影像学，又对放射影像学有极高的临床要求。

2017年，美国心脏病学会（American College of Cardiology，ACC）与其他9家学会组织联合发布了瓣膜性心脏病影像学检查适用标准，利用3个大等级及9个小等级为TAVR影像学方法的最优选择提供了推荐意见。本文简要介绍了放射影像学在TAVR术前、术中及术后中的应用。

一、放射影像学在TAVR评估中的重要作用

TAVR不能像外科手术一样在直视下操作，其相关解剖数据完全依赖于影像学检查，因此，准确的影像学评估对TAVR至关重要。

影像学评估是TAVR术前评估的重点。影像学术前辅助评估主要指TAVR适应证评估，包括主动脉瓣形态、主动脉功能、左心室及其他心脏结构、瓣环大小、主动脉根部测量、冠状动脉及颈动脉等方面。此外术前影像学正确评估大血管壁钙化、附壁血栓、房耳血栓等能够帮助评估术中血栓、钙化栓子或动脉粥样硬化斑块的脱落风险。TAVR患者术前存在左心房耳血栓的比例高达11%，这一比例在心房颤动患者中更高，影像学检查发现血栓，可提示临床术前积极使用抗凝治疗，或术中放置左心房耳封堵器，有助于降低术后脑卒中发生率。

围术期影像学评估主要辅助TAVR的顺利进行，包括介入路径规划、确定瓣环大小、术中造影辅助瓣膜置换、瓣周漏及并发症评估。其中瓣环型号的正确选择依赖于影像学检查提供的精确测量信息，若瓣环的内径解剖结构、瓣环和瓣叶的钙化程度评估不准确，造成瓣环型号选择存在偏差，有可能导致瓣周漏、瓣环撕裂破坏等术后并发症。血管并发症是瓣膜置换术后常见并发症，包括出血、管腔狭窄、闭塞、夹层、破裂、动静脉瘘、动脉瘤等，这与管鞘不匹配、血管壁严重动脉粥样硬化、血管弯曲程度等因素有关。术前大血管成像有助于减少血管并发症。术后即刻影像评估有助于预后预测，如术后瓣环面积扩张>15%与传导阻滞密切相关，人工瓣膜下缘同无冠窦之间的距离是预测起搏器置入的危险因素，术后主动脉反流往往提示预后欠佳，此时需鉴别反流属于瓣周漏还是人工瓣膜反流，因为两者处理方式不同。

TAVR患者术后长期随访，包括瓣膜功能评估及心脏结构功能评估。对患者长期管理有重要作用。

二、TAVR最优影像学方法选择

用于TAVR影像学检查方法包括透视、经胸超声多普勒（transthoracic echocardiography，TTE）、经食管超声多普勒（transesophageal echocardiography，TEE）、多层螺旋计算机断层扫描（multidetector computed tomography，MDCT）及心脏磁共振成像（cardiac magnetic resonance imaging，CMR）。

近期，ACC制定了瓣膜性心脏病影像学检查适用标准，适用标准分为：适用、可能适用、不适用。表1～表3分别为TAVR术前、术中及术后评估的影像学方法推荐。推荐分为3个等级，A（appropriate）表示适用，M（may be appropriate）表示可能适用，R（rarely appropriate）几乎不适用；每个等级又进一步分为3个小等级，A7～A9表示该方法适用于该指征，M4～M6表示该方法可能适用于该指征，R1～R3表示该方法几乎不适用于该指征。

透视是TAVR术中最常见的引导术者的影像学方法，往往在冠状动脉造影或主动脉造影过程中进行。但透视检查由于造影剂影响，往往对瓣膜关闭不全显示欠佳。因此，不推荐用于常规随访检查。

TTE是主动脉瓣狭窄的一线检查方法，其应用于TAVR术的主要优势为：①实时动态观察心内结构及血流动力学；②无创，无辐射，可反复检查；③操作简便，可进行手术室、导管室及病房床旁检查；④价格低廉。TTE在一些患者中声窗不满意、测量不准确，如伴有气胸、胸壁伤口、胸廓畸形等。此外，主动脉瓣膜、瓣环或主动脉壁钙化明显者，后方会产生声影，严重影响观察与测量，此时需要其他技术来补充检查和诊断。超声斑点追踪技术能为TAVR提供预后信息。一项研究显示主动脉狭窄患者，左心室整体纵向应变力（GLS）是一项优于LVEF的预后指标，LVEF正常的重度主动脉瓣狭窄患者可能存在心肌运动异常，其死亡率与LVEF降低（<0.55）的患者并无显著差异。GLS有望为主动脉瓣狭窄患者进行危险分层并选择最佳TAVR手术时机（表1～表3）。

表1　TAVR术前影像学评估

评估内容	TTE	TEE	3D TTE	运动负荷超声	药物负荷超声	核素心室显像	MPI（SPECT/PET）	CMR	CCT	ANG	透视
伴随冠状动脉病变评估	R(1)	R(1)	R(1)	R(1)	R(1)	R(1)	M(4)	R(1)	M(5)	A(9)	R(1)
瓣环大小及形状评估	R(3)	A(7)	M(4)	R(1)	R(1)	R(1)	R(1)	A(7)	A(9)	R(1)	R(1)
瓣叶数量及钙化评估	A(7)	A(7)	M(6)	R(1)	R(1)	R(1)	R(1)	M(4)	A(9)	R(1)	R(1)
瓣环至主动脉窦距离评估	R(1)	M(6)	R(1)	R(1)	R(1)	R(1)	R(1)	M(5)	A(9)	M(4)	R(1)
置入物与主动脉瓣中心线评估	R(1)	R(3)	R(1)	R(1)	R(1)	R(1)	R(1)	R(2)	A(8)	R(1)	R(1)
主动脉径线评估	R(1)	M(4)	R(1)	R(1)	R(1)	R(1)	R(1)	A(7)	A(9)	R(2)	R(1)
主动脉粥样硬化评估	R(1)	M(5)	R(1)	R(1)	R(1)	R(1)	R(1)	M(4)	A(9)	M(4)	R(1)
髂血管及股血管评估	R(1)	R(1)	R(1)	R(1)	R(1)	R(1)	R(1)	M(5)	A(9)	M(5)	R(1)

TTE.经胸超声心动图；TEE.经食管超声心动图；MPI.心肌灌注成像；CMR.心脏磁共振成像；CCT.心脏断层扫描；ANG.血管造影

表2　TAVR术中影像学评估

评估内容	TTE	TEE	3D TTE	ANG	透视
导线进入左心室	A(7)	A(7)	M(5)	R(1)	A(9)
主动脉瓣置换	A(7)	A(8)	M(6)	A(7)	A(9)
置换后评估（位置、功能、反流）	A(7)	A(8)	A(7)	A(8)	A(7)
即刻并发症评估 低血压 冠状动脉阻塞 左心室低电压 左心室流出道梗阻 严重反流 置入物移位 心脏压塞 右心室穿孔 空气栓塞 主动脉撕裂	A(8)	A(9)	A(7)	A(8)	A(8)

TTE.经胸超声心动图；TEE.经食管超声心动图；ANG.血管造影

表3　TAVR术后（30d内）影像学评估

评估内容	TTE	TEE	3D TTE	运动负荷超声	药物负荷超声	核素心室显像	MPI（SPECT/PET）	CMR	CCT	脑CT/MRI
主动脉瓣及瓣周反流	A(8)	A(7)	M(5)	R(1)	R(1)	R(1)	R(1)	M(4)	M(4)	R(1)
脑卒中	A(7)	M(6)	R(3)	R(1)	R(1)	R(1)	R(1)	R(1)	M(6)	A(9)

TTE.经胸超声心动图；TEE.经食管超声心动图；MPI.心肌灌注成像；CMR.心脏磁共振成像；CCT.心脏断层扫描；ANG：血管造影

TEE操作多在咽部局部麻醉患者清醒状态下进行，对于高龄、重度主动脉瓣狭窄、心功能Ⅲ～Ⅳ级患者存在较大风险。术中TEE空间分辨率远优于TTE，对于瓣叶解剖或主动脉瓣斑块及心内结构评估更加准确（图1）。3D TEE对TAVR术前瓣环径线测量的具有较高的可行性及可靠性，是MDCT重要的补充手段。

主动脉瓣环不是一个孤立的解剖结构（图2），本身主动脉瓣的结构及周围毗邻关系比较复杂，主动脉3个窦最低点所在的平面即主动脉瓣环平面，这个虚拟出的基底环就是确定主动脉人工瓣膜大小的关键结构。由于因在TTE或TEE中往往只能显示量主动脉瓣环的短径（图3），对于主动脉瓣狭窄严重的患者，瓣环往往更趋于椭圆形，此时二维超声测量值往往偏小；而MDCT及CMR可三维显示心动周期任一时刻主动脉瓣环横截面，测量准确性高，且两者一致性高。

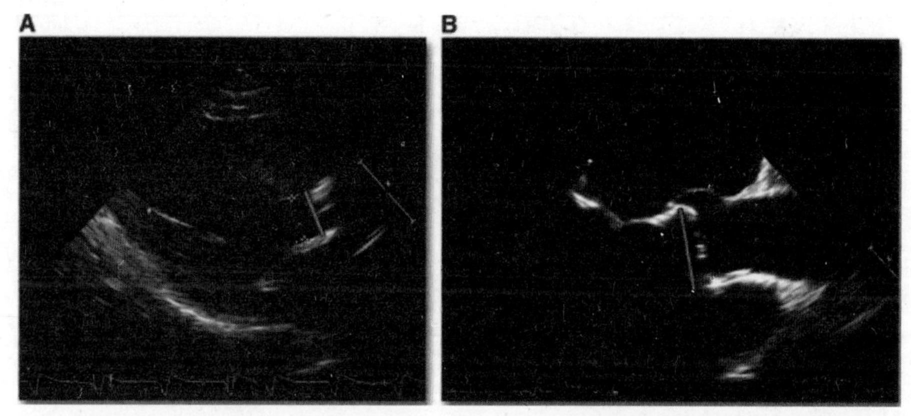

图1　图A显示TTE测量主动脉瓣环直径2.2cm，低于TEE测量结果（3.0cm）（图B）

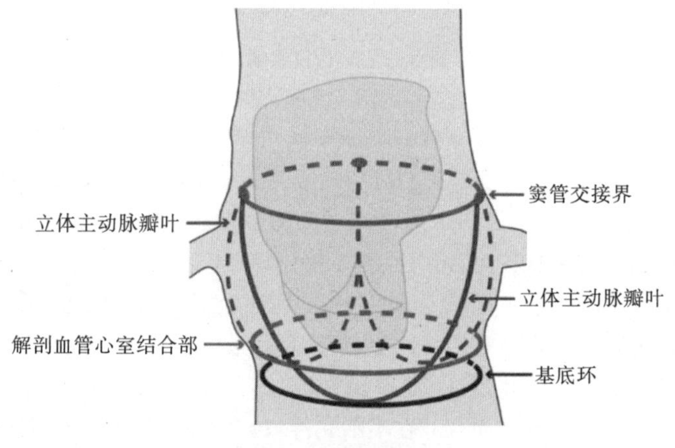

图2　主动脉瓣环

TTE
TEE

图3　TTE/TEE往往只显示主动脉瓣环短径

MDCT图像空间分辨率高，能够多角度、多平面进行重建，三维成像几乎各向同性，可提供详细精准的解剖学细节。MDCT的测量评估是TAVR术前的核心环节，对于人工瓣膜大小的选择及减少瓣周漏发生至关重要。2012年，国际心血管CT协会（Society of Cardiovascular Computed Tomography，SCCT）制定了TAVR术前CT扫描的专家共识。扫描包括两部分，即心电门控扫描模式获取主动脉根窦部图像，大螺距扫描模式获取主动脉图像。前者极大地减少了运动伪影并能够重建心动周期任一时刻图像，这一扫描模式得到的图像测量值是决定人工瓣膜的关键，同时也能获得冠状动脉、瓣叶形态、钙化等细节信息（图3）。由于MDCT存在电离辐射及需要使用碘对比剂，因此检查前需权衡利弊。

MDCT对主动脉瓣环的测量有3种常见方法：包括长短径求平均直径法、面积测量转换直径法、周长测量转换直径法。有研究表明，收缩期测量主动脉瓣环径线比舒张期更大，心动周期中周长的测量更为稳定。同时，MDCT是术前血管路径评估的最理想检查方式。

CMR具有多参数、多平面、多序列成像及较高的软组织分辨率等优点，能够准确评估瓣膜形态及功能，但由于扫描时间长、需患者屏气配合，因此，不如超声和MDCT应用普遍，目前尚无相关专家共识。众多CMR新技术的应用有助于TAVR术前术后对血流的评估（图4）。其中4D Flow是能够无创评估心腔及大血管血流的新技术，一次扫描即获得

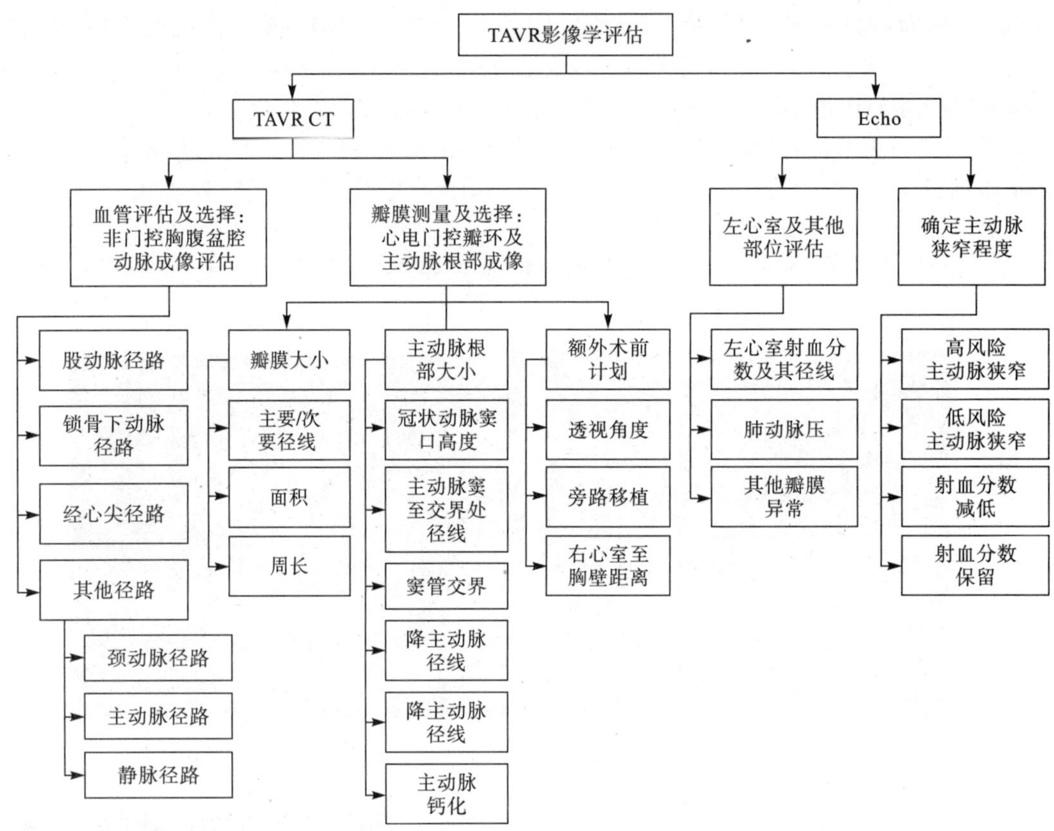

图4　2017 ACC成年人主动脉瓣狭窄TAVR决策途径专家共识：TAVR影像学评估流程

扫描范围内任意位置血流的方向、速度、剪切力等血流动力学参数，这些参数能够提示极细微血流异常及其湍流类型，帮助临床更早地发现和定量评估TAVR术前术后血流动力学改变及其对管壁的影响。Bissell等近期发表的主动脉瓣二瓣化畸形患者4D FLOW研究显示机械瓣-主动脉瓣置换术后及ROSS术后升主动脉血流方式基本正常，层面内剪切力降低，而生物瓣-主动脉瓣置换术后患者血流方式仍异常，且层面内剪切力与二瓣化畸形患者无显著差异（图5）。CMR特征追踪技术（CMR feature tracking，CMR-FT）是用于评价心肌应变的一种新的后处理技术，类似于超声的斑点追踪技术。在常规电影图像中获得心肌整体和局部应变，以及心肌扭转、非同步运动及舒张功能。Musa等近期初步研究显示，TAVR术后患者周向峰值应变率及收缩应变率降低，且与术后总死亡率相关。

总之，随着TAVR在世界范围内的蓬勃发展，人工瓣膜的种类及尺寸在不断完善，TAVR相关技术在不断优化改进，TAVR临床指南也在不断更新，心血管影像医生作为TAVR团队（包括心脏瓣膜病、心脏介入、心脏外科、心血管麻醉）中重要的一部分，应时刻关注TAVR前沿动态，与临床紧密结合，不断规范完善TAVR相关影像学，综合利用多模态

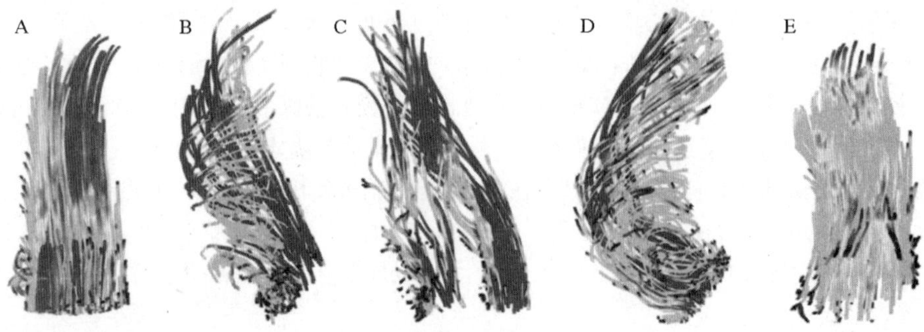

图5　A.健康志愿者升主动脉层流；B.主动脉瓣二瓣化畸形患者升主动脉血流呈右手螺旋方向流动；C.机械瓣主动脉瓣置换术后患者升主动脉血流呈2股层流；D.生物瓣主动脉瓣置换术后患者升主动脉血流呈右手螺旋方式；E. Ross术后患者升主动脉血流呈层流

影像方法为TAVR的术前计划、术中引导及术后随访保驾护航。

参考文献

Achenbach S, Delgado V, Hausleiter J, et al.SCCT expert consensus document on computed tomography imaging before transcatheter aortic valve implantation（TAVI）/transcatheter aortic valve replacement（TAVR）.J Cardiovasc Comput Tomogr, 2012, 6: 366-380.

Baumgartner H, Hung J, Bermejo J, et al. Echocardiographic assessment of valve stenosis: EAE/ASE recommendations for clinical practice. J Am Soc Echocardiogr, 2009, 22: 1-23.

Binder RK, Webb JG, Willson AB, et al. The impact of integration of a multidetector computed tomography annulus area sizing algorithm on outcomes of transcatheter aortic valve replacement: a prospective, multicenter, controlled trial. J Am Coll Cardiol, 2013, 62: 431-438.

Bissell MM, Loudon M, Hess AT, et al.Differential flow improvements after valve replacements in bicuspid aortic valve disease: a cardiovascular magnetic resonance assessment.J Cardiovasc Magn Reson, 2018, 20: 10.

Doherty JU, Kort S, Mehran R, et al. ACC/AATS/AHA/ASE/ASNC/HRS/SCAI/SCCT/SCMR/STS 2017 Appropriate Use Criteria for Multimodality Imaging in Valvular Heart Disease: A Report of the American College of Cardiology Appropriate Use Criteria Task Force, American Association for Thoracic Surgery, American Heart Association, American Society of Echocardiography, American Society of Nuclear Cardiology, Heart Rhythm Society, Society for Cardiovascular Angiography and Interventions, Society of Cardiovascular Computed Tomography, Society for Cardiovascular Magnetic Resonance, and Society of Thoracic Surgeons. J Nucl Cardiol, 2017, 24: 2043-2063.

Gatzmann M, Kozten M, Bojara W, et al. Long term outcome of patients with moderate and severe prosthetic aortic regurgitation after TAVR. Am J Cardiol, 2012, 110: 1500-1506.

Guez D, Boroumand G, Ruggiero NJ, et al. Automated and manual measurements of the aortic annulus with ECG-gated cardiac CT angiography prior to transcatheter aortic valve replacement: comparison with 3D-transesophageal echocardiography. Acad Radiol, 2017, 24（5）: 587-593.

Hamdan A, Guetta V, Konen E, et al.Deformation dynamics and mechanical properties of the aortic annulus by 4-dimensional computed tomography: insights into the functional anatomy of the aortic valve complex and implications for transcatheter aortic valve therapy.J Am Coll Cardiol, 2012, 59: 119-127.

Hayashida K，Lefevre T，Chevalier B，et al. Transfemora aortic valve implantation new criteria topredict vascular complications.J Cardiovasc Interv, 2011, 4: 851-858.

Jabbour A, Ismail TF, Moat N, et al.Multimodality imaging in transcatheter aortic valve implantation and post-procedural aortic regurgitation: comparison among cardiovascular magnetic resonance, cardiac computed tomography, and echocardiography.J Am Coll Cardiol, 2011, 58: 2165-2173.

Katsanos S，Debonnaire P，van derxley F，et al.Position of Edwards SAPIEN transcatheter valve inthe aortic root in relation with the coronary ostia: Implications for percutaneous coronary interventions.Catheter Cardiovasc Interv, 2015，85（3）: 480.

Leipsic J，Gurvitch R，Labounty TM，et al. Multidetector computed tomography intranscatheter aortic valve implantation.JACC Cardiovasc Imaging, 2011, 4: 416-429.

Musa TA, Uddin A, Swoboda PP, et al.Cardiovascular magnetic resonance evaluation of symptomatic severe aortic stenosis: association of circumferential myocardial strain and mortality.J Cardiovasc Magn Reson, 2017, 19: 13.

Palmer S, Child N, de Belder MA, et al.Left Atrial Appendage Thrombus in Transcatheter Aortic Valve Replacement: Incidence, Clinical Impact, and the Role of Cardiac Computed Tomography.JACC Cardiovasc Interv, 2017, 10: 176-184.

Parashar A, Sud K, Devgun J, et al.Feasibility of LAA Closure for Left Atrial Thrombus in Patients With Aortic Stenosis and AF.J Am Coll Cardiol, 2016, 68: 770-771.

Saia F, Lemos PA, Bordoni B, et al.Transcatheter aortic valve implantation with a self-expanding nitinol bioprosthesis: prediction of the need for permanent pacemaker using simple baseline and procedural characteristics.Catheter Cardiovasc Interv, 2012, 79: 712-719.

Stella S, Italia L, Geremia G, et al. Accuracy and reproducibility of aortic annular measurements obtained from echocardiographic 3D manual and semi-automated software analyses in patients referred for transcatheter aortic valve implantation: implication for prosthesis size selection［J］. European Heart Journal-Cardiovascular Imaging, 2018.

Toggweiler S, Gurvitch R, Leipsic J, et al. Percutaneous aortic valve replacement: vascular outcomes with a fully percutaneous procedure. J Am Coll Cardiol, 2012, 59: 113-118.

Webb JG，Wood D A.Current status of transcatheter aortic valve Replacemt. J Am Coil Cardiol, 2012, 60（6）: 483-492.

3. 经皮生物肺动脉瓣膜植入进展

上海交通大学附属胸科医院　潘　欣

一、概述

数十年来，先天性心脏病外科技术不断进步，复杂发绀型心脏病如法洛四联症（TOF）等在国内小儿或成年人心脏中心已常规开展，这些患者在成功施行外科根治术后，无论生存率或主观症状均明显改善。但随着年龄增长，纠治术后一些远期并发症逐渐显现，其中肺动脉瓣反流（pulmonary regurgitation，PR）及右心室流出道（right ventricular outflow tract，RVOT）和肺动脉瓣残余梗阻正日益得到重视。一般而言，术后存在肺动脉瓣中重度反流患者，早期仅增加右心容量负荷，多无临床症状，但至病程后期，往往临床表现呈多样化和个体化，如心电图QRS间期延长，三尖瓣反流加重，严重心律失常，右心容量负荷增加，右心逐渐扩大，左心受压后容量减小，左心室舒张功能减退，右心功能失代偿，心排血量降低，最终导致心力衰竭，严重者可致死亡。对肺动脉瓣反流的治疗，药物仅为对症姑息。外科开胸植入肺动脉瓣则因为二次以上手术，术中切口粘连严重，部分患者还需外科同时处理三尖瓣反流，故创伤大，技术难度高，围术期右心功能恢复困难，远期来看，尚存在植入瓣膜退化等因素，故相对治疗棘手。

2000年，Philipp Bonhoeffer首先报道了一例患有严重右心室肺动脉人工管道狭窄伴肺动脉瓣大量反流的12岁男性患儿，经皮植入肺动脉瓣（猪颈静脉瓣）取得成功，该方法具有创伤小、恢复快等特点，并克服了外科换瓣术的一系列风险。近年来，随着器械研制不断进步和植入技术的提高，全世界已有超过10 000例患者完成经皮肺动脉瓣植入，主要适应人群为先天性心脏病术后RVOT功能不全患者，国外多采用预先支架扩张狭窄人工管道，然后经皮置入直筒状球扩支架瓣膜系统（Medtronic Melody或Edwards Sapien系统）。国内肺动脉瓣反流患者与国外右心室流出道功能不全者的局部解剖存在差异，无法应用国外同类产品（支架瓣膜的尺寸和形态均不匹配），针对国内先心病术后肺动脉瓣反流患者的特点，杭州启明公司自主研制的Venus P肺动脉瓣膜系统，2013年5月上海中山医院葛均波院士团队率先在国内开展该技术。迄今为止，国内有六家单位参与共完成55例肺动脉瓣植入，且大部分已完成1年以上临床自身对照研究和随访。所有患者经皮植入肺动脉瓣后，瓣膜反流程度均由术前中度以上转为消失或轻微，心脏磁共振造影显示右心室容积指数明显下降，右心功能改善。对于合并三尖瓣重度反流的患者，术后3个月随访，其反流程度也相应减轻。由于该系统支架瓣膜具有的自身特点和操作简便性，尤其具有与国外球扩支架瓣膜不同特点，已引起欧洲、美洲及东南亚医生关注，并开始全球临床试验计划。但作为一项新兴技术，经皮肺动脉瓣植入术仍需不断进行临床探索，积累大规模临床数据，并进一步革新技术，持续研发和改进器械。

二、解剖及造影特点

1.解剖特点　国内外对于等存在右心室流出道及肺动脉狭窄患者的外科术式有较大差异，国内在手术矫正过程中普遍采用RVOT跨瓣环补片成形术即RVOT、肺动脉纵向切开后加补片扩大管腔内径，解除RVOT及肺动脉狭窄，对狭窄的肺动脉瓣一般采用切开，部分或完全切除，或置入自体心包人工瓣补片、牛颈静脉带瓣补片取代自身瓣膜。该术式易导致瓣叶对合不良、退化、缺如，肺动脉瓣环扩大，RVOT-MPA补片处宽大甚至瘤样扩张膨出，而钙化相对不明显，患者在术后早期即有明显肺动脉反流。相对而言，国外在纠治术中多采用RVOT处置入带瓣膜人工血管，尽管短期内不会有肺动脉反流，但长期应用后，人工管道将出现钙化导致RVOT梗阻，其生物瓣出现功能退化并导致瓣膜关闭不全或狭窄，即RVOT功能不全。

术前需行增强CT或MRI检查并进行图像后处理，三维重建肺动脉和右心室流出道，准确测量收缩末期右心室流出道、主肺动脉及左右肺动脉面积、周长参数以计算平均直径，有无局部瘤样膨出，评估肺动脉瓣结构、瓣叶病变类型、瓣环直径、窦管交界直径、主肺动脉长度或左、右肺动脉开口距离肺动脉瓣环的距离，评估肺动脉对冠状动脉尤其是左主干的距离及有无压迫表现（图1）。由于主肺动脉及左右分支近端的走行方向更偏向纵隔后方，C臂的投照角度难以达到3D-CTA或MRI建议的最佳角度，透视下测量的肺动脉长度和直径与真实值仍有差距，有条件者可以3D打印患者的RVOT-PA解剖结构（图2）或行带瓣支架虚拟成像（图3），术前对该部位解剖结构的展示，除了可以预估置入瓣大小和长度并做好相应的瓣膜准备，还非常有利于术者在手术操作中的判断及对置入瓣位置的控制。由于自膨式肺动脉瓣

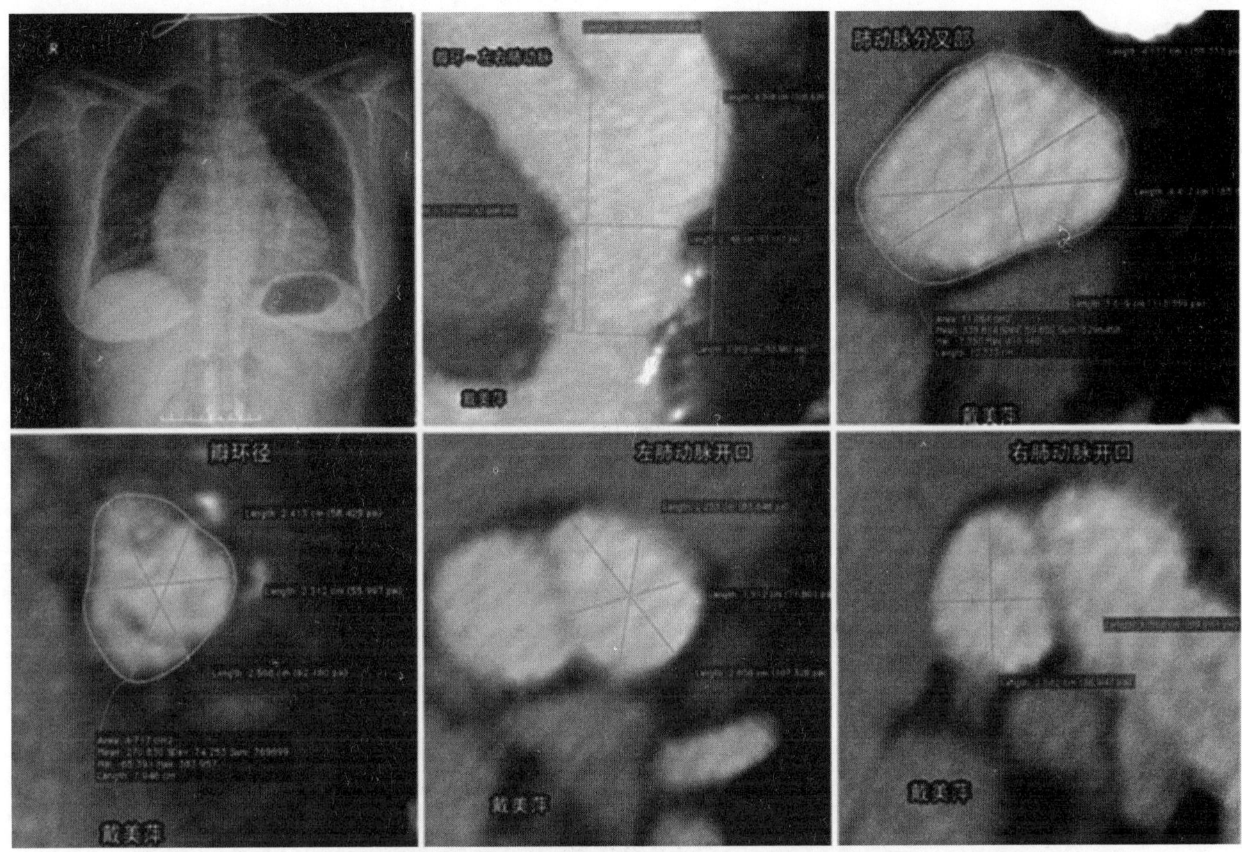

图1　肺动脉CTA对各个重要径线做评估和测量，详见图示

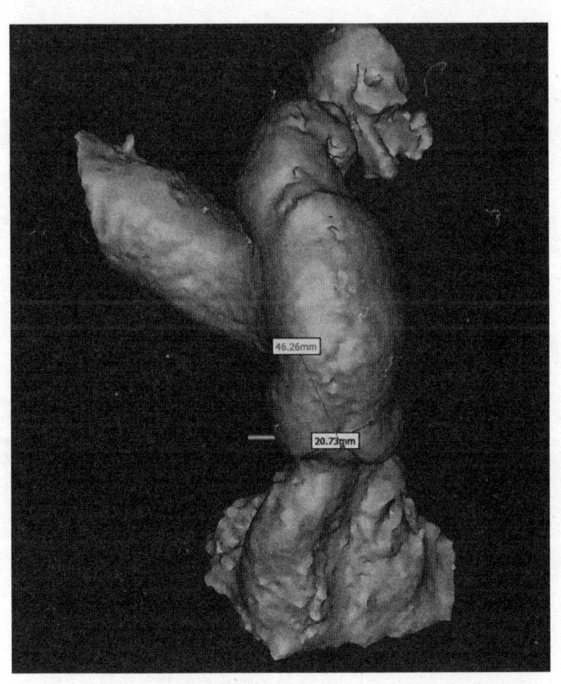

图2　CTA肺动脉三维成像，可做3D打印

系统（Venus-P）具有形态上特殊性，上端喇叭口必须置于肺动脉分叉部位，以保证瓣膜支架置入后的稳定性。故临床上对TOF术后一侧肺动脉缺如，左、右肺动脉分支开口部有残余狭窄或既往有肺动脉分叉部支架置入病史的患者不适用该瓣膜装置（图4）。需要指出的是，PR患者中MRI更重要的是应用在术前及术后对患者右心功能的评估，尤其是右心室舒张末容积（RVEDV）、右心室收缩末容积（RVESV）和右心室射血分数（RVEF）。

2.造影特点

（1）左前斜位30°和头位30°主肺动脉造影：主肺动脉造影剂注射总量为20～30 ml，流速为15～20 ml/s，叶以下动脉造影剂总量为10～20 ml，流速为10～20 ml/s。高压注射器压力预设为500～800 PSI；一般根据患者年龄、体型及主肺动脉显影情况来适当调整造影剂总量和流速。观察内容：①肺动脉瓣反流量，评估肺动脉关闭不全反流严重程度；②右心室流出道至主肺动脉局部解剖，测量RVOT与MPA内径，确定肺动脉瓣环位置及肺动脉窦根部和窦管结合部，参考定标；③主肺动脉、左右肺动脉和叶段肺动脉的走行、分布、管腔，以及远端血管床的灌注。见图5。

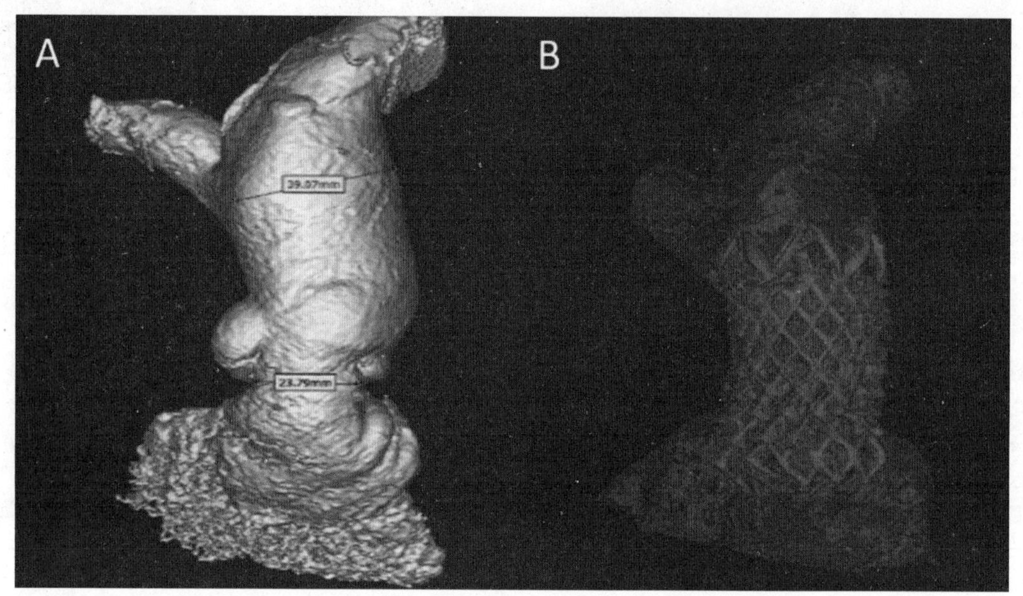

图3　A：CTA肺动脉三维成像，测量肺动脉瓣环和主干内径；B：选择相应虚拟成像的带瓣支架置入

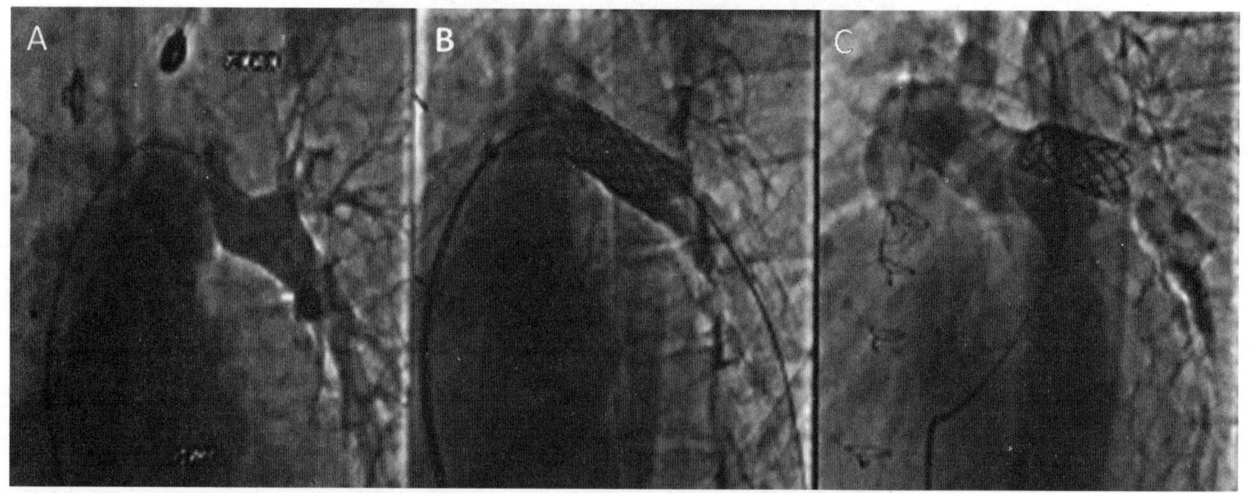

图4　左肺动脉口部重度狭窄伴扭曲，支架置入后其一端略突出主肺动脉，尽管肺动脉造影显示中到大量肺动脉瓣反流，但不适合Venus-P瓣膜置入

A.左肺动脉造影显示肺动脉分叉左肺动脉开口处重度狭窄伴扭曲；B.支架置入后狭窄解除，但支架近端略突出主肺动脉；C.肺动脉造影显示仍存在中等以上肺动脉瓣反流

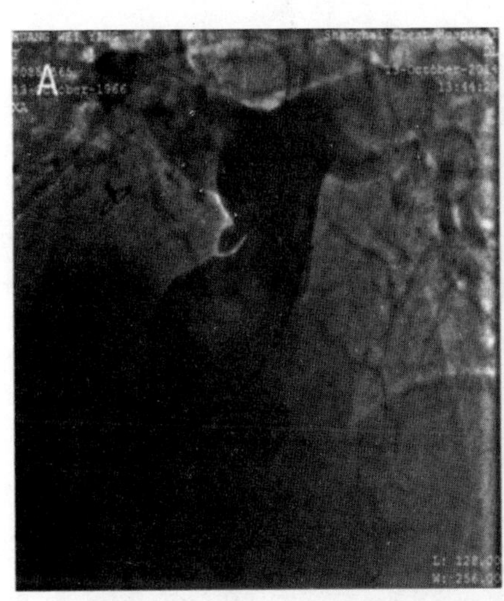

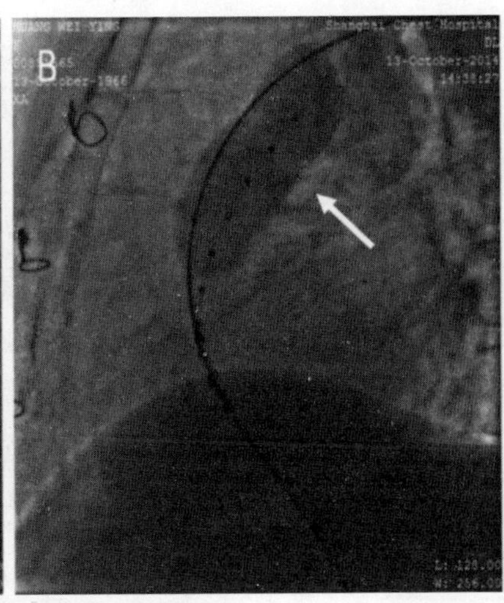

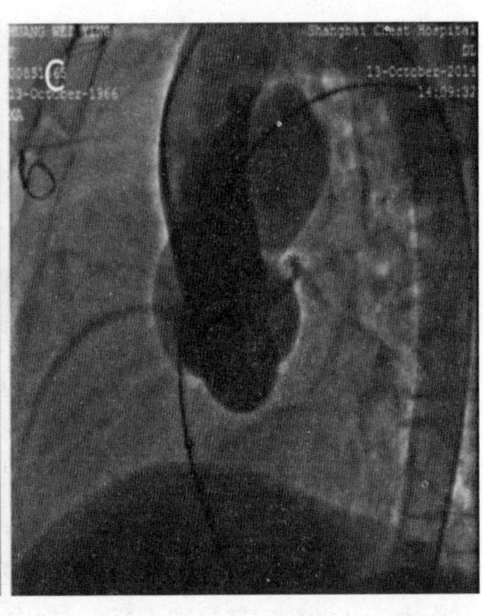

图5　图A肺动脉造影显示大量造影剂反流至右心室，并可初步观察左右肺动脉开口，走行，判断远端肺心血管灌注；图B球囊充盈后显示腰征，测量球囊腰部直径即为肺动脉瓣环内径，箭头所示；图C球囊充盈后多体位主动脉造影显示左右冠状动脉开口是否受压

（2）前后位和侧位右心室造影：右心室造影剂总量为30～40 ml，流速20～25 ml/s，高压注射器压力预设为800～1000 PSI。从不同体位（和正位造影呈切线位）进一步观察右心室流出道至肺动脉的形态和解剖结构及肺动脉瓣环。由于部分患者局部解剖差异（如肺动脉瓣下或上呈膨出瘤或血管扭曲等因素），也可根据病变不同选用其他体位造影。

（3）左前斜位30°和头位30°主动脉根部造影：同步肺动脉内充盈测量球囊。主要观察当球囊充分充盈并出现“腰征”后左、右冠状动脉显影，尤其是左冠状动脉有否受压迫征象。如无法清晰显示则需要同步球囊充盈下行选择性左冠状动脉造影。测定测量球囊的内径，作为参考以选择合适尺寸的Venus P瓣膜。见图5。

三、介入治疗要点及并发症

尽管常规股静脉通路完成TPVI（transcatheter pulmonary valve implantation）或 PPVI（percutaneous pulmonary valve implantation）即经导管肺动脉瓣置入术的操作难度不高，但和其他介入技术相似，临床需要有专业的团队配合，有一定学习曲线。经皮肺动脉瓣置入的操作过程及要点如下。

在心导管室局部麻醉或全身麻醉和双向心血管造影引导下进行手术，多数符合指征的患者可考虑局部麻醉下进行。以2个5F或6F血管鞘置入左股动脉及左股静脉，6F或7F血管鞘置入右股静脉内，静脉注射肝素以维持术中ACT＞250s。

经右侧股静脉置入5F或6F猪尾导管分别至右心室和主肺动脉造影，观察及测量内容具体见前述，操作时应注意避免导管缠绕及损伤三尖瓣及肺动脉瓣。术前经右股静脉鞘送入端孔导管至RVOT-MPA测量压力等血流动力学参数（右心房、右心室、主肺动脉、肺动脉分支压力及连续压差）。

将0.035 in超硬可交换导丝（Lunderquist超硬导丝）经右股静脉-下腔静脉-右心房-右心室-肺动脉以达左肺动脉远端建立轨道。由于左右肺动脉的走行存在一定差异，左肺动脉多向上延续主肺动脉走行，相对于右肺动脉其开口较高且向左上，而右肺动脉较平直，其开口向右略垂直于主肺动脉。因此一般将导丝置入左肺动脉远端建立轨道，目的是便于粗大的输送系统进入。过程中需注意避免导丝缠绕通过三尖瓣腱索，影响后续操作及导致三尖瓣损害。见图6。

经导丝送入测量球囊导管至RVOT-MPA部位，并经左股动脉血管鞘置入猪尾导管（普通或者黄金标记猪尾导管）至升主动脉窦部，取左前斜＋头位行同步肺动脉内充盈测量球囊和主动脉根部造影。观察及测量内容图示详见前述。我们的经验，肺动脉CTA三维重建和肺动脉造影以及测量球囊应用均非常重要，综合上述影像学，有利于瓣膜支架的选择，一般带瓣支架型号以大于肺动脉瓣环直径2～4mm为妥，长度以直筒段长度匹配肺动脉主干长轴径为好。

根据所选择瓣膜大小自右股静脉送入已装载好瓣膜的输送系统至主肺动脉，行右心室造影以确定瓣膜处于正确位置。同时，经左股静脉送入猪尾导管至右心室，便于在瓣膜释放期间进行造影定位。一些特殊病例瓣膜输送系统可能难以到位，多数为局部解剖病变所致，包括右心室流出道及肺动脉血管扭曲、瘤样扩张、肺动脉瓣明显钙化、合并吻合口梗阻或钙化，以及右心室及肺动脉过于宽大导致超硬导丝轨道明显打弯而支撑力不足等。如已排除输送系统缠绕三尖瓣腱索，可尝试以下3种方法：一是将导丝放置于右肺动脉远端，调整轨道角度便于输送系统进入；二是从对侧股静脉预先置入球囊支撑于右心室流出道，当输送系统头端前进至右心室流出道时，充盈球囊反复挤压输送系统，以调整输送系统位置及方向，便于其沿超硬导丝轨道进入肺动脉远端（图7）；三是改为右侧颈内静脉入路，建立上腔静脉-右心房-右心室-主肺动脉-右肺动脉轨道，将输送系统送入目标部位（图8）。

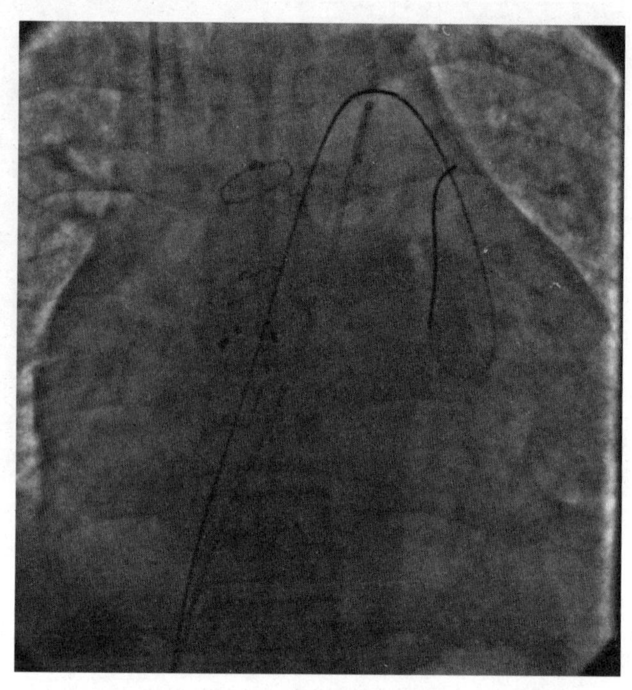

图6　Lunderquist超硬导丝经右股静脉－下腔静脉－右心房－右心室－肺动脉主干－左肺动脉远端建立轨道

瓣膜系统送到位后，缓慢回撤输送系统外鞘，逐步释放自膨式生物瓣膜到达所定部位。一般而言，建议先在左肺动脉起始部慢慢释放直至上端喇叭口完全张开，然后轻轻往回退瓣膜装置，使其“跳入”肺动脉分叉处，使支架上端标志点基本定位于右肺动脉口下缘水平，而支架下端标志点则在肺动脉瓣环水平，至定位准确后则可快速释放支架剩余部分。建议采用左前斜位＋头位作为主要工作体位，过程中反复造影定位，一旦发现支架标志点与理想定位点不符，或发现右肺动脉部分或完全阻塞，造影右肺动脉无血流或血流缓慢，可在仅释放出上端喇叭口情况下，整个系统做上下微调，由于右肺动脉开口较左肺动脉为低，一般以回撤性操作更安全，可避免支架覆膜部分阻挡右肺动脉血流，而当支架直筒部分释放后则无法移动（图9）。

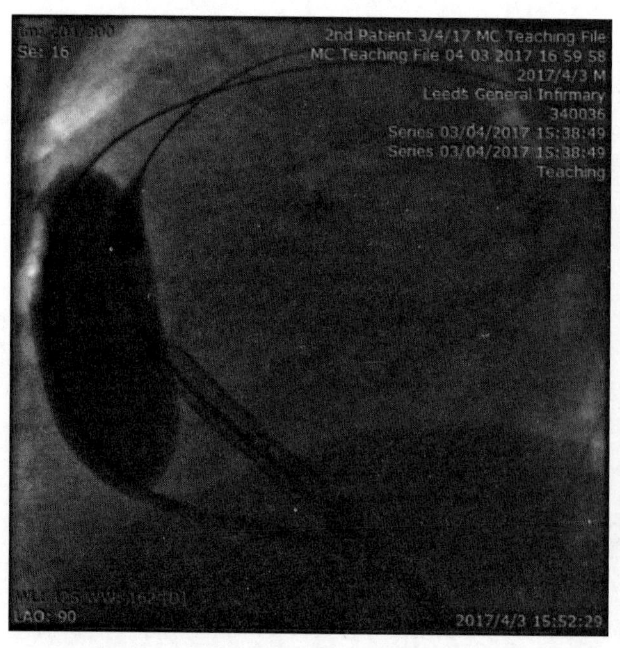

图7　利用球囊支撑使得输送系统通过RVOT

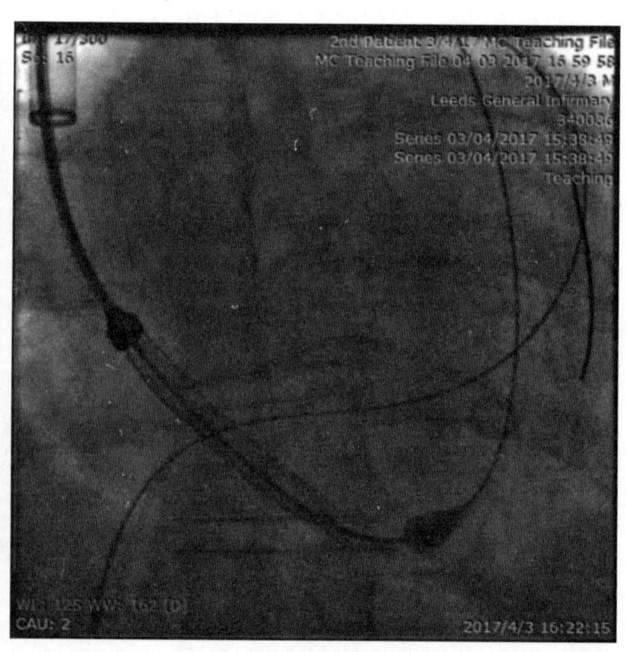

图8　上腔静脉入径

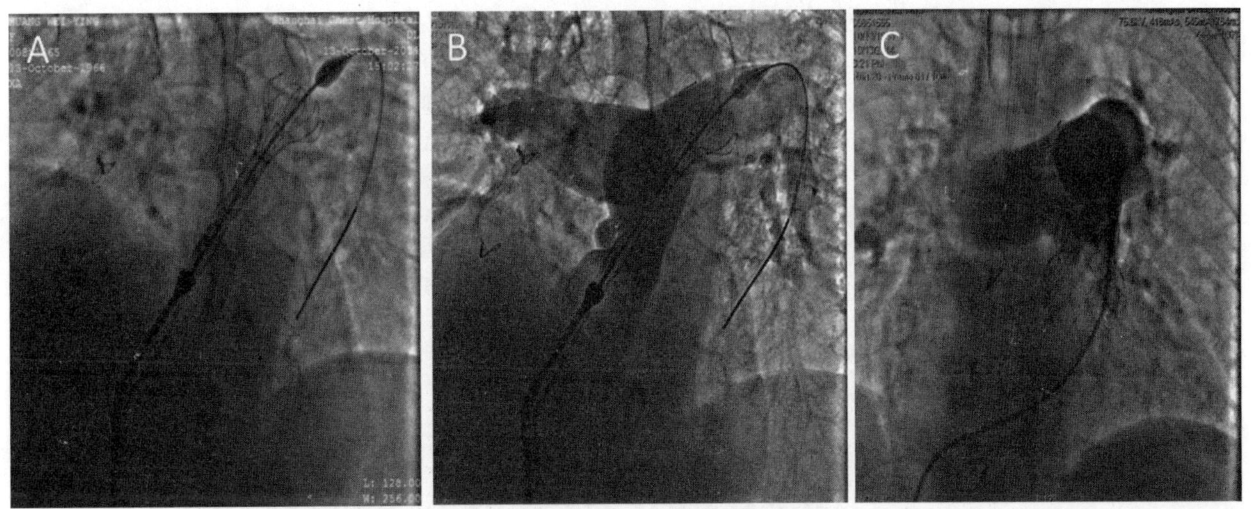

图9　图A：瓣膜支架在左肺动脉近端开始释放；图B：肺动脉造影证实瓣膜支架上端喇叭口已经基本释放，但位置偏高，故将系统略回撤后继续释放；图C：瓣膜支架位置良好，造影显示肺动脉瓣反流消失，左右肺动脉显影良好

对部分肺动脉瓣环呈明显扩张且主肺动脉有扭曲或轻度狭窄的患者，如常规选择直径大的支架瓣膜，一方面可造成操作困难（输送系统越粗操作的柔顺性越差，且对血管的损伤也越大），另一方面易出现晚期支架断裂（右心室流出道随着心脏舒缩对支架造成扭转和挤压，导致支架焊接点断裂，严重者可影响人工瓣功能及增加右心室流出道压差）。因此，建议根据CT和心血管造影选择较短的支架瓣膜，使下端膨出的喇叭口位于患者肺动脉瓣环位置，上端喇叭口位于肺动脉分叉上部，而直筒状部分则支撑于主肺动脉或其狭窄段。这样既可以保持支架瓣膜的稳定性和维护置入瓣功能，也不会影响左右肺动脉血流。

术中及术后需连续行心血管造影以评价手术效果和血流动力学结果，瓣膜置入后肺动脉造影和右心室造影以评估瓣膜位置、瓣膜功能、是否有反流和有无瓣周漏，以及左、右肺动脉前向血流。瓣周漏在肺动脉瓣置入术中较少见，且对患者血流动力学影响较小（该部分患者多原先存在中到大量肺动脉反流）。同时，可再次行左、右冠状动脉非选择性或选择性造影判断有无冠状动脉受压（图10），尽管国内尚未发生冠脉压迫病例，仍应引起足够重视，一旦发生严重狭窄性病变，应尽早置入支架或心外科旁路移植，以保证冠状动脉供血。结合心超如判断膜支架有膨胀不足，可置入高压

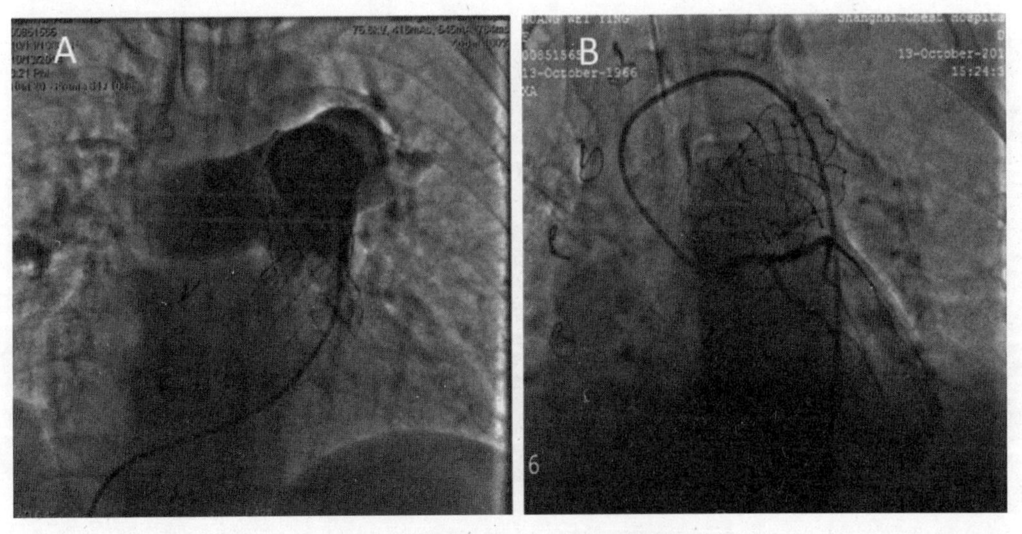

图10　肺动脉瓣置入后血管造影

A.肺动脉造影显示反流消失，肺动脉前向血流通畅，左右肺动脉显影良好；B.选择性冠状动脉造影提示无冠状动脉压迫征象

球囊进行后扩张。如选择的瓣膜支架过长或放置位置过低，则需判断是否影响右心室心尖部乳头肌和腱索，如已损害三尖瓣及加重三尖瓣反流。笔者曾遇到一例法洛四联症术后重度肺动脉瓣反流合并单侧肺动脉缺如患者，在成功置入肺动脉瓣后，即出现瓣膜支架向右心室脱落移位（图11），后转入心外科开胸予支架悬吊固定术，术后恢复良好。

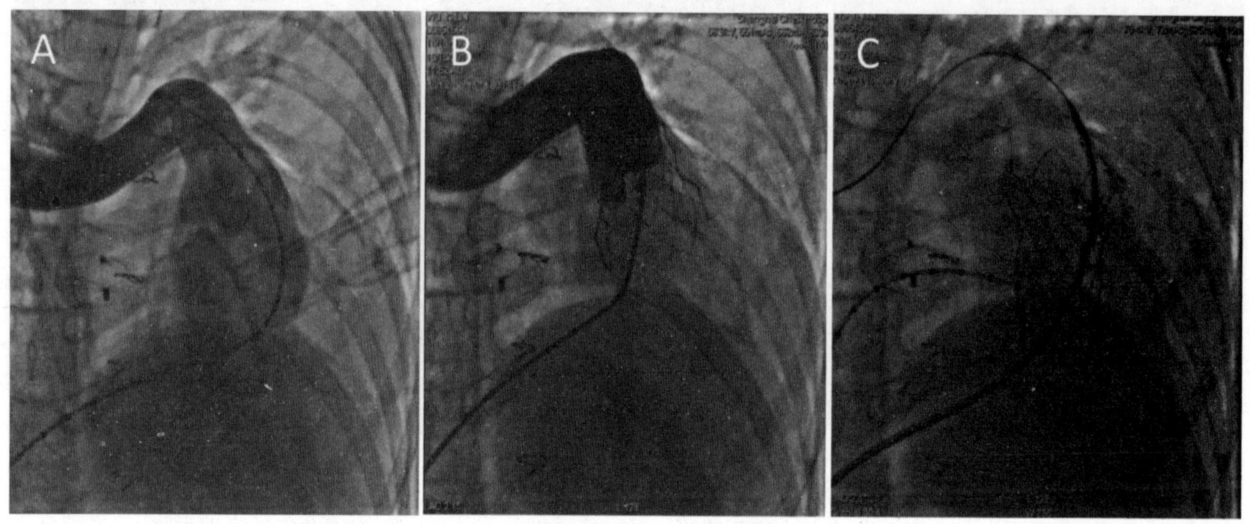

图11　A：TOF术后，一侧肺动脉缺如，大量肺动脉瓣反流；B：肺动脉瓣置入后，反流消失；C：瓣膜支架脱落至右心室

术后经右股静脉鞘送入端侧孔导管至RVOT-MPA检测血流动力学（右心房、右心室、主肺动脉瓣下和瓣上、左右肺动脉压力及连续压差），记录详细的血流动力学资料。实时心脏超声检查记录所需切面图像，评价手术实时效果，复测右心房、右心室、右心室流出道、肺动脉瓣环、主肺动脉直径，评价三尖瓣反流程度、肺动脉瓣前向血流速度及压差，有无肺动脉瓣反流及瓣周瘘（图12）。超声也用于术中实时监察并引导手术操作进程、防范可能出现的并发症，且作为术后随访的重要工具（图13）。

由于肺动脉瓣置入为经皮介入性操作，建议术前1～3d给予拜阿司匹林100mg，1次/天，口服，同时在术前需抗生素静脉常规预防性应用，术后住院观察期间仍继续抗生素应用至1周，拜阿司匹林则维持直至术后6个月。

需重视与瓣膜装置置入相关的介入并发症。目前国内器械选择仍以自膨式瓣膜装置为主，我们按术中急性和术后亚急性-慢性将并发症进行分类：①术中急性并发症：血管损伤、右肺动脉部分或者完全阻塞、肺动脉夹层，穿孔或出血、冠状动脉压迫、瓣膜装置移位脱落、瓣周瘘、三尖瓣腱索断裂或压迫等。②术后亚急性-慢性并发症：瓣膜置入

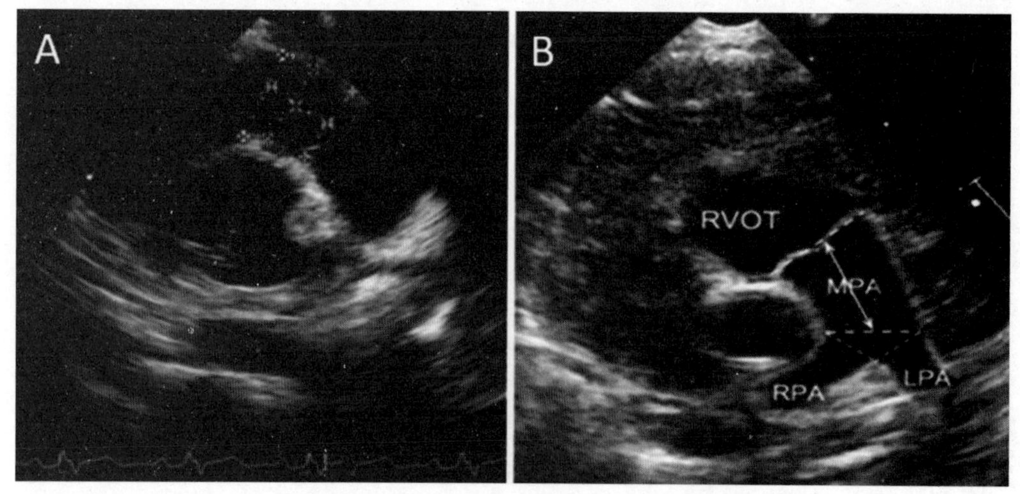

图12　心脏超声测量肺动脉主干长径及内径

A.大动脉短轴观显示并测量肺动脉瓣环内径和右心室流出道内径；B.肺动脉长轴观显示主肺动脉和左右肺动脉近端分叉部，分别测量其内径和肺动脉主干长径

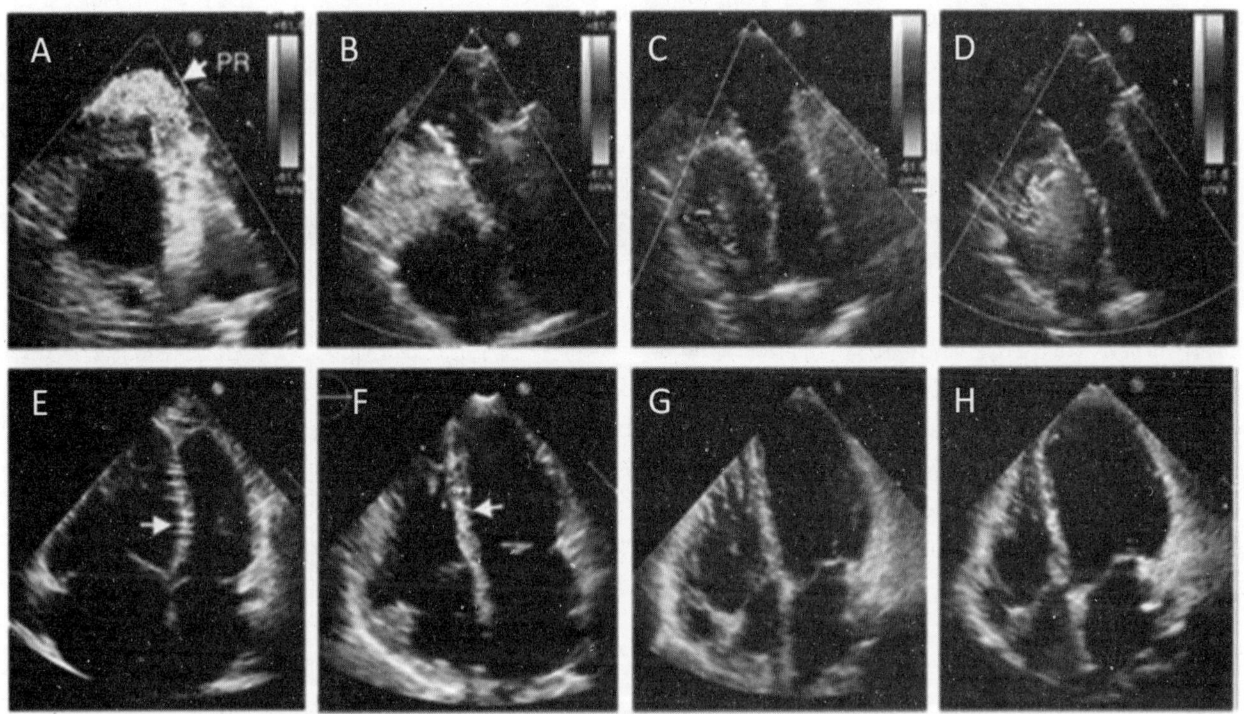

图13　经胸心超对术前和术后随访期（分别为术前、术后即刻、术后1个月、术后3个月）肺动脉瓣反流及右心室重构的评估

A.术前肺动脉长轴观，彩色多普勒提示肺动脉瓣关闭不全伴大量反流；B.肺动脉瓣置入成功，术后即刻显示置入瓣位置和功能良好；C.术后1个月，肺动脉长轴二维观示瓣膜关闭良好；D.术后3个月，置入肺动脉瓣关闭良好；E.术前大量PR导致右心明显增大，室间隔矛盾运动，左心相对缩小；F.术后即刻，室间隔矛盾运动消失，右心容量负荷减小；G.术后1个月，右心进一步缩小伴左心扩大，心功能恢复；H.术后3个月，左，右心腔结构和功能均恢复正常

相关性心内膜炎、术后各种心律失常尤其右心室流出道相关性室性心律失常、支架断裂（图14）、瓣膜衰败等。操作流程规范和细化、术前多种影像学评估、瓣膜置入前的管控、导管室清洁度、术者经验积累等均有助于降低并发症发生率，同时要加强患者术前检查和术后宣教指导，有利于降低心内膜炎发生率。术后定期随访可帮助评估心脏功能结构改变，以发现无症状性心律失常、心内膜炎、支架断裂和远期人工瓣膜退化等。

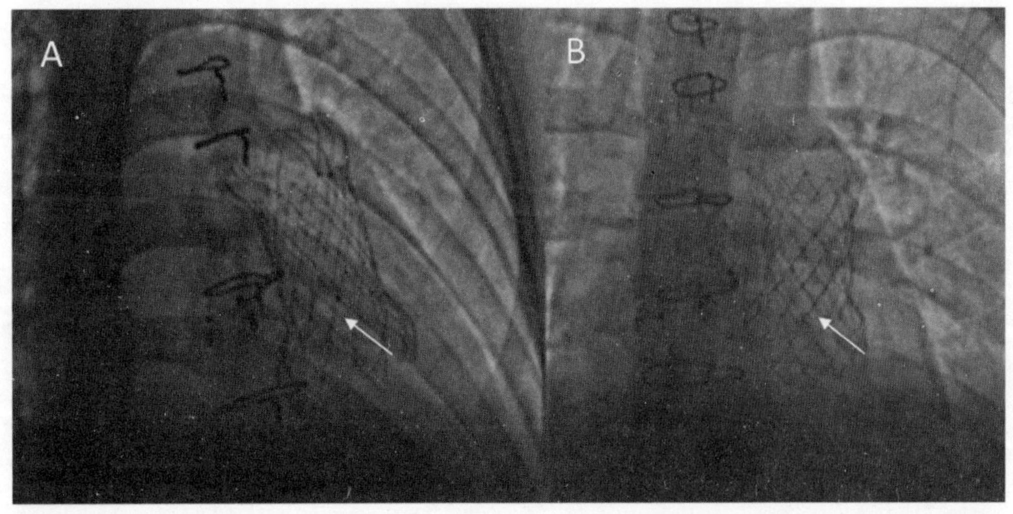

图14　肺动脉瓣膜支架断裂如箭头所示（该患者为TOF纠治术后，之前因诊断室间隔缺损和房房间隔损余漏行介入封堵术）

A.右前斜投照位显示瓣膜支架右心室流出道部支架焊接点部分断裂，箭头所示；B.前后投照位显示瓣膜支架右心室流入道部焊接点部分断裂，箭头所示

肺动脉瓣置入相关性心内膜炎是需要重视和关注的重要并发症之一。国外一组回顾性研究显示，与外科换瓣（选用同种异体生物瓣）比较，经导管置入瓣膜（多牛颈静脉或猪心包瓣）后心内膜炎的发生率为7.5%，远高于外科手术组发生率1.8%。除了生物瓣性质不同，其他因素如心导管室洁净条件；产品运输和现场装载过程中污染；人工瓣内皮化个体差异和其置入早期的致血栓性；各种体内感染导致的一过性菌血症；以及部分患者在置入瓣膜后仍残留右心室流出道至肺动脉压差所致局部血液异常湍流等均是引起心内膜炎的高危因素。

导管瓣膜置入相关性心内膜炎多发生在术后1年以内，最常见的临床表现为反复发热，但明确诊断应参考心内膜炎的改良Duke标准，其主要标准多需依赖经胸心脏超声和血培养阳性结果。心超的诊断要点包括：①二维超声可发现人工瓣膜或者周围（瓣膜支架侧）赘生物；②人工瓣膜增厚或累赘，或致右心室流出道-肺动脉瓣狭窄或梗阻，多普勒超声可提示该部位收缩期跨瓣压差异常增高；③单纯人工瓣膜反流加重或瓣膜损毁穿孔罕见。而经食管超声在诊断导管瓣膜置入相关性心内膜炎价值不大。综合文献，血培养阳性细菌多为链球菌属或金黄色葡萄球菌属。相对而言，均属抗生素敏感性细菌，故临床上一般先采用药物控制，与本例相仿，30%左右心内膜炎患者可通过单纯抗生素治疗有效控制病情，并获得治愈。仅在足够疗程抗生素治疗失败或病情反复，有脓毒血症，右心室流出道严重梗阻，心功能急剧下降者考虑急诊或择期手术干预。需要强调的是，介入瓣膜置入后应给患者终身卫生宣教并定期随访，尤其有口腔及齿龈部炎症或接受其他有创性操作时均需及时有效抗生素处理，预防心内膜炎发生。

参考文献

Garay F, Pan X, Zhang YJ, et al. Early experience with the Venus p-valve for percutaneouspulmonary valve implantation in native outflow tract. Neth Heart J, 2017, 25: 76-81.

Judith T, Samuel C.Peter R, et al.Pulmonary Valve Replacement inAdults Late After Repair of Tetralogyof Fallot: Are WeOperating Too Late? Journal of the American College of Cardiology, 2000, 36（5）: 1670-1675.

Luciane P, Mssimo C, Alessandro G, et al.Timing of pulmonary valvereplacement after tetralogy ofFallot repair.Expert Rev. Cardiovasc. Ther, 2012, 10（7）: 917-923.

Mcelhinney DB, Benson LN, Eicken A, et al. Infective endocarditis after transcatheter pulmonary valve replacement using the Melody valve: combined results of 3 prospective North American and European studies. Circ Cardiovasc Interv, 2013, 6（3）: 292-300.

Miranda WR, Connolly HM, Bonnichsen CR, et al. Prosthetic pulmonary valve and pulmonary conduit endocarditis: clinical, microbiological and echocardiographic features in adults. Eur Heart J Cardiovasc Imaging, 2016, 17（8）: 936-943.

Qi-Ling C, Damien K, Daxin, Z, et al. Early Clinical Experience with a Novel Self-ExpandingPercutaneous Stent-Valve in the Native RightVentricular Outflow Tract. Catheterization and Cardiovascular Interventions, 2014, 84: 1131-1137.

Ringewald JM. Recent advances in transcatheter pulmonary valve delivery. Curr Opin Cardiol, 2016, 31（1）: 88-94.

Van Dijck I, Budts W, Cools B, et al. Infective endocarditis of a transcatheter pulmonary valve in comparison with surgical implants. Heart, 2015, 101（10）: 788-793.

Villafane J, Baker GH, Austin EH, et al. Melody pulmonary valve bacterial endocarditis: experience in four pediatric patients and a review of the literature. Catheter Cardiovasc Interv, 2014, 84（2）: 212-218.

4. 经皮主动脉瓣置换的现状和展望

复旦大学附属中山医院　金沁纯　潘文志　周达新

摘要：经导管主动脉瓣置换术（TAVR）作为近10年来心血管介入领域的里程碑式新技术，已成为高危主动脉瓣狭窄（AS）患者外科手术的有效替代方案。随着新型瓣膜的改进，操作技术的提高，经导管主动脉瓣置换术的适用人群有望进一步扩大。本文对目前经导管主动脉瓣置换术的应用现况、存在的机遇与问题及其发展前景进行了阐述。

经导管主动脉瓣置换术（TAVR）自2002年首次应用以来，为心血管介入领域带来了巨大的变革，已成为心血管病学中发展最迅猛的方向之一。目前，全球已有1000余家医疗中心开展了该技术，超过35万例患者成功接受了经导管主动脉瓣置换术治疗。

一、应用现况

随着PARTNER、SUR-TAVI、SAPINE3等大型临床试验结果相继公布，2017年欧洲心脏学会（ESC）和 2017年美国心脏协会/美国心脏病学会（AHA/ACC）指南均将经导管主动脉瓣置换术更新推荐为有外科手术禁忌、中高危风险主动脉瓣狭窄的一线治疗方案。在欧美等其他技术成熟地区，经导管主动脉瓣置换术已成为中高危主动脉瓣狭窄患者成熟、常规的治疗方案。目前，全球共有10余种不同设计的人工瓣膜，其中爱德华公司的SAPIEN和美敦力公司的CoreValve瓣膜已获得美国食品药品监督管理局（FDA）批准进入全球市场。随着经导管主动脉瓣置换术器械的改进和手术操作技术的提高，其手术并发症也不断下降，患者围术期死亡率已降至1%左右。

我国经导管主动脉瓣置换术发展相对滞后。2007年，原第二军医大学秦永文教授和江苏省人民医院孔祥清教授团队首次开始瓣膜支架的研究并成功完成动物实验研究。2010年10月3日，复旦大学附属中山医院葛均波院士团队成功完成国内首例人体经导管主动脉瓣置换术，拉开了我国经导管微创心脏瓣膜置换治疗时代的序幕。目前，全国共有10多个省市、40余家医院开展经导管主动脉瓣置换术手术，共计完成900余例。其中，北京阜外心血管病医院、浙江大学医学院附属第二医院、四川大学华西医院、复旦大学附属中山医院这四家医院是四家比较成熟的经导管主动脉瓣置换术中心，累计病例均超过100例。我国自2007年开始研发经导管人工瓣膜系统。其中，J-Valve与Venus-A瓣膜已在2017年5月获得中国国家食品药品监督管理总局（China food and drug administration，CFDA）批准上市。VitaFlow-Valve已经完成临床注册认证研究，TarusOne也完成了I期临床研究，这两个国产瓣膜有望在未来几年上市。

二、迎来大发展与新机遇

1.外科手术低危患者　目前指南均推荐外科手术极高危、高危及中危的重度主动脉瓣狭窄（AS）患者首选经导管主动脉瓣置换术治疗。而在ACC 2018上公布的Notion研究5年临床数据显示，在主要终点事件发生率意向治疗人群中经导管主动脉瓣置换术组和SAVR组主要终点事件（全因死亡、脑卒中及心肌梗死）发生率无显著差异（39.2% vs 35.8%，P=0.78）。Notion研究是全球首个观察经导管主动脉瓣置换术用于外科手术风险低中危的主动脉瓣狭窄患者的前瞻性随机对照临床研究，该研究中入选患者平均STS得分仅（2.9±1.6，82）%的患者STS评分低于4分，使用第一代CoreValve瓣膜。在低于4分的低危患者中，两组在复合终点事件方面亦无明显差异（35.2% vs 31.5%，P=0.51）。但经导管主动脉瓣置换术置入后轻中度主动脉瓣反流患者比例明显高于SAVR组，但瓣膜再次介入方面并无明显差别。

最新的另一项探讨外科手术低危风险主动脉瓣狭窄进行经导管主动脉瓣置换术安全性及有效性的LRT研究，入选了125例患者STS评分<3分患者，平均STS评分（1.9±0.5）分，使用最新一代的瓣膜（Sapien 3或者Evolut R），其主要终点30d死亡率为0%。脑卒中、中度以上瓣周漏发生率均为0%，起搏器发生率仅为4.0%。该研究结果令人振奋，预示随着新一代瓣膜的使用，外科手术低危的患者将很可能成为经导管主动脉瓣置换术的适应人群。目前如PARTNERⅢ、UKTAVI、NOTION-2、CoreValvelowrisk等多项针对低危手术患者的大型RCT研究正在进行，相信这些结果能为我们扩大TAVR的适应证提供更多的证据。

2.早期经导管主动脉瓣置换术　早期经导管主动脉瓣置换术涉及两个人群，一是无症状的重度主动脉瓣狭窄，二是合并心衰的中度主动脉瓣狭窄。无症状性主动脉瓣狭窄猝死率可达为1%～2%/年，进行早期干预可能获益。一项发表于2016年的荟萃分析全因死亡率较早期瓣膜置换高3.5倍。而运动负荷试验阳性无症状患者，单纯药物治疗组全因死亡率较早期瓣膜置换高6.5倍，早期瓣膜置换可大幅度降低心源性死亡风险［OR=0.18，95% CI：(0.03，1.01)］。无症状重度主动脉瓣狭窄占所有重度主动脉瓣狭窄比例为40%～50%，因此，当我们拥有了相较外科手术创伤更小安全性更高的经导管主动脉瓣置换术后，更积极地对主动脉瓣狭窄进行有效干预是一个非常重要的课题。

正在进行的EARLY经导管主动脉瓣置换术研究计划将无症状重度主动脉瓣狭窄同时负荷试验阴性患者随机纳入药物治疗及早期经导管主动脉瓣置换术治疗，主要终点为2年全因死亡、卒中及反复住院复合终点。心力衰竭患者，即使合并了中度的主动脉瓣狭窄后，其死亡率急剧上升，如果能安全地对主动脉瓣狭窄进行干预，将也可能改善患者的预后。TAVR-UNLOAD研究计划纳入600例优化药物治疗后仍存在心力衰竭（LVEF＜50%或NYHA≥2级）同时合并中度主动脉瓣狭窄患者，将其随机进行经导管主动脉瓣置换术或药物治疗，主要终点与EARLY-TAVR基本类似。相信这些研究数据的公布能为经导管主动脉瓣置换术适应证的拓展带来证据。

3.主动脉瓣反流　目前TAVR主要应用于主动脉瓣狭窄治疗，然而我国主动脉瓣疾病流行病特点有别于西方国家，根据复旦大学附属中山医院2005—2013年心超数据，我国重度主动脉瓣反流（AR）发生率较重度主动脉瓣狭窄高。考虑目前国外主流介入瓣膜均为主动脉瓣狭窄设计，设计针对主动脉瓣反流的介入瓣膜对我国主动脉瓣介入治疗意义重大。目前为主动脉瓣反流设计的主动脉瓣膜主要有ACURATE、JenaValve及J-Valve等。新一代介入瓣膜对主动脉瓣反流的兼容性也在不断上升，一项发表于2017年的多中心注册研究提示新一代介入瓣膜在再次介入、主动脉瓣术后反流及手术成功率上都显著优于早期瓣膜。目前我国也拥有可治疗主动脉瓣反流的介入瓣膜，随着经导管主动脉瓣置换术在中国不断深入普及，相信大量针对主动脉瓣反流的中国数据将为进一步拓宽经导管主动脉瓣置换术的适应证做出贡献。

4.新一代介入瓣膜的研发　以Sapien3、EvoloutR、Centera等为代表的新一代介入瓣膜主要针对早期介入瓣膜的缺陷进行了改进，以较低瓣周漏发生率、可回收、小输送系统及自动定位为主要特点。目前认为拥有上述两个特点的新型介入瓣膜可归类为第二代介入瓣膜。在第二代瓣膜的研发中，我国以逐步追上世界脚步，由上海微创研发的VitaFlow Ⅱ及杭州启明研发的VenusAplus瓣膜等新一代瓣膜已相继完成首例患者置入。与此同时，可吸收瓣膜成为瓣膜技术的又一次革新，由瑞士Xeltis公司研发的瓣膜基于内源性组织修复技术（ETR），其应用的可吸收多孔基体高分子材料，将此材料缝合在镍钛支架置入到自体主动脉瓣处，早期可发挥瓣膜的功能；同时该材料具有促进机体组织生长和自然愈合的作用，在其表面可诱发自身组织的生长，在组织生长后该材料可逐步吸收，最终产生自身组织瓣膜。2017年PCR LondonValves会议上公布的临床前研究数据显示Xeltis主动脉瓣膜在3～6个月显示了良好且稳定的血流动力学数据，平均压力阶差与目前商用瓣膜相似，显示了可吸收内源性组织瓣膜的可行性。

三、存在的问题

1.瓣膜的长期耐久性　瓣膜结构性退行性病变（SVD）已经是介入瓣膜不得不面对的问题。2016年TCT会议上JohnWebb博士报道了266位TAVI超过5年的长期随访，显示5位患者出现了瓣膜结构退行性病变。瓣膜结构退行性病变包括了中度血流动力学改变的瓣膜结构退行性病变、重度血流动力学改变的瓣膜结构退行性病变、形态学发生改变的瓣膜结构退行性病变及瓣叶功能异常等方面，随着置入数量指数级数的升高及随访时间的不断延长，我们会对介入瓣膜的长期耐久性有更好的了解。为了利于今后研究的在瓣膜结构退行性病变方面的比较，近期欧洲及美国也颁布了瓣膜结构退行性病变的标准定义，对瓣膜结构退行性病变进行详细定义及具体的分期。由于越来越多的年轻患者进行了经导管主动脉瓣置换术手术，如何提高介入瓣膜的长期耐久性将会是不久的将来介入医生即将面对的问题。

2.较长学习曲线　最新的STS/ACCTVT注册研究的探讨全美各中心累计手术量与并发症发生率的关系，第1～400例患者的手术量-预后分析提示随着手术病例数的增加，死亡率（3.57%～2.15%）、出血（9.56%～5.08%）、血管并发症（6.11%～4.20%）及卒中（2.03%～1.66%）均有明显下降，该趋势在第1～100例尤其明显。该研究提示，一个中心至少积累100例经导管主动脉瓣置换术，其并发症的发生率才会较低。这说明培养有能力完成经导管主动脉瓣置换术的术者是一个漫长的过程，如何加快手术医生学习速度是我们将面对的问题。

3.器械昂贵　经导管主动脉瓣置换术手术费用明显贵于外科手术，在国内更是如此。国产器械虽已上市，但价格高达20多万元，多数患者家庭无法承受，这大大限制经导管主动脉瓣置换术的广泛推广。

4.心脏瓣膜中心的建立 建设心脏瓣膜中心需要一个多学科团队，这个团队包括内科、外科、麻醉、超声、放射科、护理等多学科人员。如何在中国因地制宜，建设符合中国国情的心脏瓣膜中心普及经导管主动脉瓣置换术及其他瓣膜技术是我们将长期面对的挑战。特别注意的是如何处理内科、外科之间的关系，是将来学科融合需要面对的难题。

四、总结与展望

随着更多人工瓣膜的面世，经导管主动脉瓣置换术将进入全球化高速发展模式，逐渐成为老年主动脉瓣狭窄患者的主要治疗手段。虽然现阶段经导管主动脉瓣置换术的大面积推广仍存有一些限制，但随着器械研发的不断深入、临床技术的不断提升，经导管主动脉瓣置换术势必会在未来迎来井喷期。单纯性主动脉瓣反流、低危患者也可能成为经导管主动脉瓣置换术的推荐适应证，早期经导管主动脉瓣置换术也将成为未来主动脉瓣狭窄患者瓣膜置换的发展方向。

参考文献

Baumgartner H, Falk V, Bax JJ. 2017 ESC/EACTS Guidelines for the Management of Valvular Heart Disease. Rev Esp Cardiol（Engl Ed）, 2018 Feb, 71（2）: 110.

Carroll JD[1], Edwards FH, Marinac-Dabic D.The STS-ACC transcatheter valve therapy national registry: a new partnership and infrastructure for the introduction and surveillance of medical devices and therapies. J Am Coll Cardiol, 2013 Sep 10, 62（11）: 1026-1034.

Daubert MA, Weissman NJ, Hahn RT, et al. Long-term valve performance of TAVR and SAVR: a report from the PARTNER I trial. JACC Cardiovasc Imaging 2016; pii: S1936-878X（16）30895-6. doi: 10.1016/j.jcmg.2016.11.004.［Epub ahead of print］.［Context Link］

Dvir D[1], Bourguignon T2, Otto CM1.Standardized Definition of Structural Valve Degeneration for Surgical and Transcatheter Bioprosthetic Aortic Valves. Circulation, 2018 Jan 23, 137（4）: 388-399

Kodali S, Thourani VH, White J, et al. Early clinical and echocardiographic outcomes after SAPIEN 3 transcatheter aortic valve replacement in inoperable, high-risk and intermediate-risk patients with aortic stenosis. Eur Heart J, 2016, 37: 2252-2262.

Mack MJ, Leon MB, Smith CR, et al. 5-year outcomes of transcatheter aortic valve replacement or surgical aortic valve replacement for high surgical risk patients with aortic stenosis（PARTNER 1）: a randomised controlled trial. Lancet, 2015, 385: 2477-2484.

Marquis-Gravel G, Généreux P.Asymptomatic Severe Aortic Stenosis: Oxymoron? J Am Coll Cardiol, 2016 Apr 26, 67（16）: 1969-1970.

Nishimura RA, Otto CM, Bonow RO, Carabello BA.2017 AHA/ACC Focused Update of the 2014 AHA/ACC Guideline for the Management of Patients With Valvular Heart Disease: A Report of the American College of Cardiology/American Heart Association Task Force on Clinical Practice Guidelines. J Am Coll Cardiol, 2017 Jul 11, 70（2）: 252-289.

Pure native AR TAVR multicenter registry Yoon, S.-H. et al. J Am Coll Cardiol, 2017, 70（22）: 2752-2763.

Rafique AM1, Biner S, Ray I, Forrester JS.Meta-analysis of prognostic value of stress testing in patients with asymptomatic severe aortic stenosis. Am J Cardiol, 2009 Oct 1, 104（7）: 972-977.

Rogers T，Torguson R，Bastian R，et al.Feasibility of transcatheter aortic valve replacement in low-risk patients with symptomatic severe aortic stenosis: Rationale and design of the Low Risk TAVR（LRT）study. Am Heart J, 2017 Jul, 189: 103-109.

Spitzer E[1], Van Mieghem NM2, Pibarot P.Rationale and design of the Transcatheter Aortic Valve Replacement to UNload the Left ventricle in patients with ADvanced heart failure（TAVR UNLOAD）trial. Am Heart J, 2016 Dec, 182: 80-88.

Thourani VH, Kodali S, Makkar RR, et al. Transcatheter aortic valve replacement versus surgical valve replacement in intermediate-risk patients: a propensity score analysis. Lancet, 2016, 387: 2218-2225.

Thyregod HG, Steinbruchel DA, Ihlemann N, et al. Transcatheter versus surgical aortic valve replacement in patients with severe aortic valve stenosis: 1-year results from the all-comers NOTION randomized clinical trial. J Am Coll Cardiol, 2015, 65: 2184-2194.

5. 经导管左心耳封堵术的循证新据及适应证再探讨

上海长海医院　白　元　赵仙先

心房颤动是最为常见的心律失常，心房颤动患者占整体人群的1%～2%。心房颤动患者卒中风险是正常人群的4～5倍。已有临床研究表明，外科手术缝扎左心耳、经导管套扎左心耳及经导管封堵左心耳均可以有效减少非瓣膜性心房颤动患者缺血性脑卒中的发生率，封堵左心耳预防脑卒中的疗效不劣于华法林。因此，经导管左心耳封堵术（left atrial appendage closure，LAAC）逐渐被接受为一种预防心房颤动并发脑卒中的治疗方法。随着时间的推移及更多临床证据的出现，左心耳封堵术的适应证将逐渐扩大和完善。尤其是存在出血高风险或反复脑梗死、不能耐受抗凝治疗及不愿意口服抗凝剂治疗的患者，都可能成为从这项技术中获益的潜在人群。本文回顾最新文献，针对其循证医学和适应证的扩展进行探讨。

一、经导管左心耳封堵术的循证新据

随机对照临床试验既往是循证医学家族最热门的成员，但因其入选标准严苛，临床真实世界中并非所有的患者能够符合其入排标准，因而其说服力近年来屡受质疑。相反，真实世界的大数据试验结果往往能给临床医生更多启发。那么，经导管左心耳封堵术在真实临床世界的表现如何，EWOLUTION注册研究的1年随访结果给出了答案。2017年5月12日上午，在第38届美国心律学会科学年会（HRS2017）的Late-Breaking Clinical Trials（LBCTs）专场上，来自荷兰新维根St.Antonius医院的LucasBoersma教授，公布了期待已久的EWOLUTION注册研究最新临床结果。这是一项前瞻性的多中心注册研究，在欧洲、俄罗斯和中东地区的47个中心，拟对1025例心房颤动患者置入WATCHMAN左心耳封堵装置进行卒中预防。这些纳入的患者中，39%的患者有大出血史或出血倾向，49%的患者CHA2DS2-VASc评分≥5分，40%的患者HAS-BLED≥3分，73%的患者有口服抗凝药（OAC）禁忌。因此，与既往试验（PROTECT-AF、CAP、PREVAIL、CAP2）相比，EWOLUTION研究中入组患者的风险更高，40.3%为高危患者。试验结束时，器械置入成功率为98.5%，完全封堵率99.8%。术后1年随访时研究有效患者893例（89%），其中经食管超声检查患者875例（87%），超过11个月信息资料患者共804例（91%）。随访1年的结果显示，和基于CHA2DS2-VASc评分的卒中预期发生率（7.2%）相比，EWOLUTION试验中，缺血性卒中发生率为1.1%，风险下降84%。与基于HAS-BLED评分的预期出血发生率（5.0%）相比，EWOLUTION试验中，大出血发生率2.6%，风险下降48%。由此可见，经导管左心耳封堵术不仅减少缺血事件，同样可预防出血事件。另外还需指出的是，该试验中78%的术者行LAAC的经验小于2年，但他们完成了75%的病例。而且，EWOLUTION试验的术后7d，装置相关严重不良反应发生率最低，仅2.8%。这从另一个侧面反映出，经导管左心耳封堵术是一项安全的、易被掌握的介入技术。该试验的1年随访结果同时刊登于Heart Rhythm杂志。

作为一种预防性手术，经导管左心耳封堵术临床获益与随访时间的长短密切相关。临床试验的长期随访结果更能反映左心耳封堵术对卒中预防的效果。2005年Mayo医学中心牵头了使用WATCHMAN封堵装置进行左心耳封堵的研究，即PROTECK-AF研究，PROTECT AF 试验是一项比较WATCHMAN 封堵装置与华法林的随机、对照、统计学有效性研究。2009年8月，《Lancet》杂志公布了该研究结果，封堵治疗组的主要有效终点事件发生率和主要安全终点事件发生率均低于华法林组，有统计学意义。但其长期随访结果当时并不得知。但在2017年11月2日在美国TCT 2017会议上，Saibal Kar教授用经导管左心耳封堵术与药物治疗用于非瓣膜性心房颤动患者5年研究的结果给出了答案。该研究主要是PREVAIL试验的 5年随访结果，其中包括单独分析和患者水平的PROTECT-AF5年随访结果的荟萃分析（individual patient-lvel meta，IPD）。这两项研究共纳入了1114例患者，平均随访时间约47个月。其中PREVAIL试验的5年随访结果表明，左心耳封堵组主要终点发生率为0.066，华法林组则为0.051，平均比值比为1.33，器械置入7d后缺血性卒中及系统性栓塞，左心耳封堵组的发生率为0.025 5，华法林组为0.013 5，可见左心耳封堵对非瓣膜性心房颤动患者的卒中预防与口服抗凝药疗效相当，而且出血性卒中，左心耳封堵组致残或致死事件也少于华法林组。另需指出的是，对这两项研究（PROTECT-AF和PREVAIL5年随访）患者水平的荟萃分析结果显示，WATCHMAN左心耳封堵技术在降低缺血性卒中发生率方面与华法林疗效相当，在降低出血性卒中、心血管死亡、全因死亡及术后出血发生率方面优于华法林。另一个在临床上广泛使用的左心耳封堵器AMPLATZER Amulet也进行了一项纳入1088例患者的多中心真实临床世界注册研究，手术成功率为99%，随访至3个月时，严重不良事件率仅为3.2%。23%的患者术后仅单一抗血小板治疗，54%的患者接受双联抗血小板治疗。器械相关血栓的发生率为1.5%。这些结果同样表明，采用AMPLATZER Amulet行LAAC术也安全有效。中国的经导管左心耳封堵术虽然起步晚于国外，但中国临床医生较早便关注了经导管左心耳封堵器械的研发并持续开展了不懈的动物实验和临床试用。2017年6月8日，国家食品药品监督管理总局批准了先健科技公司生产的LAmbre左心耳封堵器系统上市销售。LAmbre无须将导管深入左心耳内对封堵器进行释放，而且其配适的8～10Fr尺寸的输送鞘为目前已上市产品中最小尺寸，减少了手术过程中对血管和心脏组织的损伤。紧接着在6月30日，先健科技公司在德国法兰克福宣布启动LAmbre左心耳封堵器系统的上市后临床研究。2017年底，由黄从新教授担任PI的LAmbre中国多中心研究论文在JACC Cardiovasc Interv杂志全文刊出。这项研究共纳入了153例非瓣膜性心房颤动患者，最终成功为152例患者置入了器械，随访1年时，仅2例患者出现缺血性卒中。国内左心耳封堵器研发领域另一项重大进展，是由上海普实医疗科技有限公司历经多年研制的LACBES封堵器于2017年5月完成了上市前多中心临床研究的175例患者入组，目前的临床随访阶段也基本完成，其对卒中预防的1年效果即将公布，值得期待。因此，从以上近期公布的临床研究结果来看，左心耳封堵技术可为不适于接受华法林治疗的非瓣膜性心房颤动患者提供一种安全有效的治疗选择。除了早期并发症外，经导管封堵左心耳这项技术安全、有效，可以获得与华法林治疗同样的疗效。

二、经导管左心耳封堵术的适应证及其拓展

现有的经导管左心耳封堵术适应证，已经在多部指南或者专家共识中得到明确。汇总如下：2012年欧洲心脏病学会（ESC）心房颤动管理指南首次对左心耳封堵给予明确推荐：需要长期口服抗凝药物治疗存在禁忌伴血栓栓塞高危因素的非瓣膜性房颤患者，可考虑采用左心耳封堵预防血栓栓塞（Ⅱb类推荐）。2014年加拿大心血管病学会（CCS）心房颤动管理指南中建议左心耳封堵可应用于卒中高危（CHADS2评分≥2分）且抗栓治疗存在禁忌的非瓣膜性心房颤动患者。2014年，欧洲心律协会（EHRA）和欧洲经皮心血管介入协会（EAPCI）发布的经导管左心耳封堵专家共识指出，对于出血风险高危、患者拒绝口服抗凝药物或口服抗凝治疗禁忌的患者，可行左心耳封堵治疗。同时指南还指出，对于适合口服抗凝治疗的患者，亦应向患者介绍左心耳封堵相关信息，在充分评估患者获益/风险比及尊重患者意愿的基础上，合适的患者可考虑行左心耳封堵。我国也早在2014年由中华医学会心电生理和起搏分会、中华医学会心血管病学分会和中国医师协会心律学专业委员会联合发布《左心耳干预预防心房颤动患者血栓栓塞事件：目前的认识和建议》，明确指出经皮左心耳封堵的适应证：CHA2DS2-VASC 评分≥2的心房颤动患者，同时具有下列情况之一：①不适合长期口服抗凝者；②服用华法林，国际标准化比值（INR）达标的基础上仍发生卒中或栓塞事件者；③HAS-BLED 评分≥3分。

但随着临床病例积累和术者经验的增加，经导管左心耳封堵术的适应证在不少中心得到拓展。目前的经导管左心耳封堵术主要用于非瓣膜性心房颤动患者的卒中预防，而且以WATCHMAN封堵器为例，LAAC技术推荐用于左心耳开口在17～31mm的患者。但国外专家也在2017年对LAAC的适应证拓展方面进行了有益的尝试。如针对大开口的左心耳患者，国内外均有不少中心实施了“Kissing WATCHMAN”术式，包括国内的同期“kiss”及德国的“staged kiss”，江立生和余江涛等还在2017 TCT会议期间介绍了相关经验。而美国医生Venkataraman G等对32例左心耳开口＜17mm的心房颤动患者也采用WATCHMAN封堵器进行了LAAC，其中31例手术成功，压缩比偏大，平均为24%，随访期间无并发症。还有一个非常有争议的话题便是LAAC到底能不能在瓣膜性心房颤动患者中实施？依据目前的临床试验结果，LAAC术式在此类患者中并不推荐。但2012—2014年曾有个别医生在为瓣膜性心房颤动患者行二尖瓣球囊扩张和二尖瓣Mitraclip钳夹手术的同时进行了经导管左心耳封堵术。2017年来自克里夫兰的Huded C医生撰文指出，心外科医生的经验显示，如果未对瓣膜性心房颤动患者在瓣膜手术同时实施左心耳结扎，这类患者术后发生卒中的风险很大。而且美国和欧洲的指南均推荐在外科心脏手术同时实施左心耳结扎术，不论患者是瓣膜性还是非瓣膜性心房颤动。故他认为未来也应设计相关的临床试验，观察LAAC在瓣膜性心房颤动患者中的疗效和安全性。

三、目前针对经导管左心耳封堵术尚存的不同声音

虽然LAAC有效、安全并且经济的循证医学证据在不断积累，然而目前在国际上仍有学者认为对LAAC技术应重

新审视。如近期意大利的Marco Ferlini医生在International Journal of Cardiology杂志上从6个方面对LAAC的效果进行了质疑。他首先认为，LAAC技术的两大RCT研究（PROTECT-AF和PREVAIL）仅入选1114例患者，而目前新型口服抗凝剂与华法林进行疗效比较的临床试验共入选了近72 000例患者，同时，存在左心耳血栓的患者被排除在RCT的LAAC组之外，而药物治疗组的患者并未筛查左心耳血栓，因此样本量偏小并可能存在选择偏倚。此外，在两大研究的试验终点中，虽然LAAC组的出血事件有明显的减少，但缺血性卒中均为非劣效，并无明显优势，而他认为影响心房颤动患者预后的主要是缺血事件。他还指出，在LAAC的两大RCT研究中，华法林禁忌的患者被排除在试验之外，这使得LAAC在这类患者中应用的证据缺失。同时，LAAC随访期间因为残余分流的存在，不少LAAC术后的患者仍需口服华法林。即使患者在LAAC术后6个月仅需口服阿司匹林，但AVERROES研究显示，口服阿司匹林的心房颤动患者与口服新型抗凝剂的患者相比，出血事件发生率相似。最后，不论是RCT还是真实世界的Ewolution研究中均显示LAAC术后均有不少患者出现残余分流或者封堵器相关血栓，因此，患者一旦出现上述事件，仍需长期口服抗凝药（OAC），抵消了手术应有的获益。国内安贞医院白融教授在同期杂志对其观点进行了理性分析，白融教授指出，每个心房颤动患者的缺血性卒中和出血事件的风险是个动态变化的过程，随着年龄的增长，这两种风险均会上升。以目前的临床试验结果来判断口服抗凝药与LAAC孰优孰劣，为时尚早。而且，Ewolution研究中华法林禁忌的心房颤动患者接受LAAC术后是明确可以获益的。

总之，经导管行LAAC因相对简单易行、创伤小，正逐渐成为研究的热点，但其早期并发症的发生率较高，明显影响其总体疗效。通过不断改进封堵装置、严格技术培训，提高操作技术，降低介入疗法的早期并发症，将明显显现出其有效的治疗作用。封堵治疗成功的患者，绝大部分可以停用华法林。因此，左心耳封堵技术可为不适合接受华法林治疗的非瓣膜性心房颤动患者提供一种安全有效的治疗选择。最后必须指出的是封堵或切除左心耳后，是否会对心脏内分泌功能以及心排血量造成不利影响，也需要相应的基础和临床研究来验证。

参考文献

黄从新，霍勇，张澍，等. 左心耳干预预防心房颤动患者血栓栓塞事件：目前的认识和建议. 中华心律失常学杂志，2014，18（6）：401-415，365.

Bai R. Percutaneous left atrial appendage closure versus oral anticoagulant: A bird in the hand is worthtwo in the bush? Int J Cardiol, 2018, 251: 51-52.

Boersma LV, Ince H, Kische S, et al. Efficacy and safety of left atrial appendage closure with WATCHMAN in patients with or without contraindication to oral anticoagulation: 1-Year follow-up outcome data of the EWOLUTION trial. Heart Rhythm, 2017, 14（9）: 1302-1308.

Camm AJ, Lip GY, De Caterina R, et al. 2012 focused update of the ESC Guidelines for the management of atrial fibrillation: an update of the 2010 ESC Guidelines for the management of atrial fibrillation. Developed with the special contribution of the European Heart Rhythm Association. Eur Heart J, 2012, 33: 2719-2747.

Ferlini M, Rossini R. Left atrial appendage closure: Six reasons why I wouldn't choose a percutaneous closure for myappendage. Int J Cardiol, 2018, 251: 42-44.

Holmes DR, Reddy VY, Turi ZG, et al. Percutaneous closure of the left atrial appendage versus warfarin therapy for prevention of stroke in patients with atrial fibrillation: a randomised non-inferiority trial. Lancet, 2009, 374: 534-542.

Huang H, Liu Y, Xu Y, et al. Percutaneous Left Atrial Appendage Closure With the LAmbre Device for Stroke Prevention in Atrial Fibrillation: A Prospective, Multicenter Clinical Study［J］. Jacc Cardiovascular Interventions, 2017, 10（21）: 2188.

Huded C, Krishnaswamy A, Kapadia S. Percutaneous Left Atrial Appendage Closure: is there a Role in Valvular Atrial Fibrillation.J Atr Fibrillation, 2017, 9（5）: 1524.

Landmesser U1, Schmidt B, Nielsen-Kudsk JE, et al. Left atrial appendage occlusion with the AMPLATZER Amulet device: periprocedural and early clinical/echocardiographic data from a global prospective observational study. EuroIntervention, 2017, 13（7）: 867-876.

Ledwoch J, Franke J, Gonzaga M, et al. Left atrial appendage closure: First in man with the 4th generation WATCHMAN device. Catheter Cardiovasc Interv, 2016, 87: 787-794.

Meier B, Blaauw Y, Khattab AA, et al. EHRA/EAPCI expert consensus statement on catheter-based left atrial appendage occlusion. Europace, 2014, 16: 1397-1416.

Peritz DC, Chung EH. Left atrial appendage closure: an emerging option in atrial fibrillation when oral anticoagulants are not tolerated. Cleve Clin J Med, 2015, 82（3）: 167-176.

Reddy V Y, Doshi S K, Kar S, et al. 5-Year Outcomes After Left Atrial Appendage Closure: From the PREVAIL and PROTECT AF Trials. Journal of the American College of Cardiology, 2017, 70: 2964-2975.

Reddy VY, Holmes D, Doshi SK, et al.Safety of percutaneous left atrial appendage closure: results from the WATCHMAN left atrial appendage system for embolic protection in patients with AF（PROTECT AF）clinical trial and the continued access registry. Circulation, 2011, 123: 417-424.

Stewart S, Hart CL, Hole DJ, et al. Population prevalence, incidence, and predictors of atrial fibrillation in the Renfrew/Paisley study. Heart, 2001, 86（5）: 516-521.

Venkataraman G, Strickberger SA, Doshi S, et al. Short-term safety and efficacy of left atrial appendage closure with the WATCHMAN device in patients with small left atrial appendage ostia. J Cardiovasc Electrophysiol, 2017, 00: 1-5.

Verma A, Cairns JA, Mitchell LB, et al. 2014 focused update of the Canadian Cardiovascular Society Guidelines for the management of atrial fibrillation. Can J Cardiol, 2014, 30: 1114-1130.

6. 经导管左心耳封堵预防心房颤动患者卒中的安全性和有效性

武汉亚洲心脏病医院　苏　晞

一、概述

心房颤动（AF）与栓塞性卒中的风险相关。卒中预防是AF治疗的重要组成部分，虽然华法林或非维生素K拮抗剂口服抗凝药（NOACs）长期治疗可降低这种风险，但这一有效预防措施并没有得到充分落实，不规范治疗的安全性也是需要考虑的问题。经导管左心耳封堵（LAAC）是一种新的、可替代长期口服抗凝治疗的方法，随机临床试验的长期随访结果证实，与持续华法林治疗相比，LAAC能够显著降低出血性卒中、心血管和全因死亡、术后药物治疗周期结束后大出血发生率。本文综述目前LAAC治疗的安全性和有效性的相关数据，以及临床研究证据和未来的发展方向存在的差距。

AF是一种常见的心律失常，是栓塞性卒中的一个重要危险因素。共识指出：①AF患病率随着人口老龄化而增加；②AF是缺血性卒中的独立危险因素，特别是随着年龄的增长，25%高龄患者卒中发生与AF相关；③长期口服抗凝药（OAC）华法林，可以显著降低AF患者的卒中风险；④与华法林相比，NOACs产生类似或更大的降低风险作用，尤其是出血性卒中。指南推荐：CHA_2DS_2VASC评分卒中和体循环栓塞风险中-高危AF患者需口服抗凝药治疗。然而，这一有效预防措施并没有得到充分落实，不规范治疗的安全性也是需要考虑的问题。有研究证实，国人CHA_2DS_2-VASc评分≥2的AF患者接受抗凝治疗比例为36.5%；接受抗凝治疗患者1年内停药的比例高达44.4%。

左心耳（LAA）被认为是AF患者血栓栓塞的主要来源，而经导管左心耳封堵（LAAC）是不能长期抗凝治疗AF患者预防卒中的一种替代治疗策略。随机对照研究的长期随访结果、观察性队列研究的数据，证实了LAAC的手术安全性和与华法林抗凝治疗相比减少缺血性卒中风险的能力。本文综述有关LAAC的最新数据，重点是前瞻性研究和临床试验结果。

二、左心耳封堵治疗最新研究结果

（一）Watchman封堵设备LAAC

LAAC早期临床研究主要是PROTECT-AF试验和PREVAIL试验，研究对象为血栓栓塞风险高、适合长期抗凝治疗、术后可接受类似抗凝治疗方案的AF患者。试验证实，在卒中风险高危AF患者中，LAAC在减少心脑血管不良事件复合终点事件方面优于华法林。新近的临床数据包括PROTECT-AF试验4年的随访结果；PREVAIL试验的长期随访结果；两个随机、大样本、有随访结果的临床试验荟萃分析；LAAC前瞻性观察队列研究结果，其目的是进一步评价LAAC的安全性和有效性。

1.PROTECT-AF试验4年随访结果　平均随访（3.8±1.7）年（2625患者/年），LAAC减少卒中、体循环栓塞和心血管死亡复合疗效终点不劣于/优于华法林治疗［RR 0.60（95% CI，0.41～1.05），非劣效性后验概率>99.9%，优效性后验概率=96%］；LAAC能够减少CV和全因死亡率［HR 0.40（95%CI，0.21～0.75），P=0.005和HR 0.66（95% CI，0.45～0.98），P=0.04］；由于手术并发症的影响，随访初期LAAC的安全性事件发生率较高，但在随访结束时，两组患者的安全性事件发生率基本相同，这主要是由于药物治疗组出血事件发生率增加所致。

2.PREVAIL试验后期随访结果　新近公布长期（平均18个月，1626患者/年）随访结果，主要临床疗效终点事件发生率0.065（封堵治疗组）和0.051（华法林治疗组）［RR1.32（95%CI，0.77～2.12）］，鉴于置信区间范围较宽，封堵疗效不劣于长期华法林治疗的结论无法确定，未能达到非劣效性的主要原因是华法林组缺血性卒中发生率明显低于预期。LAAC组患者安全事件发生率2.2%，新术者的参与并不影响手术成功率、不良事件发生率。术后7d缺血性卒中、体循环栓塞等次要终点，封堵治疗不劣于华法林治疗，支持左心耳封堵机制的假说。

3.PROTECT-AF和PREVAIL的Meta分析　通过对PROTECT-AF试验和PREVAIL试验长期随访数据的分析，进一步评估LAAC与适合抗凝治疗的AF患者华法林治疗结果比较。主要疗效终点事件（CV/不明原因死亡、卒中或体循环栓塞）发生率，两者相似［HR 0.82（95% CI，0.58～1.17），$P=0.27$］；各种原因的卒中和体循环栓塞事件发生率，两者也相似［HR 0.96（95% CI，0.60～1.54），$P=0.87$］；CV或不明原因的死亡率、全因死亡率，LAAC明显低于华法林治疗，二者有显著的统计学差异［HR0.59（95%CI，0.37～0.94，$P=0.027$）和HR 0.73（95%CI，0.54～0.98），$P=0.035$］；出血性卒中在LAAC显著减少［HR 0.20（95% CI，0.07～0.56），$P=0.0022$］；术后7d缺血性卒中和体循环栓塞发生率在LAAC数值上有所增加，但统计学上没有显著性差异［HR 1.40（95% CI，0.76～2.58），$P=0.24$］；与华法林治疗相比，LAAC患者卒中致残率明显降低［HR 0.41（95% CI，0.19～0.90），$P=0.027$］。

PROTECT-AF试验和PREVAIL试验的另一个Meta分析显示，术后6个月药物治疗结束后LAAC患者大出血显著减少［事件发生率1%患者/年vs 3.5%患者/年，RR 0.28（95% CI，0.16～0.49），$P<0.001$］，以胃肠道出血和颅内出血减少为主。

4.ASAP研究长期随访结果　与PROTECT-AF试验和PREVAIL试验入选患者多有抗凝治疗适应证不同，其为有抗凝治疗禁忌证的AF患者接受LAAC安全性和有效性的前瞻性、多中心观察性研究的长期随访结果。术后双联抗血小板治疗6个月，继之单一抗血小板治疗，平均随访时间55.4个月。缺血性卒中或体循环栓塞年发生率1.8%（95% CI，0.9%～3.3%），比$CHADS_2$评分相同、单一阿司匹林治疗AF患者人群的预期事件发生率降低约75%。抗凝治疗禁忌的AF患者LAAC疗效的评价，将在ASAP-TOO试验中得到进一步的研究。

5.Watchman的早期临床应用经验　在LAAC一系列临床试验中，术后7d手术相关的不良事件发生率逐渐降低（从8.7%降至4.5%）。Watchman封堵设备在美国上市后，开展了一项多中心、前瞻性注册研究，研究目的是评估临床应用时的手术安全性和并发症发生率。共有3822例患者在169个中心接受了382个术者的治疗，没有手术经验的术者完成了1/2的病例。手术成功率95.6%，平均手术时间50min。并发症发生率1.36%，常见并发症为需干预治疗的心包积液（1.02%），其中2/3需外科干预；手术相关的卒中、死亡率均为0.078%；器械栓塞0.24%。其结果进一步证实Watchman封堵设备LAAC临床应用的安全性，但由于是注册研究，可能存在术后事件数据统计不足情况。

6.Ewolution注册研究　一项前瞻性、多中心、观察性研究，目的是探讨设备和操作流程完善后LAAC的安全性和长期疗效。入选1027例适合和（或）适合抗凝治疗的栓塞高危AF患者，基线CHA_2DS_2 -VASc评分4.5±1.6，HAS-BLED评分2.3±1.2，73%患者被认为不适合抗凝治疗。手术成功率98.5%，术后7d内严重的手术和（或）设备相关不良事件发生率为2.7%，低于之前随机、对照临床试验结果。患者术后接受了多种方案抗凝治疗，83%患者术后双联抗血小板治疗。1年常规TEE随访设备血栓发生率3.7%，与术后抗栓药物治疗无关（$P=0.14$）。缺血性脑卒中发生率1.1%（相对风险降低84%），非手术和（或）设备相关性大出血发生率2.6%（相对风险降低48%）。结论：Watchman设备LAAC具有很高的手术成功率，这种降低卒中风险的方法是安全、有效的；即使有73%患者有抗凝治疗禁忌证，也没有使用口服抗凝剂，缺血性卒中风险降低84%。

（二）Amulet封堵设备LAAC

Amulet是ACP的第二代产品，其设计变更提高了设备稳定性、定位能力，降低了残余漏、与设备相关血栓发生率。Amulet设备试验数据目前仅限于几个小的可行性、单中心研究和一个全球观察性注册研究。

Amulet全球观察性注册是一项大型前瞻性、非随机对照研究。全球61家医院共1088例AF患者入选，为血栓栓塞和出血高危人群，平均CHA_2DS_2-VASc评分为4.2±1.6，78%患者HAS-BLED评分≥3，83%患者有抗凝治疗禁忌证。主要手术并发症发生率3.2%（95% CI，2.2%～4.4%），包括1.2%心包积液或心脏压塞、0.9%血管并发症、0.2%围术期卒中、0.2%死亡、0.1%围术期设备相关栓塞。出院时，54%患者接受双联抗血小板治疗，18.9%抗凝治疗，23%单一抗血小板药物治疗，2%无抗栓治疗。62%患者术后（2.4±0.8）个月接受TEE随访，残余漏1.8%，设备血栓1.5%，晚期器械栓塞0.1%。术后7d至3个月内CV死亡、缺血性卒中、体循环栓塞的复合终点发生率1.4%（95% CI，0.8%～2.3%）。

这项前瞻性、全球性试验支持这一假设，与Watchman封堵设备进行的随机临床试验相比较，其手术相关事件和设备相关血栓形成发生率相对较低，并发症发生率相似或更低。有待进一步的临床随访来评估其减少卒中的疗效，这需要通过临床研究来证实其有效性。Amulet封堵器的几个随机试验在设计或进行中，包括STROKECLOSE（脑出血后的AF患者LAAC预防中风）试验、Amulet设备左心耳封堵试验。

三、临床和研究证据的不足

尽管AF患者LAAC安全性和有效性研究的数据量不断增加，但证据结果仍然存在差异，尤其是对栓塞高危AF患者缺血性卒中风险的影响。PROTECT-AF试验和PREVAIL试验结果显示与华法林治疗相比，LAAC患者缺血性卒中风险相对较高。其可能的解释：①长期抗凝治疗是一种全身性治疗措施，可以减少高栓塞风险AF患者非房颤机制的缺血事件；②PREVAIL试验中没有得出结论性的发现，主要原因是华法林队列组出现了非真实性、超低缺血性卒中发生率；③在PROTECT-AF试验中，围术期设备相关卒中发生率高于近期的试验结果，可能与早期设备性能和手术操作流程有关。未来还需要更多的临床研究数据，从而证实LAAC治疗的有效性。

同时，目前也缺乏LAAC与NOACs的随机对照临床试验。荟萃分析表明，LAAC和NOACs在减少出血性卒中方面都优于华法林，且LAAC优于NOACs，两者之间没有显著的统计学差异。LAAC和NOACs的安全性和有效性对比将由PRAGUE-17试验完成，比较NOACs治疗和Watchman或Amulet设备LAAC治疗的安全性和有效性。

四、LAAC患者的选择

LAAC最佳患者选择必须考虑三个方面的风险因素：手术并发症的风险、患者未行抗凝治疗时的血栓栓塞风险、患者长期抗凝治疗时的出血风险。CHA_2DS_2-VASc评分和HAS-BLED评分是重要的风险评估方案。其他考虑因素包括患者依从性和患者自己选择。患者不应有其他的原因需要长期抗凝治疗（如人工机械瓣、复发性深静脉血栓形成）；二尖瓣狭窄患者也应避免，其左心房血栓并不来自左心耳。

五、结论

LAAC是不能长期OAC治疗AF患者预防卒中的一种替代治疗策略。临床试验随访结果表明，与长期华法林治疗比较，Watchman设备LAAC显著减少致残性卒中、出血性卒中、心血管和全因死亡率，术后药物治疗结束后大出血发生率大幅度减少，手术安全性逐年明显改善。患者的选择必须依赖于三个风险因素的解释：左心耳封堵的手术风险、无抗凝治疗患者的血栓栓塞风险和无抗凝治疗患者的出血风险。正在进行的临床试验将提供Amulet封堵设备的安全性和疗效与Watchman封堵设备相比较的结果，以及不适合抗凝治疗房颤患者Watchman封堵治疗的疗效。

参考文献

黄从新，张澍，黄德嘉等.心房颤动：目前的认识和治疗建议-2015. 中华心律失常杂志，2015，19（5）：321-384.

中华医学会心电生理和起搏分会，中华医学会心血管病学分会，中国医师协会心律学专业委员会.左心耳干预预防心房颤动患者血栓栓塞事件：目前的认识和建议.中国心脏起搏与心电生理杂志2014，28（6）：471-486.

Blackshear JL, Odell JA.Appendage obliteration to reduce stroke in cardiac surgical patients with atrial fibrillation. Ann Thorac Surg, 1996, 61（2）: 755-759.

Boersma LV, Schmidt B, Betts TR, et al. Implant success and sAfety of left atrial appendage closure with the WATCHMAN device: peri-procedural outcomes from the EWOLUTION registry. European Heart Journal.January, 2016, 37（31）: 2465-2474.

Chang SS, Dong JZ, Ma CS, et al. Current status and time trends of oral anticoagulation use among chinese patients with nonvalvular atrial fibrillation: The Chinese Atrial Fibrillation Registry Study. Stroke, 2016, 47（7）: 1803-1810.

Holmes DR, Jr., Doshi SK, Kar S et al. Left Atrial Appendage Closure as an Alternative to Warfarin for Stroke Prevention in Atrial Fibrillation: A PatientLevel Meta-Analysis. J Am Coll Cardiol, 2015, 65: 2614-2623.

Holmes DR, Kar S, Price MJ, et al. Prospective randomized evaluation of the watchman left atrial appendage closure device in patients with atrial fibrillation versus long-term warfarin therapy（PREVAIL）. J Am Coll Cardiol, 2014, 64（1）: 1-12.

January CT, Wann LS, Alpert JS et al. 2014 AHA/ACC/HRS Guideline for the Management of Patients With Atrial Fibrillation: A Report of the American College of Cardiology/American Heart Association Task Force on Practice Guidelines and the Heart Rhythm Society. Circulation, 2014.

Landmesser U, Schmidt B, Nielsen-Kudsk JE et al. Left atrial appendage occlusion with the AMPLATZER Amulet device: periprocedural and early clinical/echocardiographic data from a global prospective observational study. EuroIntervention, 2017.

Price MJ, Reddy VY, Valderrabano M et al. Bleeding Outcomes After Left Atrial Appendage Closure Compared With Long-Term Warfarin: A Pooled, PatientLevel Analysis of the WATCHMAN Randomized Trial Experience. JACC Cardiovasc Interv, 2015, 8: 1925-1932.

Reddy VY, Doshi SK, Kar S et al. 5-Year Outcomes After Left Atrial Appendage Closure: From the PREVAIL and PROTECT AF Trials. J Am Coll Cardiol, 2017, 70: 2964-2975.

Reddy VY, Gibson DN, Kar S et al. Post-Approval U.S. Experience With Left Atrial Appendage Closure for Stroke Prevention in Atrial Fibrillation. J Am Coll Cardiol, 2017, 69: 253-261.

Reddy VY, Sievert H, Halperin J et al. Percutaneous left atrial appendage closure vs warfarin for atrial fibrillation: a randomized clinical trial. JAMA, 2014, 312: 1988-1998.

Reddy VY, Sievert H, Halperin J, et al. Percutaneous left atrial appendage closure vs warfarin for atrial fibrillation: a randomized clinical trial. JAMA, 2014, 312（19）: 1988-1998.

Sharma D, Reddy VY, Sandri M et al. Left Atrial Appendage Closure in Patients With Contraindications to Oral Anticoagulation. J Am Coll Cardiol, 2016, 67: 2190-2192.

Zhi-Zun Wang, Du X, Wang W et al. Long-term persistence of newly initiated warfarin therapy in chinese patients with nonvalvular atrial fibrillation.Circ Cardiovasc QualOutcomes, 2016, 9（4）: 380-387.

7. TAVR在主动脉瓣狭窄患者中的应用：SURTAVI研究解读

中国医学科学院阜外医院　吴永健

随着人口老龄化，患有严重主动脉瓣狭窄（AS）的患者越来越多。经导管主动脉瓣置换术（TAVR）是一种治疗严重主动脉瓣狭窄的新选择，也是当前介入医学发展最迅速的技术之一。TAVR的手术适应证范围从高危逐步向中、低危扩大。2017AHA/AHC瓣膜性心脏病患者管理指南指出，TAVR也适合外科手术的中危重度主动脉瓣狭窄患者，将TAVR治疗的中危患者升为Ⅱa类推荐。而2017ESC年会上公布的瓣膜病指南，更是对中危患者的治疗将TAVR的推荐升级为和外科手术同一级别，均为I类推荐。

SURTAVI试验是首个评估严重主动脉瓣狭窄中危患者使用自膨式瓣膜（84%为CoreValve，16%为EvolutRvalve）的研究。该研究共纳入欧美87个中心的1746例患者，并按1∶1随机分入TAVR或SAVR组。入组患者平均年龄79.8岁（较既往研究入组的高危患者年龄稍低），STS-PROM评分平均4.5分。主要研究终点是2年全因死亡和致残性卒中的复合终点。

研究结果显示，在有效性方面，TAVR组与SAVR组2年主要终点事件发生率分别为12.6%与14%，达到非劣效性检验标准。随访2年时，TAVR和SAVR组全因死亡率相当，分别为11.4%及11.6%；TAVR组致残性卒中发生率低于SAVR组（2.6% vs 4.5%），但未达到显著统计学差异。超声随访结果提示，TAVR组在主动脉瓣瓣口面积及跨瓣压差方面均优于SAVR组，但中重度瓣周漏发生率高于SAVR组（5.3% vs. 0.6%）（图1）。在安全性方面，TAVR组患者起搏器置入比例显著高于SAVR组（25.9% vs. 6.6%），血管并发症也更多。而SAVR组30d时输血、急性肾损伤、心源性休克和房颤发生率则更高。研究者还评估了基线、30d、6个月、1年、2年时患者的生活质量。30d时TAVR组生活质量显著高于SAVR组，但之后的随访中两组生活质量相当。无论是TAVR还是SAVR组生活质量都较术前显著提高。

该研究结果证实，TAVR组患者的全因死亡率与心血管死亡率与SAVR组无统计学差别，甚至较SAVR组稍低。30d时，TAVR组患者急性肾损伤、房颤、输血及致残性卒中的发生率较低。这与高龄患者的肾脏储备功能较差有关，在外科手术时，更易发生肾损伤，且房颤及出血发生率也较高。

此外，与外科手术相比，TAVR不仅能降低全因死亡率，同时可降低严重并发症的发生率。尽管术者经验教较以往有所增加，并发症发生率总体呈下降趋势，但TAVR组患者的瓣周漏发生率及永久起搏器置入率仍较高，这主要是因

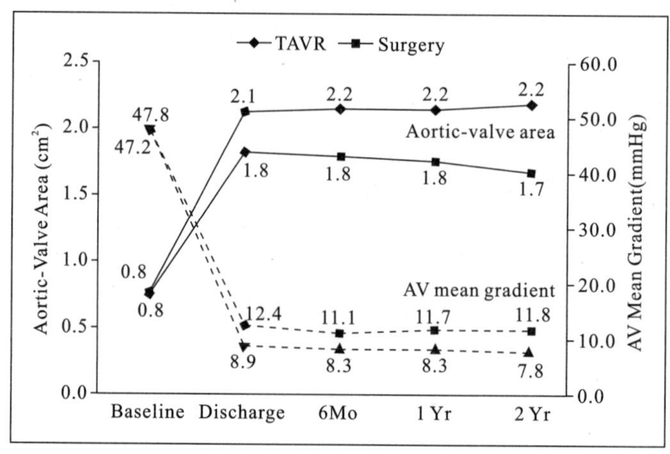

图1　SURTAVI心脏超声随访结果

为，与早期评估高危患者的Partner1试验和CoreValveUSPivotal试验相比，该研究中瓣周漏发生率及起搏器置入率已有较为明显的降低。说明术者在术前评估和手术操作方面均有了较大改进。另外，该试验中，84%的患者使用第一代自膨式瓣膜（CoreValve瓣膜），若均使用第二代Evolut-R瓣膜，或将进一步降低瓣周漏发生率和起搏器置入率。随着技术的发展、瓣膜的改进，TAVR弱项必将不断改进。

历经10多年的发展，更多患者（尤其是高龄患者）更倾向于选择TAVR治疗，TAVR的患者满意度更胜一筹。尽管该研究中并未将患者满意度作为主要研究目标，外科手术组有71例患者未参与研究，主要是因为患者不愿意接受外科开胸手术。这同样表明，微创治疗的TAVR更易被患者所接受。

Partner2试验是近年开展的评估TAVR在主动脉狭窄中危患者中有效性和安全性的研究。Partner2使用的是第二代球囊扩张型瓣膜（SapienXT），2年结果表明，TAVR运用与中危患者与SAVR相当。而本次发布的SURTAVI试验使用的是自膨胀式瓣膜，但获得了一致的结论。这两个试验共同佐证：在中危患者中，不论使用何种类型的人工瓣膜，TAVR均不劣于SAVR。

《2012年ESC心脏瓣膜病治疗指南》及《2014年AHA/ACC心脏瓣膜病患者管理指南》公布时，Partner2试验与SURTAVI试验尚处于研究阶段。Partner2试验证实，在中危患者中，TAVR不劣于SAVR。仅凭这一项研究或不足以改写指南，但2017年公布的SURTAVI试验采用不同的方法和瓣膜，进一步证实了TAVR在中危患者中的疗效。因此，TAVR在中危患者中的应用或将纳入今年ESC或2019年AHA/ACC瓣膜病指南的推荐（Ⅱa类，甚至I类）。同时，SURTAVI研究结果的公布必将推动我国TAVR技术的迅速发展，更多的心脏科医生将更有信心利用TAVR技术来解决老年主动脉瓣狭窄的问题。

第4章

心律失常

1. 心房颤动导管消融的现状及未来

首都医科大学附属北京安贞医院　李梦梦　马长生

心房颤动（房颤）是临床最常见的心律失常之一。随着生活方式的改变、危险因素的增加及人口老龄化趋势的加剧，据推测我国目前的心房颤动患者已逾 1000万。心房颤动以心房快速无序的收缩为特征，使心室率（律）紊乱、心功能受损且增加心房附壁血栓形成可能，严重影响患者的生活质量，并可引起心力衰竭、脑卒中及猝死等并发症，是全球心血管疾病领域面临的严峻挑战。

心房颤动的药物治疗一直以来都存在一定的局限性。受阵发性室上性心动过速导管射频消融成功经验的巨大鼓舞，Swartz 等早期开展了通过模仿外科手术径线对心房颤动患者进行射频消融的探索，从而开创了内科射频消融治疗心房颤动的先河。1998年，Haissaguerre等发现，肺静脉局灶发放快速冲动可以诱发心房颤动，消除触发灶即可成功消除心房颤动。这一里程碑式的研究可谓是心房颤动射频消融研究历程上的重要转折点。历经20余年的探索与发展，心房颤动导管消融在世界范围内应用推广，业已成为心房颤动主要的治疗方式之一。本文就该技术的现状与未来进行总结和展望。

一、心房颤动导管消融的适应证

临床医生在消融术前应充分权衡手术风险及获益，综合考虑术者的经验及患者的意愿，结合患者的心房颤动类型及心房颤动负荷，尽可能为患者制订个体化的治疗及消融方案。

2006年，ACC/AHA/ESC心房颤动管理指南中有关专家指出，对于左心房大小正常或轻度扩大的症状性心房颤动患者，为了预防心房颤动发作，可将导管消融作为抗心律失常药物治疗的替代选项（Ⅱa类推荐，C级证据）。这是心房颤动的导管消融治疗首次获得学术界的主流推荐。随着技术的进步与理念的更新，导管消融治疗心房颤动从无到有，其适应证也不断拓宽。2012年，HRS/EHRA/ECAS心房颤动导管消融和外科消融专家共识首次将心房颤动导管消融提升至一线治疗地位，即在有经验的中心，导管消融可作为抗心律失常药物治疗无效、有明显症状的阵发性心房颤动患者的一线选择。

时至今日，相关指南共识进一步巩固了导管消融在心房颤动治疗中的地位。2017年，HRS/EHRA/ECAS/APHRS/SOLAECE心房颤动导管消融和外科专家共识中，对于抗心律失常药物治疗无效或不能耐受的症状性心房颤动患者，阵发性心房颤动优先推荐导管消融治疗（Ⅰ类推荐，A级证据）；持续性心房颤动可以采用导管消融（Ⅱa类推荐，B级证据）；而长程持续性心房颤动也可考虑导管消融治疗（Ⅱb类推荐，C级证据）。对于从未接受过抗心律失常药物治疗的症状性心房颤动患者，阵发性心房颤动（Ⅱa类推荐，B级证据）和持续性房颤（Ⅱa类推荐，C级证据）可以接受导管消融治疗；长程持续性心房颤动也可考虑导管消融治疗（Ⅱb类推荐，C级证据）。

此外，新共识还对特殊人群中导管消融的适应证做出了进一步细化。对于高龄（>75岁）、中青年（<45岁）、合并

充血性心力衰竭或肥厚型心肌病的特殊心房颤动患者，均可考虑采用导管消融治疗治疗（Ⅱa类推荐，B级证据）。而对于快-慢综合征的患者，导管消融治疗或可有效避免永久起搏器置入（Ⅱa类推荐，B级证据）。运动员心房颤动患者为避免药物治疗带来的不良后果，也可首选导管消融治疗（Ⅱa类推荐，C级证据）。

二、心房颤动导管消融的临床获益

导管消融在症状性心房颤动的治疗中发挥了突出作用，但对其临床获益的精确评估通常具有较大的挑战性，受到包括心房颤动类型、消融技术、术者经验、随访时间和方法等多种因素的共同影响。

窦性心律维持率方面，现有研究显示，阵发性心房颤动导管消融治疗的成功率较高，短期可达60%～80%，长期多次消融后也可维持在60%水平。值得注意的是，阵发性心房颤动接受导管消融治疗后进展为持续性心房颤动的比例很低。而对于持续性心房颤动患者，导管消融术后的复发率相对较高，随消融次数增加这一比例逐渐下降，患者的心房颤动负荷也相应减少。

除控制心房颤动发作、缓解临床症状外，导管消融在改善临床预后，减少卒中、心力衰竭、心血管死亡等不良事件方面也显示出诸多优势。一项澳大利亚和英国多中心注册研究分析了1273例接受导管消融治疗的心房颤动患者，并匹配药物治疗组患者和正常人群，结果发现，导管消融组卒中和死亡率显著低于药物治疗组，与正常人群发生率相似。另外一项研究对3058例心房颤动消融术后患者随访10年，结果显示，导管消融后维持窦性心律可降低心血管死亡。2015年，美国心脏病学会（ACC）年会上公布的一项多中心随机对照研究（AATAC-AF）入选了203例合并心力衰竭的持续性心房颤动患者，所有患者均置入ICD或CRT-D，随机分入胺碘酮组或导管消融组。结果显示，胺碘酮组的治疗失败率是导管消融组的2.5倍。2年随访时导管消融组的全因死亡率为8%，而胺碘酮组为18%。研究结果提示，导管消融对于器质性心脏病合并心房颤动的患者仍改善预后。

2017年，欧洲心脏病学会（ESC）年会上公布的CASTLE-AF研究结果，也为心房颤动合并心力衰竭患者的非药物治疗提供了新思路。CASTLE-AF研究最终纳入了363例至少一种抗心律失常药物治疗无效或不能耐受，LVEF≤0.35，NYHA分级≥Ⅱ级，因一级预防或二级预防置入有监测功能的ICD/CRT-D的心力衰竭合并心房颤动患者，被随机分为导管消融组（179例）及标准治疗组（184例）。与传统治疗相比，接受导管消融治疗的心力衰竭合并心房颤动患者主要终点事件风险降低38%，全因死亡风险降低47%，心力衰竭再住院风险降低44%。然而该项研究结果尚不能推论至普遍心力衰竭合并心房颤动人群，因心力衰竭人群中射血分数保留的心力衰竭占60%以上，且心房颤动人群中射血分数保留心力衰竭或射血分数中间值心力衰竭发生概率更高，未来应对此类主要临床人群的提供进一步的临床证据。另外，CASTLE-AF研究中患者心力衰竭的基础疾病并未明确阐明，是否存在缺血性心肌病、原发性心肌病，是否为心房颤动继发心力衰竭，针对不同的具体病因，导管消融对预后的影响并不一致，因此还需要对不同病因的心房颤动患者进行分析评价。

此外，研究还发现导管消融可减缓心房颤动患者认知功能障碍进展，降低二尖瓣功能性反流程度，减少阵发性心房颤动进展为持续性心房颤动等。这些证据表明，导管消融使心房颤动患者获益是多方面的，这正是导管消融适应证不断得到扩展的前提。

三、新策略与新技术

近年来，随着STAR-AF Ⅱ和CHASE AF等研究结果的公布，越来越多的证据表明，实现肺静脉的持久隔离是决定各类型心房颤动导管消融成功率的关键。目前实现肺静脉持久隔离有多种方法，总体上来讲肺静脉隔离后充足的观察时间，进行腺苷诱发试验结果，观察消融线上起搏失夺获及检验肺静脉传出阻滞均能在一定程度上提高肺静脉隔离的成功率。

持续性心房颤动的导管消融是射频消融领域的重点与难点，线性消融及碎裂电位消融、主频消融、转子消融等消融策略，仍然是持续性心房颤动左心房基质改良的重要方法。尽管现有证据仍存在争议与分歧，但无论从我们中心的大量临床实践和研究数据看，还是国际上多数大中心为数不少的研究结果来看，持续性心房颤动和长程持续性心房颤动的维持机制复杂，我们应该进行较大范围的消融，充分干预心房颤动维持机制，仅仅采取肺静脉隔离这样一种简单化处理的姑息策略，难以使患者获得长久的临床获益。

心房内解剖结构的复杂性使得消融径线难以实现完全阻滞，随访中传导恢复率高。二尖瓣峡部消融是持续性心房颤动线性消融最为重要的挑战。其局部解剖结构复杂，包括二尖瓣环、左心耳、Marshall韧带、左下肺静脉、冠状动脉回旋支及冠状静脉等。消融时血流的散热效应也使峡部消融变得困难，而冠状窦内消融明显增加手术风险。

线性消融阻滞率与消融过程中消融导管与心房组织接触程度密切相关，近年来出现的新型压力接触监测导管和可调弯鞘为消融导管更好的心房接触提供了可能。新型压力接触监测导管能实时直观反映导管头端和接触心肌组织的贴靠力度，术者根据导管接触压力的实时数据进行调整，以实现消融导管的稳定而有效的贴靠，同时减少接触压力过大造成的心脏穿孔、蒸汽爆破的风险。而可调弯鞘的操控性能优于传统的固定弯鞘，通过鞘管手柄的旋转可以提高消融导管头端的支撑性和稳定性，使得消融导管在心房内一些特殊部位更容易到位并实现稳定的贴靠。在原有的良好导管操作技术的基础上，联合应用新型压力接触监测导管和可调弯鞘，可进一步提高线性消融的阻滞率。

在上述背景下，新的消融导管、成像系统及遥控导航技术正逐渐在导管消融领域崭露头角。但我们也应时刻警醒，各类新技术最终应服务于患者，而不应脱离于临床，新技术应与目前术式进行优化组合以提高心房颤动消融的成功率。鉴于目前心房颤动机制尚未完全阐明，心房颤动发展的程度与发病时间、基础疾病类型等因素之间的关系尚不十分清楚。由于不同个体间基础疾病、年龄、病程、心房颤动负荷等不同，其心房解剖重构与电重构程度也不尽相同。所以在将来的研究中，必须根据患者的具体情况，结合心房颤动的类型，对患者进行细致分层，制定最佳的消融策略，达到个体化治疗。

四、心房颤动导管消融安全倍增计划

提高技术操作安全性是医疗工作永恒的主题，社会环境的变化对医疗安全提出了更高的要求。近年，心房颤动导管消融技术有了飞跃性发展，适应证在不断扩大，2007年，我国共完成心房颤动导管消融4万例以上，2021年预计将达到10万例。面对如此快速增长的数量，保证手术安全将是未来工作的重中之重。但安全性的提高，不能仅依赖于导管器械技术的进步，更应依靠术者的培养和临床质量的提升。

2009年，全球调查入选了1995—2006年间162家中心32 569例心房颤动导管消融，围术期死亡率仅为0.1%。最近发布的欧洲心房颤动导管消融长期注册数据，入选27个国家104家中心的3593例患者的院内死亡仅有1例。日本心房颤动导管消融全国注册（J-CARAF）数据包含2011—2012年间3373例心房颤动导管消融患者，没有院内死亡事件发生。美国2000—2010年心房颤动导管消融住院数据分析显示，93 801例导管消融患者中死亡率为0.46%，明显高于欧洲和日本比例。美国死亡率高的原因是大量中心的年度手术例数少、术者经验水平不足。最近几年，在全球范围内心房颤动导管消融的严重并发症发生率正在迅速的降低。国际领先中心导管消融的可靠安全性，为我国同行提供了重要的参考坐标。

为切实提高我国心律失常导管消融技术的安全性，中国生物医学工程学会心律分会首次提出了心律失常导管消融的“安全倍增计划”。该项计划的目标是在未来5年内，将我国心房颤动导管消融的严重并发症，包括死亡、需要穿刺引流或外科处理的心脏压塞、卒中、左心房-食管瘘及需要外科处理的其他并发症减少1/2以上。该项计划已于2017年下半年开始在全国实施，将设计科学严谨的方案，在全国范围内对不同级别的医院进行抽样调查，比较2017年与2022年心房颤动导管消融并发症的发生率。

为实现“安全倍增”这一目标，不仅需要规范手术技术操作流程，更需要将规范化的理念融入到导管消融治疗的每一个环节。此外，要充分发挥互联网等新型手段的作用，创新心律失常专业医师培训模式；对于复杂疑难病例实行专家在线实时指导；对于急危重症和紧急并发症的处理实施专家在线值班和急会诊及时响应制度；建立包括心内科、心外科、麻醉科、体外循环等专业医生在内的并发症救治团队，对综合条件薄弱的中心提供有力支持和可靠保障。互联网支持可快速传输和查阅病历资料，实现24h双向视频会诊和实时互动，根据实际需求，多学科支持团队可以在最短时间内指导心包穿刺、急诊开胸、开展体外循环支持等治疗手段。未来，随着国家医疗保险等多项政策手段的支持，心房颤动导管消融实现“安全倍增”并不遥远。心律失常领域“安全倍增”的宝贵经验，对于所有心血管介入和整个心血管行业的发展具有重要的借鉴意义。

五、小结

总之，在心房颤动的导管消融治疗上，仍有诸多临床问题亟待回答。进一步提高导管消融的成功率需要继续加深对心房颤动机制的理解和认识，而消融器械的进步将进一步简化手术操作、提高疗效和安全性，并利于推广普及。未来导管消融在心房颤动治疗策略中的最终地位很大程度上依赖于其对心房颤动患者死亡率、卒中发生率、住院率等终点事件的影响。我们也希望通过“安全倍增”计划，为心血管乃至整个医学领域的培训和医疗质量的提高带来新的模式。

参考文献

Arbelo E, Brugada J, Blomstrom-Lundqvist C, et al. Contemporary management of patients undergoing atrial fibrillation ablation: in-hospital and 1-year follow-up findings from the ESC-EHRA atrial fibrillation ablation long-term registry. Eur Heart J, 2017, 38: 1303-1316.

Calkins H, Hindricks G, Cappato R, et al. 2017 HRS/EHRA/ECAS/APHRS/SOLAECE expert consensus statement on catheter and surgical ablation of atrial fibrillation. Heart Rhythm, 2017, 14: e275-e444.

Calkins H, Kuck KH, Cappato R, et al. 2012 HRS/EHRA/ECAS expert consensus statement on catheter and surgical ablation of atrial fibrillation: recommendations for patient selection, procedural techniques, patient management and follow-up, definitions, endpoints, and research trial design: a report of the Heart Rhythm Society（HRS）Task Force on Catheter and Surgical Ablation of Atrial Fibrillation. Developed in partnership with the European Heart Rhythm Association（EHRA）, a registered branch of the European Society of Cardiology（ESC）and the European Cardiac Arrhythmia Society（ECAS）; and in collaboration with the American College of Cardiology（ACC）, American Heart Association（AHA）, the Asia Pacific Heart Rhythm Society（APHRS）, and the Society of Thoracic Surgeons（STS）. Endorsed by the governing bodies of the American College of Cardiology Foundation, the American Heart Association, the European Cardiac Arrhythmia Society, the European Heart Rhythm Association, the Society of Thoracic Surgeons, the Asia Pacific Heart Rhythm Society, and the Heart Rhythm Society. Heart Rhythm, 2012, 9: 632-696 e21.

Cappato R, Calkins H, Chen SA, et al. Prevalence and causes of fatal outcome in catheter ablation of atrial fibrillation. J Am Coll Cardiol, 2009, 53: 1798-1803.

Deshmukh A, Patel NJ, Pant S, et al. In-hospital complications associated with catheter ablation of atrial fibrillation in the United States between 2000 and 2010: analysis of 93 801 procedures. Circulation, 2013, 128: 2104-2112.

Di Biase L, Mohanty P, Mohanty S, et al. Ablation Versus Amiodarone for Treatment of Persistent Atrial Fibrillation in Patients With Congestive Heart Failure and an Implanted Device: Results From the AATAC Multicenter Randomized Trial. Circulation, 2016, 133: 1637-1644.

Fuster V, Ryden LE, Cannom DS, et al. ACC/AHA/ESC 2006 Guidelines for the Management of Patients with Atrial Fibrillation: a report of the American College of Cardiology/American Heart Association Task Force on Practice Guidelines and the European Society of Cardiology Committee for Practice Guidelines（Writing Committee to Revise the 2001 Guidelines for the Management of Patients With Atrial Fibrillation）: developed in collaboration with the European Heart Rhythm Association and the Heart Rhythm Society. Circulation, 2006, 114: e257-354.

Ghanbari H, Baser K, Jongnarangsin K, et al. Mortality and cerebrovascular events after radiofrequency catheter ablation of atrial fibrillation. Heart Rhythm, 2014, 11: 1503-1511.

Haissaguerre M, Jais P, Shah DC, et al. Spontaneous initiation of atrial fibrillation by ectopic beats originating in the pulmonary veins. N Engl J Med, 1998, 339: 659-666.

Hunter RJ, McCready J, Diab I, et al. Maintenance of sinus rhythm with an ablation strategy in patients with atrial fibrillation is associated with a lower risk of stroke and death. Heart, 2012, 98: 48-53.

Inoue K, Murakawa Y, Nogami A, et al. Current status of catheter ablation for atrial fibrillation--updated summary of the Japanese Catheter Ablation Registry of Atrial Fibrillation（J-CARAF）. Circ J, 2014, 78: 1112-1120.

Marrouche NF, Brachmann J, Andresen D, et al. Catheter Ablation for Atrial Fibrillation with Heart Failure. N Engl J Med, 2018, 378: 417-427.

Swartz JF, Pellersels G, Silvers J. Acatheter-based curative approach to atrial fibrillation in humans（abstract）. Circulation, 1994, 90: I-335.

Verma A, Jiang CY, Betts TR, et al. Approaches to catheter ablation for persistent atrial fibrillation. N Engl J Med, 2015, 372: 1812-1822.

Vogler J, Willems S, Sultan A, et al. Pulmonary Vein Isolation Versus Defragmentation: The CHASE-AF Clinical Trial. J Am Coll Cardiol, 2015, 66: 2743-2752.

2. 打破沉默，重视心房颤动的筛查——ASSERT和REVEAL-AF试验解读

复旦大学附属中山医院　朱文青　凌云龙

心房颤动（atrial fibrillation, AF）简称房颤，是一种极速而不规则的房性快速心律失常，也是临床上常见的致病死率增加的心律失常，在人群中的发病率1%～2%。

一、沉默的心房颤动，严峻的现状

心房颤动的发生率随年龄增长显著增加，80岁以后发病率高达8%～15%。2010年，全球约有3350万名患者被诊断为心房颤动，男性和女性分别为2090万和1260万人，预计这个数字将在21世纪中叶翻倍。心房无序的颤动使其失去原有的功能，增加了卒中、全身性栓塞、心力衰竭、死亡的发生率。15%～30%缺血性卒中的发生与心房颤动相关。值得注意的是，除了心悸、乏力、呼吸困难、头晕等常见症状外，心房颤动患者也可以无明显症状，称为"沉默型心房颤动（silent AF）"，既往研究已表明，有心内置入装置（如起搏器、ICD等）记录到的发作时间短暂的沉默型心房颤动与有症状的心房颤动一样，都会引起血栓栓塞事件的发生，令人惋惜的是，部分心房颤动患者是在卒中或心力衰竭等并发症出现后才被确诊治疗，高昂的医疗费用为患者和社会带来了巨大的经济负担和精神压力。鉴于心房颤动的高患病率、无症状心房颤动的发生及相关高风险并发症，如何及早及时发现心房颤动，对高危人群心房颤动发生率进行评估，选择合适的筛查方法，通过早期干预（如抗心律失常治疗、口服抗凝药的使用等）来降低心房颤动的发病率及死亡率，是目前临床工作的关注点。本节就早期的ASSERT试验及最近的REVEAL-AF试验结果进行回顾和解读，希望广大医务人员对心房颤动的严峻现状及筛查工作重新审视，加以重视。

二、ASSERT试验及ASSERT-Ⅱ试验

ASSERT试验（ASymptomatic atrial fibrillation and Stroke Evaluation in pacemaker patients and the atrial fibrillation Reduction atrial pacing Trial）的设计方案最早刊登于2006年的《美国心脏病学杂志》，2012年1月于《新英格兰医学杂志》发表了其研究结果。该试验的研究目的主要包括两点，其一，通过心内置入装置记录既往未诊断心房颤动的患者出现临床无症状的心房高频事件（AHRE）时是否会增加缺血性卒中的发病率；其二，通过心内置入装置进行持续性心房超速抑制对于终止心房颤动发作的有效性评估。

ASSERT试验的入选标准包括：①年龄≥65岁；②有高血压病史并经过正规的药物治疗（≥4周）；③近8周内因窦房结或房室结功能障碍置入了双腔起搏器（或因其他原因置入ICD）。已确诊的心房颤动、心房扑动及其他室上性心动过速患者和既往疾病需要口服抗凝药物的患者不在入选标准。通过3个月的监测发现是否存在无症状的AHRE（心房率≥190次/分，持续时间超过6min），并通过2.5年的平均随访时间检测缺血性卒中及系统性栓塞的发生情况，置入起搏器的患者被随机分配是否接受心房超速抑制治疗。

该试验从2004年12月至2009年9月，纳入了包括23个国家在内的2451例起搏器患者和129例ICD患者，共计2580例。研究结果显示，3个月时 261例患者（10.1%）通过起搏器记录被证实存在AHRE，平均2.5年的随访AHRE的发生比例增加至34.7%，而临床心房颤动的诊断率滞后仅为15.7%。研究进一步发现，AHRE的发生与致心房颤动风险增加5.5倍独立相关（HR 5.56，95%CI 3.78～8.17，P<0.001），与致卒中或系统性栓塞风险增加2.5倍独立相关（HR 2.49，95%CI 1.28～4.85，P=0.007）。持续的心房超速抑制并不能终止心房颤动发作。由此可见，起搏器置入患者可记录到AHRE发生，即使无临床症状的AHRE也显著增加了卒中或系统性栓塞发生的风险。

为了进一步探讨未安装起搏器的患者是否也存在无症状心房颤动发作，Healey JS等又进行了ASSERT-Ⅱ研究，该试验发表于2017年10月的《循环》杂志。ASSERT-Ⅱ试验是一项前瞻性队列研究，加拿大和荷兰在内的26个中心参

与，试验入选年龄≥65岁，心房增大（≥4.4cm或容积≥58ml）或NT-proBNP升高（>290pg/ml）并包含以下任一情况的患者：CHA2DS2-VASc评分≥2分、患有睡眠呼吸暂停、体质指数>30；既往已确诊心房颤动的患者排除在外。从2012年12月至2015年12月共有256例患者（平均年龄74岁，平均CHA2DS2-VASc评分4.1分，平均左心房内径4.7cm，48%的患者既往曾出现过卒中、TIA或系统性栓塞）入选并置入皮下心电描记仪，经过（16.3±3.8）个月的随访，90例患者（34.4%）被检测出无症状性心房颤动发作（持续时间≥5min），年龄增加、左心房内径及血压被认为是相关预测因子。曾有过血栓事件的患者检出率高于未发生过血栓事件的患者（39.4% vs 30.3%）。ASSERT-Ⅱ试验结果验证了无症状心房颤动在高危人群中的高发病率。

三、REVEAL-AF试验

2017年5月第38届美国心律学会年会（HRS）在芝加哥召开，James A. Reiffel教授在5月12日的Late-Breaking Clinical Trials（LBCT）专题会议上公布了REVEAL-AF试验结果，后发表于《JAMA Cardiology》。REVEAL-AF试验是一项前瞻性、单臂、开放标签的多中心研究，从2012年11月至2017年1月，通过对心房颤动和卒中的高危人群佩戴置入式心电监护仪（insertable cardiac monitor，ICM），来长程检测并量化无症状心房颤动的发生率。

REVEAL-AF试验共有欧美在内的57个医疗中心参加，试验组入选标准为：①同意接受ICM置入及远程监控的患者；②通过症状及临床评估考虑为心房颤动发病的高危人群；③CHADS2评分≥3分，或等于2分同时合并至少下列一项疾病，包括冠心病，肾功能不全（GFR 30～60ml/min），睡眠呼吸暂停和慢性阻塞性肺病；④患者>18岁，预期寿命>18个月。排除标准为：近12个月内罹患缺血性卒中或有短暂性脑缺血发作，脑出血史，起搏器置入史及被诊断为心房颤动的患者均不纳入。

该试验的主要终点为患者在18个月时通过ICM记录到了心房颤动发生（时间≥6min），其他的结果分析包括30d至30个月CHADS2亚组的心房颤动发生率、置入装置检测出心房颤动发生的中位时间等。共有446例患者纳入标准，其中男性233（52.2%），年龄（71.5±9.9）岁，经过筛选，385例患者置入了ICM，随访时间为（22.5±7.7）个月。试验结果显示，18个月时心房颤动的检出率为29.3%；30d、6个月、12个月、24个月及30个月的检出率分别为6.2%、20.4%、27.1%、33.6%和40%。18个月时心房颤动检出率CHADS2评分2分的（24.7%，95%CI 17.3～31.4），3分的（32.7%，95%CI 23.8～40.7），4分及以上的（31.7%，95%CI 22.0～40.3）。平均检出时间为123d。其中有13例患者记录到心房颤动持续时间超过24h，6例患者发生了脑卒中，11例患者出现了短暂性脑缺血发作，72例患者接受了口服抗凝药物治疗。

早期的心房颤动筛查因方法欠缺，检出率有限，漏诊率高，REVEAL-AF试验通过ICMs的置入，平均18个月的长程随访，再次向我们揭示了既往虽未诊断为心房颤动的高危患者有着很高的发病率（接近30%），30个月的随访更高达40%，CHADS2评分≥3分的患者比2分的患者有更高的发生率。ICMs的应用大大提高了心房颤动的检出率，研究也进一步发现年龄和体质指数是重要的预测因素。相比ASSERT-Ⅱ试验34.4%的心房颤动发生率略低，可能与REVEAL-AF试验更严格的入选标准有关（入选前行24h动态心电图排除心房颤动）。

四、打破沉默，心房颤动筛查的新思路

ASSERT试验和REVEAL-AF试验结果向人们敲响了警钟，随着科技手段的进步，无症状心房颤动的发现比例逐年升高，其发生卒中及栓塞风险高于正常人群，心房颤动高危人群的高发病率超过了既往的认识，无论有症状的患者或是无症状的患者，在临床工作中都应重视并加强心房颤动的筛查工作。2017年10月，Europace发表了由多学会制定的《2017EHRA/HRS/APHRS/SOLAECE心房颤动筛查共识文件》。共识指出对于心房颤动的筛查不能仅局限于有症状的患者，特别提出了无症状心房颤动（沉默型心房颤动）的普遍性、栓塞风险及早期筛查的潜在获益，包括对有风险的患者口服抗凝药物治疗预防卒中及血栓栓塞事件的发生，预防症状性心房颤动的发作，预防和（或）逆转心房的电/机械重构，预防和（或）逆转心动过速，预防和（或）逆转心房颤动相关的血流动力学紊乱，预防心房颤动相关并发症，减少心房颤动相关住院率和降低心房颤动相关的死亡率。目前临床常用的筛查方法包括脉搏触诊、自动血压测量、心电图检测、智能手机软件应用及置入装置等。共识回顾了2016年ESC指南推荐并探讨扩大心房颤动筛查范围，对于年龄超过65岁的患者，建议通过脉搏触诊或心电监护装置行心房颤动机会性筛查，对于高危患者（CHADS2≥2分）建议年龄超过55岁也需行机会性筛查；对于有TIA或缺血性卒中的患者，建议短时心电图筛查心房颤动，并进行72h以上连续心

电监测；对于装有起搏器或除颤仪的患者，建议定期随访是否存在心房颤动和心房高频事件的发生，在启动抗凝治疗前需进一步心电图检测是否存在心房颤动；对于卒中患者，建议使用长程无创心电监护设备或置入式心电监护仪来记录是否存在无症状心房颤动；对于年龄>75岁或卒中高危患者，建议行系统性心电图筛查；对于无症状的患者，建议重复筛查。共识还指出了专业病患组织机构（PPOs）在医疗保健系统中通过提高对医疗手段的认识、提供病患帮助、传递医疗信息等发挥重要作用，对于心房颤动的早期筛查、医患及时沟通及治疗有更多帮助。另外，还需加强公众对于未治疗心房颤动的危险认知，普及心房颤动筛查的认识，加强自动监管，对于确诊的心房颤动患者尽快启动治疗方案。

心房颤动的发病率致死率逐年增加，打破沉默，重视无症状心房颤动的筛查，如何制定符合我国国情的心房颤动筛查及抗凝治疗抉择，提高国民对于心房颤动危害的认识，仍将会是一个巨大挑战。

参考文献

Conti S, Reiffel JA, Gersh BJ, et al. Baseline demographics, safety, and patient acceptance of an insertable cardiac monitor for atrial fibrillation screening: the REVEAL AF study. J Atr Fibrillation, 2017, 9（5）: 9-15.

Georges HM, Patrick M, Isabelle VG, et al. Screening for atrial fibrillation: a European Heart Rhythm Association（EHRA）consensus document endorsed by the Heart Rhythm Society（HRS）, Asia Pacific Heart Rhythm Society（APHRS）, and Sociedad Latinoamericana de Estimulación Cardíaca y Electrofisiología（SOLAECE）. EP Europace, 2017, 19（10）: 1589-1623.

Healey Jeff S, ConnollyStuart J, GoldMichael R, et al. Subclinical atrial fibrillation and the risk of stroke. N. Engl. J. Med, 2012, 366（2）: 120-129.

Healey JS, Alings M, Ha AC, et al. ASSERT-Ⅱ Investigators. Subclinical atrial fibrillation in older patients. Circulation, [published online August 4, 2017].

Hohnloser SH, Capucci A, Fain E, et al. ASymptomatic atrial fibrillation and Stroke Evaluation in pacemaker patients and the atrial fibrillation Reduction atrial pacing Trial（ASSERT）. Am Heart J, 2006, 152: 442-447.

Kaufman ES, Israel CW, Nair GM, et al. Positive predictive value of device-detected atrial high-rate episodes at different rates and durations: an analysis from ASSERT. Heart Rhythm, 2012, 9: 1241-1246.

Reiffel JA, Verma A, Kowey PR, et al. REVEAL AF Investigators. Incidence of Previously Undiagnosed Atrial Fibrillation Using Insertable Cardiac Monitors in a High-Risk Population: The REVEAL AF Study. JAMA Cardiol, 2017, 2（10）: 1120-1127.

Reiffel James, VermaAtul, HalperinJonathan L, et al. Rationale and design of REVEAL AF: a prospective study of previously undiagnosed atrial fibrillation as documented by an insertable cardiac monitor in high-risk patients. Am. Heart J, 2014, 167（1）: 22-27.

Van Gelder IC, Healey JS, Crijns HJGM, et al. Duration of device-detected subclinical atrial fibrillation and occurence of stroke in ASSERT. Eur Heart J, 2017, 38: 1339-1344.

3. 重视心房颤动的上游治疗——LEGACY, CARDIO FIT, RACE 3研究和ALLHAT研究解读

复旦大学附属华山医院 高秀芳 施海明

心房颤动（简称房颤）是最常见的心律失常，由于容易形成心源性血栓导致栓塞事件，尤其是脑卒中，以及促进心力衰竭的发生和进展等原因，对患者的远期生存率和生活质量造成重大影响。2016年，欧洲心脏病协会颁布的心房颤动诊疗指南中提到，目前估计全世界心房颤动患病率约为1%，高龄患者更高。由于心房颤动的患病率随年龄增长显著攀升，因此，随着社会老龄化，心房颤动的患病人群在快速壮大。近年来心房颤动的治疗进展迅猛，尤其是抗凝治疗领域、手术消融领域有了长足的进展，但是心房颤动消融的复发率仍较高，抗凝治疗是末端治疗，心房颤动的治疗亟待突破。控制心房颤动发病的高危因素，减少心房颤动的发生是值得探讨的治疗途径。自从2010欧洲心脏病协会颁布的心房颤动指南提出"上游治疗"的概念以来，心房颤动上游治疗方面的研究不少，但结果却并不一致，因此，2016年的欧洲指南中明确提出不推荐单纯为了心房颤动上游治疗而使用ACEI/ARB及他汀等药物，至此上游治疗的热度下降。2017年欧洲心脏病年会发布RACE 3研究结果，再次推出心房颤动上游治疗的高潮。本文试图通过解读心房颤动上游治疗的几个重要研究，探讨心房颤动上游治疗的重要性。

一、LEGACY研究

该研究是观察减重与心房颤动关系的队列研究。连续入选1415例阵发性和持续性心房颤动患者，其中825例BMI≥27 kg/m^{2}并进行体重管理。筛查排除标准后，共355例患者入选队列研究。根据减重的程度分为组1（≥10%），组 2（3%～9%），组3（<3%）。每年随访体重变化趋势，分为线性下降、波动、无下降或上升三组。体重波动组又根据波动程度进行分组（如图1）。心房颤动症状负荷用AFSS量表衡量，通过观察7d动态心电图无心房颤动则定义为"无心房颤动"。结果发现体重下降≥10%者（组1），心房颤动症状负荷较体重下降较少者（组2和组3）明显降低（均$P<0.001$），未消融且未服用抗心律失常药物的无心房颤动率显著高于组2和组3（均$P<0.001$），总的无心房颤动率也显著高于组2和组3（均$P<0.001$）如图2。体重下降组无心房颤动率较体重波动组和体重无下降或上升组高，体重波动组无心房颤动率较体重无下降或上升组高；体重波动越显著，无心房颤动率越低（图

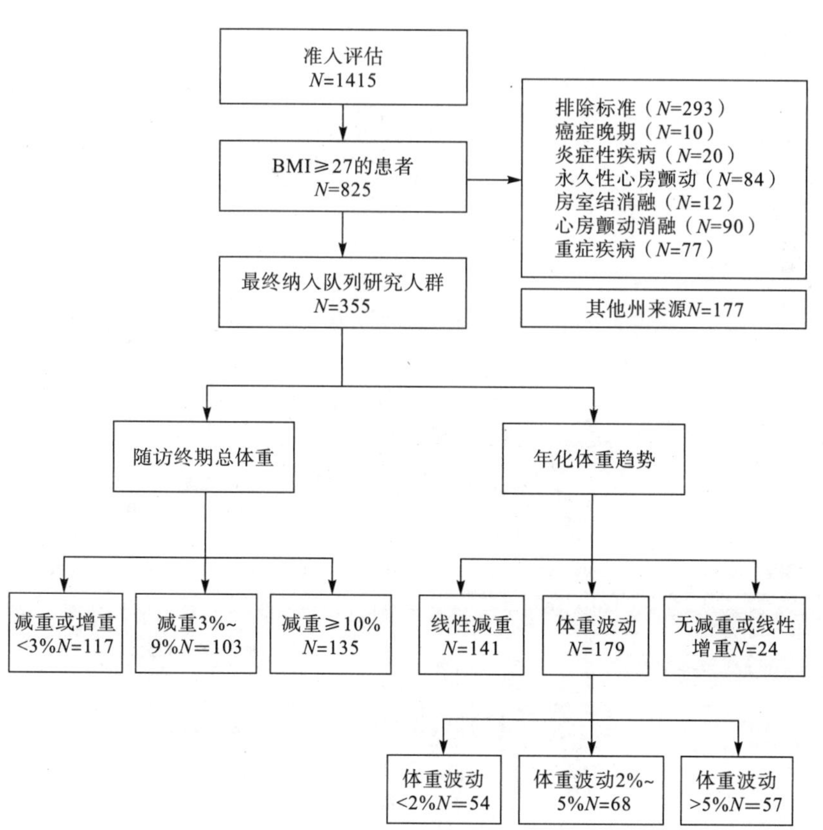

图1 LEGACY研究患者入组情况

3）。该研究结果可以总结为图4：长期随访（平均4年左右）体重下降能显著提高无心房颤动率，这一作用与体重下降的程度成线性关系，同时对代谢及心脏结构重塑的指标也具有明确的改善作用，并具有线性量效关系。体重的波动程度

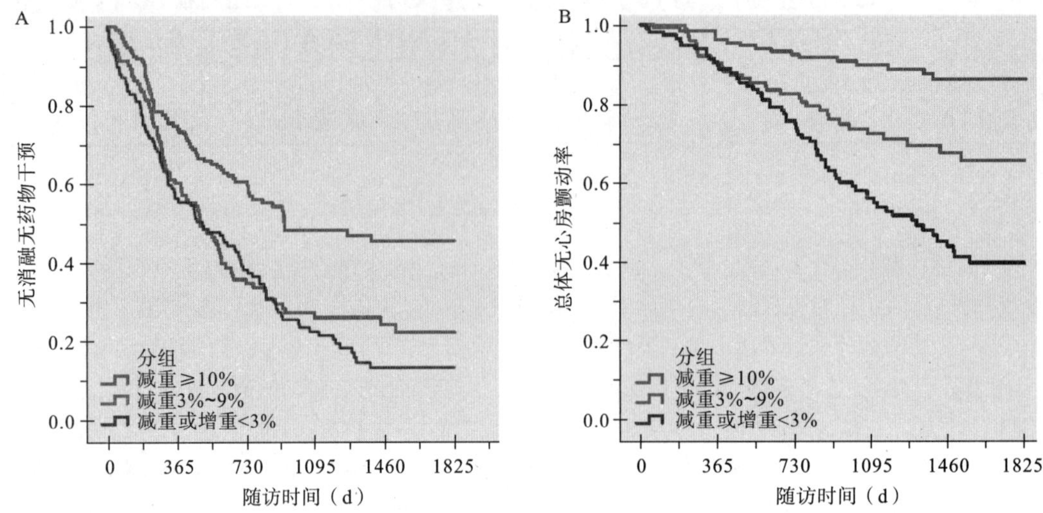

图2　不同体重下降程度组无心房颤动率的情况

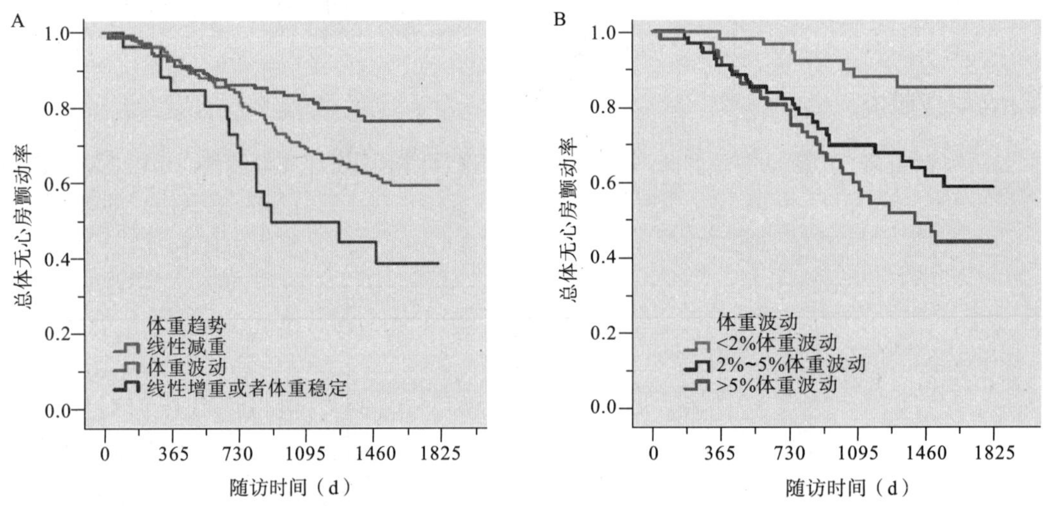

图3　不同体重下降模式和体重波动模式下无心房颤动率的情况

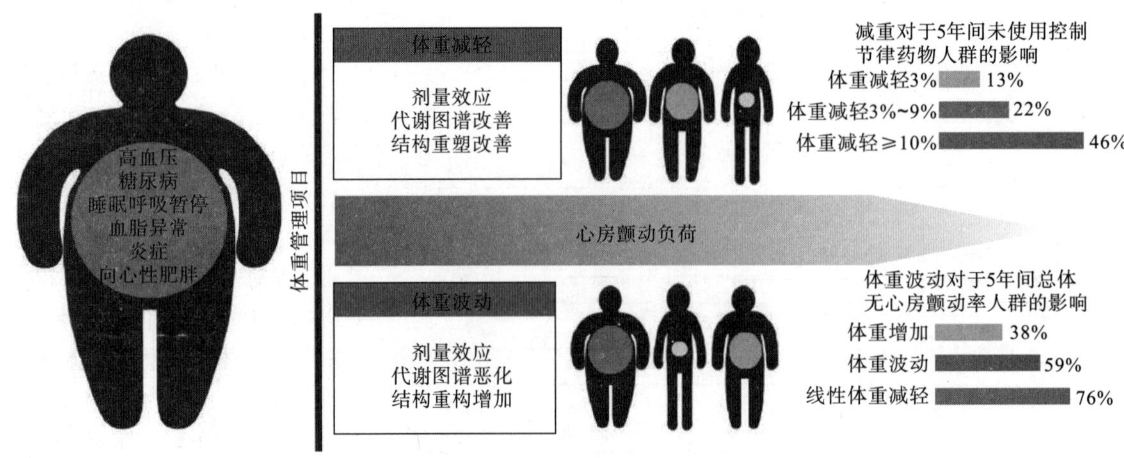

图4　LEGACY研究结果总结

越大，体重下降的得益被抵消得越严重，但仍比体重无下降甚至升高者得益更多。

这一研究明确了肥胖患者持续的体重下降能够明确降低心房颤动负荷，体重下降过程中出现波动者得益会被削减，但仍较体重不变或升高者得益更多。

二、CARDIO FIT研究

该研究与LEGACY研究是来自同一个研究团队的工作，初始患者群也相同，825例BMI≥27 kg/m²的患者中，经过排除标准筛查，该研究共入选308例患者（图5），随访时间为（49±19）个月。心肺健康状态是根据运动平板试验达到预期代谢当量的百分比来分：低（<85%），中（86%～100%），高（>100%）3组。所有患者均根据AHA指南进行的运动锻炼。随访末，心肺健康状态分为提高≥2个代谢当量组和<2个代谢当量组。与与LEGACY研究一样，心房颤动症状负荷用AFSS量表衡量，通过观察7d动态心电图无心房颤动则定义为“无心房颤动”。结果显示，心肺健康状态越好（高组），未消融且未服用抗心律失常药物的无心房颤动率或总的无心房颤动率均越高（均P<0.001），见图6。随访末，心

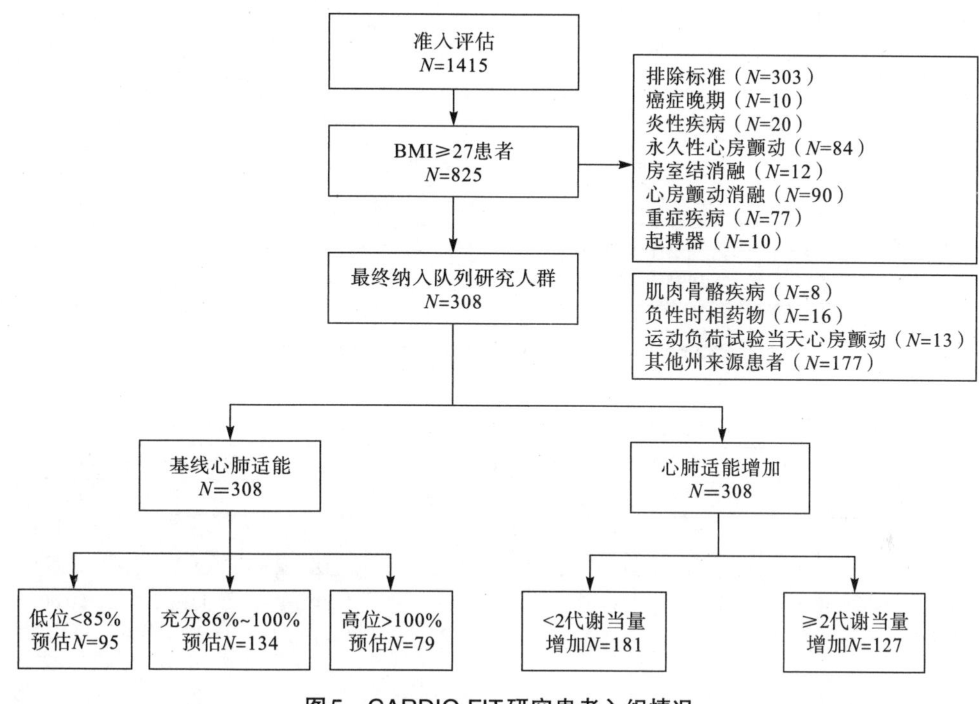

图5 CARDIO FIT研究患者入组情况

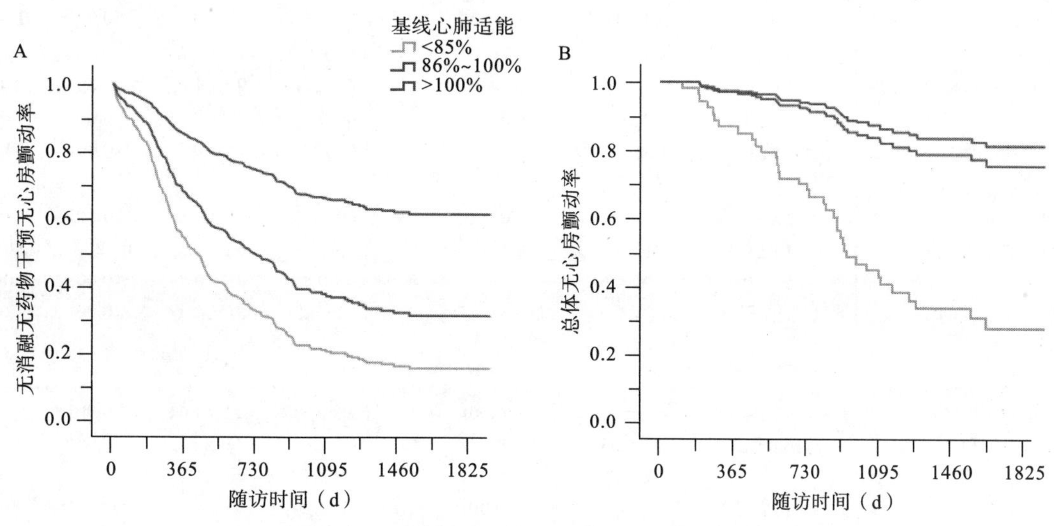

图6 不同基础心肺健康状态下的无心房颤动率

肺健康状态提高≥2个代谢当量组的无心房颤动率明显高于提高<2个代谢当量组（图7），并且对血压、胰岛素水平、血脂水平均有明显的改善作用（表1）。而结合体重下降情况看，发现体重下降≥10%且心肺健康状态提高≥2个代谢当量者，无心房颤动率最高；体重下降<10%且心肺健康状态提高<2个代谢当量者，无心房颤动率最低（图8）。

CARDIO FIT研究的结果总结如图9，运动锻炼提高心肺健康状态，能降低体重并显著改善血压、糖代谢、脂代谢、炎症等指标；心肺健康状态提高≥2个代谢当量与体重降低≥10%是两个提高"无房颤率"的重要因素。

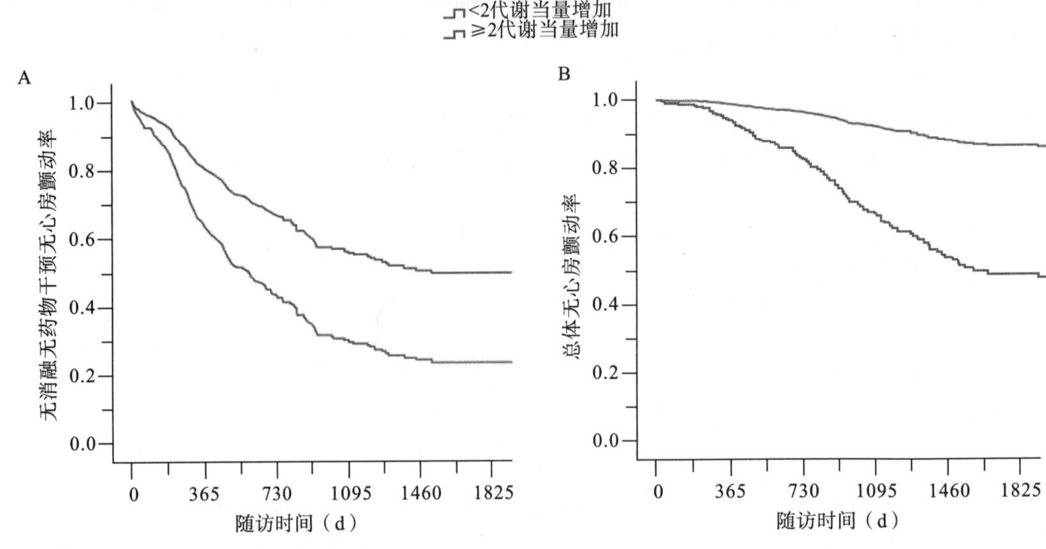

图7　不同心肺健康状态提高程度与无心房颤动率的关系

表1　不同心肺健康状态提高程度与代谢、心脏结构等指标的关系

危险因素	代谢当量增加组（N=181）			代谢当量增加组（N=127）			P
	基线	随访	P	基线	随访	P	
体重（kg）	101±17	98±19	<0.001	99±16	87±14	<0.001	<0.001
BMI（kg/m^2）	33.5±5.0	32.5±5.3	<0.001	32.7±4.5	28.8±4.2	<0.001	<0.001
平均收缩压（mmHg）	146±18	136±14	<0.001	145±17	131±13	<0.001	0.047
糖尿病且糖化血红蛋白≥7	40（22）	21（12）		30（24）	4（3）		<0.001
药物使用							
抗高血压药物平均数（n）	0.8±1.0	0.9±0.7	0.20	0.8±0.8	0.5±0.5	0.001	<0.001
调节脂质药物	68（38）	63（35）		51（40）	36（29）		<0.001
抗心律失常药物平均数	0.9±0.7	0.4±0.6	<0.001	0.9±0.7	0.2±0.5	<0.001	0.04
血清和脂质简况	4.1±5.9	3.9±4.5	0.75	4.6±9.0	1.6±2.7	<0.001	0.02
平均高敏C反应蛋白（mg/l）	15.9±6.8	15.3±10.2	0.54	16.6±5.9	9.5±4.7	<0.001	<0.001
平均空腹血胰岛素水平（U）	2.8±1.0	2.7±0.8	0.09	3.0±0.8	2.3±0.7	<0.001	<0.001
平均低密度脂蛋白水平（mmol/L）	1.6±0.7	1.5±0.7	0.22	1.6±0.6	1.2±0.5	<0.001	<0.001
平均三酰甘油水平（mmol/L）							
心动超声图	39.1±4.6	37.9±6.8	0.03	38.0±6.0	32.0±9.5	<0.001	<0.001
左心房容积（ml/m^2）	1.1±0.3	1.1±0.2	0.7	1.0±0.2	0.9±0.1	0.02	0.01
室间隔（mm）	5.1±0.6	4.9±0.6	0.01	5.0±0.4	4.7±0.8	<0.001	0.01
左心室舒张末内径（cm）	11.7±3.5	11.4±5.0	0.55	12.5±4.8	8.7±3.3	<0.001	<0.001
横向E/E′比值							
心房颤动严重程度分级							
心房颤动频率（1～10）	7.2±1.4	4.3±1.8	<0.001	6.8±1.6	2.8±1.6	<0.001	<0.001
心房颤动持续时间（1.25～10）	6.8±1.8	5.4±2.3	<0.001	7.0±1.8	3.9±2.2	<0.001	<0.001
（1～10）	6.9+1.6	4.7±2.0	<0.001	6.9±1.7	3.6±1.7	<0.001	<0.001
（0～35）	18.2+5.1	12.2±5.1	<0.001	18.8±5.9	9.1±4.6	<0.001	<0.001
（1～10）	2.5±0.9	5.7±2.0	<0.001	2.4±0.9	7.6±1.7	<0.001	<0.001

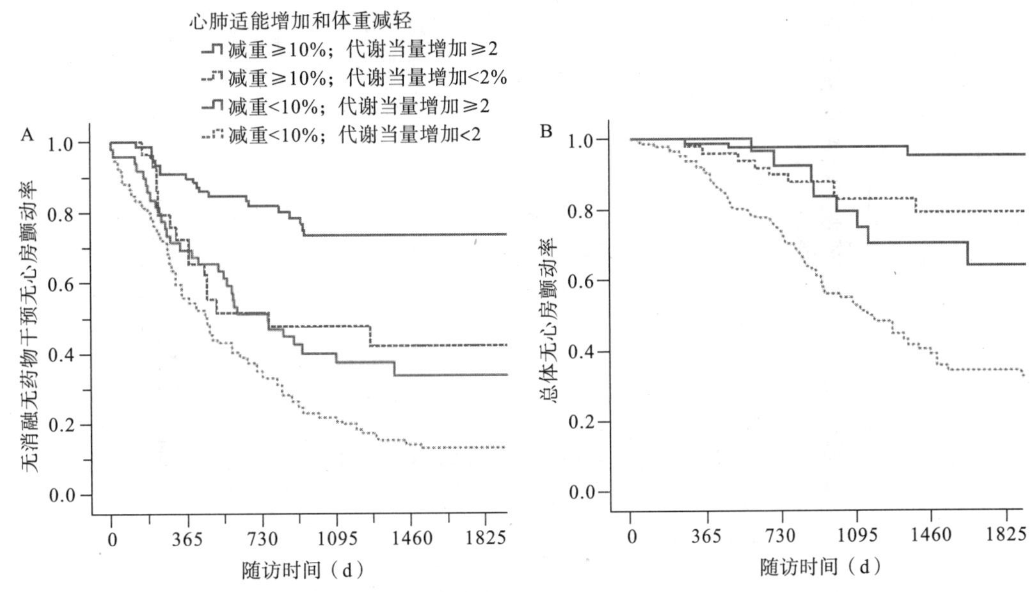

图8　体重下降程度、心肺健康状态提高程度与无心房颤动率的关系

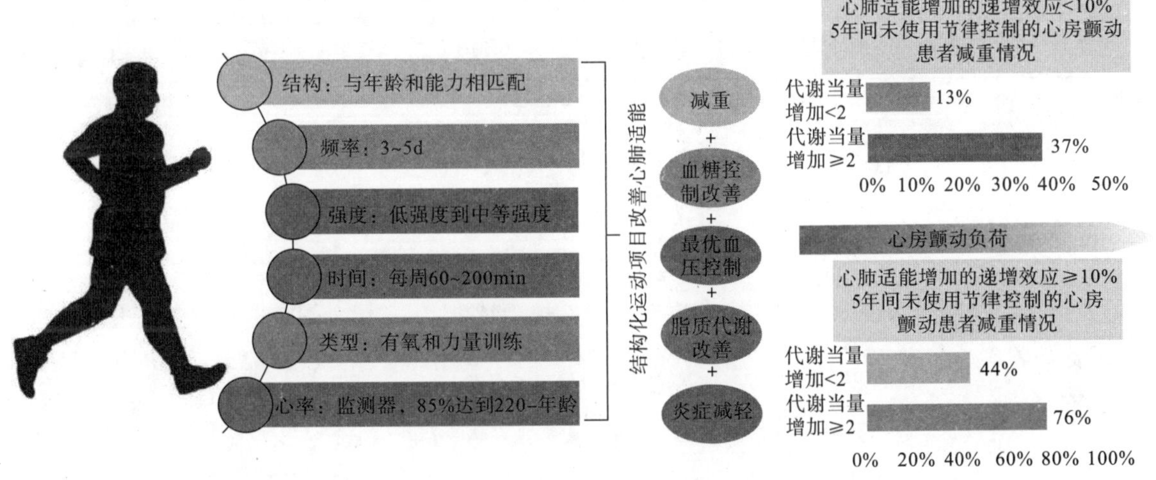

图9　CARDIO FIT研究结果总结

三、RACE 3研究

RACE 3研究最早发布于2017年ESC年会上。该研究入选早期持续性心房颤动合并轻中度心力衰竭患者，随机分组进行目标治疗和常规治疗。两组对心房颤动和心力衰竭的治疗不做规定，区别在于目标治疗组给予4个治疗：螺内酯、他汀、ACEI/ARB及心脏康复治疗（包括体育活动）。主要终点为1年后查7d动态心电图，保持窦性心律的比例。共入选245例患者，119例为目标治疗组，126例为常规治疗组。两组最终的治疗差别：螺内酯85%比4%，$P<0.001$；他汀93%比48%，$P<0.001$；ACEI/ARB 87%比76%，两组没有显著差异；目标治疗组92%完成心脏康复治疗。随访1年，目标治疗组窦性心律维持率为75%，而常规治疗组为63%（OR1.765，95%可信区间为1.021～3.051，$P=0.042$）。7d动态心电图所示心房颤动负荷的分布见图10。1年随访时次要终点可见，目标治疗组中血压的控制、体重下降、血脂的控制、BNP水平的下降，与常规治疗组比具有显著差异（表2）。心血管疾病患病率和病死率，由于样本量的原因，两组没有统计学差异（表3）。

该研究证明对于心房颤动合并轻中度心力衰竭患者，给予螺内酯（基线EF 50%左右）、他汀（基线LDL-c 3.0mmol/L左右）、心脏康复治疗，加强上游治疗，比常规的治疗更有利于控制心房颤动的节律。

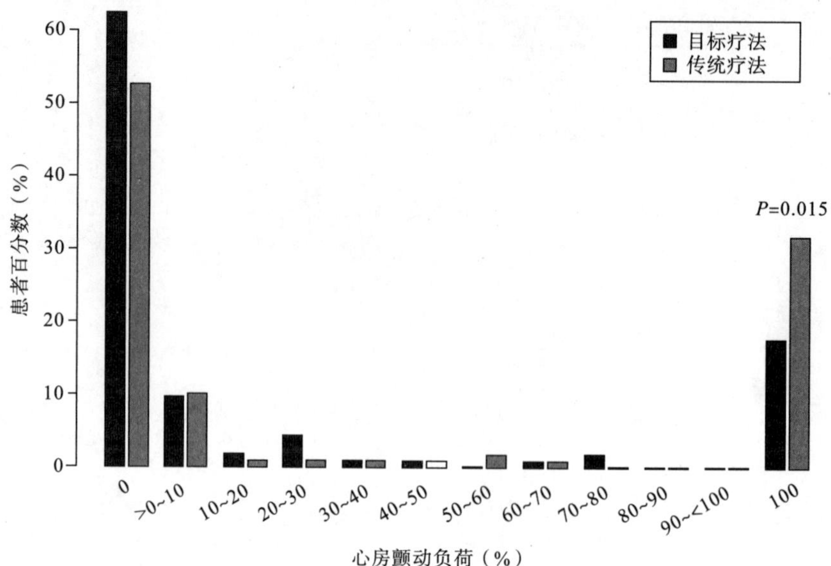

图10　7d动态心电图所示心房颤动负荷的分布

表2　1年随访时的次要终点

特征	目标组（n=119）	传统组（n=126）	目标组（基线 vs 1年）%	传统组（基线 vs 1年）%	P值 目标组vs传统组
危险因素					
收缩压（mmHg）					
基线	130.5±15.5	128.2±14.5			
1年	125.2±15.3	129.6±16.1	-3.28%	2.05%	0.004
舒张压（mmHg）					
基线	83.4±10.5	81.6±9.9			
1年	75.2±9.7	78.8±9.9	-8.95%	-2.31%	<0.001
体重指数（kg/m²）					
基线	28.7（25.9～31.1）	28.1（25.4～31.1）			
1年	28.5（26.0～31.2）	28.1（26.1～31.5）	0.12%	1.37%	0.023
体重（kg）					
基线	93.3±13.8	90.0±14.5			
1年	93.3±14.5	91.3±15.1	-0.13%	1.35%	0.025
N端心房钠尿肽（pg/ml）					
基线	1057（694～1636）	1039（717～1755）			
1年	178（90～381）	258（130～924）	-67.25%	-37.26%	0.014
总胆固醇（mmol/L）					
基线	5.0±1.2	5.0±1.2			
1年	4.2±0.9	4.9±1.1	-13.21%	1.65%	<0.001
低密度脂蛋白胆固醇（mmol/L）					
基线	3.0±1.1	3.1±1.0			
1年	2.2±0.7	3.0±1.0	-18.37%	0.40%	<0.001
尿钠（mmol/24h）					
基线	160（120～201）	162（120～208）			
1年	156（125～193）	179（133～222）	5.39%	16.67%	0.354
心房颤动症状					
欧洲心律协会症状分线					
基线	2.0（2.0～2.0）	2.0（2.0～2.0）			
1年	1.0（1.0～2.0）	1.0（1.0～2.0）	-31.01%	-23.71%	0.065

续表

特征	目标组（n=119）	传统组（n=126）	目标组（基线 vs 1年）%	传统组（基线 vs 1年）%	P值 目标组vs传统组
心悸n（%）					
基线	46（39%）	55（44%）			
1年	14（12%）	19（15%）	–68.51%	–64.61%	0.704
呼吸困难，n（%）					
基线	91（76%）	102（81%）			
1年	27（23%）	30（24%）	–69.30%	–69.87%	0.928
疲劳n（%）					
基线	74（62%）	72（57%）			
1年	30（26%）	31（25%）	–58.05%	–55.89%	0.817
次要终点事件					
左心房容积（ml）					
基线	82（65～99）	79（65～95）			
12个月	74（64～87）	74（58～94）	0.79%	2.40%	0.634
左心室射血分数（%）					
总体人群					
基线	50（43～58）	50（43～60）			
1年	58（55～60）	56（52～60）	18.59%	15.67%	0.418
左心室射血分数<45%					
基线	38（33～40）	39（32～40）			
1年	56（52～60）	55（48～58）	48.35%	43.60%	0.528
左心室射血分数≥45%					
基线	55（50～60）	55（50～60）			
1年	60（55～60）	57（54～60）	6.62%	4.37%	0.253
安全终点事件					
钾（mmol/L）					
基线	4.3±0.4	4.3±0.4			
1年	4.3±0.3	4.2±0.4	1.05%	–1.64%	0.030

表3 心血管疾病患病率和病死率

结果	干预组（n=119）	传统组（n=126）
复合次要终点事件	18（16%）	22（17%）
组成		
全因死亡	0（0%）	2（2%）
心力衰竭收住入院	0（0%）	2（2%）
心房颤动收住入院	8（7%）	10（8%）
其他心血管原因收住入院	10（8%）	8（6%）

四、ALLHAT研究

ALLHAT研究是迄今为止最大规模的高血压研究，共纳入42 418例患者。而高血压是新发心房颤动最重要的危险因素。已有多个研究分析该人群资料，为心房颤动的流行病学、高危因素、上游治疗提供了重要数据。这里，只选取与本文主旨有关的内容进行解读。

ALLHAT研究中，基线特征为高龄、男性、黑种人、冠心病、BMI≥30 kg/m^2，HDL<0.9/mmol/L（35mg/dl）均有更高的心房颤动患病率。而治疗药物中仅发现多沙唑嗪可能增加心房颤动发病率。赖诺普利、普伐他汀均没有影响心房颤动比例。但该研究中大约24.1%的未服用多沙唑嗪患者、29.5%多沙唑嗪服用者，17.1%的调脂研究亚群的患者，新发心房颤动的情况不能确定，因此，对于各药物是否对心房颤动真的没有影响需要存疑（表4～表6）。

表4　影响心房颤动患病率的因素

基线特征	OR	SE（OR）	95% CI	P值
年龄（岁）	1.098	0.008	1.084～1.113	<0.001
性别（男/女）	0.581	0.069	0.461～0.732	<0.001
种族（黑种人/非黑种人）	0.479	0.068	0.363～0.632	<0.001
糖尿病	0.856	0.101	0.680～1.078	0.19
吸烟	0.807	0.129	0.590～1.103	0.18
冠心病	1.343	0.156	1.070～1.686	0.01
左心室肥大	1.298	0.286	0.843～1.999	0.24
高血压干预	1.347	0.269	0.911～1.991	0.14
使用阿司匹林	0.632	0.073	0.503～0.793	<0.001
BMI≥30（kg/m^2）	1.407	0.157	1.130～1.752	0.002
肾小球滤过率<60ml/（min·$1.73m^2$）	0.871	0.112	0.676～1.121	0.28
高密度脂蛋白<35mg/dl	1.412	0.173	1.111～1.796	0.005

表5　治疗药物对心房颤动发病率的影响

治疗组（平均随访）	样本量	新发心房颤动/心房扑动	事件/每1000	单变量模型		多变量模型		生存率/每1000参与者
				OR	P值	OR	P值	
全试验（4.9年）								6年
氯噻酮	11 695	244	20.9	1.000	—	1.000	—	23.6
氨氯地平	6 935	155	22.4	1.073	0.50	1.083	0.48	28.3
赖诺普利	6 702	138	20.6	0.987	0.90	0.939	0.59	24.9
多沙唑嗪氯噻酮（3.2年）								4年
氯噻酮	11 695	142	12.1	1.000	—	1.000	—	13.3
多沙唑嗪	6 392	104	16.3	1.346	0.02	1.326	0.05	19.3
降脂试验（4.8年）								6年
常规护理	4 255	82	19.4	1.000	—	1.000	—	27.8
普伐他汀	4 327	85	19.8	1.020	0.90	1.108	0.54	25.9

表6　未服用多沙唑嗪患者的基线特征

基线特征	OR	SE（OR）	95% CI	P值
氨氯地平/氯噻酮	1.082	0.120	0.870～1.346	0.48
赖诺普利/氯噻酮	0.939	0.110	0.747～1.181	0.59
年龄（岁）	1.068	0.007	1.054～1.082	<0.001
性别（女/男）	0.536	0.058	0.434～0.663	<0.001
种族（黑种人/非黑种人）	0.583	0.072	0.458～0.746	<0.001
糖尿病	1.030	0.105	0.843～1.257	0.77
吸烟	0.961	0.129	0.739～1.250	0.77
冠心病	1.499	0.153	1.227～1.832	<0.001
左心室肥大	2.182	0.366	1.571～3.031	<0.001
高血压干预	1.237	0.222	0.870～1.757	0.24
使用阿司匹林	0.956	0.095	0.786～1.162	0.65
BMI≥30 kg/m^2	1.580	0.154	1.305～1.913	<0.001
肾小球滤过率<60ml/（min·$1.73m^2$）	1.116	0.127	0.892～1.395	0.34
高密度脂蛋白	1.305	0.141	1.056～1.612	0.01
3个月钾离子<3.5mmol/l	0.973	0.225	0.618～1.532	0.90

在另一篇ALLHAT研究的分析文章中，可以看到基本相似的结果，比较心房颤动与非心房颤动患者的基线情况，可以看到高龄、男性、黑种人、冠心病、左心室肥厚、BMI，eGFR，HDL，LDL均为发生心房颤动的危险因素（表7）。该表的结果，经过多因素分析，调整了降压药物、他汀类药物治疗后，心房颤动、心房扑动的预测因子见图11。

表7　ALLHAT研究中有或没有心房颤动、心房扑动的患者基线特征

特征	无心房颤动/心房扑动（n=12 323）	偶发心房颤动/心房扑动（n=2514）	P值
年龄（岁），平均（SD）	71.1（6.5）	72.9（6.4）	<0.001
女生，n（%）	7043（57.2）	1324（52.7）	<0.001
种族，n（%）			<0.001
白种人非拉丁裔	5440（44.2）	1610（64.0）	
黑种人	4399（35.7）	644（25.6）	
拉丁裔	2297（18.6）	235（9.4）	
其他	187（1.5）	25（1.0）	
BMI（kg/m^2），平均（SD）	29.1（5.9）	29.5（6.2）	0.005
现吸烟，n（%）	2076（16.8）	390（15.5）	0.102
冠心病，n（%）	3190（25.9）	859（34.2）	<0.001
糖尿病，n（%）	4839（39.3）	978（38.9）	0.88
左心室肥大，n（%）	593（4.8）	164（6.5）	0.001
肾小球过滤率[ml/（min·1.73m^2）]平均（SD）	74.3（19.4）	71.8（19.1）	<0.001
血清钾（mmol/L）平均（SD）	4.3（0.5）	4.3（0.5）	0.78
胆固醇（mg/dl），平均（SD）			
总胆固酮	217.9（43.9）	213.3（43.2）	<0.001
高密度脂蛋白	48.5（14.9）	46.9（15.3）	<0.001
低密度脂蛋白	136.8（37.2）	133.3（36.1）	<0.001

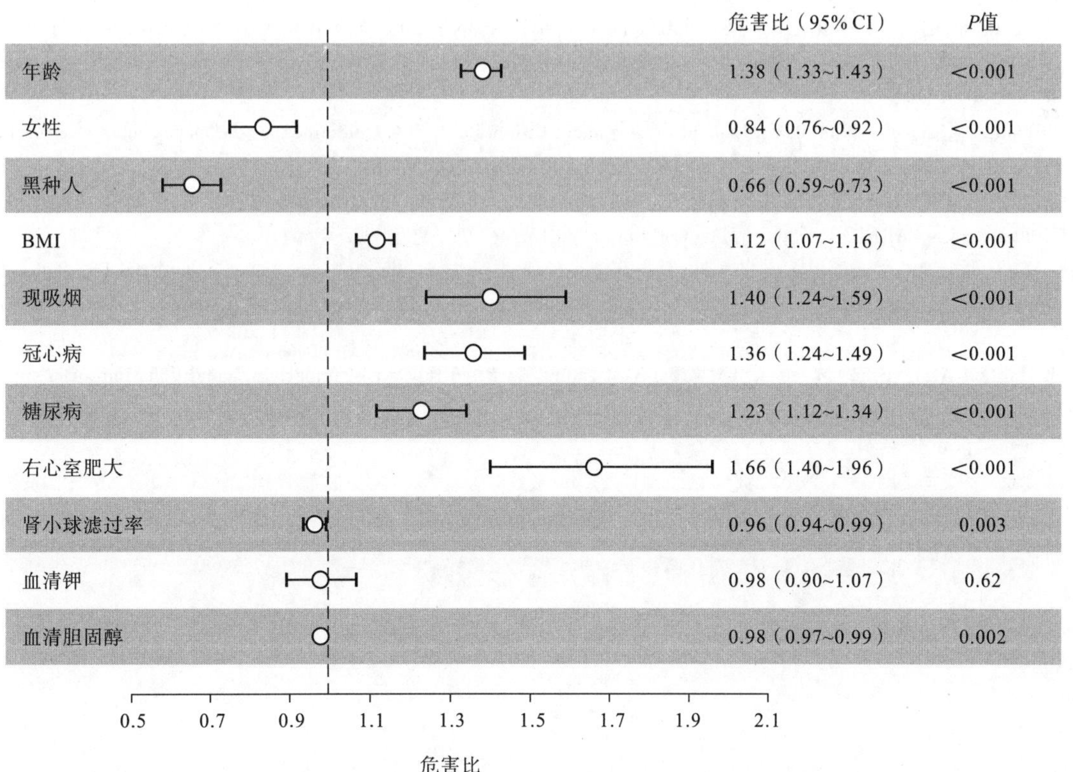

图11　心房颤动、心房扑动发病率的多因素预测

五、小结

从ALLHAT研究中，观察到具有可逆性的心房颤动发病高危因素中，肥胖（BMI≥27）、冠心病、左心室肥厚、肾功能异常等均为明确的高危因素。LEGACY研究和CARDIO FIT研究的结果提示减重、通过体育锻炼提高心肺健康状态，对减少心房颤动的发生具有明确的量效关系，是值得推荐的上游治疗，但由于这两个研究的样本量都比较小，并且不是随机对照研究，因此，仍需要更大样本设计更严格的研究来证实，才可能被指南所采纳。而RACE 3研究的结果进一步证实心脏康复治疗（包括体育锻炼）很可能是有效的上游治疗，并且螺内酯和他汀对于早期持续性心房颤动合并轻中度心力衰竭的患者可能减少心房颤动负荷。RACE 3研究样本量很小，却在1年的随访期就得到了阳性结果，它最大的意义在于，跳出了单个措施治疗的研究思路，不局限于某一个或一种药物，或某一种干预手段的有效性，而是针对心房颤动合并的早期临床情况进行干预，合并心力衰竭就积极干预心力衰竭，由此可推，如果合并未控制的高血压也许以某个目标血压为导向的治疗（无论用哪种降压药）就可能减少心房颤动负荷，肥胖的患者降低体重可减少心房颤动负荷，心肺健康状态欠佳者通过锻炼提高心肺功能可能减少心房颤动负荷，而不是对所有心房颤动患者用同一手段去做上游治疗。因此，RACE 3在心房颤动患者的窦性心律维持方面，提出了新的上游治疗思路，当然这一理念还需要更多更大规模的研究来证实。无论如何，从目前的研究看，对心房颤动的上游高危因素进行治疗是值得临床上重视的治疗方向。

参 考 文 献

Dewland TA, Soliman EZ, Yamal JM, et al. Marcus GM. Circ Arrhythm Electrophysiol, 2017, 10（12）. pii: e005463. doi: 10.1161/CIRCEP.117.005463. Pharmacologic Prevention of Incident Atrial Fibrillation: Long-Term Results From the ALLHAT（Antihypertensive and Lipid-Lowering Treatment to Prevent Heart Attack Trial）.

European Heart Rhythm Association; European Association for Cardio-Thoracic Surgery, Camm AJ, Kirchhof P, Lip GY, et al. Guidelines for the management of atrial fibrillation: the Task Force for the Management of Atrial Fibrillation of the European Society of Cardiology（ESC）. Eur Heart J, 2010, 31（19）: 2369-2429.

Haywood LJ1, Ford CE, Crow RS, et al. ALLHAT Collaborative Research Group. J Am Coll Cardiol, 2009, 54（22）: 2023-31. doi: 10.1016/j.jacc.2009.08.020. Atrial fibrillation at baseline and during follow-up in ALLHAT（Antihypertensive and Lipid-Lowering Treatment to Prevent Heart Attack Trial）.

Kirchhof P, Benussi S, Kotecha D, et al. ESC Scientific Document Group. 2016 ESC Guidelines for the management of atrial fibrillation developed in collaboration with EACTS. Eur Heart J, 2016, 37（38）: 2893-2962.

Pathak RK, Elliott A, Middeldorp ME, et al. Impact of CARDIOrespiratory FITness on Arrhythmia Recurrence in Obese Individuals With Atrial Fibrillation: The CARDIO-FIT Study. J Am Coll Cardiol, 2015, 66（9）: 985-996.

Pathak RK, Middeldorp ME, Meredith M, et al. Long-Term Effect of Goal-Directed Weight Management in an Atrial Fibrillation Cohort: A Long-Term Follow-Up Study（LEGACY）. J Am Coll Cardiol, 2015, 65（20）: 2159-2169. doi: 10.1016/j.jacc.2015.03.002. Epub 2015 Mar 16.

Rienstra M, Hobbelt AH1, Alings M, et al. RACE 3 Investigators. Targeted therapy of underlying conditions improves sinus rhythm maintenance in patients with persistent atrial fibrillation: results of the RACE 3 trial. Eur Heart J, 2018, doi: 10.1093/eurheartj/ehx739.［Epub ahead of print］

4. Brugada综合征的导管消融治疗进展

上海交通大学附属新华医院　万　艺　王群山

Brugada综合征是一种以V_1～V_3导联持续性ST段抬高、右束支传导阻滞和非心脏结构异常的心脏病，显著增加室性心动过速、心室颤动发生风险，是导致青壮年猝死的重要原因。自Brugada兄弟第一次报道这一恶性心律失常综合征距今已近20多年，虽然研究者在该领域的兴趣浓厚，但是目前仍然没有更多的治疗手段供患者选择。Brugada综合征的主要治疗策略有两种。其一：置入心律转复除颤器（ICD）；其二：长期的奎尼丁药物治疗。目前，ICD置入仍然是Brugada综合征治疗的基石，ICD虽然对预防心脏性猝死有效，并I级推荐用于经历猝死生还，或具有晕厥、抽搐或夜间濒死呼吸等心室颤动症状的1型Brugada综合征患者，其严重心律失常的预防。遗憾的是，许多ICD置入患者常伴随恰当或不恰当的电击，多次器械更换与潜在的设备感染，驾驶、剧烈运动受限，导致患者精神紧张、承受心理社会压力，生活质量下降；奎尼丁药物疗效并不理想，除难以忍受的不良反应外，对恶性室性心律失常和ICD放电预防效果不确切。此外，高危Brugada综合征患者多次发作室性心动过速/心室颤动，导致ICD频繁放电，甚至电风暴，危及患者生命。近年多个临床研究发现，经导管射频消融可有效治疗室性心动过速/心室颤动，对置入ICD后反复放电的Brugada综合征患者可以明显减少ICD的放电治疗事件。随着对Brugada综合征电生理机制认识的加深，导管消融治疗Brugada综合征已有了诸多进展，本文结合最新的资料阐述这一领域的研究进展。

一、Brugada综合征室性期前收缩消融

2003年，Haïssaguerre等报道了3例Brugada综合征心室颤动的标测与消融。对Brugada综合征出现心室颤动的患者，记录到室性期前收缩触发心室颤动，针对触发心室颤动的室性期前收缩进行标测，在右心室流出道心内膜寻找最早激动电位并进行消融，术后17个月的随访期间患者未出现症状性室性心律失常。尽管Haïssaguerre等对Brugada综合征患者的消融治疗，取得一定的临床效果，但右心室流出道的室性期前收缩只是Brugada综合征患者发生室性心动过速/心室颤动的触发因素，其病理基质仍然存在，而且心室其他部位出现的期前收缩在适当的时机也有机会诱发室性心动过速/心室颤动。2016年，Talib等报道了1例室性期前收缩、心室颤动Brugada综合征患者，ICD置入前消融心室颤动触发灶，室性期前收缩成功消融后，随访48个月ICD无心室颤动发作记录。针对触发灶进行的点状消融对室性期前收缩触发的室性心动过速/心室颤动取得一定效果，这一探索为Brugada综合征的导管消融治疗开辟了新的方法。

二、Brugada综合征单形性室性心动过速消融

2014年，Akbarzadeh等报道了1例反复室性心动过速/心室颤动的Brugada综合征患者，其心电图特点是右胸导联ST段抬高（V_1～V_3），并不伴有结构性心脏病。在奎尼丁不可用的情况下，室性心动过速时进行激动标测，在右心室流出道心内膜标测到提早的电位，较体表QRS波提前92ms，局部消融致心律失常基质，室性心动过速终止，并且随访2年无复发。

2016年，Bürkle等报道1例Brugada综合征患者因药物激发的室性心动过速进行了导管消融治疗。该患者运动诱发ST段抬高伴有单形性室性心动过速，应用奥西那林（0.2mg）与劳拉义明（100mg）可重复激发V_1～V_3导联的ST段抬高和单形性室性心动过速，心内标测提示室性心动过速起源于肺动脉瓣下后侧壁局灶，成功消融后随访18个月，无室性心动过速复发，也无ICD电击治疗事件发生。对于这些室性心动过速/心室颤动由局部触发灶导致的患者，局灶性消融治疗有效，从而可以减少ICD放电治疗。

三、Brugada综合征多形性室性心动过速/心室颤动消融

Brugada综合征发生的室性心律失常多为多形性室性心动过速/心室颤动，电生理机制更为复杂，因此，采用室性期

前收缩或单形性室性心动过速的灶性消融策略并不能得到满意的治疗效果。随着研究的不断深入，研究发现典型的Brugada综合征心电图异常改变与潜在的致心律失常基质有关，这些基质通常位于右心室流出道前壁的心外膜。这些位于右心室流出道前壁心外膜的异常基质是多形性室性心动过速/心室颤动发生的关键，基质消融可以有效治疗多形性室性心动过速/心室颤动的发作。

此外，右心室流出道前壁心外膜致心律失常基因位点的发现，进一步从理论上支持针对这些基质的消融方法。同时有望实现预防Brugada综合征患者心室颤动的复发。因此，基质消融已逐渐成为Brugada综合征多形性室性心动过速/心室颤动患者更好的方案选择之一。

1.Brugada综合征基质标测　通常，Brugada综合征右胸导联ST段抬高（V_1～V_3）呈动态变化，受到发热、血钙异常、多种药物等不同状态而影响，患者的心电图可能多变。甚至有时，心电图并无Brugada综合征线索提示，仍然并不能完全排除致心律失常基质存在的可能。因此，准确地确定致心律失常基质的部位与范围，对Brugada综合征患者进行基质消融，从而有效治疗Brugada综合征室性心动过速/心室颤动尤为关键。

2015年，Brugada等首次提出使用劳拉义明静脉滴注作为准确界定致心律失常异常基质部位与范围的创新方法。2017年，Pappone C等运用三维标测系统，对135例Brugada综合征患者进行电生理检查，结果再次证实，较之包括自发性心电图模式、症状、遗传或家族史等仅基于临床表现的风险分层，静脉滴注劳拉义明对于识别具有心室颤动的Brugada综合征患者更加有效。结果发现，静脉滴注劳拉义明界定的致心律失常基质范围更大，特别是那些临床表现最差的患者（如年龄<45岁的猝死家族史，SCN5A检测呈阳性），即使没有基线自发I型Brugada波形线索。这一研究指出，为了确保致心律失常基质彻底消融，并最低限度减少消融健康心肌组织，准确识别任何潜在致心律失常基质的能力是成功进行Brugada综合征射频消融的唯一途径。Pappone C等运用这一标测方法，对至今最大系列的Brugada综合征患者进行基质消融，消融致心律失常基质后所有患者心电图恢复正常，室性心动过速/心室颤动不能诱发，随访10个月绝大部分患者再次静脉滴注劳拉义明仍未诱发Brugada波形心电图，仅2例患者因心室颤动复发而再次成功消融。这一治疗效果的实现离不开心外膜基质的准确标测。静脉滴注劳拉义明与心外膜标测对于致心律失常基质的识别与消融十分关键。静脉滴注劳拉义明对于以前认为低风险的Brugada综合征患者，实际上若有某些诱发因素触发可能引起心室颤动的患者，显得尤为重要。

2.Brugada综合征心内膜与心外膜基质消融　Hayashi等报道1例心内膜消融可大幅度减少Brugada综合征患者的心室颤动发作。该患者已置入ICD，心内逐点标测发现，致心律失常基质位于右心室流出道心内膜，呈低电压区，针对这些区域进行消融治疗，在后期6个月的跟踪回访过程中仅发生1次ICD电击，继续随访未出现心室颤动电风暴。但是仅心内膜标测与消融并不能用于所有Brugada综合征患者，需要进一步探索以识别更多的致心律失常基质。Sunsaneewitayakul等使用非接触式标测系统对Brugada综合征患者的右心室流出道进行标测，定义J点后60 ms的激动范围为延迟激动区域，对靶区域心内膜进行导管消融。在12～30个月的随访期间，无心室颤动电风暴发作，并在75%的患者中改善了体表心电图Brugada波形，取得了良好的疗效。Sunsaneewitayakul等认为右心室流出道的延迟激动区域是形成Brugada波形的原因，对进一步确定致心律失常基质起到指导作用。

2011年，Nademanee等报道了9例Brugada综合征患者的心外膜基质标测与消融。这些男性患者，年龄中位数为38岁，心室颤动发作中位数为每月4次，均已置入ICD。窦性心律下行右心室心内膜、心外膜及左心室心外膜标测。所有患者均具有典型的I型Brugada心电图改变，可诱发室性心动过速/心室颤动；三维标测可见独特的致心律失常区域：低幅［（0.94±0.79）mV］、增宽［（132±48）ms］、延迟［QRS波后（96±47）ms］、碎裂的异常心室电位聚集于右心室流出道心外膜区域，而不是其他部位。针对这一致心律失常区域进行导管消融治疗后获得了理想的临床结果：即刻78%的患者（7例）不再能诱发室性心动过速/心室颤动，89%的患者Brugada心电图波形恢复正常；远期结果更为可喜，随访（20±6）个月，除1例服用胺碘酮外，所有患者停用抗心律失常药物后均无室性心动过速/心室颤动复发。Nademanee等的研究结果提示，右心室流出道前壁心外膜区域的除极延迟是Brugada综合征患者的潜在电生理机制。针对Brugada综合征患者的这些异常区域进行导管消融治疗不但能够消除Brugada心电图波形，而且能够预防室性心动过速/心室颤动发作，这一结果无论是对于电生理检查诱发的，还是对于临床自发的室性心动过速/心室颤动都有效。

2015年，Brugada等报道通过心外膜基质消融消除Brugada综合征表型，14例Brugada综合征患者，年龄中位数为39岁，记录到自发的或者氟卡尼诱发的I型Brugada波形，伴有室性心律失常症状，电生理检查易于诱发室性心动过速/心室颤动，均已置入ICD。静脉滴注氟卡尼（2mg/kg，10min内）后，基质标测发现，右心室流出道前壁心外膜低电压区

（<1.5mV）面积从17.6cm^{2}增加至28.5cm^2，同时异常电位区面积从19.0 cm^{2}扩大至27.3 cm^2，同时将这些区域进行标记。基质消融后，再次标测发现异常电位消失，低电压区被瘢痕（<0.5mV，25.9 cm^2）取代。再次静脉滴注氟卡尼进行激发试验，Brugada心电图波形消失，未诱发室性心动过速/心室颤动，无任何并发症。随访5个月，氟卡尼激发试验心电图亦正常，ICD无室性心动过速/心室颤动发作记录。结果提示，Brugada综合征患者的致心律失常基质主要位于右心室心外膜，面积和分布不一，不只局限于右心室流出道。经氟卡尼激发和再次标测证实，致心律失常基质彻底消融后，Brugada心电图波形消失，同时不再诱发室性心动过速/心室颤动。对于I型Brugada综合征猝死风险患者的治疗，氟卡尼激发指导的心外膜基质标测和消融策略是可重复、安全、有效的。这一预防性治疗措施可以消除Brugada综合征的表型，而这些特征性表型通常作为决定患者是否置入ICD的依据。

2014年，Szeplaki等报道1例心外膜消融治疗拒绝置入ICD的Ⅱ型Brugada综合征患者，患者为31岁男性、有猝死家族史，因频繁心悸伴有晕厥进行电生理检查评估。静脉滴注劳拉义明可见典型的I型Brugada波形改变，但未诱发室性心动过速/心室颤动。次日静息心电图见自发性I型Brugada波形改变。基质标测发现右心室心内膜未见延迟电位，右心室流出道前壁心外膜大范围碎裂延迟电位区，针对这一区域进行基质消融，即刻发现V_1～V_3导联ST-T轻微改变，随访（3个月和18个月）显示静息心电图Brugada波形消失，患者无任何症状，动态心电图未见任何心律失常。18个月时静脉滴注劳拉义明心电图未见I型Brugada波形改变。

2016年，Zhang等报道来自2个中心的11例Brugada综合征患者，试图通过心外膜基质消融，评估长期的治疗效果。在心外膜标测的基础上，对识别的致心律失常基质进行了消融。随访（25±11）个月，结果显示，心外膜基质消融可使I型Brugada心电图波形恢复正常，73%的患者无室性心动过速/心室颤动发作。该研究提示，尽管心外膜基质消融可完全消除I型Brugada综合征心电图波形，但仍有室性心动过速/心室颤动复发，因此，ICD置入治疗仍是Brugada综合征患者治疗的基石。

四、其他特殊Brugada综合征患者的消融治疗

Brugada综合征患者可同时合并其他心律失常，其中心房颤动等房性心律失常发生率可达6%～53%。心房颤动发作易导致ICD不恰当电击，尽管药物、双腔ICD和优化程控能减少ICD治疗，仍有部分患者心房颤动发作难以控制。Sairaku等对ICD电击的6例Brugada综合征患者进行了肺静脉隔离导管消融，尽管其中2例因术后心房颤动的复发而再次进行了消融治疗，消融术后随访43.2个月，其中5例患者无电击发生，也无心房颤动发作。Maeda等报道了1例I型Brugada综合征合并J波患者，因心室颤动频发ICD反复电击治疗而行心外膜基质消融，经心外膜标测发现右心室流出道前壁和右心室下壁可见异常低电压复杂碎裂电位区，针对这些异常基质消融后Brugada波形消失下壁导联J波下降，随访20个月无心室颤动发作。2017年，Shi等报道了1例预激综合征-Brugada综合征合并心房颤动患者的导管消融病例，心内标测发现右后间隔存在3条房室旁道，经导管消融后房室旁道完全阻断，未再有心房颤动复发。

五、Brugada综合征的消融治疗存在问题

Brugada综合征的导管消融治疗近年已取得重要进展，可以有效治疗室性心动过速/心室颤动，防止患者ICD置入后带来的放电等一系列问题。但是当前的研究主要以个案报道或以单中心的小样本病例总结为主，集中在I型Brugada综合征而Ⅱ型或者Ⅲ型较少，而且随访时间较短，因此，Brugada综合征导管消融治疗的有效性仍需前瞻性大样本、多中心联合临床试验结果（如BRAVE study，ClinicalTrials identifier NCT02704416），以及长期随访资料进行验证。此外，无症状或心电图无Brugada综合征线索，并不能完全排除潜在猝死可能，因此，根据自发性心电图波形、症状、遗传或家族史等临床表现进行风险分层的低危患者是否需要导管消融治疗仍然缺少相关的资料。同时导管消融治疗本身伴随着一定的并发症，特别是心外膜标测和基质消融的难度和风险明显增加，亟待探索更优化的策略以推进Brugada综合征的导管消融治疗。

六、小结

Brugada综合征以其易发恶性室性心律失常，显著增加猝死风险为特征，ICD虽然能有效终止室性心动过速/心室颤动发作，但不能从根本上消除恶性室性心律失常的基质。近年来，对Brugada综合征的心电生理机制已有了更为深刻的认识，这为导管消融治疗奠定了良好基础。针对右心室流出道起源的室性期前收缩与单形性室性心动过速进行灶性

消融，可以有效治疗部分Brugada综合征患者的心室颤动发作，减少ICD放电治疗。通过识别Brugada综合征的致心律失常基质主要位于右心室流出道前壁心外膜，这一区域呈特征性除极延迟、低电压复杂碎裂电位，为基质消融开创了崭新的局面。结合药物激发试验和新的标测消融方法，Brugada综合征的心外膜基质消融取得了理想效果，不但能够消除Brugada心电图波形而且能够防止室性心动过速/心室颤动发作。但是Brugada综合征的导管消融治疗目前尚处于探索阶段，其长期有效性还缺少更多的循证学证据，目前仍作为ICD治疗的有益补充。

参考文献

Akbarzadeh M, Haghjoo M. Monomorphic Ventricular Tachycardia Originating From Right Ventricular Outflow Tract as a Trigger for the Recurrent Ventricular Fibrillation in a Patient with Brugada Syndrome. Res Cardiovasc Med, 2014, 3（2）: e17113.

Brugada J, Pappone C, Berruezo A, et al. Brugada Syndrome Phenotype Elimination by Epicardial Substrate Ablation. Circ Arrhythm Electrophysiol, 2015, 8: 1373-1381.

Brugada P, Brugada J. Right bundle branch block, persistent ST segment elevation and sudden cardiac death: a distinct clinical and electrocardiographic syndrome. A multicenter report. J Am Coll Cardiol, 1992, 20: 1391-1396.

Bürkle G, Schäfer H, Marschall C, et al. Pharmacological Provocation of Outflow-Tract Tachycardia in a Patient with Brugada Syndrome. Canadian Journal of Cardiology, 2016, 32: 1577.e5-1577.e7.

Cerrone M. Controversies in Brugada syndrome.Trends Cardiovasc Med, 2017 Nov 27. pii: S1050-1738（17）: 30167-30176.

Francis J, Antzelevitch C. Atrial fibrillation and Brugada syndrome. J Am Coll Cardiol, 2008, 51: 1149-1153.

Haïssaguerre M, Extramiana F, Hocini M, et al. Mapping and ablation of ventricular fibrillation associated with long-QT and Brugad asyndromes. Circulation, 2003, 108: 925-928.

Hayashi T, Nitta J, Goya M, et al. Endocardial-only catheter ablation with substantial improvement in ventricular fibrillation recurrences in apatient with Brugada syndrome. Heart Rhythm Case Reports, 2016, 2: 428-431.

Juang J J, Horie M. Genetics of Brugada syndrome. Journal of Arrhythmia, 2016, 32: 418-425.

Maeda S, Yokoyama Y, Chik W W, et al. First case of epicardial ablation to coexistent J waves in the inferior leads in a patient with clinical diagnosis of Brugada syndrome. Heart Rhythm Case Reports, 2015, 1: 82-84.

Nademanee K, Hocini M, Haïssaguerre M. Epicardial substrate ablation for Brugada syndrome. Heart Rhythm, 2017, 14: 457-461.

Nademanee K, Veerakul G, Chandanamattha P, et al. Prevention of ventricular fibrillation episodes in Brugada syndrome by catheter ablation over the anterior right ventricular outflow tract epicardium. Circulation, 2011, 123: 1270-1279.

Nademanee K, Veerakul G, Chandanamattha P, et al. Prevention of Ventricular Fibrillation Episodes in Brugada Syndrome by Catheter Ablation Over the Anterior Right Ventricular Outflow Tract Epicardium. Circulation, 2011, 123: 1270-1279.

Pappone C, Brugada J, Vicedomini G, et al. Electrical substrate elimination in 135 consecutive Brugada Syndrome patients. Circ Arrhythm Electrophysiol, 2017, 10: e005053.

Pappone C, Brugada J. Ventricular Arrhythmias Ablation in Brugada Syndrome. Current and Future Directions. Rev Esp Cardiol, 2017, 70（12）: 1046-1049.

Priori SG, Wilde AA, Horie M, et al. Executive summary: HRS/EHRA/APHRS expert consensus statement on the diagnosis and management of patients with inherited primary arrhythmia syndromes. Europace, 2013, 15: 1389-1406.

Sairaku A, Yoshida Y, NakanoY, et al. Ablation of atrial fibrillation in Brugada syndrome patients with an implantable cardioverter defibrillator to prevent inappropriate shocks resulting from rapid atrial fibrillation. International Journal of Cardiology, 2013, 168: 5273-5276.

Shi S, Liu T, Barajas-Martine H, et al. Atrial fibrillation associated with Wolff-Parkinson-White syndrome in a patient with concomitant Brugada syndrome. Heart Rhythm Case Reports, 2017, 3: 13-17.

Sunsaneewitayakul B, Yao Y, Thamaree S, et al.Endocardial mapping and catheter ablation for ventricular fibrillation prevention in Brugada syndrome. J Cardiovasc Electrophysiol, 2012, 23（Suppl 1）: S10-S16.

Szeplaki G, Özcan E E, Osztheimer I, et al. Ablation of the Epicardial Substrate in the Right Ventricular Outflow Tract in a Patient With Brugada Syndrome Refusing Implantable Cardioverter Defibrillator Therapy. Canadian Journal of Cardiology, 2014, 30: 1249.e9-1249.e11.

Talib A K, Yui Y, Kaneshiro T, et al. Alternative approach for management of an electrical storm in Brugada syndrome: Importance of primary ablation with in anarrow time window. Journal of Arrhythmia, 2016, 32: 220-222.

Veerakul G, Nademanee K. Treatment of electrical storms in Brugada syndrome. Journal of Arrhythmia, 2013, 29: 117-124.

Zhang P, Tung R, Zhang Z, et al. Characterization of the epicardial substrate for catheter ablation of Brugada syndrome. Heart Rhythm, 2016, 13: 2151-2158.

5. 微型无导线心脏起搏器的临床应用与进展

复旦大学附属中山医院　汪菁峰　宿燕岗

自从1958年第一台人工心脏起搏器问世以来，心脏起搏器仍然是目前唯一能够治疗缓慢型心律失常的有效手段。目前全世界每年起搏器置入超过70万例。经过60年的技术发展，心脏起搏器的尺寸在稳步缩小，精密程度也在不断提高，其现代化的诊断及治疗功能更是经历了惊人的技术革新。经静脉电极导线和置入囊袋的脉冲发生器依然是目前置入式心脏电子装置的基本结构，而导线、囊袋相关的并发症是困扰临床医生的重要问题，包括导线脱位、导线断裂、静脉血栓形成、三尖瓣反流、囊袋血肿、导线与囊袋感染等仍严重威胁患者健康。因此，挣脱导线和囊袋的束缚进而完成起搏器的“无线”革命，是近年来起搏器技术发展的热点。

进入21世纪后，开始出现了以超声能量或磁能量传输为介导无线心脏起搏，其方法原理是在心前区皮下置入超声或磁场发射装置，以超声波或磁场释放供心脏起搏的能量；而置入心内膜的接收电极可接收发射装置透过胸壁发送的超声能量或电磁能量并转换为电脉冲进行心脏起搏。2007年，Lee KL等首次在人体成功进行了通过超声能量进行心脏起搏的研究，在24例患者的右心房、右心室及左心室共80个位点进行超声介导起搏参数测试，证实在人体利用超声能量行心脏起搏的安全性与可行性。2013年，Auricchio A等开始利用该技术通过左侧股动脉系统实现左心室无导线起搏（WiCS-LV），置入左心室的接收器感知右心室导线起搏信号，几乎同时触发左心室起搏，达到左右心室同步化的治疗目的。于2014年发表的WiSE-CRT研究对13例符合CRT适应证的心力衰竭患者置入WiCS-LV系统。遗憾的是，在安全性方面，术中有3例患者发生心包积液，其中1例死亡；出院前随访发现，3例患者出现左心室失夺获，1例出现腹股沟血肿，1例出现电池提前耗竭，因此该研究被提前终止。之后的SELECT-LV研究通过对动脉鞘及递送系统的改进，共入组35例患者，无心脏压塞发生，手术相关不良事件共3例（8.6%），其中1例术中发生心室颤动最终死亡，1例为起搏电极脱落至下肢动脉栓塞，另1例为股动脉瘘，但总体而言，手术成功率较高（97.1%），与传统CRT相当。目前磁能量介导的无导线起搏文献报道较少，仅限于动物实验，尚未开展相关临床研究。无论是利用超声还是磁能量为介导，虽然实现了无导线起搏，但仍然需要为能量的来源装置（发射器）制作皮下囊袋，存在囊袋相关并发症。

随着起搏器电池技术的不断发展和电子线路的微型化，微型无导线起搏器诞生了。其将高能电池、传导环路、起搏电极集成为可全部置入心腔的微型“胶囊”，体积只有传统起搏器的1/10，直接采用传统电刺激的方法起搏心内膜，无须经过能量的转换、发射及接收过程，降低能量损耗，同时进一步减少囊袋带来的手术复杂性和相关并发症。目前，通过认证的微型无导线起搏器主要有两种，一种是Nanostim™无导线起搏器（leadless cardiac pacemaker, LCP, St. jude medical），采用主动螺旋固定装置；另一种是Micra™无导线起搏器（micra transcatheter pacing system, TPS, medtronic），采用被动倒钩状固定装置。两者均基于导管的推送系统，采用高集成能量的微型电池，进行低能耗设计，通过介入操作，能够可靠地固定于心肌内。该术式脱位与穿孔的发生率低，便于测试与调控，置入与取出技术易操作。本文主要结合现有临床研究，对该两款微型无导线起搏器的结构与功能、适用人群、置入手术安全性与有效性、起搏器械的移除、与皮下ICD的联合应用等问题作一扼要阐述。

一、微型无导线起搏器的结构、功能及递送系统简介

比较两款无导线起搏器的形态学特点。相比之下Micra TPS更为小巧，但预期电池寿命亦较短；Nanostim LCP通过血流温度调整起搏频率适应性变化，而Micra TPS通过三维加速计进行频率应答；Nanostim LCP需通过与体表接触方能对起搏器进行询问和程控，MicraTPS则通过射频遥测系统即可进行起搏器程控、远程随访及自动阈值检测与夺获管理；Micra TPS输送鞘直径较大，为避免血栓形成，需加强术中应用肝素；Nanostim LCP通过旋转递送导管的手柄，采用主动螺旋将起搏器固定于心内膜（主动固定），Micra TPS则通过4个镍钛合金的倒钩将起搏器固定于心内膜（被动固

定）；手术操作均需在X线透视下完成，经皮操作，通过配套的递送系统经静脉将起搏器置入右心室。心腔内超声虽有助于起搏器定位，但鉴于费用问题及操作复杂性，目前非常规流程。表1 比较了Nanostim LCP和Micra TPS两种微型无导线起搏器结构功能特点。

表1　两种微型无导线起搏器结构功能特点的比较

	Nanostim LCP	Micra TPS
适应证	VVI（R）	VVI（R）
尺寸	42mm×6mm	26mm×6.7mm
重量	2.0g	2.0g
递送鞘直径	内鞘18-F，外鞘21-F	内鞘23-F，外鞘27-F
电池技术	锂/氟化碳	锂/银氧化钒，锂/氟化碳
预期使用年限	9.8年（2.5V/0.4ms）	4.7年（2.5V/0.4ms）
自动阈值管理	无	有（将输出调至起搏阈值+0.5V）
固定方式	螺旋主动固定	镍钛合金倒钩状结构被动固定
频率应答传感器	血流温度	三维加速度传感器
程控方式	体表接触遥测	射频遥测
远程监测	无	有

二、微型无导线起搏器的适应证与禁忌证

根据相关临床研究入排标准，上述两款无导线起搏器主要适用于行右心室单腔起搏治疗的患者（VVIR），包括慢性心房颤动伴完全性房室传导阻滞或长R-R间期；窦性心律伴高度房室传导阻滞且活动量低或预期寿命较短者；窦性心动过缓偶伴窦性暂停；不明原因晕厥伴心电生理检查异常（如H-V间期延长）。主要禁忌证包括机械三尖瓣、已存在心内膜电极导线、下腔静脉滤网置入者、醋酸地塞米松过敏者（起搏器头端为激素释放电极）、股静脉解剖异常者、肺动脉高压、30d内发生急性冠状动脉综合征者、极度肥胖以致无法对起搏器进行程控询问者。根据微型无导线起搏器的优势，有两类患者尤其适用：①终末期肾衰竭患者，此类患者大多埋有深静脉导管、血液透析管，是血行感染的高危人群，而无导线起搏器体积小，周围有快速的血流冲刷，心腔密闭与外界无交通，因此不易发生感染相关并发症；同时无导线起搏器保留中心静脉或周围静脉不被占用，对血透患者亦至关重要。②之前置入经静脉起搏器，反复感染或静脉栓塞患者，置入微型无导线起搏器则可杜绝相关并发症发生。

三、微型无导线起搏器置入安全性及有效性

2013年Reddy等发表的Leadless研究是首次测试Nanostim LCP在人体安全性与有效性的临床研究，共入选33例患者，手术成功率为97%；随访90d，2例患者（6%）发生严重不良事件，其中一例因右心室穿孔心脏压塞导致死亡，另一例则经未闭卵圆孔将起搏器置入左心室，后成功取出重新置入右心室。在随后的LEADLESS Ⅱ研究中，共入选526例患者，置入成功率达95.8%。12个月随访，起搏感知参数良好，90%以上患者符合既定要求（即R波振幅≥5.0mV，输出阈值≤2.0V/0.4ms），其中平均R波振幅（9.2±2.9）mV，起搏阈值（0.58±0.31）V/0.4ms。严重不良事件发生率6.5%，其中包括心脏穿孔1.6%，因起搏阈值升高而重新手术0.8%，血管相关并发症（如出血、动静脉瘘、假性动脉瘤等）1.2%，起搏器脱位1.1%，其中4例进入肺动脉，2例进入右股静脉，所有脱位起搏器均成功取出；此外尚有7例患者因阈值升高、心功能恶化等原因成功取出起搏器。整个研究过程中，28例（5.3%）患者死亡，均与置入器械无关，其中2例与手术操作相关。

针对Micra起搏器的Micra TPS研究于2013年12月开始，2015年5月入组结束，共入选725例患者，手术成功率99.2%（719/725）。6个月随访，98.3%患者输出阈值≤2.0V，其中平均起搏阈值、R波振幅、起搏阻抗于置入时分别为0.63V/0.24ms，11.2mV，724Ω，6个月随访时分别为0.54V/0.24ms，15.3mV，627Ω，各项参数于随访过程中均逐步趋于稳定。严重不良事件发生率为4%，其中心脏穿孔或心脏压塞为1.6%，动静脉瘘或假性动脉瘤等血管相关并发症为0.7%，血栓栓塞并发症为0.3%，1例患者因起搏阈值升高重新置入，无起搏器脱位事件发生。目前正在进行的Micra

Post-Approval Registry是一项前瞻性、非随机对照、多中心注册研究，预计入组置入Micra TPS患者共1830例，主要观察置入术后30d内相关并发症的发生率。中期结果对已入组的795例患者进行了总结分析，手术成功率为99.6%，置入时平均起搏阈值、R波振幅、起搏阻抗于置入时分别为（0.6±0.5）V/0.24ms，（11.4±5.3）mV，（721±181）Ω；6个月随访时起搏阈值（0.6±0.3）V/0.24ms，阻抗（572±115）Ω。术后30d内，12例患者（1.5%）发生严重不良事件，其中心脏穿孔或心脏压塞1例，起搏器脱位1例，穿刺血管相关并发症6例（包括血肿、动静脉瘘、假性动脉瘤等），深静脉血栓1例，其他胸痛、肺水肿、败血症等各1例。研究中共22例患者死亡，无一例与起搏器械相关。总体而言，Nanostim和Micra两款微型无导线起搏器置入成功率高，电学参数稳定，并发症发生率低。目前为止，还没有针对两种无导线起搏器的对比性研究，从研究结果看，两者总体并发症的发生率基本相当。表2综合上述临床研究对Nanostim和Micra无导线起搏器的安全性数据进行了比较。

表2　两种微型无导线起搏器有效性及安全性数据比较

项目	LEADLESSⅡ研究 Nanostim-LCP	Micra TPS研究 Micra-TPS
入组病例数	526	725
完成6个月随访病例数	300	297
置入成功率	95.8（504/526）	99.2（719/725）
手术时间（min）	28.6±17.8	34.8±24.1
X线透视时间（min）	13.9±9.1	8.9±16.6
随访起搏参数	R波振幅（9.2±2.9）mV	R波振幅15.3mV
	起搏阈值（0.58±0.31）V/0.4ms	起搏阈值0.54V/0.24ms
		起搏阻抗627Ω
不良事件发生率	6.5%	4%
	起搏器脱位（经圈套器取出）1.1%	起搏器脱位 0%
	心脏穿孔1.6%	心脏穿孔 1.6%
	因起搏阈值异常升高行重置手术0.8%	起搏阈值异常升高 0.2%
	血管相关并发症1.2%	血管相关并发症 0.7%
	血栓栓塞事件0.2%	血栓栓塞事件 0.3%
起搏器取出	13例（脱位6例，起搏阈值异常升高4例，其他3例）	1例（起搏失夺获）
器械相关死亡率	0	0

四、微型无导线起搏器与传统经静脉起搏器的比较

新近有文献比较了无导线起搏器与传统单腔起搏术后早期并发症的发生率，术后2个月内前者器械相关并发症发生率（4.8%）略高于后者（4.1%），但两者并发症的具体种类及占比差异较大。传统起搏器术后早期并发症主要为气胸（0.6%～0.9%）、电极脱位（0.1%～1.7%）、囊袋血肿（0.2%～0.7%）和心脏穿孔（0.1%～0.3%）；而无导线起搏器术后早期主要并发症为心脏穿孔（1.6%），血管相关并发症（0.9%）、起搏阈值升高需重置电极（0.5%）和起搏器脱位（0.5%）。而12个月长期随访结果显示，Micra TPS较传统起搏器总并发症减少48%（4.0% vs 7.6%，$P<0.01$），再住院率降低47%（2.3% vs 4.1%，$P<0.05$），因各种原因导致的起搏装置移除降低82%（0.7% vs 3.8%，$P<0.01$）；Nanostim-LCP则较传统起搏器并发症降低71%。

目前微型无导线起搏器与传统经静脉起搏器相关并发症的比较仅限于历史对照结果，缺乏“头对头”研究，但现有的间接对照结果表明无导线起搏器可显著降低气胸、锁骨下静脉血栓或阻塞、导线断裂磨损、囊袋感染等并发症，但增加心脏穿孔及股静脉血管相关并发症。

五、微型无导线起搏器的移除

起搏装置的安全移除是微型无导线起搏器广泛应用于临床的重要前提。研究显示正常人体右心室可容纳3个Micra TPS装置，因此，当无导线起搏器电池耗竭时，除了关闭其起搏感知功能，及时将其取出亦可为以后的治疗提

供更多余地。此外，由于起搏阈值异常升高、起搏装置感染或需升级为双心室起搏等原因，亦需将起搏装置取出。Nanostim LCP和Micra TPS的近端均设有一个接口，在X线透视下，相应的抓捕器械通过股静脉鞘与起搏器尾端同轴锚定后，逆时针旋转2圈左右即可将整个无导线起搏装置取出。一般而言，激素释放电极6周左右即可与心内膜形成纤维包裹，因此，起搏电极的移除分为早期移除（≤6周）与晚期移除（>6周）。现有临床研究结果显示，Nanostim LCP早期移除成功率100%（5/5），晚期移除成功率91%（10/11），其中2/3患者起搏器置入时间超过6个月（平均346d），起搏器移除后30d内，无手术相关并发症发生，证实右心室无导线起搏器移除是安全可行的；而未能取出的1例患者是由于起搏器置入部位不当，受瓣膜附属结构影响，导致抓捕器无法与起搏器成功锚定所致。Micra TPS相关数据显示，无导线起搏器置入后6个月内，9例患者尝试移除起搏器，7例成功移除，1例于置入后229d因纤维包裹严重至无法取出，另1例则因X线透视机故障导致移除手术失败。与传统经静脉起搏器类似，因Micra TPS为被动固定电极，其头端与心内膜组织形成纤维包裹更为牢固，导致起搏器移除相对较为困难。动物实验结果显示，Micra TPS置入28个月后，起搏器成功移除率75%（3/4），病理解剖显示未成功移除者由于起搏器被纤维组织完全包裹所致。因此如何充分利用现有的影像学技术判断起搏器与纤维组织包裹程度，从而正确评估器械移除的风险，可能是今后的研究方向。

六、微型无导线起搏器与皮下ICD

近年来，全皮下ICD（S-ICD）系统问世并开始应用于临床，其导线与脉冲发生器均位于皮下，除颤导线不直接接触心脏及相关静脉，尤其适用于不能经静脉置入ICD导线者。由于S-ICD不具有常规起搏功能，有症状性心动过缓需要起搏者或存在频繁单形室速能被抗心动过速起搏（ATP）有效终止者不适合置入S-ICD。随着无导线起搏器的诞生，S-ICD联合应用无导线起搏器的理念亦同时诞生了。Tjong FV等在动物（$n=2$）及人体（$n=1$）上同时置入S-ICD及Nanostim-LCP，电生理检测显示，Nanostim-LCP起搏功能和S-ICD感知功能无相互干扰，且除颤治疗不影响Nanostim-LCP的正常功能。病例报道显示，Micra TPS与S-ICD亦无相互影响。Boston Scientific公司研发了一种S-ICD与无导线起搏器的联合装置，其主要特点为S-ICD向无导线起搏器单向传递信号，而后者同时具备抗心动过缓起搏与抗心动过速起搏功能。Tjong FV等在40例动物（包括羊8例、猪5例和犬27例）体内置入S-ICD与无导线起搏器的联合装置，置入成功率98%（39/40），并对其中23例犬进行90d随访。随访结果显示，无导线起搏器VVI工作状态良好，S-ICD感知到的VT事件99%（398/401）均成功传递至无导线起搏器，并100%进行ATP治疗；无论窦性心律、起搏心律、VT/VF，S-ICD均可正常感知。S-ICD与无导线起搏器联合装置的应用目前仍处于动物实验阶段，其安全性和有效性有待大型临床研究进一步证实。

对于经冠状静脉窦左心室电极置入失败的CRT适应证患者，左心室无导线起搏（WiCS-LV）不失为一个较好的选择（详见前文，此处不再赘述），但该系统仍需皮下埋置脉冲发生器，同时需与传统经静脉双腔起搏器联合使用，因此严格意义上并非完全无导线起搏，其长期疗效及安全性评估尚需更多临床研究来证实。

七、微型无导线起搏器的局限性、前景与展望

现有的无导线起搏系统仍存在一些问题有待解决：①首先，现有的无导线起搏产品仅适用于富有腱索和室壁较厚的心室起搏，由于心房壁薄，无腱索等结构，2种微型起搏器均无法固定于心房，不能实现更符合生理需求的心房起搏或房室同步起搏；可能的解决办法是采集体表心电图波形，正确识别和记录心房波，从而达到心房跟踪心室起搏的目标。②其次，无导线起搏器电池耗竭时如何处理也是一大难题。有关无导线起搏器移除的临床数据十分有限，随着时间延长，置入的无导线起搏器有可能被全部包埋入心内膜纤维组织中，此时耗尽电量的起搏器很难经静脉移除，只能将起搏器关闭（程控为OOO模式），但这种旷置在右心室的起搏器是否会增加血栓风险、右心功能不全及系统移位风险，目前尚不得而知。因此，无导线起搏似乎更适用于老年患者，对年轻患者的获益程度尚需长期随访研究来证实。③此外，现有的临床研究数据显示，无导线起搏器心脏穿孔及股静脉血管相关并发症的发生率较高，但有望通过对置入者技术的培训控制并发症的发生。最后，无导线起搏器费用相对昂贵，其单价约为传统单腔起搏器的4～5倍，高昂的费用某种程度上亦限制了其推广应用。

总体而言，无导线起搏器摆脱了囊袋和导线的束缚，完全避免了囊袋和导线感染的相关并发症，操作简单、便捷、创伤小，使起搏器置入的总体并发症显著下降。随着无导线起搏技术的迅猛发展，无导线起搏器将不仅仅局限于右心室起搏，而是逐步实现右心房、左心室的无导线起搏，并通过电子集成技术完善各起搏装置间的感知、起搏协调

工作，进入真正的起搏“无线”时代。

参考文献

Auricchio A, Delnoy PP, Butter C, et al. Feasibility, safety, and short-term outcome of leadless ultrasound-based endocardial left ventricular resynchronization in heart failure patients: results of the wireless stimulation endocardially for CRT（WiSE-CRT）study. Europace, 2014, 16（5）: 681-688.

Da Costa A, Axiotis A, Romeyer-Bouchard C, et al. Transcatheter leadless cardiac pacing: The new alternative solution. Int J Cardiol, 2017, 227: 122-126.

Duray GZ, Ritter P, El-Chami M, et al. Long-term performance of a transcatheter pacing system: 12-Month results from the Micra Transcatheter Pacing Study. Heart Rhythm, 2017, 14（5）: 702-709.

Lee KL, Lau CP, Tse HF, et al. First human demonstration of cardiac stimulation with transcutaneous ultrasound energy delivery: implications for wireless pacing with implantable devices. J Am Coll Cardiol, 2007, 50（9）: 877-833.

Mondésert B, Dubuc M, Khairy P, et al. Combination of a leadless pacemaker and subcutaneous defibrillator: First in-human report. HeartRhythm Case Rep, 2015, 1（6）: 469-471.

Omdahl P, Eggen MD, Bonner MD, et al. Right Ventricular Anatomy Can Accommodate Multiple Micra Transcatheter Pacemakers. Pacing Clin Electrophysiol, 2016, 39（4）: 393-397.

Reddy VY, Exner DV, Cantillon DJ, et al. Percutaneous implantation of an entirely intracardiac leadless pacemaker. New Engl J Med, 2015, 373（12）: 1125-1135.

Reddy VY, KnopsRE, SperzelJ, et al. Permanent leadless cardiac pacing: results of the leadless trial. Circulation, 2014, 129（14）: 1466-1471.

Reddy VY, Miller MA, Knops RE, et al. Retrieval of the Leadless Cardiac Pacemaker: A Multicenter Experience. Circ Arrhythm Electrophysiol, 2016, 9（12）. pii: e004626.

Reddy VY, Miller MA, Neuzil P, et al. Cardiac Resynchronization Therapy With Wireless Left Ventricular Endocardial Pacing: The SELECT-LV Study. J Am Coll Cardiol, 2017, 69（17）: 2119-2129.

Reynolds D, Duray GZ, Omar R, et al. A leadless intracardiac transcatheter pacing system. New Engl J Med, 2016, 374（6）: 533-541.

Roberts PR, Clementy N, Al Samadi F, et al. A leadless pacemaker in the real-world setting: The Micra Transcatheter Pacing System Post-Approval Registry. Heart Rhythm, 2017, 14（9）: 1375-1379.

Tjong FV, Brouwer TF, Koop B, et al. Acute and 3-Month Performance of a Communicating Leadless Antitachycardia Pacemaker and Subcutaneous Implantable Defibrillator. JACC Clinical Electrophysiology, 2017, 3（13）: 1487-1498.

Tjong FV, Brouwer TF, Smeding L, et al. Combined leadless pacemaker and subcutaneous implantable defibrillator therapy: feasibility, safety, and performance. Europace, 2016, 18（11）: 1740-1747.

Tjong FV, Reddy VY. Permanent Leadless Cardiac Pacemaker Therapy: A Comprehensive Review. Circulation, 2017, 135（15）: 1458-1470.

Wieneke H, Rickers S, Velleuer J, et al. Leadless pacing using induction technology: impact of pulse shape and geometric factors on pacing efficiency. Europace, 2013, 15（3）: 453-459.

6. 老年患者室性心动过速的导管消融——国际室性心动过速中心合作组（IVTCC）研究结果解读

上海交通大学附属第六人民医院　黄　冬　李京波

置入型心律转复除颤器（ICD）是室性心动过速（室速）或心室颤动（室颤）患者重要的治疗手段，然而ICD频繁放电会给患者带来疼痛并与致残率和致死率的增加相关。近年来，一大型随机对照临床研究结果表明，导管消融在降低死亡、室性心动过速风暴和ICD放电等复合终点方面优于药物治疗。2015年，来自国际室性心动过速中心合作组（IVTCC）的一项超过2000例的室性心动过速注册研究也进一步证明了室性心动过速导管消融的安全性和有效性，并证实了成功的室性心动过速导管消融可以提高患者的长期生存率。然而，对于非猝死性风险相对较高及更多的合并症的老年室性心动过速患者来说，有关导管消融的安全性和有效性仍然缺乏足够的临床证据。尽管IVTCC过去曾有几项研究结果表明，室性心动过速导管消融在年轻和老年患者中得到了相似的结果，但是，这些研究中因行导管消融的老年室性心动过速患者样本量太小而仍缺乏足够的说服力。因此，临床医生对老年患者室性心动过速的消融有时存在顾虑。有鉴于此，Vakil K等对来自IVTCC 12个医疗中心的2061例室性心动过速导管消融数据进行分析，以探讨年龄≥70岁患者室性心动过速导管消融治疗的有效性、安全性及与生存率之间的关系，并且与非老年组患者室性心动过速导管消融进行了对比。该研究结果全文发表在2018年3月的Circulation: Arrhythmia and Electrophysiology杂志上。为此，我们对该研究的相关结果进行解析如下。

该研究数据来自国际室性心动过速中心合作组（IVTCC）12个常规开展复杂室性心律失常导管消融的中心，自2002年到2013年总共收集了2061例年龄≥18岁室性心动过速导管消融的患者资料，入选病例包括左心室射血分数（LVEF）＜0.55的缺血性心肌病或非缺血性心肌病患者，以及LVEF＞0.55的右心室心肌病和肥厚型心肌病患者，根据年龄分为两组（＜70或≥70岁）。所有患者均采用电解剖标测、起搏标测及患者病情稳定时行激动标测和拖带标测指导下行基质消融。导管消融成功的标准是：导管消融后即刻行程序性刺激不能诱发出持续性单形性室性心动过速（血流动力学障碍患者或存在安全风险较高的患者则免于程序性刺激诱发）。主要的安全性终点为血管穿刺相关并发症（穿刺相关出血、需要心包穿刺或心外科干预的心包积液、冠状动脉损伤、卒中、栓塞或手术相关的死亡）；次要安全终点为住院期间的死亡。主要的有效性终点包括室性心动过速导管消融1年的全因死亡；次要有效性终点包括消融术1年的室性心动过速复发率和导管消融术后室性心动过速复发的时间。

统计结果分析发现，2061例室性心动过速患者均伴有器质性心脏病，剔除12例随访资料不全患者，纳入最后统计分析的患者为2049例。患者的平均年龄为65岁，非老年组［＜70岁，平均（56±10）岁］患者1368例，占67%；老年组［≥70岁，平均年龄为（75±4）岁］患者681例，占33%。所有患者中缺血性心肌病占53%。与非老年组相比，老年组中男性、缺血性心肌病、高血压、糖尿病和慢性肾疾病所占比例更高（分别为92% vs 84%，71% vs 44%，64% vs 53%，24% vs 20%，41% vs 23%），然而LVEF更低［（30±11）% vs （34±13）%；$P<0.001$］。不仅如此，老年组中基线室速电风暴或无休止性室性心动过速的比例更高（42% vs 31%；$P<0.001$），使用抗心律失常药物尤其是胺碘酮的比例也更高（86% vs 71%；$P<0.001$）。

有关导管消融安全性和消融即刻成功率方面，老年组与非老年组最终均有95%的患者导管消融术后即刻进行了程序性电刺激诱发室性心动过速验证，即刻手术成功率相似，分别为65%和67%（$P=0.49$）。与非老年组相比，老年组患者住院期间的死亡率更高（4.4% vs 2.3%；$P=0.01$），围术期需要血流动力学支持率和消融手术相关并发症发生率两组之间无显著差异（分别为6% vs 5%，$P=0.50$；8% vs 7%，$P=0.34$）。

有关导管消融术有效性方面，与非老年组比较，老年组患者自导管消融术后随访1年的死亡率相对更高（15% vs 11%，$P=0.002$）。非老年组具有更高的长期随访总体生存率，非老年组与老年组患者长期随访死亡率（发生率）分别为0.13（95%可信区间：0.11～0.16）事件/人-年和0.21（95%可信区间：0.17～0.26）事件/人-年（$P<0.001$）。与非老年组

比较，老年组患者1年室性心动过速的复发率以及消融术后室性心动过速复发时间两组之间无显著差异（分别为26% vs 25%，P=0.74；280d vs 289d，P=0.20），但心脏移植的比例较低（0.4%vs3.9%；P<0.001）。

最后采用Cox风险比例回归分析发现，无论是老年组还是非老年组，心功能分级、存在室性心动过速风暴、消融失败（消融后程序性刺激仍可诱发持续性室性心动过速）、消融前较低的LVEF和随访过程中发现室性心动过速复发等变量是长期死亡率的预测因子，且随访期间室性心动过速无复发与长期生存率提高相关。若将年龄的界值定为≥75岁，与非老年组（<75岁）相比，导管消融术后老年组有较高的住院期间死亡率（4.6% vs 2.7%；P=0.05）和1年死亡率（17% vs 12%；P=0.008），并且≥75岁的老年组患者导管消融术后室性心动过速无复发亦与生存率明显提高相关。

小结：该研究是目前为止对老年缺血性和非缺血性心肌病室性心动过速导管消融的安全性、可行性和有效性进行评价的最大规模的研究。该研究发现对于老年（≥70岁）患者室性心动过速，导管消融仍然是一种有效和安全的治疗手段。与非老年组相比，尽管具有相对较高的基础伴随疾病，较高基线电风暴发生比例，消融后住院期间死亡率和1年死亡率较高，但导管消融成功率和消融手术相关并发症及1年室性心动过速复发率是相似的，且室性心动过速无复发与老年患者生存率的提高明显相关。

该研究为回顾性的观察性的多中心队列研究，本身存在一些局限性。该研究的中心为IVTCC中精于复杂心律失常消融、心力衰竭处理以及必要时能提供先进的围术期血流动力学支持的医疗中心，其得出的结果推广至不具备上述专业技能的中心须慎重；因为是回顾性的分析，室性心动过速消融后程序刺激的标准化方案并未建立；虽然该研究将年龄界值定为≥75岁得出同样的结论，但随着年龄的增长，可能会增加固有的选择性偏倚，室性心动过速的消融更多地选择相对健康的老年人而不是合并症更多的患者。

参考文献

Barra S, Begley D, Heck P, et al. Ablation of ventricular tachycardia in the very elderly patient with cardiomyopathy: how old is too old? Can J Cardiol, 2015, 31: 717-722.

Calkins H, Epstein A, Packer D, et al. Catheter ablation of ventricular tachycardia in patients with structural heart disease using cooled radiofrequency energy: results of a prospective multicenter study. Cooled RF Multi Center Investigators Group. J Am Coll Cardiol, 2000, 35: 1905-1914.

Inada K, Roberts-Thomson KC, Seiler J, et al. Mortality and safety of catheter ablation for antiarrhythmic drugrefractory ventricular tachycardia in elderly patients with coronary artery disease. Heart Rhythm, 2010, 7: 740-744.

Kihel J, Da Costa A, Kihel A, et al. Long term efficacy and safety of radiofrequency ablation in elderly patients with atrioventricular nodal reentrant tachycardia. Europace, 2006, 8: 416-420.

Kuck KH, Cappato R, Siebels J, et al. Randomized comparison of antiarrhythmic drug therapy with implantable defibrillators in patients resuscitated from cardiac arrest: the Cardiac Arrest Study Hamburg（CASH）. Circulation, 2000, 102: 748-754.

Sapp JL, Parkash R, Tang AS. Ventricular tachycardia ablation versus antiarrhythmic drug escalation. N Engl J Med, 2016, 375: 1499-1500.

The Antiarrhythmics versus Implantable Defibrillators（AVID）Investigators. A comparison of antiarrhythmicdrug therapy with implantable defibrillators in patients resuscitated from nearfatal ventricular arrhythmias. N Engl J Med, 1997, 337: 1576-1583.

Tung R, Vaseghi M, Frankel DS, et al. Freedom from recurrent ventricular tachycardia after catheter ablation is associated with improved survival in patients with structural heart disease: an International VT Ablation Center Collaborative Group study. Heart Rhythm, 2015, 12: 1997-2007.

Viana-Tejedor A, Merino JL, Perez-Silva A, et al.Effectiveness of catheter ablation of ventricular tachycardia in elderly patients with structural heart disease. Rev Esp Cardiol, 2010, 63: 156-160.

Zado ES, Callans DJ, Gottlieb CD, et al. Efficacy and safety of catheter ablation in octogenarians. J Am Coll Cardiol, 2000, 35: 458-462.

7. 立体定向放射治疗消融治疗难治性室性心动过速——复杂心律失常治疗的新希望

同济大学附属同济医院　谭红伟

随着对心律失常发病机制认识的不断进展，经导管消融已成为室性心动过速（室速）患者最为有效的治疗手段。射频能量是目前最常用的消融能量，通过导管产生的热量使与导管直接接触或邻近导管周围的组织坏死，消除心律失常赖以发生或维持的基质，进而有效治疗室性心动过速。但对于器质性心脏病室性心动过速，多项研究表明，导管消融术后6个月复发率可高达50%。与成功消融的患者相比，导管消融术后室性心动过速复发患者死亡率风险增加4～6倍。室性心动过速复发与多种因素相关，如存在多个室性心动过速折返环路、室性心动过速折返环路位于心肌深层消融能量无法到达、新的折返环路形成等。近年来，诸如外科心外膜消融、冠状动脉内乙醇注射消融、外科去交感神经术等方法为导管消融术后复发室性心动过速患者的治疗带来了新的曙光。但如果能够通过非介入方法消融该类室性心动过速，将极大减轻患者介入消融风险、提高生活质量及远期预后。晚近出现的体外立体定向放射治疗法为复杂室性心动过速的治疗提供了新的手段。

一、立体定向心律失常放射消融

立体定向放射治疗（stereotactic body radiation therapy，SBRT）是将大剂量放射离子束聚焦于身体的局部来治疗疾病的一种放射治疗方法，广泛用于各类肿瘤的治疗。与传统放射治疗不同之处在于，SBRT诱导靶组织产生放射相关性坏死，但对周围组织损伤很小。

心脏成像技术的发展，使临床医生可以通过MRI及CT成像对在复杂心律失常发生中起重要作用的心肌瘢痕组织进行准确定位。再将多电极体表心电图与MRI或CT成像相结合，便可以通过无创性方法定位心肌瘢痕组织，并明确该瘢痕组织与心律失常起源的关系。这使得通过SBRT治疗复杂心律失常成为可能。将主要用于肿瘤治疗的SBRT应用于心律失常的治疗，被称为立体定向心律失常放射消融（stereotactic arrhythmia radioablation，STAR）。与导管消融等其他消融方法相比，STAR是一种非介入性治疗，可以用于因合并症较多而无法行导管消融或外科消融的患者。

射频消融即刻引起组织凝固型坏死，随后形成瘢痕；而放射消融则引起复杂的急性及慢性组织损伤，包括微血管内皮细胞凋亡、氧化损伤、炎症及纤维化。与导管消融不同，STAR消融几乎可以到达心脏任何部位。临床前期研究证实，单次剂量25～30Gy可以达到与射频消融相当的效果，随访6个月发现这一剂量引起延迟性心肌纤维化及组织电传导延缓，而对邻近组织无急性或亚急性损伤。

二、STAR在室性心动过速治疗中的应用

2015年，Loo等首次报道了应用STAR消融治疗室性心动过速的临床病例。患者为一71岁男性，有冠心病、CABG史，LVEF0.24，持续性室性心动过速药物治疗无效置入ICD。其室性心动过速发作频繁，心电图呈右束支阻滞形态、下壁导联QRS波负向、周长380～400ms，胸导联移行在$V_{3\sim4}$。因患者存在导管消融禁忌证，遂予以STAR消融治疗。术前PET-CT提示左心室基底部及心尖部存在低代谢瘢痕区域，累及下壁、下后壁及室间隔下部。通过专用软件及12导联心电图分析锁定下壁室性心动过速起源部位后，置入右心室心尖部临时起搏导线一根作为基准影像参考，并可以行实时呼吸补偿。STAR治疗方案为90min内给予25Gy，包括左心室基底部至心尖部之间的室间隔下部、下壁及下侧壁区域。患者STAR消融耐受良好，无并发症。随访ICD记录结果显示，STAR治疗前2个月患者平均室性心动过速发作562次，STAR术后2～9个月平均发作52次。术后室性心动过速周长由380～411ms延长至470ms。增加索他洛尔剂量至80mg，2次/天及美西律150mg，3次/天口服后再无室性心动过速发作。术后2.5个月行PET-CT检查提示下壁瘢痕范围较治疗前扩大。术后生活质量提升，术后1个月、3个月、6个月心脏超声未见心脏明显改变。患者术后9个月因COPD加

重，室性心动过速复发，最后因呼吸衰竭、心力衰竭死亡。尽管患者最终死亡，但术后7月内室性心动过速发作减少，提示STAR治疗室性心动过速具有短期效果。

晚近，Cuculich等发表于《新英格兰医学》杂志的研究则是STAR治疗室性心动过速的又一尝试。该研究入选5例至少2种以上抗心律失常药物治疗无效、至少行1次导管射频消融、3个月内ICD治疗3次以上的室性心动过速患者。患者术前在诱发室性心动过速后行无创256极心电图检查，准确定位室性心动过速折返环路。并行心脏SPECT及MRI成像检查，将心电信息与解剖瘢痕融合构建放射消融的靶目标。单次放射剂量为25Gy。患者平均年龄66岁，术前3个月平均室性心动过速发作次数1315次，5位患者总室性心动过速次数为6577次。术后6周内（空白期）共发生室性心动过速680次，6周后共发生室性心动过速4次。所有患者室性心动过速发作次数均减少。患者术后均无并发症，ICD功能正常。术后随访LVEF平均增加6%。术后3个月CT示邻近部位肺组织有胸部放射治疗后特有的炎症性改变，术后12个月无胸痛、CT未明显心肌及冠状动脉改变。对1例死亡患者尸检可见瘢痕组织与存活心肌交界区域弹性血管明显增多，这是放射损伤后急性血管反应之一。未见急性心肌细胞坏死、出血或急性炎症反应。

三、STAR治疗室性心动过速的前景及局限性

相对于其他方法，STAR治疗室性心动过速是一种全新的尝试，因其对临床医生的操作技能及患者心功能水平等的要求大大降低，该治疗策略非常具有吸引力。但这种新方法可能存在以下几个方面的问题。

第一，体表无创性电解剖标测的精准性。与导管消融过程中的心腔内接触标测或非接触标测相比，此技术目前还缺乏足够的临床使用数据，尚需要今后进一步发展完善。

第二，放射治疗的不良反应也不容忽视。目前的临床研究中25 Gy作为目标放射剂量，虽然给患者毗邻肺组织带来的放射损伤似乎在观察期间均可消失，但此种强度的放射剂量在多大程度上增加患者远期相关肿瘤的发生率，需要长期的大系列随访。另外，如同导管消融一样，部分患者可能需要多次放射治疗。

任何新事物的发展总是"前途是光明的、道路是曲折的"，相信随着三维影像与电解剖标测技术的不断发展进步，辅以更加精准及不良反应更小的能量，STAR消融治疗室性心律失常甚至治疗其他复杂心律失常的梦想会成为现实。

参考文献

Cuculich PS, Schill MR, Kashani R, et al.Noninvasive Cardiac Radiation for Ablation of Ventricular Tachycardia. N Engl J Med, 2017, 377（24）: 2325-2336.

Gianni C, Mohanty S, Trivedi C, et al.Alternative Approaches for Ablation of Resistant Ventricular Tachycardia. Card Electrophysiol Clin, 2017, 9（1）: 93-98. doi: 10.1016/j.ccep.2016.

Lehmann HI, Graeff C, Simoniello P, et al. Feasibility Study on Cardiac Arrhythmia Ablation Using High-Energy Heavy Ion Beams. Sci Rep, 2016, 6: 38895. doi: 10.1038/srep38895.

Loo BW Jr, Soltys SG, Wang L, et al. Stereotactic ablative radiotherapy for the treatment of refractory cardiac ventricular arrhythmia. Circ Arrhythm Electrophysiol, 2015, 8（3）: 748-750.

Sharma A, Wong D, Weidlich G, et al. Noninvasive stereotactic radiosurgery（CyberHeart）for creation of ablation lesions in the atrium. Heart Rhythm, 2010, 7（6）: 802-810.

Zei PC, Soltys S. Ablative Radiotherapy as a Noninvasive Alternative to Catheter Ablation for Cardiac Arrhythmias. Curr Cardiol Rep, 2017, 19（9）: 79. doi: 10.1007/s11886-017-0886-2.

8. 生理性起搏的临床实践——希氏束-浦肯野纤维系统起搏

温州医科大学附属第一医院　黄伟剑　苏　蓝

追求最佳的生理性起搏一直是心脏起搏研究的热点，无论是保持房室同步性，减少心室起搏比例，改变右心室起搏部位，优化双室起搏的CS电极位置，研发左心室心外膜到左心室心内膜起搏，或是多位点起搏，每一步的进展都引发了热议，并持续不止。而作为最生理的最接近正常心脏传导的希氏束起搏，自20世纪60年代在动物研究中初试之后，就一直停留在实验室和电生理检查中，未能走向临床。

一、希氏束起搏的回顾

直到2000年因工具改进，有主动固定电极，才使其在心房颤动伴心力衰竭患者的治疗中得以实现。虽然Dr. Deshmukh的单中心研究仅18例，平均操作时间长达（3.76±1.6）h，平均His束夺获阈值高达（2.46±0.9）V/0.5ms，但仍能作为非常重要的起搏方式进展被Circulation刊出并附以评论，足以看出他迈出的这一步对推动生理性起搏的重要性。

希氏束起搏自此走向临床，但在此后十多年的研究仍以单中心小样本量为主，研究方向也十分局限，原因在于专用工具的缺乏和操作难度让医生望而却步。工具的改进推动技术的发展，2004年以后带鞘的3830电极在临床推广中成了永久性希氏束起搏的主要置入工具，意大利的zanon和美国单中心陆续发表了小样本量的研究结果，带鞘置入的电极让心脏起搏界真正认识到了永久希氏束起搏是即可望又可及的技术，最近的荟萃分析中统计带鞘和不带鞘的置入成功率结果存在明显差异。

在该阶段的研究方向多针对可行性和安全性，研究人群包括His束以下传导保留正常的慢心室率患者，如病窦综合征伴长AV间期，房室传导阻滞和房室结消融后的AF患者，研究结果一致显示出希氏束起搏对比常规右心室起搏在保护心功能上的优势，并且通过新的器械将希氏束起搏的成功率提高至80%～90%，阈值降低到接近1V/0.5ms。另外，零星的病例报道了希氏束起搏可以纠正完全性左束支阻滞，实现再同步化治疗，这挑战了大多数电生理医生对希氏束解剖和病理生理的认识，虽然早在20世纪70年代，就有相关的基础研究发表，其中包括纵向分离等理论。这一阶段的发展特征主要是局部的单中心研究，样本量小，研究对象局限，未能实现大规模的多中心研究，因此，多数医生对于希氏束起搏是否成功仍然是将信将疑或保持观望的态度。

2011年底国内即开始了相关研究，温州医科大学附属第一医院心脏中心于2013年首次发表了希氏束纠正完全性左束支阻滞实现再同步治疗超反应的病例，引发了国内起搏电生理医生的关注。同时在国内多家大中心，在全国范围进行技术推广，并以最快的速度赶上国外的研究进度，该阶段是永久希氏束起搏在国内蓬勃发展的时期。

二、希氏束起搏的研究进展

1.技术改进　一方面置入技术进行了积极的改进，2015年Vijayaraman发表的文献中对窄QRS的患者急性期置入时阈值已经降低到（1.35±0.9）V/0.5ms，随访2年参数稳定。2017年的文献中房室结消融并HBP的阈值达到2.5V/0.5ms以下，且置入的成功率可达到96.2%，最终急性期阈值是（1.5±1.0） V/0.5ms。近年来，这些单中心研究结果显示，在QRS宽度正常的患者中，HBP的成功率和参数阈值逐渐提高好转让医生有了更大的信心开展该技术。最新的荟萃分析对入选的26篇希氏束起搏临床研究进行分析，平均急性期阈值为1.76V（95% CI：1.47V，2.05V）/0.5ms，慢性期阈值为1.79V（95% CI：1.27V，2.32V）/0.5ms。

（1）“双电极法”是目前普遍采用的技术，实现相对较低的希氏束夺获阈值。在双电极法的实践中我们逐渐把希氏束的解剖特点和置入部位相结合，发现偏室侧远端的希氏束固定部位可以获得更好的感知和阈值稳定性（图1），远端的定位点因偏室侧R波的感知高，离开房室交界区相对远而避免了远场交叉感知，可以大幅提高永久希氏束起搏的安全性。

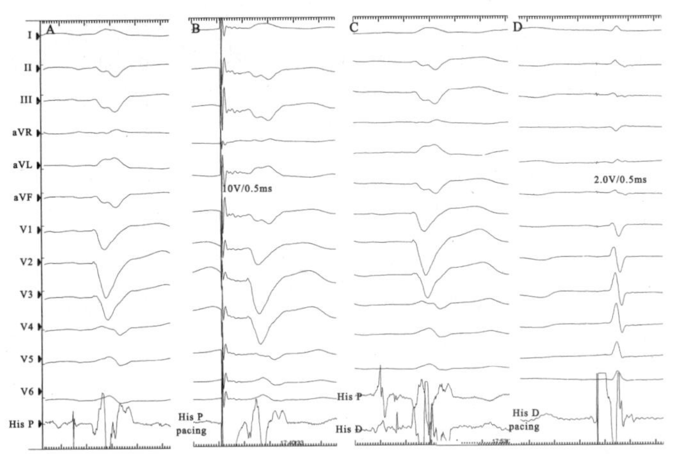

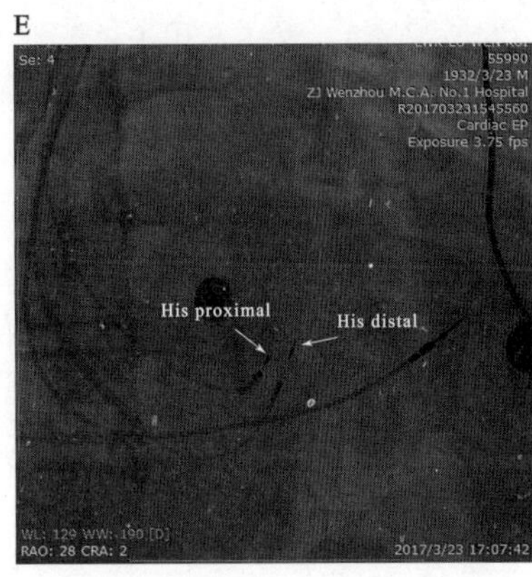

图1　双电极法、远端起搏

A.自身心电图；B.10V/0.5ms起搏不能纠正左束支传导阻滞；C.采用双管法，第二根电极置入希氏束远端，可见更短的H-V间期；D.远端希氏束起搏，2.0V/0.5ms纠正左束支传导阻滞；E.双电极法，以第一根电极（His proximal）为参考，第二根电极向远侧选择更佳的起搏位点

（2）固定更深：希氏束解剖中约1/3患者希氏束走行在间隔较深的位置，电极固定技巧和固定后稳定性的判断通常是操作难点，为获得更理想及稳定的参数，可将导线头端固定到相对较深的部位，夺获希浦系传导束。固定可靠的表现除起搏阈值表现良好以外，单极阻抗相对高。

远端及深部固定部位不但可以获得稳定的阈值和远期的安全性，同时在需要房室结消融控制心室率的房颤伴心力衰竭病例的操作中也明显获益。电极固定到相对偏室侧的希氏束区域可以留出足够的距离，保证消融房室结不影响电极夺获希氏束的阈值，一般建议消融导管与电极的距离保持8mm以上，避免消融后的阈值升高或电极重置。

2.临床运用的进展　希氏束起搏适用于需心室起搏的患者，包括：病窦综合征伴长PR间期，房室传导阻滞希氏束以下传导功能保留，慢性房颤伴心力衰竭，需房室结消融后起搏支持。近几年的研究在以下几方面进行临床探索。

（1）持续性房颤伴心力衰竭需房室结消融控制心室率：需房室结消融的房颤患者，如果基线QRS正常希氏束起搏则保持了原有的心室同步性，CLBBB的患者也可通过希氏束起搏纠正室内阻滞实现再同步。2000年，Deshmukh发表的有关于希氏束起搏的临床运用的文献，以及2017年我中心发表的运用希氏束起搏在房室结消融控制AF心室率治疗心力衰竭的研究（n=42）结果提示射血分数、心脏重构、心胸比及心力衰竭症状均有明显的改善，并且EF保留和EF降低的患者均有提高。

（2）房室传导阻滞：Kronborg在窄QRS房室传导阻滞患者中将希氏束起搏与右心室起搏相比较，希氏束起搏能保留LVEF及左心室机械同步性。近期Pugazhendhi在100例高度房室传导阻滞患者中进行了希氏束起搏，84人行永久性希氏束起搏，在长达18个月的平均随访时间内，阈值、感知及阻抗均保持相对稳定。但希氏束起搏纠正房室传导阻滞的可能风险在于阻滞一旦进展至电极固定点下方有可能导致电极失用，不适用低位阻滞的患者。

（3）需再同步化治疗的替代：早期的Barba-Pichard等在CS电极置入失败的病例进行永久希氏束起搏纠正左束支阻滞，心功能分级及左心室射血分数改善明显。Lustgarte对12例需再同步化治疗的患者进行了希氏束起搏与双心室起搏的交叉比较，结果提示在改善预后方面两者无明显差异。近2年单中心小样本量研究通过希氏束起搏实现再同步化治疗显示出一致的结果，部分患者希氏束起搏纠正左束支传导阻滞的阈值理想，可作为首选起搏方式，直接替代传统的双心室起搏；双心室起搏无反应的患者，希氏束起搏也可作为替代方法实现再同步化治疗。近期美国的多中心研究中期报道显示希氏束起搏消除完全性左束支阻滞替代左心室电极的结果，在6个月的随访后，希氏束起搏患者心功能分级和心脏超声指标明显好转，期待最终的研究结果。鉴于希氏束起搏纠正完全性左束支阻滞的再同步化比双心室更生理和接近正常，因此，能被希氏束起搏纠正的患者如果左束支阻滞是主要引起心力衰竭的原因，最终的临床疗效会更佳。

（4）在右心室起搏依赖导致的心力衰竭患者中，也可以将升级希氏束起搏作为另一选择，我中心最近发表的研究对18例右心室介导的心肌病或双心室起搏治疗无反应患者进行了起搏器升级，平均随访1年后，希氏束起搏明显改善此类患者的临床症状，并提升左心室射血分数，逆重构左心室。

3.左束支区域起搏的探索 希氏束起搏在保持生理性传导上表现突出，但缺陷也明显：①起搏阈值偏高，感知偏低，存在心房交叉感知；②不适用于希氏束以远阻滞及心肌病变造成的室内弥漫性传导阻滞；③需考虑传导束病变进展导致的远期电极失用；④目前缺乏专用的置入器械和发生器。因此，我中心继续探索更可行和安全的传导束起搏部位，至今完成200例左右左束支区域起搏，并报道了首例跨越过左束支阻滞部位纠正完全性左束支阻滞实现再同步化治疗的病例。该例完全性左束支阻滞并心力衰竭的心肌病患者具有CRT Ia类适应证，术中尝试在希氏束房侧以10V/0.5ms输出不能纠正LBBB，采用“双导线法”在室侧以0.5V/0.5ms输出夺获并即纠正LBBB。起搏时心电图可见右束支传导阻滞形态，同时通过调整SA-PV间期，使QRS波完全正常化。

左束支区域起搏的解剖和心电学特点：①影像学显示起搏部位在希氏束远端室侧；②腔内心电图中在特定情况下可见左束支电位，左束支电位到V间期短于His电位到V间期；③tip端单极起搏，低输出夺获左束支，起搏QRS成右束支传导阻滞形态。

希氏束远端起搏包括左束支区域起搏具有以下优势：①对于AVB患者，跨越阻滞部位，因此夺获阈值低，最长1年的随访显示阈值稳定，避免了房侧希氏束导线容易出现的交叉感知。②固定在病变以远，不易受传导束病变随时间向室侧进展的影响。③为需房室结消融的患者提供足够的消融靶点空间，保证消融安全。④该部位与房室交界区相比，更靠近室侧间隔，局部心肌细胞较多，夺获周边心肌细胞可作为自身心室起搏备份，也更加安全。此类部位的起搏操作简单，学习掌握容易，临床适用范围更广，具有更好应用前景。但目前仍处于探索阶段，相关定义、标准的置入流程、可能的并发症是亟待关注和讨论的问题。

三、总结与展望

在生理性起搏研究过程中，双心室起搏让人们认识到了再同步化治疗的巨大价值。希氏束部位起搏作为最生理性的起搏，颠覆了以往生理性起搏的理念，更精准的起搏位点是对目前再同步化治疗的补充与发展，2017年希氏束起搏国际专家组的共识发表给今后研究和临床运用提供了指导和建议。希氏束起搏存在的缺陷可以通过远端起搏包括束支区域起搏及浦肯野纤维起搏弥补，可能具有更好的发展前景。总之，临床中随着相应传送鞘管、置入电极的改进和操作技术的提高，希浦系起搏的临床应用越来越广，今后通过对起搏电生理医师和程控人员进行统一培训，规范手术操作，做好患者的术后随访与管理，开展多中心的临床研究将更利于我国生理性起搏事业迈向国际，引领世界。

参考文献

Amitani S, Miyahara K, Sohara H, et al. Experimental His-bundle pacing: histopathological and electrophysiological examination. Pacing Clin Electrophysiol, 1999, 22（4 Pt 1）: 562-566. doi:

Barba-Pichardo R, Manovel Sanchez A, Fernandez-Gomez JM, et al. Ventricular resynchronization therapy by direct His-bundle pacing using an internal cardioverter defibrillator. Europace, 2013, 15（1）: 83-88. doi: 10.1093/europace/eus228.

Barba-Pichardo R, Morina-Vazquez P, Fernandez-Gomez JM, et al. Permanent His-bundle pacing: seeking physiological ventricular pacing. Europace, 2010, 12（4）: 527-533. doi: 10.1093/europace/euq038.

Catanzariti D, Maines M, Cemin C, et al. Permanent direct his bundle pacing does not induce ventricular dyssynchrony unlike conventional right ventricular apical pacing. An intrapatient acute comparison study. J Interv Card Electrophysiol, 2006, 16（2）: 81-92. doi: 10.1007/s10840-006-9033-5.

Catanzariti D, Maines M, Manica A, et al. Permanent His-bundle pacing maintains long-term ventricular synchrony and left ventricular performance, unlike conventional right ventricular apical pacing. Europace, 2013, 15（4）: 546-553. doi: 10.1093/europace/eus313.

Deshmukh P, Casavant DA, Romanyshyn M, et al. Permanent, direct His-bundle pacing: a novel approach to cardiac pacing in patients with normal His-Purkinje activation. Circulation, 2000, 101（8）: 869-877. doi:

Huang W, Su L, Wu S, et al. A Novel Pacing Strategy With Low and Stable Output: Pacing the Left Bundle Branch Immediately Beyond the

Conduction Block. Canadian Journal of Cardiology, 2017, 33（12）: 1736.e1731-1736.e1733. doi: 10.1016/j.cjca.2017.09.013.

Huang W, Su L, Wu S, et al. Benefits of Permanent His Bundle Pacing Combined With Atrioventricular Node Ablation in Atrial Fibrillation Patients With Heart Failure With Both Preserved and Reduced Left Ventricular Ejection Fraction. J Am Heart Assoc, 2017, 6（4）. doi: 10.1161/JAHA.116.005309.

James TN, Sherf L. Fine structure of the His bundle. Circulation, 1971, 44（1）: 9-28. doi:

Kawashima T, Sasaki H. A macroscopic anatomical investigation of atrioventricular bundle locational variation relative to the membranous part of the ventricular septum in elderly human hearts. Surg Radiol Anat, 2005, 27（3）: 206-213. doi: 10.1007/s00276-004-0302-7.

Kronborg MB, Mortensen PT, Gerdes JC, et al. His and para-His pacing in AV block: feasibility and electrocardiographic findings. J Interv Card Electrophysiol, 2011, 31（3）: 255-262. doi: 10.1007/s10840-011-9565-1.

Lu F, Iaizzo PA, Benditt DG, et al. Isolated atrial segment pacing: an alternative to His bundle pacing after atrioventricular junctional ablation. J Am Coll Cardiol, 2007, 49（13）: 1443-1449. doi: 10.1016/j.jacc.2006.12.034.

Lustgarten DL, Crespo EM, Arkhipova-Jenkins I, et al. His-bundle pacing versus biventricular pacing in cardiac resynchronization therapy patients: A crossover design comparison. Heart Rhythm, 2015, 12（7）: 1548-1557. doi: 10.1016/j.hrthm.2015.03.048.

Mabo P, Scherlag BJ, Munsif A, et al. A technique for stable His-bundle recording and pacing: electrophysiological and hemodynamic correlates. Pacing Clin Electrophysiol, 1995, 18（10）: 1894-1901. doi:

Occhetta E, Bortnik M, Marino P. Permanent parahisian pacing. Indian Pacing Electrophysiol J, 2007, 7（2）: 110-125. doi:

Shan P, Su L, Zhou X, et al. Beneficial effects of upgrading to His bundle pacing in chronically paced patients with left ventricular ejection fraction＜50. Heart Rhythm, 2018, 15（3）: 405-412. doi: 10.1016/j.hrthm.2017.10.031.

Sharma PS, Dandamudi G, Herweg B, et al. Permanent His-bundle pacing as an alternative to biventricular pacing for cardiac resynchronization therapy: A multicenter experience. Heart Rhythm, 2018, 15（3）: 413-420. doi: 10.1016/j.hrthm.2017.10.014.

Sharma PS, Dandamudi G, Naperkowski A, et al. Permanent His-bundle pacing is feasible, safe, and superior to right ventricular pacing in routine clinical practice. Heart Rhythm, 2015, 12（2）: 305-312. doi: 10.1016/j.hrthm.2014.10.021.

Vijayaraman P, Bordachar P, Ellenbogen KA. The Continued Search for Physiological Pacing: Where Are We Now?. J Am Coll Cardiol, 2017, 69（25）: 3099-3114. doi: 10.1016/j.jacc.2017.05.005.

Vijayaraman P, Dandamudi G, Ellenbogen KA. Electrophysiological observations of acute His bundle injury during permanent His bundle pacing. J Electrocardiol, 2016, 49（5）: 664-669. doi: 10.1016/j.jelectrocard.2016.07.006.

Vijayaraman P, Naperkowski A, Ellenbogen KA, et al. Electrophysiologic Insights Into Site of Atrioventricular Block. JACC: Clinical Electrophysiology, 2015, 1（6）: 571-581. doi: 10.1016/j.jacep.2015.09.012.

Vijayaraman P, Subzposh FA, Naperkowski A. Atrioventricular node ablation and His bundle pacing. Europace, 2017, 19（suppl_4）: iv10-iv16. doi: 10.1093/europace/eux263.

Williams DO, Scherlag BJ, Hope RR, et al. Selective versus non-selective His bundle pacing. Cardiovasc Res, 1976, 10（1）: 91-100. doi:

Wu G, Cai Y, Huang W, et al. Hisian pacing restores cardiac function. J Electrocardiol, 2013, 46（6）: 676-678. doi: 10.1016/j.jelectrocard.2013.05.003.

Wu GJ, Cai YX, Huang WJ, et al. Hisian pacing restores cardiac function. Journal of Electrocardiology, 2013, 46（6）: 676-678. doi: 10.1016/j.jelectrocard.2013.05.003.

Zanon F, Baracca E, Aggio S, et al. A feasible approach for direct his-bundle pacing using a new steerable catheter to facilitate precise lead placement. J Cardiovasc Electrophysiol, 2006, 17（1）: 29-33. doi: 10.1111/j.1540-8167.2005.00285.x.

9. 心脏交感神经切除术治疗难治性室性心动过速

上海市胸科医院　赵　亮　王　昊

室性心动过速（ventricular tachycardia，VT）简称室速，是一种严重的快速性心律失常，可发展为心室颤动，是临床上导致猝死的重要原因之一。部分情况下室性心动过速可呈难治性，即应用常规方法，室性心动过速难以被有效控制；或室性心动过速暂时得到控制，却难以维持正常窦性心律，室性心动过速反复发作。因室性心动过速有晕厥、猝死等风险，对生命造成极大威胁，故难治性室性心动过速的诊断和治疗有着重要意义。近年来，心脏交感神经切除术在治疗难治性室性心动过速的过程中取得了一定的效果，下面对心脏交感神经切除术在难治性室性心动过速的应用做一回顾。

一、难治性室性心动过速

室性心动过速的诊断标准主要包括：①连续3次或3次以上的室性期前收缩、QRS波宽大畸形，心室率一般150～250次/分，宽大畸形的QRS波需与室上性心动过速伴差异性传导或束支传导阻滞鉴别；②窦性P波与QRS波各自独立，呈房室分离，心室率快于心房率；③可出现室性融合波和心室夺获。

引起室性心动过速的病因较多，常见病因包括洋地黄中毒、电解质钾紊乱特别是低钾、拟交感神经药物、缺氧、心肌炎、心力衰竭、心肌病等。根据病因不同，难治性室性心动过速可分为：阵发性室性心动过速、特发性室性心动过速、儿茶酚胺敏感性多形性室性心动过速、Brugada综合征、致心律失常性右心室心肌病、短Q-T综合征、遗传性长Q-T综合征并发尖端扭转性室性心动过速。传统的治疗方法主要包括药物治疗、射频消融、电击复律/除颤、置入心律转复除颤器（ICD）、心脏交感神经切除术。抗心律试失常药物和射频消融对难治性室性心动过速的疗效有限，而电击复律/除颤仅在具备除颤器等医疗条件的环境下方可应用。由于室性心动过速/心室颤动常呈突发，难以预测，故ICD是治疗难治性室性心动过速最有效的方法。但ICD费用较高，反复放电时患者不适感强烈，且发作频繁患者可能需频繁更换ICD，实际临床应用受到一定的限制。心脏交感神经切除术如能在有效性、安全性得到进一步证明，可能为难治性室性心动过速的治疗带来新的希望。

二、交感神经在室性心动过速发生过程中的作用

1.心脏自主神经的分布与功能　哺乳动物心脏与中枢神经系统通过迷走神经与交感神经纤维紧密相连。传入神经将心脏信号传至中枢；而中枢通过传出神经作用于心脏。研究表明，迷走神经纤维通过房室间沟后主要分布于心室内膜，对心脏传导系统影响较大；而大多数心脏交感神经传出纤维经左、右侧星状神经节发出，经肺动脉背侧，沿冠状血管进入心脏，分布于心外膜表层，并延冠状血管走行深入心室，主要影响心室肌细胞，对心脏传导系统影响小（左侧星状神经节对传导系统影响更小）。

2.交感神经与室性心律失常　实验表明，直接刺激心脏交感神经可降低犬心室颤动阈值，使之在心肌缺血的情况下易于诱发心室颤动；给心肌梗死模型犬注射神经生长因子（NGF）后，心室交感神经纤维密度较对照组增加2倍，心室颤动发生率增加10倍，提示交感神经对心脏电生理稳定性具有重要影响。临床上也发现心脏交感神经与室性心律失常具有密切关系。大样本临床研究提示，β受体阻滞药可显著降低心肌梗死后心源性猝死发生率；Cao等检测52例心脏移植受体心脏的心肌交感神经密度，发现既往有过室性心律失常者，其心肌交感神经密度显著大于无室性心律失常者；Meredith等报道既往发生过室性心动过速、心室颤动者血浆中的去甲肾上腺素释放率高80%，而心肌中去甲肾上腺素释放率则高450%。两者的增长不成比例，表明室性心律失常不仅与全身交感神经激活有关，更与心肌内在交感神经激活有关。

交感神经引起室性心律失常的主要机制包括：①通过激化心肌血氧供需矛盾（增加心率、心肌收缩力，使心肌耗

氧增多，同时又使血管收缩从而造成或加大心脏血氧供需失衡）；②激活心肌α_1受体、α_2受体及β受体，通过受体与多种细胞内信号转导途径及离子通道耦联，引起包括L型钙通道、T型钙通道、Ito，Ik，Iks，Ikr，Ikl，IkAch及钠-氢交换、钠-钾-ATP酶的激活，而各种离子通道功能的改变具有促心律失常发生的作用；③长期的交感神经激活则通过上调交感神经受体的表达促进心律失常的发生。

三、心脏交感神经切除的应用

近年来，有学者通过损毁左侧星状神经节内交感神经元的方法防治室性心动过速；或采用手术切除双侧星状神经节造成左侧心脏去交感神经以终止电风暴、治疗长Q-T综合征与儿茶酚胺敏感性多形性室性心动过速，以及改善心力衰竭患者的预后；有研究证实，经肾动脉射频消融去除肾动脉周围的交感神经可有效缓解心脏电风暴，切除星状神经节可削弱心脏交感神经活性，并改善迷走神经及整个心脏的自主神经功能，从而抑制室性心律失常的发生。左心交感神经切除术可有效降低严重室性心律失常患者的室性心动过速及心源性猝死发生率，而当左心去交感神经术无效时，双侧心交感神经切除术可使这类患者获益：Ajijola等对6例射频消融及药物治疗无效的室性电风暴发作患者行双侧交感神经切除术，术后室速发作次数明显减少，且术后无明显不良反应发生。

目前认为，心交感神经切除术适用于药物及射频消融无效，心脏移植希望渺茫的难治性室性心动过速患者，特别是3种患者可优先考虑：①心肌梗死后，心源性猝死的高危患者；②长Q-T间期综合征患者；③儿茶酚胺敏感性多形性室性心动过速患者。如难治性室性心动过速起源于左心室，则考虑先行左心交感神经切除术，若术后室性心动过速复发，则可考虑再次行右心交感神经切除术；对于右心室起源（如致心律失常性右心室心肌病）的难治性室性心动过速，则行右心交感神经切除术。除减少心室电风暴发作，心交感神经切除术还具有减少心室肌重构的作用。

De Ferrari等选取63例儿茶酚胺敏感性多形性室性心动过速，行左心交感神经切除术，中位随访时间为37个月。术后第一、第二年分别有87%，81%的患者无室性心动过速发作；在选用最佳药物治疗方案条件下，室性心动过速/心室电风暴由术前的100%降至32%；与术前相比，ICD放电次数下降了93%，由每人每年3.6次降至0.6次。左心交感神经切除不完全的患者在术后更易复发室性心动过速/心室电风暴。提示左心交感神经切除术可有效降低儿茶酚胺敏感性多形性室性心动过速患者的室性心动过速发生率，且可考虑作为置入ICD后的进一步治疗方案，或作为ICD反复放电患者的完善治疗方法。

Vaseghi等对41例行左侧或双侧心交感神经切除术的难治性室性心动过速、心室电风暴发作并置入ICD的患者进行了回顾性研究，发现双侧心交感神经切除术的患者生存率更高，术后ICD无放电时间更长；而在术后ICD放电的患者，行双侧心交感神经切除术患者的ICD放电终止室性心律失常的有效率更高，故可认为双侧心交感神经切除术对治疗难治性心律失常的效果更好。

Saenz等的研究选取罹患Chagas心肌病，伴有难治性室性心动过速、心室电风暴的患者，行双侧心交感神经切除术后进行了中期随访时间为7个月的随访，发现室性心动过速、电风暴发生率降低：术前ICD月除颤中位数为4次，术后降至0次；而抗心动过速起搏疗法应用后，ICD治疗中位次数（除颤＋抗心动过速起搏）也降至1次。早期随访结果表明，双侧心交感神经切除术对伴难治性室性心动过速的Chagas心肌病治疗效果较好。而另一则研究对罹患结构性心脏病伴难治性室性心动过速的患者行心交感神经切除术，术后平均1.1年的随访数据显示，ICD放电频率从每年（18±30）次降至（2.0±4.3）次，且有1/3的患者在随访期间不再需要服用抗心律失常药物，疗效颇为显著；术前心功能为NYHA分级Ⅲ～Ⅳ级、室性心动过速循环周长较长、只切除左心交感神经的患者再发室性心动过速及ICD放电的风险较高。

Schneider等为1型及2型长Q-T间期综合征（LQT-1，LQT-2）的患者行左心交感神经切除术，发现两种疾病的患者电机械窗口期分别由LQT-1的（−78±36）ms和LQT-2的（−71±35）ms变为（22±19）ms。总体而言，心交感神经切除术后患者的电机械窗口期有（57±35）ms的减少，更加接近生理条件下的数据，提示心交感神经切除术可使LQT-1和LQT-2患者的心室电生理特性接近生理情况，减少室性心动过速发生率。而另有研究再次证明，心交感神经切除术对长QT间期综合征及儿茶酚胺敏感性多形性室性心动过速的治疗效果确实，且术后近期并发症较少。

四、心脏去交感神经的新思路

在单侧/双侧心交感神经切除术的基础上，尚有研究者对室性心动过速/电风暴的治疗提出了新的想法：Yamaguchi等制备心肌梗死猪模型，行心脏交感神经切除术并对迷走神经进行电刺激，发现迷走神经刺激可在交感神经切除的基础上延长心室的激动恢复间隔（activation recovery interval，ARI），在静脉予异丙肾上腺素时同样可延长ARI，从而减少室性心律失常发生率，对于儿茶酚胺敏感性室性心动过速的治疗具有重要意义。Huang等为心肌梗死犬模型行左心交感神经消融术，并比较犬在心肌梗死急性期的心肌交感神经纤维分布变化、血儿茶酚胺浓度变化，发现左心交感神经消融术后，左心室有效不应期、左心室90%复极单相动作电位时程（APD90）延长，左心室心肌复极离散度无明显变化，而与对照组相比，去交感神经组的动作电位时程交替在起搏频率更高时发生，室性心律失常诱发率更低。

五、心交感神经切除术的不足

心交感神经切除术在治疗难治性室性心动过速的临床应用中取得了一定的效果，但也受到一定的限制：

首先，心脏交感神经切除术的可能并发症包括Horner综合征、皮肤感觉异常、多汗等。其次，难治性室性心动过速类型较多，而在不同疾病的致心律失常不尽相同，例如缺血性心肌病发生室性心动过速的机制以折返为主；而非缺血性心肌病则以局部自律性异常增高和触发活动为主，包括与基因表达异常、离子通道疾病有关的扩张性心肌病、肥厚性心肌病等。此外，多种原因可导致心交感神经切除术无效：由于节前交感神经纤维的分布存在解剖变异性，星状神经节及$T_{2\sim4}$神经节的节后交感神经纤维切除后，可能仍有其他来源的交感神经纤维分布于心脏。节前交感神经纤维可延伸至C_7至T_5神经节，甚至在前述交感神经切除后，起到代偿作用。而即使左心交感神经切除术后早期取得满意疗效，右心交感神经干仍可能发生重塑、肥大，并发出交感神经纤维重分布于切除的左侧神经节支配区域。左、右星状神经节在心室肌分布不尽相同，因此当室性心律失常起源于右侧星状神经节节后纤维分布的区域时，对这类患者行左侧星状神经节切除术很可能无效。

难治性室性心动过速致残、致死风险高，不仅对患者的健康造成极大危害，对患者及其家属的生活质量也有巨大影响。即使通过安装ICD可挽救患者的生命，放电时的痛苦也让患者生活在恐惧中。尚有报道难治性室性心动过速患者因ICD反复放电而选择结束自己的生命，其中不乏年轻患者。难治性室性心动过速为患者带来巨大痛苦，而作为医生，不仅要考虑患者的身体健康，也要兼顾患者的心理健康。从目前研究结果来看，心脏交感神经切除术针对难治性室性心动过速疗效确实，能够改善患者生活质量，特别是对ICD置入术后患者。但其有效性、安全性尚需大型的随机对照试验检验。目前，能够实施心脏交感神经切除术的医疗机构尚有限，不利于其推广；新的思路、对原有治疗方案的改进也在不断进行中。对心脏交感神经切除术的应用，尚需严格把握适应证，注意防止并发症。心脏交感神经切除术可能在未来成为难治性室性心动过速的一线治疗措施。

参 考 文 献

Ajijola OA, Lellouche N, Bourke T, et al.Bilateral cardiac sympathetic denervation for the management of electrical storm. J Am Coll Cardiol, 2012, 59: 91-92.

Ajijola OA, Vaseghi M, Mahajan A, et al. Bilateral cardiac sympathetic denervation: Why, who and when? Expert Rev Cardiovasc Ther, 2012, 10: 947-949.

Anderson KP. Sympathetic nervous system activity and ventricular tachyarrhythmias: Recent advances. Ann Noninvasive Electrocardiol, 2003, 8: 75-89.

Bourke T, Vaseghi M, Michowitz Y, et al. Neuraxial modulation for refractory ventricular arrhythmias: Value of thoracic epidural anesthesia and surgical left cardiac sympathetic denervation. Circulation, 2010, 121: 2255-2262.

Cao JM, Chen LS, KenKnight BH, et al.Nerve sprouting and sudden cardiac death. Circ Res, 2000, 86: 816-821.

Cao JM, Fishbein MC, Han JB, et al.Relationship between regional cardiac hyperinnervation and ventricular arrhythmia. Circulation, 2000, 101: 1960-1969.

Collura CA, Johnson JN, Moir C, et al. Left cardiac sympathetic denervation for the treatment of long qt syndrome and catecholaminergic polymorphic ventricular tachycardia using video-assisted thoracic surgery. Heart Rhythm, 2009, 6: 752-759.

Cruz J, Sousa J, Oliveira AG, et al. Effects of endoscopic thoracic sympathectomy for primary hyperhidrosis on cardiac autonomic nervous activity. J Thorac Cardiovasc Surg, 2009, 137: 664-669.

De Ferrari GM, Dusi V, Spazzolini C, et al.Clinical management of catecholaminergic polymorphic ventricular tachycardia: The role of left cardiac sympathetic denervation, Circulation, 2015, 131: 2185-2193.

Egawa H, Okuda Y, Kitajima T, Minami J. Assessment of qt interval and qt dispersion following stellate ganglion block using computerized measurements. Reg Anesth Pain Med, 2001, 26: 539-544.

Hershberger RE, Hedges DJ, Morales A. Dilated cardiomyopathy: The complexity of a diverse genetic architecture. Nat Rev Cardiol, 2013, 10: 531-547.

Huang Y, Wang DN, Liu P, et al. Effects of local radiofrequency denervation on ventricular electrophysiological properties in normal and acute myocardial ischemia heart. Eur Rev Med Pharmacol Sci, 2016, 20: 2673-2679.

Kentta TV, Sinner MF, Nearing BD, et al. Repolarization heterogeneity measured with t-wave area dispersion in standard 12-lead ecg predicts sudden cardiac death in general population. Circ Arrhythm Electrophysiol, 2018, 11: e005762.

Lujan HL, Palani G, Zhang L, et al. Targeted ablation of cardiac sympathetic neurons reduces the susceptibility to ischemia-induced sustained ventricular tachycardia in conscious rats. Am J Physiol Heart Circ Physiol, 2010, 298: H1330-1339.

Meredith IT, Broughton A, Jennings GL, et al. Evidence of a selective increase in cardiac sympathetic activity in patients with sustained ventricular arrhythmias. N Engl J Med, 1991, 325: 618-624.

Nademanee K, Taylor R, Bailey WE, et al. Treating electrical storm: Sympathetic blockade versus advanced cardiac life support-guided therapy. Circulation, 2000, 102: 742-747.

Pego-Fernandes PM, Moreira LF, Souza GE, et al.Endoscopic left sympathetic blockade in the treatment for dilated cardiomyopathy. Arq Bras Cardiol, 2010, 95: 685-690.

Rathinam S, Nanjaiah P, Sivalingam S, et al. Excision of sympathetic ganglia and the rami communicantes with histological confirmation offers better early and late outcomes in video assisted thoracoscopic sympathectomy. J Cardiothorac Surg, 2008, 3: 50.

Rosenthal ME, Stamato NJ, Almendral JM, et al. Influence of the site of stimulation on the resetting phenomenon in ventricular tachycardia. Am J Cardiol, 1986, 58: 970-976.

Saenz LC, Corrales FM, Bautista W, et al. Cardiac sympathetic denervation for intractable ventricular arrhythmias in chagas disease. Heart Rhythm, 2016, 13: 1388-1394.

Schneider HE, Steinmetz M, Krause U, et al. Left cardiac sympathetic denervation for the management of life-threatening ventricular tachyarrhythmias in young patients with catecholaminergic polymorphic ventricular tachycardia and long qt syndrome. Clin Res Cardiol, 2013, 102: 33-42.

Schwartz PJ, Priori SG, Cerrone M, et al.Left cardiac sympathetic denervation in the management of high-risk patients affected by the long-qt syndrome. Circulation, 2004, 109: 1826-1833.

Schwartz PJ. Efficacy of left cardiac sympathetic denervation has an unforeseen side effect: Medicolegal complications. Heart Rhythm, 2010, 7: 1330-1332.

Soejima K, Suzuki M, Maisel WH, et al. Catheter ablation in patients with multiple and unstable ventricular tachycardias after myocardial infarction: Short ablation lines guided by reentry circuit isthmuses and sinus rhythm mapping. Circulation, 2001, 104: 664-669.

Timolol-induced reduction in mortality and reinfarction in patients surviving acute myocardial infarction. N Engl J Med, 1981, 304: 801-807

Turker I, Ai T. Bilateral cardiac sympathetic denervation: The last resort? Heart Rhythm, 2014, 11: 367-368.

Ukena C, Bauer A, Mahfoud F, et al. Renal sympathetic denervation for treatment of electrical storm: First-in-man experience. Clin Res Cardiol, 2012, 101: 63-67.

van der Werf C, Zwinderman AH, Wilde AA. Therapeutic approach for patients with catecholaminergic polymorphic ventricular tachycardia: State of the art and future developments. Europace, 2012, 14: 175-183.

Vaseghi M, Barwad P, Malavassi Corrales FJ, et al. Cardiac sympathetic denervation for refractory ventricular arrhythmias. J Am Coll Cardiol, 2017, 69: 3070-3080.

Vaseghi M, Gima J, Kanaan C, et al. Cardiac sympathetic denervation in patients with refractory ventricular arrhythmias or electrical storm: Intermediate and long-term follow-up. Heart Rhythm, 2014, 11: 360-366.

Vatta M, Faulkner G. Cytoskeletal basis of ion channel function in cardiac muscle. Future Cardiol, 2006, 2: 467-476.

Vigil L, Calaf N, Codina E, et al.Video-assisted sympathectomy for essential hyperhidrosis: Effects on cardiopulmonary function. Chest, 2005, 128: 2702-2705.

Volders PG. Novel insights into the role of the sympathetic nervous system in cardiac arrhythmogenesis. Heart Rhythm, 2010, 7: 1900-1906.

Yamaguchi N, Yamakawa K, Rajendran PS, et al. Anti-arrhythmic effects of vagal nerve stimulation after cardiac sympathetic denervation in the setting of chronic myocardial infarction. Heart Rhythm, 2018.

10. 心房颤动消融围术期应用达比加群的安全性研究解读

大连大学附属中山医院　张树龙　刘　璐

非瓣膜病心房颤动（房颤）是引起缺血性脑卒中的重要原因，而一旦诱发缺血性脑卒中，可显著增加患者的致残、致死风险。近10年来心房颤动消融在国内外迅速发展，方兴未艾。目前以左心房为基础的导管消融本身就可能增加血栓栓塞风险，然而各大电生理中心围术期抗凝策略不尽相同，如何应用达比加群优化抗凝治疗，进一步降低血栓风险，同时保证安全性成为研究的热点。

一、导管消融术前、术中及术后抗凝的必要性

心房颤动最主要的并发症是心房内血栓形成，血栓脱落后引起脑卒中，而导管消融术前进行口服抗凝的目的即是预防术前心房内血栓形成，避免手术时引起血栓脱落而导致脑卒中的发生。2012年的HRS/EHRA/ECAS专家共识提出导管消融术前除卒中风险低危者外，其余患者均需至少接受口服抗凝治疗4周。2016年ESC指南对导管消融心房颤动患者卒中预防推荐所有患者应在导管（Ⅱa B）或手术（Ⅱa C）消融后接受口服抗凝治疗至少8周，导管或外科消融术后确认成功的患者，如若有卒中高风险，应继续抗凝治疗（Ⅱa C），当计划行心房颤动消融后，应该在围术期继续服用华法林（Ⅱb B）或NOAC（Ⅱb C）。导管消融术中的抗凝主要是通过静脉使用肝素，达到活化凝血时间（activated clotting time ACT）300～350s，导管消融术式主要为环肺静脉电隔离、复杂碎裂电位消融、局灶、线性消融等，若导管消融未能成功终止心房颤动，则于手术结束时行电复律转窦。由于术中置入鞘管损伤血管内皮，导管消融损伤心内膜，以及异物进入体内均可诱发组织因子激活凝血系统，导致血栓形成风险极大增加。而在导管消融术后，术中对血管内皮及心内膜的损伤作用持续存在，修复亦需要时间，故术后仍需继续进行抗凝治疗。指南推荐导管消融术后口服抗凝治疗时间至少2～3个月。射频消融围术期抗凝的目的是预防血栓形成从而降低脑卒中风险，但预防血栓形成的另一面即是出血，要达到两者之间的平衡，围术期口服抗凝药物安全性至关重要。

二、传统口服抗凝药华法林在非瓣膜性心房颤动导管消融围术期的应用

目前临床应用最广泛的心房颤动口服抗凝药物仍为维生素K拮抗药华法林，其在临床的应用已50余年，大量的临床研究证实了其在预防心房颤动脑卒中的有效性，荟萃分析显示华法林可使卒中相对危险度降低64%，全因死亡率降低26%。而华法林在导管消融围术期的用药策略包括：间断用药结合肝素桥接，连续用药两种方案。下面对两种方案进行简单探讨。

（一）导管消融围术期间断应用华法林

传统的间断用药方案为导管消融术前5d至1周停用华法林，术前3d开始皮下注射低分子肝素桥接，使国际标准化比值（international normalized ratio，INR）降至正常范围，术前12h停用低分子肝素。手术开始后静脉内注射普通肝素以达到ACT目标值300～400s，消融成功后可适当予以鱼精蛋白中和过多的肝素，使ACT迅速下降，ACT降至200～250s时予以拔出鞘管，术后华法林的恢复用药时间多为6～8h，并继续皮下注射低分子肝素以使INR尽快达标，直至INR超过2.0后停用。但需要注意，由于术前、术中及术后使用多种抗凝药物，可能存在药物浓度谷峰重叠，导致栓塞或出血风险增加。随机、双盲、安慰剂对照设计的BRIDGE研究，共纳入1884例心房颤动患者，围术期暂停华法林后，被随机分至低分子量肝素桥接治疗组950例和安慰剂对照组934例。结果显示心房颤动患者桥接治疗不能预防血栓栓塞，两组动脉血栓栓塞发生率分别为0.3%和0.4%（95%CI -0.6～0.8，非劣效性分析P=0.01），而大出血（3.2% vs 1.3%，95%CI -0.20～0.78，P=0.005）和小出血（20.9% vs 12%，P=0.001）风险增加。

（二）导管消融围术期不间断应用华法林

围术期连续用药的方案主要是导管消融术前不停用华法林，不使用低分子肝素桥接，术中与间断用药方案相同，静脉使用普通肝素达到目标ACT值，手术完成后使用鱼精蛋白中和剩余的肝素，ACT降至200～250s后拔出鞘管，术后按常规用药时间使用华法林，术前术后不使用低分子肝素。2014年发表在Circulation的一个前瞻、非盲、随机、多中心研究，评估华法林在非瓣膜性心房颤动导管射频消融围术期中预防血栓栓塞和出血的并发症，将华法林连续和间断用药方案进行了比较，结果表明两组主要出血事件无显著差异，但次要出血事件及卒中发生率间断用药组高于连续用药组。Santangeli等纳入9个研究的27 402例患者，6400例心房颤动消融患者继续使用华法林抗凝（简称CW组），围术期中断华法林的患者使用肝素（DW组），结果显示非瓣膜性心房颤动导管消融围术期华法林连续用药相较于间断使用华法林能进一步降低栓塞并发症，同时不增加出血风险。因此，近年来越来越多的研究中心开始采用围术期华法林连续用药的方案。

三、达比加群酯在非瓣膜性心房颤动导管消融围术期的应用

RE-LY研究对18 113例非瓣膜性心房颤动患者分别应用华法林和达比加群酯口服抗凝治疗进行的随机临床试验，结果显示，达比加群酯大剂量组（每次150mg，2次/天）的包括脑卒中在内的栓塞事件发生率显著低于华法林组，大出血并发症风险两组相似，达比加群酯小剂量组（每次110mg，2次/天）的大出血风险最低，表明达比加群酯在预防非瓣膜性心房颤动患者脑卒中方面具有较好的有效性及安全性。近年来，研究者们对达比加群酯在心房颤动导管消融围术期的应用进行探索，但其术前是否停药，术前停药时间，术后恢复用药时间，以及是否继续应用等问题尚无一致意见。

（一）达比加群酯的药理学特征

达比加群酯是达比加群的前体，其活性形式为达比加群。达比加群是高选择性的直接凝血酶抑制剂，其竞争性结合凝血酶与纤维蛋白的结合位点，阻止纤维蛋白原裂解为纤维蛋白，从而阻断了凝血瀑布网络的最后步骤及血栓形成，服用后1.5～3 h达血药峰浓度，血浆清除半衰期12～14 h，规律用药后3d达到稳态血药浓度。针对心房颤动导管消融有可能发生的血栓栓塞或出血事件，达比加群酯较华法林具有半衰期短、起效快的药理学优势，方便围术期及时调整用药。

（二）导管消融围术期间断应用达比加群酯

关于达比加群酯在非瓣膜性心房颤动患者导管消融围术期的应用，目前大多数的研究都采用术前短时间内停药的方式，主要是基于2012年公布的Lakkireddy等的研究结果，该研究纳入8个研究中心共290个病例，进行配对对照研究，达比加群酯（每次150mg 2次/天）术前12h内停药，术后止血确切后3h恢复用药，与华法林连续用药对比，术后随访30d，结果示华法林组无栓塞事件，而达比加群酯组3例发生脑卒中，大出血、出血及栓塞总并发症均显著多于华法林组，而且达比加群酯是围术期出血及栓塞风险的独立危险因素。分析其原因可能与达比加群酯术前停药时间太短，术中与肝素重叠作用，导致出血风险增加。由于该研究的样本量较小，因此需要考虑其研究结果的偏移的易感性。随后的多数中心倾向于采用达比加群酯术前停药1～2个剂量的方案。随后Snipelisky，Mendoza，Yamaji等的研究结果却不尽相同。其中Yamaji报道了503例非瓣膜性心房颤动患者导管消融围术期达比加群酯与华法林的回顾性对照研究，其中达比加群酯组106例，术前12h停药，术后止血后3h恢复用药，而达比加群酯的剂量根据肾功能和年龄决定使用220mg/d，或300mg/d。华法林分为连续用药组与间断用药组，连续用药组203例，术前不停药，间断用药组术前48h停华法林，皮下注射肝素（100U/kg，2次/天）维持活化部分凝血活酶时间（activated partial thromboplastin time，APTT）在正常值上限1.5～2.5倍以内，栓塞事件及出血事件的观察随访时间从导管消融术前30d到术后90d，结果示术前3组均无栓塞或出血并发症，术后3组均无栓塞事件发生，大出血事件连续华法林组及间断用药组各2例，但栓塞及出血并发症3组差异均无统计学意义，故达比加群酯术前12h停药的方案与华法林连续或间断用药具有相似的并发症风险。一项单中心的队列研究连续入选了999例心房颤动导管消融术患者，376例使用达比加群酯150mg/d，2次/天，其余患者使用华法林（INR2.0～3.0），达比加群酯术前停药1～2个剂量，术后返病房后恢复用药，结果示术前主要出血事件发生率达比加群酯组1.1%，华法林组1.6%，术后主要出血事件达比加群酯组1.2%，华法林组1.5%，两组均仅1例栓塞事件，两组出血

及栓塞并发症发生率无统计学差异。

（三）导管消融围术期不间断应用达比加群酯

围术期华法林连续用药已经为越来越多的中心所采用，而关于达比加群酯围术期连续用药的研究仍较少。早在2012年Maddox等进行了小规模的随机对照试验，该研究纳入了达比加群酯组及华法林组各212例和251例，达比加群酯及华法林围术期连续用药，结果显示，华法林组总出血事件多于达比加群组，栓塞事件达比加群酯组1例，而华法林组无栓塞事件，但栓塞及出血并发症差异无统计学差异。美国约翰·霍普金斯医学中心的Hugh Calkins博士于ACC2017上公布了RE-CIRCUIT研究最新结果，该研究旨在评估接受导管消融的心房颤动患者使用达比加群和华法林不间断抗凝治疗的安全性和有效性。结果表明，心房颤动消融患者应用达比加群进行不间断抗凝治疗，出血并发症少于华法林。RE-CIRCUIT研究是一项前瞻性、随机对照、多中心的临床试验，纳入2015年4月至2016年7月11个国家104家中心704例心房颤动（包括阵发性、持续性及长程持续性心房颤动）患者，研究设计及流程图如图1和图2所示，患者基线资料如表1所示，达比加群（150 mg）组317例患者，华法林（INR为2.0～3.0）组318例患者。主要终点为消融8周内大出血事件（MBEs）发生率；次级终点包括消融8周内血栓栓塞事件和其他出血事件。研究结果：与华法林相比较，心房颤动消融不间断应用达比加群的大出血发生率更低（图3）。应用达比加群和华法林发生大出血的例数分别为5例和22例，这导

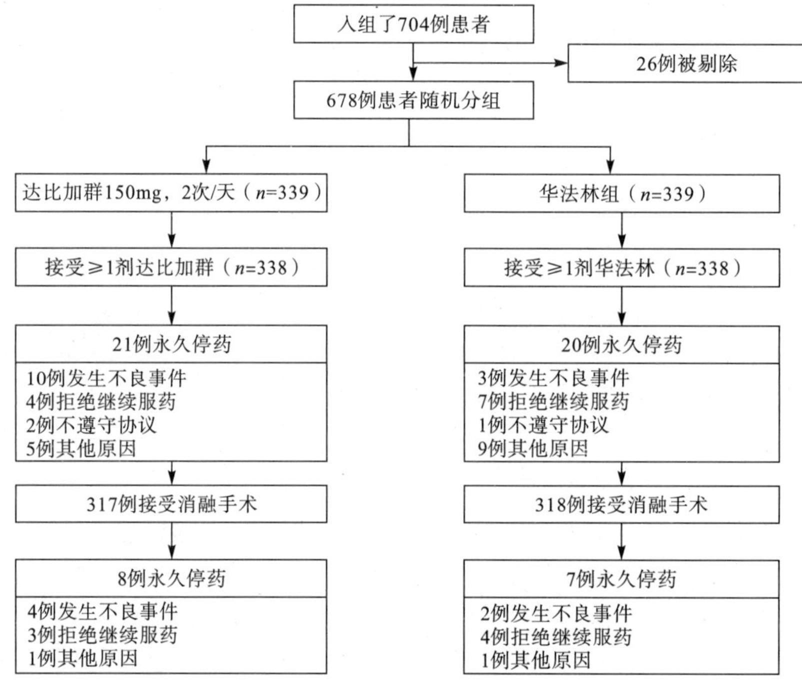

图1　RE-CIRCUIT研究设计

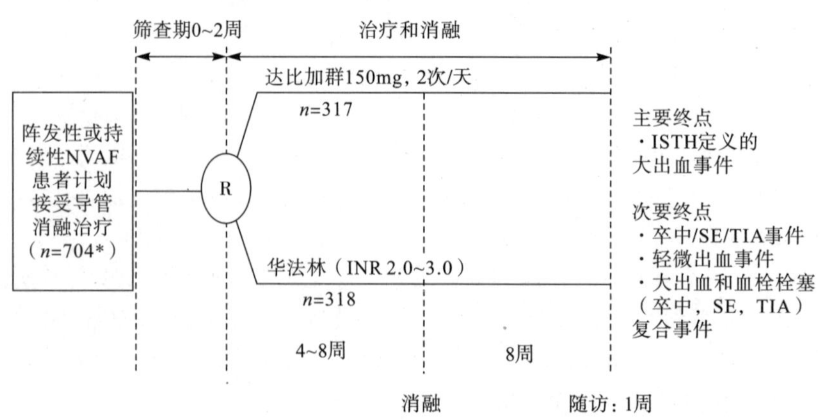

图2　RE-CIRCUIT研究流程

表1 患者基线资料

特征	达比加群150mg, 2/d (n=317)	华法林 (n=318)
平均年龄（标准差），岁	59.1 (10.4)	59.3 (10.3)
心房颤动类型，n (%)		
阵发性	213 (67.2)	219 (68.9)
持续性	86 (27.1)	81 (25.5)
长程持续性	18 (5.7)	18 (5.7)
CHA_2DS_2-VASc评分，平均	2.0	2.2
病史，n (%)		
充血性心力衰竭	31 (9.8)	34 (10.7)
高血压	166 (52.4)	177 (55.7)
糖尿病	30 (9.5)	34 (10.7)
卒中病史	10 (3.2)	9 (2.8)
冠状动脉疾病	32 (10.1)	48 (15.1)
心肌梗死病史	10 (3.2)	15 (4.7)
既往大出血或出血倾向	3 (0.9)	4 (1.3)
研究期间的TTR，平均%	—	66.4

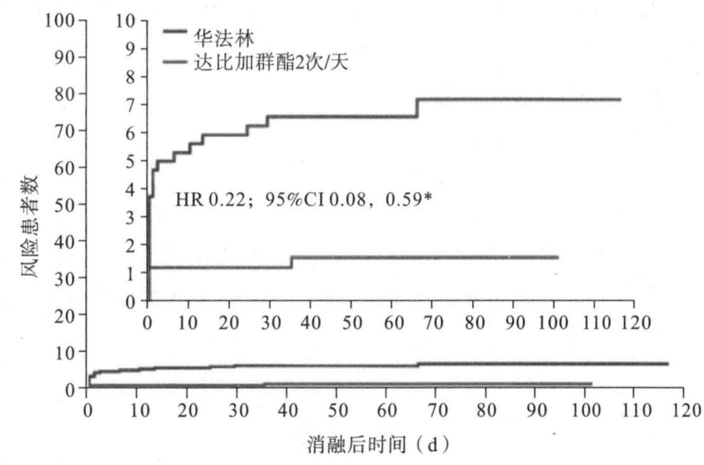

达比加群酯	317	313	311	311	306	305	297	83	4	2	1	0	0
华法林	318	301	297	296	295	295	278	85	13	5	3	1	0

*COX比例风险模型和Wald可信区间

图3 达比加群和华法林消融后MBEs发生率

致出血风险绝对差异减少5.3%（95%CI：−8.4～−2.2，P=0.0009），相对风险减少77.2%（图4）。两组均无血栓栓塞事件发生，华法林组出现1例TIA。两组轻微出血事件类似，且均未发生死亡事件。RE-CIRCUIT研究显示，与不间断服用华法林相比，心房颤动消融应用不间断达比加群更胜一筹，其原因可能与达比加群独特的作用机制（直接抑制凝血酶而非抑制多个凝血因子的产生）及较华法林短的半衰期相关。但该研究有几处限制值得注意，首先，RE-CIRCUIT研究的入选人群仍以阵发性心房颤动患者为主（近70%），且部分患者接受冷冻球囊和激光消融。即使对于持续性心房颤动患者，部分中心也仅采用双侧肺静脉隔离的消融策略。临床上，持续性心房颤动患者往往需接受更为广泛的基质干预策略，手术时间相对较长，心房内组织损伤更多，心房颤动复律后心房顿抑造成的血栓风险也相应较高。因此，在这种临床情况下，NOAC和华法林的有效性和安全性如何仍有待评价。此外，出于样本量的考虑，该研究无法采用非劣效性或优效性的研究设计。即便如此，该研究结果证实了达比加群在导管消融围术期应用中出色的安全性，提示达比加群酯有望成为华法林抗凝方案的替代治疗药物。达比加群酯在消融术围术期的广泛应用，将有助于简化心房颤动围术

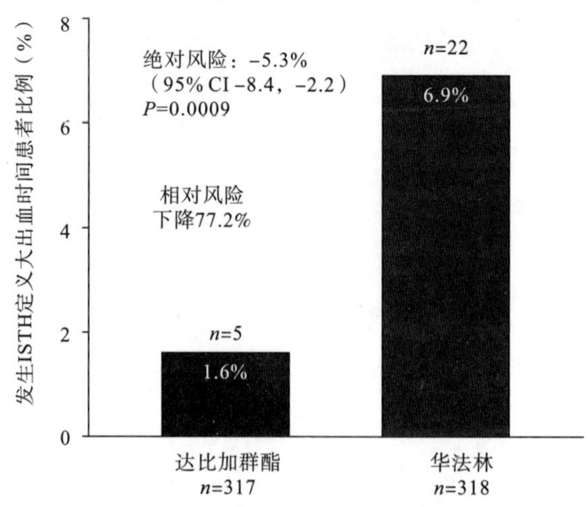

图4　ISTH大出血事件率

期临床管理流程。

四、总结

鉴于心房颤动消融围术期的血栓风险增加，因此抗凝治疗必不可少，导管消融术后应接受至少2个月的抗凝治疗，对于卒中高危患者，术后应长期口服抗凝治疗。《2015 EHRA/HRS/APHRS电生理手术患者抗血栓管理共识》建议，导管消融围术期应不间断NOAC抗凝治疗。在接受VKA治疗的患者中，应当在不间断VKA治疗的情况下进行消融；在部分接受消融治疗的患者中可以考虑不间断NOAC治疗；在接受NOAC治疗并且肾功能正常的患者中，在消融前24 h给予最后一剂NOAC是合理的；在消融操作期间，患者应接受普通肝素以达到ACT>300 s；消融后应该持续口服抗凝治疗至少2个月，其后的口服抗凝决策取决于患者的卒中风险特征。此外，2017年 ACC公布的最新研究（RE-CIRCUIT研究）结果为以达比加群为代表的NOAC用于接受消融治疗患者增加了循证医学证据。不间断NOACs在消融中预防卒中的获益已经在观察性研究中得到验证，但仍需更多的大型临床试验优化达比加群酯围术期抗凝策略。

参 考 文 献

魏永燕，汤日波. 达比加群酯在心房颤动抗凝治疗中的研究进展. 实用医学杂志，2013，29（05）：683-685.

Bassiouny M, Saliba W, Rickard J, et al. Use of Dabigatran for Peri-Procedural Anticoagulation in Patients Undergoing Catheter Ablation for Atrial Fibrillation. Circ Arrhythm Electrophysiol, 2013, 6（4）: E65-E65.

Calkins H, Brugada J, Packer D L, et al. HRS/EHRA/ECAS Expert Consensus Statement on Catheter and Surgical Ablation of Atrial Fibrillation: Recommendations for Personnel, Policy, Procedures and Follow-UpA report of the Heart Rhythm Society（HRS）Task Force on Catheter and Surgical Ablation of Atr. Heart Rhythm, 2012, 9（4）: 632-696.

Catapano AL, Graham I, De Backer G, et al. 2016 ESC/EAS Guidelines for the Management of Dyslipidaemias. Rev Esp Cardiol（Engl Ed）, 2017, 70（2）: 115.

Connolly S J, Ezekowitz M D, Yusuf S, et al. Dabigatran versus warfarin in patients with atrial fibrillation. New England Journal of Medicine, 2009, 361（12）: 1139-1151.

Di BL, Burkhardt JD, Santangeli P, et al. Periprocedural stroke and bleeding complications in patients undergoing catheter ablation of atrial fibrillation with different anticoagulation management: results from the Role of Coumadin in Preventing Thromboembolism in Atrial Fibrillation（AF）Patients Undergoing Catheter Ablation（COMPARE）randomized trial. Circulation, 2014, 129（25）: 2638-2644.

Hart RG, Pearce LA, Aguilar MI. Meta-analysis: antithrombotic therapy to prevent stroke in patients who have nonvalvular atrial fibrillation. Ann Intern Med, 2007, 146（12）: 857-867.

Hwang HG, Koo SM, Uh ST, Kim YK. The Perioperative Management of Antithrombotic Therapies Using Enoxaparin. J Korean Med Sci,

2017, 32（6）: 942-947.

Lakkireddy D, Reddy Y M, Di B L, et al. Feasibility and Safety of Dabigatran Versus Warfarin for Periprocedural Anticoagulation in Patients Undergoing Radiofrequency Ablation for Atrial Fibrillation Results From a Multicenter Prospective Registry. Journal of the American College of Cardiology, 2012, 63（10）: 1168-1174.

Løfgren B, Pareek M, Larsen JM. Uninterrupted Dabigatran versus Warfarin for Ablation in Atrial Fibrillation. N Engl J Med, 2017, 377（5）: 494-495.

Maddox W, Kay GN, Yamada T, et al. Dabigatran versus warfarin therapy for uninterrupted oral anticoagulation during atrial fibrillation ablation. J Cardiovasc Electrophysiol, 2013, 24（8）: 861-865.

Santangeli P, Di BL, Horton R, et al. Ablation of atrial fibrillation under therapeutic warfarin reduces periprocedural complications: evidence from a meta-analysis. Circ Arrhythm Electrophysiol, 2012, 5（2）: 302-311.

Snipelisky D, Kauffman C, Prussak K, et al. A comparison of bleeding complications post-ablation between warfarin and dabigatran. Journal of Interventional Cardiac Electrophysiology, 2012, 35（1）: 29-33.

William M M D, G. N K M D, TAKUMI YAMADA M.D. Ph.D, et al. Dabigatran versus Warfarin Therapy for Uninterrupted Oral Anticoagulation During Atrial Fibrillation Ablation. Journal of Cardiovascular Electrophysiology, 2013, 24（8）: 861-865.

Yamaji H, Murakami T, Hina K, et al. Usefulness of Dabigatran Etexilate as Periprocedural Anticoagulation Therapy for Atrial Fibrillation Ablation. Clinical Drug Investigation, 2013, 33（6）: 409-418.

11. 红细胞分布宽度与心房颤动

天津医科大学第二医院 邵清淼 刘 彤 李广平

心房颤动（房颤）是临床上最常见的持续性心律失常，其发病机制尚未完全清楚。近来研究认为炎症和氧化应激参与房颤发生发展，影响心房的结构重构和电重构。我国房颤患者超过1000万，房颤可诱发并加重心力衰竭，引发脑卒中，显著降低患者的生活质量，甚至可导致死亡。目前预测房颤发生发展的指标主要包括心脏超声指标左心房直径、左心室射血分数（LVEF）及血浆指标脑钠肽（BNP）、超敏C反应蛋白（hs-CRP）等。左心房扩大与房颤的发生有关，而LVEF因其测定受操作者的影响，应用受到很大的限制，对于房颤患者的测定值可能存在一定误差。hs-CRP作为非特异性炎性标志物，虽可以预测房颤发生和心血管事件风险，但应避免在感染、创伤及存在炎症的条件下测定，以上情况也限制了它的临床应用，从而可能低估hs-CRP在房颤患者中的真正预测价值。脑钠肽（BNP）在心力衰竭的诊断、治疗、预后判断以及急性冠状动脉综合征危险分层中发挥着重要作用，近年研究显示房颤患者血浆BNP水平升高，提示BNP水平与房颤的发生存在一定相关性。

红细胞分布宽度（RDW）是通过自动血细胞计数仪在十几秒钟内所测得10万个红细胞体积大小变化的变异系数，能准确及时地反映红细胞大小不等的程度，是反映红细胞体积大小变异性的重要参数。RDW水平升高表明红细胞的体积变异度增加。临床上RDW主要用于不同类型贫血的鉴别诊断。近年研究发现RDW可以反映炎症激活状态，是各种急性和慢性心血管疾病较强预测因素，可以独立预测多种心血管疾病的预后。研究证实RDW是心力衰竭、冠状动脉疾病、脑卒中、肺动脉高压等多种心血管疾病患者及普通人群预后的一个新型预测因素。本文将就RDW与房颤发生发展关系的研究进展作一综述。

一、RDW预测房颤发生

近年研究发现RDW与房颤的发生密切相关。我们的前期研究提示高血压合并阵发房颤患者RDW水平显著高于对照组，但多元回归分析显示直接胆红素而非RDW是房颤的独立预测因素，推测可能与入选研究的样本例数较少有关。随后我们通过增加样本例数，连续入选133例非瓣膜性房颤患者（包括非高血压患者），同时选取101例年龄性别匹配的窦性心律对照组，结果发现左心房直径和RDW是房颤发生的独立危险因素；且RDW预测房颤的最佳切点值是12.55%。随后，Sarıkaya等连续入选63例高血压合并房颤患者，并选取63例年龄性别匹配高血压不合并房颤患者作为对照组，结果显示房颤患者的RDW水平显著高于对照组，多元回归分析显示左心房直径和RDW是房颤发生的独立预测因素（OR：1.846；95%CI：1.221～2.793；$P<0.05$）。Gungor等入选了117例非瓣膜性房颤患者，结果发现RDW亦是房颤发生的独立危险因素。一项对27 124例无心房颤动、心力衰竭、心肌梗死和脑卒中史的中老年普通人群的13.6年的随访研究发现，1894例患者因房颤住院，与最低四分位数相比，最高四分位数RDW的患者发生房颤的HR为1.33（95%CI：1.16～1.53；$P<0.001$），且RDW对房颤的预测价值独立于各种心血管病、营养和血液学的预测指标。Korantzopoulos等研究入选了101例病态窦房结综合征患者（其中合并房颤的快慢综合征患者32例），发现RDW与房颤独立相关（OR：1.58；95% CI：1.06～2.85；$P=0.04$）。此外，RDW不仅能够预测非心脏手术人群房颤的发生，还能预测心脏术后房颤的发生。Ertas等研究提示RDW能够预测既往无房颤病史的冠状动脉旁路移植术（CABG）后患者新发房颤的发生，其RDW的最佳切点值是13.45%。Korantzopoulos等研究同样发现RDW是心脏外科手术后（包括CABG和瓣膜手术）患者房颤发生的独立预测因素。近期研究还提示RDW可以作为预测房颤导管消融术后复发的血浆标志物。

基于目前研究结果，本课题组对RDW和房颤发展之间关系的研究进行了系统评价和荟萃分析。通过检索PubMed、Ovid、Embase和Web of Science数据库，结合手工检索和文献追溯的方式收集相关研究。检索关键词包括："红细胞分布宽度"和"心房颤动"。由两名研究者分别独立进行文献筛选、质量评价和数据提取。如出现意见分歧，则通过讨论达成一致或请第三位研究者参与意见。应用STATA 11进行统计合并，同时进行敏感性分析和亚组分析。通过电子检索和手工检索等方式共检出可能相关的文献174篇，最终纳入12篇前瞻性回顾性研究，包括2721例患者。结果表明，房颤组基线RDW水平高于非房颤组。两组间的标准化均数差（SMD）为0.66单位（95%CI：0.44 ～ 0.88；P<0.05）。

我们进一步进行了亚组分析，发现RDW同样能够预测心脏手术（包括CABG、射频消融、冷冻球囊、经皮冠状动脉支架置入、瓣膜手术）术后患者房颤的发生或复发（SMD：0.61；95%CI：0.33～0.88；P<0.05）。本研究结果存在异质性，我们发现地域和随访时间可能是异质性的来源。因此，临床医生可以将RDW可作为新发房颤和房颤复发的预测指标之一。

二、RDW与房颤患者的临床预后

房颤随年龄增长其发病率逐渐增加，80岁以上人群发病率为10%，且房颤患者发生脑卒中的危险是窦性心律者的5～6倍，而当脑卒中患者合并房颤时，其病死率、病残率及住院天数等也显著高于窦性心律者。近年研究发现RDW与左心耳血栓或左心房内自发回声显影（SEC）相关。本课题组研究连续入选房颤电转复或房颤射频消融术前行TEE患者88例，与对照组比较，左心耳血栓或SEC组RDW水平显著增高，但多元Logistic分析显示RDW不是左心耳血栓或SEC的独立危险因素，考虑可能与样本例数较少有关。随后Kaya等研究共入选619例房颤患者，其中左心耳血栓或SEC组325例，多元Logistic分析结果显示RDW是左心耳血栓或SEC的独立危险因素。另有研究证实在非瓣膜性房颤患者中RDW与CHA2DS2-VASc评分呈正相关，而且是CHA2DS2-VASc的独立预测因素。一项大型前瞻性队列研究中发现随着RDW水平的升高，房颤患者脑卒中发生率逐渐增加。

此外，Wan等对300例房颤患者平均随访3.2年后发现RDW与全因死亡率（HR：1.024；95% CI：1.012～-1.036；P<0.001）及主要不良事件（包括死亡、脑卒中、急性冠脉综合征、大出血）（HR：1.012；95% CI：1.002 ～1.023；P=0.023）独立相关。另外，Zhang等研究入选非瓣膜房颤导管消融术后服用利伐沙班患者172例，根据RDW中位数水平（12.8%）分为两组，随访3个月后共有13例出血事件，其中RDW高水平组出血事件发生率高于低水平组（11.8% vs 3.4%），RDW预测出血风险的最佳切点值为13.25%。由此可见，RDW不仅能够预测房颤的发生，而且对房颤的不良预后亦有一定的预测价值。

三、RDW与房颤关联的可能机制

关于RDW与房颤之间的相关机制尚不清楚，其可能的机制包括：①神经内分泌激活：房颤时交感神经及肾素-血管紧张素-醛固酮系统（RAAS）激活，血管紧张素和去甲肾上腺素可通过促进促红细胞生成素（EPO）的生成而刺激红细胞的增生；②红细胞无效生成和炎症：炎症及氧化应激参与房颤的形成，白细胞计数可以反映人体的炎症状态，已有研究表明白细胞计数可以作为冠心病的一个独立预测因素，另外，Lippi等的研究发现RDW与炎症标志物、C反应蛋白以及红细胞沉降率水平显著相关。我们的研究显示在快速起搏诱导犬房颤模型中观察到RDW、超氧化物歧化酶（SOD）、丙二醛（MDA）、Toll样受体4（TRL4）及白介素-18（IL-18）水平升高，而且RDW分别与SOD、MDA、TRL4呈正相关。炎细胞因子还可使骨髓红系干细胞对EPO刺激不敏感，阻止其抗细胞凋亡和促进红细胞成熟的作用。炎性细胞因子通过抑制红细胞的成熟，导致不成熟的红细胞进入循环，使得红细胞大小异质性增加进而使得RDW增高。综上所述，神经内分泌系统的激活、炎症细胞因子的活化及氧化应激的参与，使机体处于分解和（或）合成代谢失衡状态，同时抑制骨髓造血功能，可干扰肾脏红细胞生成素的产生和骨髓红细胞生成素的活性及干预铁的释放和利用，从而使RDW增高。神经内分泌系统的激活或炎症、氧化应激引起心房结构性重构，左心房扩大促进房颤发生，房颤后又会导致左心房进一步扩大，从而形成恶性循环，所以房颤的预防成为重要的环节。

综上所述，RDW作为全血细胞计数自动检测的一部分，容易获得、可重复性强。RDW对房颤发生及发展、房颤患者的血栓风险及预后均有一定的预测价值，值得重视及推广。降低RDW药物能否降低房颤风险并改善房颤患者预后有待于进一步研究。

参考文献

刘彤，李广平. 左房扩大与心房颤动关系的研究进展. 临床心电学杂志, 2005, 14（3）: 212-214.

缪帅, 刘彤, 李美佳, 等. 高血压患者红细胞分布宽度及直接胆红素与心房颤动的关系. 天津医药, 2013, 41（6）: 591-593.

Adamsson Eryd S, Borne Y, Melander O, et al. Red blood cell distribution width is associated with incidence of atrial fibrillation. J Intern Med, 2014, 275（1）: 84-92.

Aksu T, Baysal E, Guler TE, et al. Predictors of atrial fibrillation recurrence after cryoballoon ablation. J Blood Med, 2015, 6: 211-217.

Ani C, Ovbiagele B. Elevated red blood cell distribution width predicts mortality in persons with known stroke. J Neurol Sci, 2009, 277（1-2）: 103-108.

Biaggioni I, Robertson D, Krantz S, et al. The anemia of primary autonomic failure and its reversal with recombinant erythropoietin. Ann Intern Med, 1994, 121（3）: 181-186.

Emans ME, Gaillard CA, Pfister R, et al. Red cell distribution width is associated with physical inactivity and heart failure, independent of established risk factors, inflammation or iron metabolism; the EPIC-Norfolk study. Int J Cardiol, 2013, 168（4）: 3550-3555.

Ertas G, Aydin C, Sonmez O, et al. Red cell distribution width predicts new-onset atrial fibrillation after coronary artery bypass grafting. Scand Cardiovasc J, 2012, 47（3）: 132-135.

Evans TC, Jehle D. The red blood cell distribution width. J Emerg Med, 1991, 9（Suppl. 1）: 71-74.

Forhecz Z, Gombos T, Borgulya G, et al. Red cell distribution width in heart failure: prediction of clinical events and relationship with markers of ineffective erythropoiesis, inflammation, renal function, and nutritional state. Am Heart J, 2009, 158（4）: 659-666.

Gerede DM, Kaya CT, Vurgun VK, et al. Red cell distribution width as a predictor of left atrial spontaneous echo contrast in echocardiography. Medicine（Baltimore）, 2015, 94（14）: e712.

Gungor B, Ozcan KS, Erdinler I, et al. Elevated levels of RDW is associated with non-valvular atrial fibrillation. J Thromb Thrombolysis, 2013, 374（4）: 404-410.

Gurses KM, Yalcin MU, Kocyigit D, et al. Red blood cell distribution width predicts outcome of cryoballoon-based atrial fibrillation ablation. J Interv Card Electrophysiol, 2015, 42（1）: 51-58.

Hampole CV, Mehrotra AK, Thenappan T, et al. Usefulness of red cell distribution width as a prognostic marker in pulmonary hypertension. Am J Cardiol, 2009, 104（6）: 868-872.

Kaya A, Tukkan C, Alper AT, et al. Increased levels of red cell distribution width is correlated with presence of left atrial stasis in patients with non-valvular atrial fibrillation. North Clin Istanb. 2017, 4（1）: 66-72.

Korantzopoulos P, Kyrlas K, Liu T, et al. Red blood cell distribution width and atrial fibrillation in patients with sick sinus syndrome. J Cardiol, 2016, 67（6）: 551-554.

Korantzopoulos P, Sontis N, Liu T, et al. Association between red blood cell distribution width and postoperative atrial fibrillation after cardiac surgery: A pilot observational study. Int J Cardiol, 2015, 185: 19-21.

Kostis JB, Turkevich D, Sharp J. Association between leukocyte count and the presence and extent of coronary atherosclerosis as determined by coronary arteriography. Am J Cardiol, 1984, 53（8）: 997-999.

Kurt M, Tanboga IH, Buyukkaya E, et al. Relation of Red Cell Distribution Width With CHA2DS2-VASc Score in Patients With Nonvalvular Atrial Fibrillation. Clin Appl Thromb Hemost, 2014, 20（7）: 687-692.

Lippi G, Targher G, Montagnana M, et al. Relation between red blood cell distribution width and inflammatory biomarkers in a large cohort of unselected outpatients. Arch Pathol Lab Med, 2009, 133（4）: 628-632.

Liu T, Li G, Li L, et al. Association between C-reactive protein and recurrence of atrial fibrillation after successful electrical cardioversion: a meta-analysis. J Am Coll Cardiol, 2007, 49（15）: 1642-1648.

Liu T, Shao QM, Miao S, et al. Red cell distribution width as a novel, inexpensive marker for paroxysmal atrial fibrillation. Int J Cardiol, 2013, 171（2）: e52-53.

Ozcan F, Turak O, Durak A, et al. Red cell distribution width and inflammation in patients with non-dipper hypertension. Blood Pressure, 2013, 22（2）: 80-85.

Pascual-Figal DA, Bonaque JC, Redondo B, et al. Red blood cell distribution width predicts long-term outcome regardless of anaemia status in acute heart failure patients. Eur J Heart Fail, 2009, 11（9）: 840-846.

Patel KV, Ferrucci L, Ershler WB, et al. Red blood cell distribution width and the risk of death in middle-aged and older adults. Arch Intern Med, 2009, 169（5）: 515-523.

Patel KV, Semba RD, Ferrucci L, et al. Red cell distribution width and mortality in older adults: a meta-analysis. J Gerontol A Biol Sci Med Sci, 2010, 65（3）: 258-265.

Perlstein TS, Weuve J, Pfeffer MA, et al. Red blood cell distribution width and mortality risk in a community-based prospective cohort. Arch Intern Med, 2009, 169（6）: 588-594.

Rui P, Maria JF, Lino G, et al. Mean corpuscular volume and red cell distribution width as predictors of left atrial stasis in patients with non-valvular atrial firillation. Am J Cardiovasc Dis 2013, 3（2）: 91-102.

Saliba W, Barnett-Griness O, Elias M, et al. The association between red cell distribution width and stroke in patients with atrial fibrillation. Am J Med, 2015, 128 (2) : 192 e11-18.

Sarikaya S, Sahin S, Akyol L, et al. Is there any relationship between RDW levels and atrial fibrillation in hypertensive patient?. Afr Health Sci, 2014, 14 (1) : 267-272.

Shao Q, Korantzopoulos P, Letsas KP, et al.Red blood cell distribution width as a predictor of atrial fibrillation. J Clin Lab Anal. 2018. [Epub ahead of print]

Tonelli M, Sacks F, Arnold M, et al. Relation Between Red Blood Cell Distribution Width and Cardiovascular Event Rate in People With Coronary Disease. Circulation, 2008, 117 (2) : 163-168.

Vlahakos DV, Kosmas EN, Dimopoulou I, et al. Association between activation of the renin-angiotensin system and secondary erythrocytosis in patients with chronic obstructive pulmonary disease. Am J Med, 1999, 106 (2) : 158-164.

Wan H, Yang Y, Zhu J, et al. The relationship between elevated red cell distribution width and long-term outcomes among patients with atrial fibrillation. Clin Biochem, 2015, 48 (12) : 762-767.

Zhang Q, Qin Y, Zhao DS, et al. Prognostic Value of Red Blood Cell Distribution Width on Bleeding Events in Nonvalvular Atrial Fibrillation Patients Taking Dabigatran (110 mg b.i.d.) after Catheter Ablation. Cardiology, 2017, 136 (4) : 215-221.

Zhao J, Liu T, Korantzopoulos P, et al. Red blood cell distribution width and left atrial thrombus or spontaneous echo contrast in patients with non-valvular atrial fibrillation. Int J Cardiol, 2015, 180: 63-65.

Zhao Z, Liu T, Li J, et al. Elevated red cell distribution width level is associated with oxidative stress and inflammation in a canine model of rapid atrial pacing. International Journal of Cardiology, 2014, 174 (1) : 174-176.

12. 氧化应激与心房颤动再认识

天津医科大学第二医院　刘　彤　刘　洋

心房颤动(简称房颤)是临床上最常见的持续性心律失常，随着人口老龄化及心血管危险因素负担逐年增加，未来数十年，房颤的患病率将会继续攀升。心房颤动是一种复杂的心律失常，除了局部触发因素外，心房电生理改变及心房结构异常导致的心房重构对房颤的发生和维持发挥重要作用。近年研究评价了氧化应激信号通路在房颤病理生理机制中的作用。由于大部分心血管疾病与氧化应激有关，探究氧化应激与心房颤动的关系更为复杂。事实上，某些氧化还原信号通路参与心房重构的过程，抗氧化剂抑制心房重构的实验性研究和临床研究正在探索中。

一、氧化应激与心房颤动

很多研究已证明，房颤发展过程中心房组织氧化应激增加，氧化应激对房颤的发生发展有十分重要的作用。Mihm等首次研究接受迷宫手术的慢性房颤患者右心耳组织中蛋白质氧化修饰情况和肌原纤维能量状态，研究发现这些患者蛋白酪氨酸硝基化和羰基化增加，提示氧化应激激活与房颤可能有关。此外，研究证明，房性心动过速可以导致钙离子超载，进而引起氧化应激激活，并导致心房组织维生素C水平大幅度下降，同时引起蛋白质硝基化水平增加。此外，房颤患者心房组织中抗氧化物质谷胱甘肽含量明显降低。最近一项研究对19例持续性孤立性房颤患者进行心房组织活检发现，心房组织内血红素氧合酶-1、3-硝基酪氨酸表达水平显著增高，同时合并心肌细胞肥大、心肌溶解及间质纤维化。这些研究结果说明心房氧化应激损伤和相关心房结构重构发生于房颤早期，而不是由于心血管疾病导致。另一方面，心脏外科手术后房颤患者氧化应激水平显著升高，提示心脏外科手术后心肌发生组织损伤及缺血再灌注损伤。

房颤患者活性氧(ROS)的产生来源主要包括以下几方面，NADPH氧化酶，黄嘌呤氧化酶，一氧化氮合酶解偶联，线粒体功能障碍，髓过氧化物酶和单胺氧化酶等。NADPH氧化酶是心房氧化应激产生的主要原因。Kim首先指出，房颤患者心房组织中NADPH氧化酶与一氧化氮合酶功能失调可导致超氧阴离子形成与氧化应激损伤。另一篇研究表明心房组织NADPH酶活性与心脏外科术后房颤发生独立相关。血管紧张素Ⅱ和TGF-β1导致的Racl活性增加可进一步引起NADPH氧化酶活性增加，通过上调结缔组织生长因子表达导致心房纤维化。最近的临床研究指出，NADPH氧化酶和过氧亚硝酸阴离子产生的心房超氧化物与心脏外科术后房颤密切相关，然而，体外培养心房组织发现，阿托伐他汀可逆转NADPH氧化酶引起的Rac1激活。此外，心房组织中NOX4和可溶性NOX2水平与房颤发生有关。实验研究发现，快速心房起搏时左心耳黄嘌呤氧化酶激活也能产生大量超氧化物。Reilly指出，房颤术后早期NADPH氧化酶上调及随后的心房重构与一氧化氮合酶(NOS)解偶联和线粒体氧化应激激活有关。线粒体功能障碍导致的ROS产生增多可使RyR受体过度氧化，并进一步引起心房肌细胞Ca^{2+}泄漏，促进房颤产生。体外研究房颤患者心房组织发现L-型内向Ca^{2+}通道构型改变可加重线粒体氧化应激，也可增加氧化应激标志物和黏附分子的表达，然而，应用抗氧化剂可通过抑制NF-κB通路可拮抗氧化应激。

多形核中性粒细胞释放的髓过氧化物酶(MPO)激活与心房纤维化和心房重构密切相关。MPO可催化产生次氯酸，次氯酸可影响细胞内信号传递并激活金属蛋白酶前体，促进心房胶原沉积，这些可导致房性心律失常。实验发现，MPO缺陷小鼠不易发生房颤。房颤患者血浆MPO水平和右心房组织MPO含量均高于对照组。最近的一项研究发现，心脏手术后的患者右心房组织中MPO和谷胱甘肽过氧化物酶是心肌组织产生ROS的重要原因之一，也与术后房颤发生相关。

二、氧化应激生物标志物与房颤

某些氧化应激生物标志物与房颤的发生、发展、严重程度及房颤复发相关。某些易导致房颤的疾病也会增加体内氧化应激水平，包括高血压、充血性心力衰竭、糖尿病、肥胖、心外膜脂肪含量增加、慢性阻塞性肺疾病等。然而，氧化应激与房颤的具体因果关系仍有待于进一步研究。

越来越多的证据表明，房颤患者血浆尿酸或γ-谷氨酰转移酶（γ-GT）水平可作为氧化应激标志物。很多研究表明反映黄嘌呤氧化酶活性升高的尿酸水平升高可以预测房颤发生和射频消融术后房颤复发。γ-GT活性增加提示体内抗氧化不足和氧化应激水平增加。最近的研究表明，γ-GT活性上调可增加心血管疾病的发病风险，也能导致心血管死亡率和全因死亡率升高。血清正常范围内的γ-谷氨酰转移酶水平与F2-异前列腺素及纤维蛋白原和C反应蛋白成正相关。已有研究证明，γ-GT水平不仅与房颤发生相关，也与射频消融术后房颤复发有关。

三、抗氧化剂防治房颤

（一）维生素C和维生素E

急性ST段抬高心肌梗死合并房颤患者与无房颤患者相比，血清抗氧化状态更低；冠状动脉旁路移植术前血清硒水平较低的患者术后房颤的发生风险较高。血清维生素E水平下降与电复律3个月内房颤复发相关，尿异前列烷和还原型烟酰胺腺嘌呤二核苷酸磷酸氧化酶2（NOX2）衍生肽与血清维生素E水平呈负相关。同样，一项最近的流行病学研究指出，女性血浆维生素C水平与房颤风险呈负相关，然而，男性维生素C水平与房颤无相关关系。摄入含维生素C水平较高的食物可能对房颤有预防作用。

具有抗氧化能力的维生素C和维生素E，是天然的自由基清除剂，氧化应激状态激活时摄入大量的维生素C或维生素E能减轻氧化应激损伤。一项小样本临床研究证实，持续性心房颤动电复律前12h及电复律后7d内口服维生素C的患者可显著降低房颤复发率。有学者评估了术后房颤合并高氧化应激状态患者补充维生素C的临床治疗效果。荟萃分析指出维生素C可预防心脏手术后房颤，减少住院时间。同样，维生素E也可降低心脏术后房颤发生率。

维生素C、维生素E复合型抗氧化剂及ω3脂肪酸预处理可以促进内源抗氧化防御系统酶活性上调，从而预防房颤。一项研究纳入了152例计划进行心脏手术的患者，发现维生素C、维生素E与ω3脂肪酸联用可降低60岁以上患者术后房颤的发生率，提示抗氧化治疗在高龄患者中可能效果更显著。另一项随机对照试验将拟行心脏外科手术的患者分为两组，干预组术前7d每日口服2gω3脂肪酸（二十碳五烯酸和二十二碳六烯酸之比为1∶2），术前2d改为每日口服维生素C 1g与维生素E 400U，干预组术后房颤发生率为9.7%，安慰剂组术后房颤发生率为32%；干预组与对照组相比，心房组织中的过氧化氢酶、超氧化物歧化酶和谷胱甘肽过氧化物酶的活性比安慰剂组分别升高24.0%，17.1%，19.7%。房颤患者与窦性心律者相比，心房组织NADPH氧化酶p47 phox蛋白及其mRNA表达分别增加38.4%和35.7%。最近一项荟萃分析认为维生素C、维生素E与ω3脂肪酸联用具有明显抗氧化作用，单用ω3脂肪酸并无抗氧化效果。

（二）N-乙酰半胱氨酸

N-乙酰半胱氨酸（NAC）是谷胱甘肽的前体，可作为一种自由基清除剂。实验研究发现，NAC可减轻心房快速起搏导致的心房电重构。Ozaydin等首次提出NAC可降低术后房颤发生率。一项荟萃分析显示，口服或静脉注射NAC可显著降低术后房颤发生率。Ozaydin等进一步研究发现，NAC联合卡维地洛使用协同效果明显，可明显减轻氧化应激和炎症水平，降低心脏外科术后房颤发生率。

（三）普罗布考

普罗布考是一种降脂药物，同时具有抗氧化和抗炎作用，然而，由于其潜在降低血清高密度脂蛋白胆固醇和延长Q-T间期等不良反应，临床上应用并不广泛。我们的研究证明，普罗布考可明显减轻四氧嘧啶诱导糖尿病兔心房电重构和机械重构，从而抑制房颤发生。本课题组完成的一项随访近9个月的随机开放试验显示普罗布考可使阵发性房颤患者左心房直径减小、心电图P波时限缩短，房颤发作频率减少。

（四）黄嘌呤氧化酶抑制剂

别嘌醇是一种传统黄嘌呤氧化酶抑制剂，别嘌醇也具有改善心房电重构和结构重构的作用。最近一项大规模观察性研究发现服用别嘌醇可以降低房颤的发生率，尤其是服用时间＞6个月的老年患者。目前仍需要更多基础和临床研究阐明黄嘌呤氧化酶抑制剂对房颤的远期干预作用及其相关机制。

（五）选择性NADPH氧化酶抑制剂

夹竹桃麻素是一种NADPH氧化酶的抑制剂。我们最近的动物实验发现，夹竹桃麻素可降低糖尿病兔房颤诱发率，减轻心房纤维化和心房结构重构。目前，夹竹桃麻素并没有在临床上应用，因为其对固有免疫系统存在潜在抑制作用，可导致免疫抑制及严重感染。

（六）一氧化氮供体

硝普钠是一种强效的血管扩张剂，小规模前瞻性研究发现，复温期间应用硝普钠可显著降低冠状动脉旁路移植患者术后房颤发生率。另一项回顾性观察研究认为开胸手术中应用硝普钠并不能减少术后房颤发生率。

（七）肾素-血管紧张素-醛固酮系统抑制剂

血管紧张素Ⅱ是心房重构过程中NADPH氧化酶的主要激活因素。ACEI/ARB类药物不仅可以维持血流动力学稳定、抗纤维化，还能降低体内氧化应激水平。荟萃分析显示，抑制肾素-血管紧张素-醛固酮系统可有效降低收缩性心力衰竭患者的房颤负荷。最近的指南推荐使用ACEI/ARB类药物可以预防心和高血压患者的新发房颤。

另一方面，醛固酮可增加NADPH氧化酶活性，也可使线粒体ROS产生增加。因此，醛固酮可以促进氧化应激、炎症反应、心房电重构和结构重构。我们的荟萃分析发现，盐皮质激素受体阻断剂可显著降低心力衰竭患者和心脏外科手术患者房颤发生风险。依普利酮能显著降低房颤负荷。另一篇荟萃分析显示，RAAS系统拮抗剂可降低新发房颤和房颤复发的风险，并不降低心脏外科术后房颤风险，未来可考虑应用盐皮质激素受体拮抗剂治疗房颤。

（八）他汀类药物

他汀类药物具有多效性作用，其中包括抗炎抗氧化作用，这种作用能减轻心房重构，他汀抑制Rac1亚基，从而减少NADPH氧化酶介导的活性氧产生，他汀可能对术后房颤有一定预防作用。有证据支持他汀预处理可降低心脏外科术后房颤风险。

（九）饮食习惯，氧化应激和房颤

地中海饮食人群体内抗氧化应激能力较强。值得注意的是，房颤患者与非房颤患者相比，对地中海饮食的依从性较低，抗氧化物质摄入较少。另一方面，坚持地中海饮食的房颤患者，自发转为窦性心律的可能性更大。地中海饮食人群会摄入大量特级初榨橄榄油。橄榄油具有很强的抗氧化作用。地中海饮食可降低房颤患者的心血管事件发生率。长期摄入富含抗氧化剂的食物可降低心脏手术患者的术后房颤发生率。

四、总结

大量证据表明，氧化应激在心房重构的病理生理过程中起着关键作用。然而，这种病理过程的分子机制十分复杂。抗氧化应激治疗对于预防心脏外科术后房颤是有效的，心脏外科手术及再灌注时的氧化应激损伤是常见的。因此，早期抗氧化剂预处理可减轻随后氧化损伤。值得注意的是，当氧化应激损伤已经发生时，再应用抗氧化剂是收效甚微的。因此，最佳的策略是在活性氧生成的最初阶段进行早期干预。不同途径产生的活性氧可能在房颤发生发展的不同阶段发挥不同作用。此外，临床上需要多靶点抗氧化综合干预治疗。在这种情况下，NADPH氧化酶和线粒体靶向干预证明对房颤的预防和治疗最有效。醛固酮拮抗剂等上游治疗似乎在房颤早期阶段有效。最后，摄入富含抗氧化剂的食物、地中海饮食、改变生活习惯，包括减重，也可明显减轻体内氧化应激水平，预防房颤。

参 考 文 献

An J, Shi F, Liu S, et al. Preoperative statins as modifiers of cardiac and inflammatory outcomes following coronary artery bypass graft surgery: a meta-analysis. Interactive cardiovascular and thoracic surgery, 2017, 25（6）: 958-965.

Bas HA, Aksoy F, Icli A, et al. The association of plasma oxidative status and inflammation with the development of atrial fibrillation in patients presenting with ST elevation myocardial infarction. Scandinavian journal of clinical and laboratory investigation, 2017, 77（2）: 77-82.

Chaugai S, Meng WY, Ali Sepehry A. Effects of RAAS Blockers on Atrial Fibrillation Prophylaxis: An Updated Systematic Review and Meta-Analysis of Randomized Controlled Trials. Journal of cardiovascular pharmacology and therapeutics, 2016, 21（4）: 388-404.

Corradi D, Callegari S, Manotti L, et al. Persistent lone atrial fibrillation: clinicopathologic study of 19 cases. Heart rhythm, 2014, 11（7）:

1250-1258.

Dzeshka MS, Shahid F, Shantsila A, Lip GYH. Hypertension and Atrial Fibrillation: An Intimate Association of Epidemiology, Pathophysiology, and Outcomes. American journal of hypertension, 2017, 30（8）: 733-755.

Fu H, Li G, Liu C, et al. Probucol prevents atrial ion channel remodeling in an alloxan-induced diabetes rabbit model. Oncotarget, 2016, 7（51）: 83850-83858.

Fu H, Li G, Liu C, et al. Probucol prevents atrial remodeling by inhibiting oxidative stress and TNF-alpha/NF-kappaB/TGF-beta signal transduction pathway in alloxan-induced diabetic rabbits. Journal of cardiovascular electrophysiology, 2015, 26（2）: 211-222.

Kirchhof P, Benussi S, Kotecha D, et al. 2016 ESC Guidelines for the management of atrial fibrillation developed in collaboration with EACTS. European heart journal, 2016, 37（38）: 2893-2962.

Korantzopoulos P, Letsas KP, Liu T. Xanthine oxidase and uric Acid in atrial fibrillation. Frontiers in physiology, 2012, 3: 150.

Liu T, Korantzopoulos P, Li G. Antioxidant therapies for the management of atrial fibrillation. Cardiovascular diagnosis and therapy, 2012, 2（4）: 298-307.

Liu T, Korantzopoulos P, Shao Q, et al. Mineralocorticoid receptor antagonists and atrial fibrillation: a meta-analysis. Europace: European pacing, arrhythmias, and cardiac electrophysiology: journal of the working groups on cardiac pacing, arrhythmias, and cardiac cellular electrophysiology of the European Society of Cardiology, 2016, 18（5）: 672-678.

Liu T, Li L, Korantzopoulos P, et al. Statin use and development of atrial fibrillation: a systematic review and meta-analysis of randomized clinical trials and observational studies. International journal of cardiology, 2008, 126（2）: 160-170.

Liu T, Shao Q, Korantzopoulos P, et al. Serum levels of nicotinamide-adenine dinucleotide phosphate oxidase 4 are associated with non-valvular atrial fibrillation. Biomedical reports, 2015, 3（6）: 864-868.

McDonald C, Fraser J, Shekar K, et al. Low preoperative selenium is associated with post-operative atrial fibrillation in patients having intermediate-risk coronary artery surgery. European journal of clinical nutrition, 2016, 70（10）: 1138-1143.

Ndrepepa G, Kastrati A. Gamma-glutamyl transferase and cardiovascular disease. Annals of translational medicine, 2016, 4（24）: 481.

Ndrepepa G, Xhepa E, Colleran R, et al. Gamma-glutamyl transferase and atrial fibrillation in patients with coronary artery disease. Clinica chimica acta; international journal of clinical chemistry, 2017, 465: 17-21.

Neefs J, van den Berg NW, Limpens J, et al. Aldosterone Pathway Blockade to Prevent Atrial Fibrillation: A Systematic Review and Meta-Analysis. International journal of cardiology, 2017, 231: 155-161.

Ozaydin M, Peker O, Erdogan D, et al. Oxidative status, inflammation, and postoperative atrial fibrillation with metoprolol vs carvedilol or carvedilol plus N-acetyl cysteine treatment. Clinical cardiology, 2014, 37（5）: 300-306.

Qiu J, Zhao J, Li J, et al. NADPH oxidase inhibitor apocynin prevents atrial remodeling in alloxan-induced diabetic rabbits. International journal of cardiology, 2016, 221: 812-819.

Rodrigo R, Gutierrez R, Fernandez R, Guzman P. Ageing improves the antioxidant response against postoperative atrial fibrillation: a randomized controlled trial. Interactive cardiovascular and thoracic surgery, 2012, 15（2）: 209-214.

Shao Q, Korantzopoulos P, Fu H, et al. Effects of probucol on left atrial remodeling in patients with paroxysmal atrial fibrillation. International journal of cardiology, 2016, 207: 117-119.

Singh JA, Yu S. Allopurinol and the risk of atrial fibrillation in the elderly: a study using Medicare data. Annals of the rheumatic diseases, 2017, 76（1）: 72-78.

Staerk L, Sherer JA, Ko D, et al. Atrial Fibrillation: Epidemiology, Pathophysiology, and Clinical Outcomes. Circulation research, 2017, 120（9）: 1501-1517.

Tosti V, Bertozzi B, Fontana L. The Mediterranean diet: metabolic and molecular mechanisms. The journals of gerontology Series A, Biological sciences and medical sciences, 2017.

Tse G, Yan BP, Chan YW, et al. Reactive Oxygen Species, Endoplasmic Reticulum Stress and Mitochondrial Dysfunction: The Link with Cardiac Arrhythmogenesis. Frontiers in physiology, 2016, 7: 313.

Ucar FM, Gucuk Ipek E, Acar B, et al. Gamma-glutamyl transferase predicts recurrences of atrial fibrillation after catheter ablation. Acta cardiologica, 2016, 71（2）: 205-210.

Xie W, Santulli G, Reiken SR, et al. Mitochondrial oxidative stress promotes atrial fibrillation. Scientific reports, 2015, 5: 11427.

Zakkar M, Ascione R, James AF, et al. Inflammation, oxidative stress and postoperative atrial fibrillation in cardiac surgery. Pharmacology & therapeutics, 2015, 154: 13-20.

13. 起搏依赖患者的CRT升级的正确理解

上海市胸科医院　李若谷

起搏依赖患者是否应该升级CRT，何时升级，一直是临床讨论的热点，本文就起搏依赖患者的CRT升级问题提出一些自己的理解与经验。

一、单右心室起搏的弊端

2016全年中国地区起搏器置入量为8万台左右，其中高度房室传导阻滞的患者也有很大一部分，而高度AVB意味着高度的心室起搏依赖。右心室心尖部（RVA）作为心室的起搏位点具有易到位、易固定、起搏可靠等优点被广泛应用，是目前临床经常使用的心室电极置入部位。多年来，许多临床研究都证实右心室起搏对心房颤动和心力衰竭的有负向的影响。

在诸多的临床试验研究中，比如DANISH、MOST、SAVE-PACe等研究均显示右心室起搏的临床危害，证实减少右心室起搏则降低心房颤动及心力衰竭住院率。对于那些心室起搏不依赖比如病态窦房结综合征等患者可以通过减少不必要右心室起搏的方式来降低心房颤动发生率和心力衰竭住院率，但是那些预期心室起搏依赖和原先置入起搏器，心室起搏依赖进展成心力衰竭的患者，我们临床是否应该考虑升级呢？2016ESC和2013ESC的指南都给了我们答案。

二、起搏器升级CRT的分类与循证医学证据

起搏器升级在指南中分为两种：一种是传统意义上的单右心室起搏升级为双心室起搏；另一种则是CRT的适应证拓展，即传统起搏器适应证患者中心室起搏预期依赖的CRT治疗。

1.*右心室起搏依赖升级CRT的循证医学证据*　在2013年的指南中有16篇临床文献支持此Ⅰ类适应证。

（1）以下介绍的是4个小规模的临床研究（表3）的荟萃分析。入选的患者均有传统起搏适应证，中重度心力衰竭，NYHA分级Ⅲ～Ⅳ级，EF低于正常（大多数<40%），2～6个月CRT与2～6个月RV起搏对比。结果显示：在CRT阶段患者的各项临床指标得到改善。

（2）升级CRT前后对照观察研究：7项随机对照临床研究显示（表4）。在入组的总计188例患者皆因心动过缓接受RV起搏数月或数月后心功能恶化而升级。升级时大多数患者NYHA分级Ⅲ～Ⅳ，EF<35%。经过1～20个月随访，升级

表1　2013ESC指南

建议	类别	证据水平
1.常规起搏器或ICD升级CRT 在优化药物治疗后，LVEF<35%，心室起搏比例高，NYHA Ⅲ和动态Ⅳ级的心力衰竭患者推荐CRT	Ⅰ	B
2.新置入CRT EF降低，预计心室起搏比例高的心力衰竭患者，应考虑CRT以降低心力衰竭恶化的风险	Ⅱa	B

表2　2016ESC指南

建议	类别	证据水平
1.常规起搏器或ICD升级CRT HFrEF（射血分数下降的心力衰竭）患者，置入传统起搏器或ICD后发展恶化成心力衰竭（尽管使用药物优化），并存在右心室高起搏比例，可以考虑升级到CRT。该适应证不适用于稳定性HF患者	Ⅱb	B
2.新置入CRT HFrEF（射血分数下降的心力衰竭）患者，无论NYHA分级，若存在心室起搏适应证及高度房室传导阻滞，推荐使用CRT而不是右心室起搏，以降低发病率。该适应证包括AF患者	Ⅱ	A

表3 升级CRT与RV起搏对照研究

研究	患者数	超声ESD（%）	超声EF（%）	生活质量评分（%）	NYHA分级（%）	临床结果
Hoijer	10	-2	-	改善	-	患者优先选择：90% CRT（P=0.01）
Leclercq	32	-4	0	-44	-16	减少住院（4 vs 17）P=0.001
van Gerlop	36	-9	+18	-10	-16	反应者，临床相关的：53%
Delnoy	40	-31	+30	-19	-26	
总和	118	-6	+17	-22	-18	

表4 升级CRT前后对照观察研究

研究	患者数	超声ESD（%）	超声EF（%）	生活质量评分（%）	NYHA分级（%）	临床结果
Leon	20	-8	+44	-33	-29	减少住院：-81%
Baker	60	-	+26	-31	-29	-
Vails	12	-8	+17	-	-24	-
Eldadah	12	-	+16	-	-	-
Shimario	18	-	+23	-	-35	减少住院：-81%
Laurenzl	38	-5	+41	-68	-36	反应者，临床相关的：84%
Vatarikulu	26	-13	+18	-	-	-
总和	188	-7	+28	-43	-31	

CRT后临床指标，心力衰竭住院和心功能得到改善。

（3）升级CRT与传统CRT适应证对照研究：介绍5项临床随机对照研究观察升级CRT与传统CRT适应证的荟萃研究。入组患者总数884 vs. 2229例，两组基线状况基本相似。随访3～8个月，升级CRT的患者和传统CRT患者临床指标改善相同（表5）。2011年发表的欧洲调查研究亦显示：对比新置入CRT与升级CRT的临床结果，两组NYHA分级的改善相同，两组全因死亡也相同。

以上荟萃分析从不同角度为单右心室起搏升级CRT提供了循证医学证据，提示传统起搏器适应证患者在置入起搏器后发生严重症状的心力衰竭及低EF，而升级为CRT，可以减少住院，并改善症状和心功能。

然而在2016年ESC的指南上："HFrEF（射血分数下降的心力衰竭）患者，置入传统起搏器或ICD后发展恶化成心力衰竭（尽管使用药物优化），并存在右心室高起搏比例，可以考虑升级到CRT。该适应证不适用于稳定性HF患者。"被降级为Ⅱb类适应证，B类证据。

此回顾性入选655例行CRT的患者：QRS≥120、LVEF≤35%；将患者分为两组：一组为RV起搏比例>40%，190例；另一组为RV起搏比例≤40%或无起搏，465例。随访1年数据。

表5 升级CRT与传统CRT适应证对照研究

研究	患者数	超声ESD（%）	超声EF（%）	生活质量评分（%）	NYHA分级（%）	临床结果
Maral	20 vs 73	-1 vs -1	+1 vs +1	-		NYHA≥1级76% vs 42%（P=0.01）
Foley	58 vs 336	-	+10 vs +4	相似	相似	反应者：47% vs 46% 死亡率：27% vs 26%
Paprella	39 vs43	-	+10 vs +8	-		住院率：-81% vs -77% 无反应：9% vs 10%
Frohlich	70 vs 102	-7 vs -6	+10 vs +10	-		NYHA≥1级53% vs 51% 反应者：56% vs 56%
EU survery	692 vs 1675	-	-	-		随访1年：死亡率相似（8.6% vs 7.9%） 住院率（23% vs 27%） 改善生活（27% vs 20%） 并发症（11% vs 10%）

从表6中看到：既往RVP组LVEF改善更明显，而结构改变组间无显著差异。

而从图1中发现：校正基线资料后，RVP升级CRT后死亡或心力衰竭住院风险下降较普通升级患者更加明显。

表6 心脏再同步化治疗（CRT）后超声心动图变化

项目	高右心室起搏	低右心室起搏	*P*值
ΔEF（%）	8.3±9*	5.8±9*	0.005
ΔLVEDV（ml）	-23±45*	-23±53*	0.983
ΔLVESV（ml）	-26±37*	24±46*	0.591
ΔLVEDV（%）	-12±0.3*	-11±0.3*	0.680
ΔLVESV（%）	-21±0.3*	-16±0.3*	0.111
ΔDFP（%RR间期）	6±13*	5±10*	0.072
ΔMR severity（分值）	-0.3±1.2*	-0.5±1.4*	0.430
ΔRV dysfunction（分值）	-0.0±1.1	-0.1±1.0*	0.184
Δseptal IMD（部位数）	0.1±2.5	0.4±2.2*	0.243
Δlateral IMD（部位数）	-0.2±1.4	-0.1±2.1	0.511
LVESV增加≥15%（%）	59	54	0.329
EF增加≥5%（%）	64	50	0.006
回声响应（%）	75	66	0.046

*组内$P<0.01$

LVEDV. 左心室舒张末期容积；LVESV. 左心室收缩末期容积；EF. 射血分数；DFP. 舒张充血期；MR. 二尖瓣反流；RV. 右心室；IMD. 内部不同步

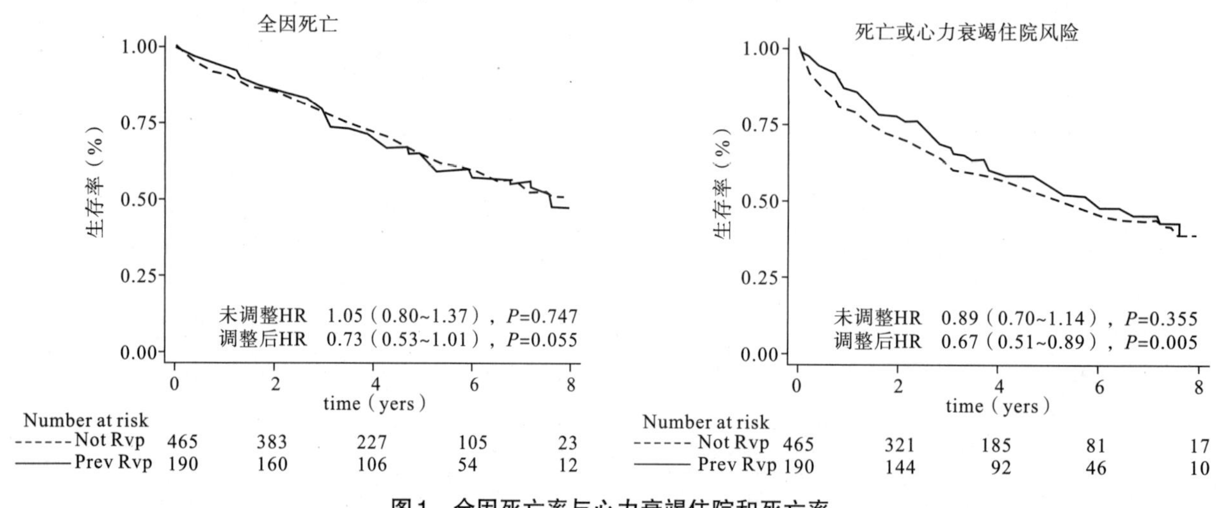

图1 全因死亡率与心力衰竭住院和死亡率

单以这篇文章而言，Ⅱb类推荐（非直接对照研究，可能获益）和B级证据（单个回顾性研究）没有问题。而为何只采用这篇文章可能是因为2013年ESC中的引用文献中研究样本太小，而且是软终点。这篇研究算是样本量比较大，而且有死亡和住院的硬终点。尽管如此，一个回顾性研究推翻之前所有的小样本RCT支持的COR有些让人难以理解，值得推敲。

2.*传统起搏器适应证患者直接置入CRT的循证医学证据* 为了进一步证实传统起搏器适应证患者是否适合直接置入CRT以预防或降低远期的心力衰竭症状，在2013年发表于新英格兰医学期刊上的BLOCK-HF研究提出了较大规模的临床证据，该研究筛选传统起搏器一类及二类适应证的患者，NYHA Ⅰ，Ⅱ或Ⅲ，LVEF<50%，并且同时具有以下至少一项指标：二度或完全性房室传导阻滞、有症状的一度房室传导阻滞、明显的文氏现象或100次起搏时PR间期大于300ms，随机分成双心室起搏组（BIV，n=349）及单右心室起搏组（RV，n=342），平均随访36个月，观察达到一级终点（全因死亡率、急性心力衰竭需静脉急诊治疗和超声LVESV指数增加超过15%）的人数。结果显示：双心室起搏可以减

少27%的全因死亡率和心力衰竭紧急治疗的复合终点，降低30%的首次心力衰竭住院率。所有的亚组及重点分析均显示：双心室起搏比对照组有更好的疗效。

然而，是否所有起搏依赖的患者都适合直接置入CRT采用双心室起搏呢？答案是否定的，Funck等于2014年发表于Europace杂志上的BioPace临床研究结果说明，在LVEF≥50%的AVB患者中，并未发现BIV较单RV起搏模式获益，因此，在2013年及2016年的指南当中，参考BLOCK-HF临床研究的结果，推荐轻度心力衰竭、预期起搏比例高、LVEF降低的患者置入CRT。

三、总结

近年来，长期右心室起搏造成的危害已是临床工作者之间认可的事实，诸多临床研究也提出在单腔或双腔起搏器更换时，若高度依赖的患者且已经有心力衰竭症状（LVEF下降）可建议置入CRT，以及BLOCK-HF等研究提出的，在轻度心力衰竭及预期高度起搏依赖的患者中，在首次置入时就考虑使用CRT进行双心室起搏，能够得到优于传统右心室起搏的效果，因此指南中也推荐这类患者采取双心室起搏治疗，本文旨在提醒各位临床工作者，在遇到这类患者时能考虑采取CRT治疗，能够得到更好的预后，然而并非所有的起搏依赖患者都适合直接采取CRT治疗，还是需要合并考虑患者是否有轻度心力衰竭症状，才能做出更佳的治疗。

参考文献

AB Curtis, SJ Worley, ES Chung, P Li, SA Christman. Improvement in Clinical Outcomes With Biventricular Versus Right Ventricular Pacing: The BLOCK HF Study. J Am Coll Cardiol, 2016 May 10, 67（18）: 2148-2157.

Gage RM, et al. Echocardiographic and clinical response to cardiac resynchronization therapy in heart failure patients with and without previous right ventricular pacing. Eur J Heart Fail, 2014 Nov, 16（11）: 1199-1205.

Laurenzi F, Achilli A, Avella A, Peraldo C, Orazi S, Perego GB, Cesario A, Valsecchi S, De Santo T, Puglisi A, Tondo C. Biventricular upgrading in patients with conventional pacing system and congestive heart failure: results and response predictors. Pacing Clin Electrophysiol 2007; 30: 1096 ¨ C1104.Europace, 2013 Aug, 15（8）: 1070-1118.

14. 卒中高危的房颤患者：消融、左心耳封堵或一站式

上海市胸科医院　江立生　何　奔

心房颤动（Atrial fibrillation，简称“房颤”）是心血管学科发展最快的领域之一。从早期传统的药物治疗到新型口服抗凝药，到近年来发展并广泛使用的非药物治疗技术；从单项治疗发展到涉及多个亚专业和多个学科的综合治疗。在技术上更是堪称日新月异，从导管消融（射频或冷冻球囊）到左心耳封堵，从单纯消融或单纯左心耳封堵到封堵＋消融“一站式”治疗的尝试，尽管每项技术都积累了一定的证据，但其中也有不少困惑、质疑、甚至挑战。笔者针对卒中高危的房颤患者，是选择单纯消融、单纯左心耳封堵或消融＋封堵“一站式”联合治疗，进行以下分析和解读。

一、房颤流行病学

房颤是增龄性疾病，随年龄增长，发病的风险越高。根据来自欧洲的一项流行病学研究，50岁以下房颤的发病率低于2%，50～61岁发病率增加到2.1%～4.2%，62～72岁发病率为7.3%～11%，73～79岁发病率为14.4%，80岁以上显著增加到17.6%；2013年美国流行病学调查资料显示，美国患者为600万～700万；2014年《中国心血管病报告》指出，中国30～85岁房颤患病率为0.77%，据此估算中国的房颤患者介于800万～1000万。随着人口老龄化的加剧，房颤发病率还会进一步增加，可见房颤不仅是现代社会所面临的重大健康问题之一，也增加了家庭和社会负担，需要引起全社会的重视。

二、房颤引发血栓的机制

房颤时，左心房内皮容易受损，血小板激活和凝血亢进，同时由于心房失去规律的收缩与舒张，左心房增大和左心室射血分数降低等因素致使左心房内血流变得缓慢、淤滞，容易形成湍流和血栓。左心房前侧壁下缘、靠近二尖瓣缘有一个叫作左心耳（left atrial appendage，LAA）的盲端结构，房颤时左心房内缓慢、淤滞的血流或形成的小血栓极易进入左心耳。此外，随着房颤持续时间的延长，左心耳容量和表面积增大，左心耳内梳状肌绝对和相对量减少，左心耳收缩和舒张功能（E/e’ 比值）受损，排空速度显著降低，这种结构上的改变进一步导致进入左心耳内的淤滞血流或小血栓不易排出，日积月累就会形成大块血栓。研究显示：15%房颤的患者左心耳内探测到血栓；非瓣膜性房颤患者左心房内的血栓90%以上位于左心耳，瓣膜性房颤约有60%位于左心耳。因此，左心耳是房颤血栓形成的主要部位和摇篮。

总之，上述机制不仅是房颤引发缺血性脑卒中和其他系统性血栓事件的原因，同时也是抗凝治疗和介入左心耳封堵治疗预防房颤相关性脑卒中和其他系统性血栓事件的重要理论基础。

三、房颤脑卒中风险的评估

房颤系增龄性疾病，患者往往合并与增龄相关的高血压、糖尿病、心力衰竭、冠心病等多个危险因素，这些因素不仅与房颤的发病和复发有关，也增加缺血性卒中的风险和不良预后。2016年ESC房颤管理指南指出，房颤患者发生缺血性卒中的总体风险为20%～30%，且随年龄增长发生卒中的风险也显著增高。此外，还有证据显示，房颤并发卒中的风险与房颤的类型无关。

CHA2DS2-VASc评分自2010年被ESC房颤管理指南引用以来，目前在全球范围内被广泛用于房颤脑卒中风险的评估和是否启动抗凝治疗的依据。2016ESC房颤管理指南指出，男性CHA2DS2-VASc评分≥2分，女性≥3分，发生卒中的风险明显增高，因此，指南建议对此类患者应该给予长期抗凝治疗（IA）（表1）。

表1　CHA2DS2-VASc评分表

危险因素	分数
充血性心力衰竭/左心室功能障碍	1
高血压	1
年龄≥75岁	2
糖尿病	1
卒中/短暂脑缺血发作/血栓栓塞	2
血管疾病*	1
年龄65～74岁	1
性别（女性）	1
最大分值	9

* 既往心肌梗死、外周动脉疾病、主动脉斑块

四、房颤的综合管理

房颤的发病不仅与高血压、糖尿病、肥胖等多种心血管危险因素或伴发疾病有关，也与吸烟、饮酒等多种不良生活习惯有关；有些因素不仅直接引起房颤的发作或复发，产生各种症状，而且容易导致脑卒中和其他系统性血栓栓塞、心力衰竭等并发症，影响预后。

房颤患者可能因为多种原因就诊，包括急性发作引起的各种症状，脑卒中及其他系统性血栓栓塞事件，心力衰竭等。因此房颤患者可能就诊于多个学科，多个亚专业，得到的治疗和建议可能不是最优化的、甚至是不足和片面的。最近，随着众多循证医学证据的发布，房颤的管理理念已得到更新，正逐步从过去的分散管理模式向目前的综合管理模式转变。2016ESC房颤管理指南建议，房颤的综合管理模式包括5大方面：①房颤急性发作时心率和（或）心律控制，稳定血流动力学；②生活方式和危险因素管理；③脑卒中和其他系统性血栓栓塞事件的预防，包括口服抗凝药和左心耳封堵；④心率控制，改善症状和左心室功能；⑤节律控制，包括药物、射频和（或）冷冻消融、电转复和外科手术。上述①～④不仅可以改善症状，也可改善预后，而⑤主要是改善症状和提高生活质量。要从这5个方面实现房颤的综合管理，至少需要心血管多个亚专业、急诊科和神经科等多学科团队的协作。最近，在全国范围内设立的房颤中心和房颤综合门诊，就是贯彻房颤的综合管理理念和多学科团队协作的具体体现。在房颤的综合管理过程中，药物治疗仍然是基础，近年来发展起来的射频消融、冷冻球囊消融和左心耳封堵等技术为房颤的治疗提供了非常有价值的手段。

五、导管消融

射频消融（Radiofrequency ablation）由于在恢复和维持窦性心律方面优于抗心律失常药物，而且没有药物的副作用，因此射频消融被目前的指南推荐为症状性阵发性房颤的一线治疗手段（IB），对于症状性持续性房颤或长程持续性房颤由于仍然缺乏令人信服的有效证据被指南给予二线的推荐（ⅡaC）。射频消融由于操作比较复杂，需要三维电标测系统（简称Carto系统），培训周期长，目前房颤射频消融仅在大的心脏中心开展，因此使用受到一定限制。而近年来出现的冷冻消融（Cryoablation）是将冷冻球囊导管送到每个肺静脉内造成环状低温冻伤而达到肺静脉电隔离和消融的目的，操作过程简单，不需要电标测系统，学习曲线短。最近的随机对照研究显示，冷冻消融在治疗阵发性房颤的疗效和安全性上不劣于射频消融，但对持续性房颤和长程持续性房颤目前仍然缺乏证据。

六、介入左心耳封堵

越来越多的证据显示，左心耳是房颤血栓形成的主要部位和引起缺血性卒中的发源地。这不仅催生并推动了介入左心耳封堵（left atrial appendage closure，LAAC）的发展，而且作为一种重要的非药物治疗手段被公众所接受，并更新了目前的房颤管理指南。

左心耳封堵技术并不十分复杂，手术成功率高，围术期并发症发生率较低，技术上安全可行。以波科公司Watchman封堵器置入为例，规范的操作应至少包括以下步骤：①静息麻醉；②食管超声和X线引导下进行房间隔穿

刺；③左心耳造影；④封堵器预释放以及预释放后食管超声评价封堵效果；⑤牵拉试验，根据“PASS”原则决定是否完全释放封堵器；⑥完全释放后食管超声评价。在左心耳封堵临床应用早期，由于许多研究者或术者都缺乏左心耳封堵的技术和经验，其成功率较低、并发症发生率较高。然而，随着手术经验的积累，技术的成熟和操作的规范化，手术成功率显著提高，围术期主要并发症发生率大幅降低，到2010—2014年开展的PREVAIL研究中，手术成功率提高到95.1%，7d围术期主要不良事件发生率大幅降低到4.2%，到2016年发布的EWOLUTION多中心注册研究中手术成功率更是提高到98.5%，而围术期主要不良事件率则降低到2.7%。

左心耳封堵从2001年临床开始应用至今时间并不长，其长期疗效仍不十分明确。然而，最近陆续发布的“PROTECT AF”和“PREVAIL”两个研究的3～5年随访结果对左心耳封堵的长期疗效提供了比较充分的证据。

2014年，JAMA杂志上公布的“PROTECT AF”3.8年的随访结果，不仅再次证实左心耳封堵在预防卒中、系统性血栓事件、心血管死亡和其他不明原因死亡的复合终点事件发生率上不劣于华法林（2.3% vs 3.8%），而且统计学上还达到了优效性标准，在心血管死亡和（或）不明原因死亡和全因死亡方面也优于华法林。2017年12月19日，“PROTECT AF”和“PREVAIL”两个研究的5年随访结果进一步对左心耳封堵的长期疗效提供了有说服力的证据。PROTECT AF研究的5年随访数据显示，按每100位患者，年发生率计算，左心耳封堵组在卒中/系统性血栓/心血管死亡的复合终点事件发生率上明显低于华法林组（2.44% vs 3.66%，$P=0.04$）；在全因卒中（1.46% vs 2.15%，$P=0.23$）和缺血性卒中（1.35% vs 1.07%，$P=0.49$）发生率上仍然不劣于华法林组；在出血性卒中（0.16% vs 1.06%，$P=0.005$），心血管死亡和不明原因死亡（1.03% vs 2.32%，$P=0.009$）上明显低于华法林组。在PREVAIL研究中由于其华法林对照组仅有138例，样本量很小，按每100位患者.年发生率计算，该组缺血性卒中发生率仅为0.73%，然而这个极低的数据不仅比按患者CHA2DS2-VASc评分（4.0±1.2）和华法林治疗预期的缺血性卒中发生率低，也明显低于RELY、ROCKET-AF、ARISTOTLE、ENGAG-AF和PROTECT-AF等研究中所报道的缺血性卒中发生率（1.05%～1.63%），因此在其5年随访结果中，左心耳封堵组与华法林相比在卒中和（或）系统性血栓栓塞和（或）心血管死亡和（或）不明原因死亡的复合终点事件发生率上没有达到非劣效性标准（3.65% vs 2.94%，$P=0.47$）也在情理之中；尽管如此，左心耳封堵术后缺血性卒中和系统性血栓事件发生率则达到了非劣效性标准。此外，该研究还把“PROTECT AF”和“PREVAIL”两个RCT研究（包括1114患者/年，4343 位患者/年）的5年随访结果合并起来进行了meta分析，结果发现，按每100位患者.年发生率计算，左心耳封堵组在卒中和（或）系统性血栓和（或）心血管死亡的复合终点事件（2.8% vs 3.4%，$P=0.27$），以及全因卒中和系统性血栓事件（1.7% vs 1.8%，$P=0.87$）发生率上仍然不劣于华法林组，而且在出血性卒中（0.17% vs 0.87%，$P=0.0022$）、致残和（或）致死性卒中（0.44% vs 1.0%，$P=0.03$）、心血管死亡和（或）不明原因死亡（1.3% vs 2.2%，$P=0.027$）、全因死亡（3.6% vs 4.9%，$P=0.035$）和封堵术后主要出血事件（1.7% vs 3.6%，$P=0.000\ 3$）方面均优于华法林。此外，该研究结果还显示，左心耳封堵组与华法林相比出血性卒中减少了80%，致残性和（或）致死性卒中减少了55%；心血管死亡减少了41%，全因死亡减少了27%，死亡获益80%来源于左心耳封堵组出血性卒中降低。由于左心耳封堵组患者避免了长期口服抗凝药，该组患者在封堵术后发生非程序相关性出血事件比华法林组减少了52%。有趣的是，该研究亚组分析还发现，CHADS2评分≤3分，CHA2DS2-VASc评分≤4分，HAS-BLED评分>2分时，左心耳封堵组在主要终点事件上似乎表现出某种优于华法林的趋势，尽管这一趋势统计学上没有显著性。

总之，“PROTECT AF”和“PREVAIL”研究的5年随访结果显示，左心耳封堵组在卒中和（或）系统性血栓和（或）心血管死亡的复合终点事件发生率上不劣于甚至优于华法林组，在降低心血管死亡和（或）不明原因死亡、致残和（或）致死性卒中、出血性卒中和主要出血事件上明显优于华法林。然而，上述研究是针对美国波科公司WATCHMAN封堵器展开的，研究结论不一定能扩展到其他类型封堵器。

七、高卒中风险房颤介入治疗如何选择？封堵，消融还是一站式？

房颤发生卒中的风险约为30%，与房颤的类型无关，与CHA2DS2-VASc评分有关，评分越高发生脑卒中的风险越大。根据2016ESC房颤管理指南，男性CHA2DS2-VASc评分≥2分，女性≥3分，即具有高卒中风险，需要启动抗凝治疗（华法林或新型口服抗凝药）预防脑卒中。然而许多患者由于各种各样的原因如担心出血、费用、不能配合验血、发生出血并发症或存在出血高风险（HAS-BLED≥3分），不能依从、拒绝或不能耐受长期抗凝治疗，这部分具有高卒中风险的患者，左心耳封堵是抗凝治疗的一个合理替代（ⅡbB）。然而，对于这部分人群是采用单纯消融，单纯封堵，还是采用封堵+消融一站式策略？

1.单纯消融策略 尽管消融治疗在恢复窦性节律上优于抗心律失常药物，可以改善症状、提高生活质量，但消融本身并不能减少血栓事件和缺血性脑卒中，也不能降低心血管终点事件和减少住院。因此对于具有高卒中风险，同时又不依从、拒绝或不能耐受长期抗凝治疗的房颤患者，单纯采用消融治疗是不可取的，甚至是不恰当的。

2.单纯左心耳封堵 如前文所述，左心耳封堵成功率高达96%～98.5%，在预防房颤相关性卒中和（或）系统性血栓和（或）心血管死亡的复合终点事件发生率上不劣于甚至优于华法林组，在降低心血管死亡和（或）不明原因死亡、致残和（或）致死性卒中、出血性卒中和主要出血事件上明显优于华法林。因此，对于具有高卒中风险，同时又不依从、拒绝或不能耐受长期抗凝治疗者，或者同时具备高出血风险者（HAS-BLED评分≥3分），目前的房颤管理指南均建议行左心耳封堵（推荐级别：Ⅱb～Ⅱa）。然而，左心耳封堵作为房颤综合治疗的一部分，仅对卒中和其他系统性血栓事件及长期抗凝的出血风险具有防治作用，但不能够解决房颤相关的症状和心力衰竭等问题。因此，对于卒中高危、有症状的阵发性房颤或者有复律需求的持续性房颤，除左心耳封堵以外，尚需考虑包括导管消融在内的联合治疗和综合治疗。

3.消融+封堵一站式策略是否可行？ 导管消融可以恢复窦性节律和缓解症状，左心耳封堵从源头上封堵房颤血栓形成的主要部位，可以预防脑卒中，减少甚至避免长期抗凝治疗引起的出血风险，两者联合理论上可能使患者获益更多，但在安全性和有效性方面目前只有有限的证据。新西兰医生Swaans MJ等2012年首次报道了射频消融联合左心耳封堵“一站式”手术的成功率和安全性。该研究是开放标签、非随机、前瞻性、单中心注册研究，共入选30例$CHADS_2$评分≥1分或者维生素K抑制药（相对）禁忌的阵发性、持续性或长程持续性房颤患者。联合手术前行食管超声检查明确左心耳解剖状况和排除血栓，采用先消融，后封堵的“一站式”方案，两阶段手术均在全身麻醉下施行。第一阶段用肺静脉消融导管隔离肺静脉施行消融，消融完成后保留左心房内12.5F鞘管，并立即行食管超声检查，排除左心房内血栓后，交换14F输送鞘进行第二阶段左心耳封堵。结果显示，两阶段联合手术的总程序时间为97.3min，其中左心耳封堵时间38min，所有30位患者均成功置入Watchman封堵器（美国波士顿科学公司生产），封堵即刻封堵成功率100%，术中无心脏压塞（心包积液）和大出血等严重并发症，仅有3例轻微出血。术后1年随访，70%的患者维持了窦性心律，没有血栓栓塞事件发生。随后，西班牙医生报道了一项有35 位房颤患者参加的 “一站式”射消融联合左心耳封堵的单中心研究，该研究中左心耳封堵使用的是Watchman和Amplatzer Cardiac Plug（ACP）两种封堵器。联合手术也在全身麻醉下进行，消融手术完成后重新穿刺房间隔进行左心耳封堵手术。结果显示，联合手术的总程序时间为（160.5±33.75）min，其中左心耳封堵时间为（42.05±11）min；消融和封堵联合手术即刻成功率为97%，共置入29枚Watchman封堵器、6枚ACP封堵器；围术期有3（8.6%）例患者发生心脏压塞，没有发生血栓和出血事件：1年随访期内，有1例发生死亡，1例发生TIA，1例发生出血性卒中。2015年在美国开展的第一项小样本随机化研究进一步评估了肺静脉电隔离（PVI）联合左心耳封堵（LAAC）“一站式”手术的疗效和安全性。该研究共入选了89例具有高卒中和高出血风险（CHA2DS2-VASc 评分≥2分，HAS-BLED评分≥3分）的阵发或持续性房颤患者，其中PVI组44例，PVI+LAAC组45例。其中，PVI+LAAC组有6例因为解剖学复杂性左心耳封堵未成功，切换到PVI组，最终PVI组50例，PVI+LAAC组39例。所有手术均在清醒或者中度镇静下进行，总程序时间单纯PVI组（151±24）min，PVI+LAAC联合组（189±29）min；两组都没有严重程序相关的并发症发生，但单纯PVI组有1例心脏压塞。术后两组常规使用普罗帕酮或氟卡尼 6周，单纯PVI组使用华法林抗凝直至24个月随访期，PVI+LAAC组华法林抗凝45d后行食管超声检查，排除表面装置血栓或5mm以上残余漏后改用阿司匹林+氯吡格雷治疗直至第6个月，然后停用氯吡格雷，阿司匹林长期维持。研究结果显示，按最初入组方案，LAAC成功率仅86.7%。到24个月随访期末，PVI+LAAC联合手术组与单纯PVI组都没有严重并发症，也没有观察到脑卒中和其他系统性血栓事件，而且两组间摆脱抗心律失常药物（无房颤）的比例类似（66% vs 59%，P=0.34）。此外，由于冷冻球囊消融在治疗阵发性房颤的疗效和安全性上被证实不劣于射频消融，因此也有人研究了冷冻球囊消融联合左心耳封堵的“一站式”手术对具有高卒中风险房颤患者的疗效和安全性。该研究共入选了35位阵发或持续性（房颤持续时间<12个月）房颤患者，包括28位男性，7位女性，平均年龄（74±2）岁。联合手术在全身麻醉下进行，先用美敦力公司生产的第一或第二代Arctic Front冷冻消融球囊隔离肺静脉进行消融，消融完成后根据左心耳解剖情况用Watchman或ACP封堵器封堵左心耳。结果显示，联合手术的总程序时间为（165±34）min，其中左心耳封堵时间为（44±12）min，术后即刻34位患者（97%）实现了肺静脉完全电隔离，1（3%）人补充射频后实现了完全电隔离，所有35人（100%）均实现了成功封堵，其中有25人置入了ACP封堵器，10人置入了Watchman封堵器，围术期只有1人发生了血管并发症，没有其他严重并发症发生。经过平均（24±12）个月的随访发现，10（29%）人复发了心律失常，没有卒中/TIA

发生。

综合分析上述研究，笔者认为除了1项小样本（n=89）的随机化对照研究外，基本上都是单中心、小样本的观察研究，具有较大的异质性，仍然有必要开展大规模、多中心、随机化的对照研究对导管消融联合左心耳封堵的“一站式”手术的效果和安全性进一步评价。但是，目前的研究结果对未来开展消融+封堵的“一站式”联合手术仍然提供了几条非常有价值的经验：第一，消融+封堵“一站式”联合方案总手术时间为97～189min（其中左心耳封堵时间38～44min），操作相关严重并发症发生率低，但消融后再次穿刺房间隔可能增加心脏压塞的风险，因此消融后保留左心房内鞘管是必要的。第二，在全身麻醉下施行左心耳封堵成功率明显高于清醒或者中度镇静下手术的成功率（97%～100% vs 86.7%），因此“一站式”联合手术在左心耳封堵阶段实施全身麻醉非常有必要，不仅提高封堵成功率，而且可能也增加安全性。第三，联合手术维持窦性节律的比率与单纯消融基本一致。第四，消融+封堵联合方案与消融+抗凝治疗在预防脑卒中和系统性血栓事件上一样有效。第五，冷冻球囊消融+左心耳封堵联合同射频消融+左心耳封堵联合一样安全，在维持窦性节律和预防卒中和其他系统性血栓事件效果上相当。

总之，对于具有高卒中风险（CHA2DS2-VASc评分≥2）的非瓣膜性房颤患者，选择消融、封堵还是“一站式”联合方案应该与现代房颤的综合管理模式相符合，既要兼顾预后（脑卒中和血栓事件预防），也要注重缓解症状（恢复窦性节律）。因此，对于具有高卒中风险的房颤患者，如果是阵发性房颤，或者有复律需求的症状性持续性房颤，可以有选择地开展“一站式”导管消融+左心耳封堵的联合手术。有条件的中心应该突破亚专业的藩篱，并与神经科和急诊内科加强协作，共同组建房颤综合管理团队，对房颤患者进行科学的综合管理。

参考文献

陈伟伟, 高润霖, 刘力生, 等代表中国心血管病报告编写组。《中国心血管病报告2014》概要。中国循环杂志, 2015年7月, 第三卷, 第7期.

中华医学会心电生理和起搏分会, 中华医学会心血管病学分会, 中国医师协会心律学专业委员会. 左心耳干预预防心房颤动患者血栓栓塞事件: 目前的认识和建议. 中国心脏起搏与心电生理杂志2014 年第28 卷第6 期, 471-486.

Becker RC. Thrombogenesis in atrial fibrillation: contributing mechanisms and natural history. J Thromb Thrombolysis, 2008 Dec, 26（3）: 262-364.

Blackshear JL, Odell JA. Appendage obliteration to reduce stroke in cardiac surgical patients with atrial fibrillation. Ann Thorac Surg, 1996 Feb, 61（2）: 755-759.

Boersma LV, Schmidt B, Betts TR, et al. Implant success and safety of left atrial appendage closure with the WATCHMAN device: peri-procedural outcomes from the EWOLUTION registry. Eur Heart J, 2016 Aug, 37（31）: 2465-2474.

Calvo N, Salterain N, Arguedas H, et al. Combined catheter ablation and left atrial appendage closure as a hybrid procedure for the treatment of atrial fibrillatio. Europace, 2015, 17: 1533-1540 doi: 10.1093/europace/euv07

Camm AJ, Kirchhof P, Lip GY, et al, ESC Committee for Practice Guidelines, European Heart Rhythm Association, European Association for Cardio-Thoracic Surgery. Guidelines for the management of atrial fibrillation: the Task Force for the Management of Atrial Fibrillation of the European Society of Cardiology（ESC）. Europace, 2010, 12: 1360-1420.

Colilla S, Crow A, Petkun W, et al. Estimates of current and future incidence and prevalence of atrial fibrillation in the U.S. adult population. Am J Cardiol, 2013 Oct 15, 112（8）: 1142-1147.

DeSimone CV, Gaba P, Tri J, et al. A Review of the Relevant Embryology, Pathohistology, and Anatomy of the Left Atrial Appendage for the Invasive Cardiac Electrophysiologist. J Atr Fibrillation, 2015 Aug-Sep, 8（2）: 81-87.

Fassini1 G, Conti1 S, Moltrasio1 M, et al. Concomitant cryoballoon ablation and percutaneous closure of left atrial appendage in patients with atrial fibrillation. Europace, 2016, 18: 1705-1710.

Holmes DR Jr, Kar S, Price MJ, et al. Prospective randomized evaluation of the Watchman Left Atrial Appendage Closure device in patients with atrial fibrillation versus long-term warfarin therapy: the PREVAIL trial. J Am Coll Cardiol, 2014 Jul 8, 64（1）: 1-12.

Hu D, Sun Y. Epidemiology, risk factors for stroke, and management of atrial fibrillation in China.J Am Coll Cardiol, 2008 Sep 2, 52（10）: 865-8. doi: 10.1016/j.jacc. 2008.05.042.

Kirchhof P, Benussi S, Kotecha D, et al. 2016 ESC Guidelines for the management of atrial fibrillation developed in collaboration with EACTS. Europace, 2016 Nov, 18（11）: 1609-1678. Epub 2016 Aug 27.

Kirchhof P, BreithardtG, CammAJ, et al. Improving outcomes in patients with atrial fibrillation: rationale and design of the Early treatment of

Atrial fibrillation for Stroke prevention Trial. Am Heart J, 2013, 166: 442-448.

Kuck KH, Brugada J, Fürnkranz A, et al. Cryoballoon or Radiofrequency Ablation for Paroxysmal Atrial Fibrillation. N Engl J Med, 2016, Jun, 374, 23, 2235-2245.

Lerario MP, Gialdini G, Lapidus DM, et al. Risk of Ischemic Stroke after Intracranial Hemorrhage in Patients with Atrial Fibrillation. PLoS One. 2015 Dec 23; 10（12）: e0145579. doi: 10.1371/journal.pone.0145579. eCollection 2015.

Lip GY, Hammerstingl C, Marin F, et al. Left atrial thrombus resolution in atrial fibrillation or flutter: Results of a prospective study with rivaroxaban（X-TRA）and a retrospective observational registry providing baseline data（CLOT-AF）. Am Heart J, 2016 Aug, 178: 126-134.

Mahajan R, Brooks AG, Sullivan T, et al. Importance of the underlying substrate in determining thrombus location in atrial fibrillation: implications for left atrial appendage closure. Heart, 2012 Aug, 98（15）: 1120-1126.

Packer DL, Kowal RC, Wheelan KR, et al.Cryoballoon ablation of pulmonary veins for paroxysmal atrial fibrillation: first results of the North American Arctic Front（STOP AF）pivotal trial. J Am Coll Cardiol, 2013, Apr, 61, 16, 1713-1723.

Reddy VY, Doshi SK, Kar S, et al. 5-Year Outcomes After Left Atrial Appendage Closure: From the PREVAIL and PROTECT AF Trials. J Am Coll Cardiol, 2017 Dec 19, 70（24）: 2964-2975.

Reddy VY, Sievert H, Halperin J, et al. Percutaneous left atrial appendage closure vs warfarin for atrial fibrillation: a randomized clinical trial. JAMA, 2014 Nov 19, 312（19）: 1988-1998.

Romanov A, Pokushalov E, Artemenko S, et al. Does left atrial appendage closure improve the success of pulmonary vein isolation? Results of a randomized clinical trial. J Interv Card Electrophysiol, 2015, 44（1）: 9-16. doi: 10.1007/s10840-015-0030-4. Epub, 2015, Jul 2.

Santarpia G, De Rosa S, Sabatino J, et al. Should We Maintain Anticoagulation after Successful Radiofrequency Catheter Ablation of Atrial Fibrillation? The Need for a Randomized Study. Front Cardiovasc Med, 2017 Dec 21, 4: 85. doi: 10.3389/fcvm.2017.00085. eCollection 2017.

Stoddard MF, Dawkins PR, Prince CR, et al. Left atrial appendage thrombus is not uncommon in patients with acute atrial fibrillation and a recent embolic event: a transesophageal echocardiographic study. J Am Coll Cardiol, 1995 Feb, 25（2）: 452-459.

Swaans MJ, Post MC, Rensing BJWM, et al. Ablation for Atrial Fibrillation in Combination With Left Atrial Appendage Closure: First Results of a Feasibility Study. J Am Heart Assoc, 2012, 1: e002212 doi: 10.1161/JAHA.112.002212

Tse HF, Reek S, Timmermans C, et al. Lau CP Pulmonary vein isolation using transvenous catheter cryoablation for treatment of atrial fibrillation without risk of pulmonary vein stenosis.J Am Coll Cardiol, 2003, Aug, 42, 4, 752-758.

Vidal-Pérez R, Otero-Raviña F, Turrado Turrado V, et al. Change in atrial fibrillation status, comments to Val-FAAP registry. Rev Esp Cardiol（Engl Ed）, 2012 May, 65（5）: 490-491.

Watson T, Shantsila E, Lip GY. Mechanisms of thrombogenesis in atrial fibrillation: Virchow's triad revisited. Lancet, 2009 Jan 10, 373（9658）: 155-166.

15. 经食管超声心动图(TEE)临床应用中国专家共识

中国医学科学院阜外医院　王　浩

一、前言

在过去20年里，经食管超声心动图（Transesophageal echocardiography, TEE）在临床领域得到广泛应用，对心血管疾病的诊断、治疗、疗效评价产生了巨大影响，逐渐成为心血管疾病的主要诊疗方法和金标准。与经胸超声心动图（transthoracic echocardiography, TTE）相比，TEE能够从心脏后方近距离观察心脏的结构和功能，避免了胸壁和肺气等因素的干扰，操作简便。该技术主要应用于以下疾病：瓣膜病、血栓、感染性心内膜炎、先天性心脏病，心脏肿瘤等，尤其对心脏外科围术期的诊疗，提供了决策性依据。与此同时，各种以TEE为基础的新的影像技术不断得到改进和发展，使其在心血管疾病结构、功能、血流动力学的定性和定量的精确评价进一步提升。

美国超声心动图学会（American Society of Echocardiography ，ASE）和心血管麻醉医师学会（society of cardiovascular anesthesiologists，SCA）分别于1996—2013年先后6次发表了TEE使用指南。不仅如此，美国国家超声心动图考试委员会（National Board of Echocardiography, NBE）设立了围术期TEE执照认证考试，对不同阶段的TEE医生，针对工作数量、能力水平和从事的工作范围进行了具体的认证和规定。这些指南和推荐的发布极大地推动了TEE在心血管疾病领域中的临床应用。

在我国，TEE工作也开展了十余年，但由于各种原因，仅在2014年由中华医学会麻醉学分会提出了《围术期经食管超声心动图监测操作的专家共识》，针对围术期TEE监测的一些关键问题，阐述了采集并使用TEE图像来解决临床问题、循环监测方法等。

为了促进和规范TEE的使用，我国心血管超声专家结合国外的指南和推荐，根据我国国情和临床实际，起草了《经食管超声心动图（TEE）临床应用的中国专家共识》。本共识包括非麻醉状态下和麻醉状态下、小儿和成人、介入和外科手术中TEE的应用，内容涵盖心脏结构、功能、血流动力学的定性和定量评价，以及TEE使用的安全性、并发症的处理等方面的内容。本共识同时也适用于非本专业医生的学习，了解TEE的适应证、使用优势及评价效果，客观评价各学科患者的心脏状态，采取更适合的治疗手段，指导临床实践。

本共识提供的仅是TEE的临床应用原则，临床医师在临床实践中面对每一个具体患者时，应该根据个体化原则采取相应措施。

附：中英文对照，见下表。

经食管超声心动图	Transesophageal echocardiography, TEE
经胸超声心动图	Transthoracic echocardiography,　TTE
美国超声心动图学会	American Society of echocardiography ，ASE
心血管麻醉医师学会	Society of Cardiovascular Anesthesiologists，SCA
欧洲心脏病学会	European Society of Cardiology, ESC
二尖瓣成形	Mitral valvular plasty, MVP
收缩期前向运动	Systolic Anterior Motion, SAM
压力减半时间法	Pressure half-time, PHT
主动脉瓣成形	Aortic valvular plasty, AVP
三尖瓣成形	Tricuspid valvular plasty, TVP
冠状动脉旁路移植	Coronary artery bypass graft, CABG
肥厚型心肌病	Hypertrophic cardio myopathy, HCM
先天性心脏病	Congenital heart disease，CHD
室间隔缺损	Ventricular septal defect, VSD

续表

法洛四联症	Tetralogy of Fallot, TOF
大动脉转位	Transposition of the great arteries, TGA
房间隔缺损	Atrial septal defect, ASD
经导管主动脉瓣置入术	Transcatheter aortic valve implantation, TAVI
心腔内超声	Intracardiac echocardiography, ICE
上腔静脉	Superior vena cave, SVC
下腔静脉	Inferior vena cava, IVC
卵圆孔未闭	Patent foramen ovale, PFO
彩色多普勒技术	Color Doppler flow imaging, CDFI
左心室流出道	Left ventricular outflow tract, LVOT
经导管二尖瓣修复术	Transcatheter mitral valve repair, TMVR
左心室射血分数	Left Ventricular Ejection Fraction, LVEF
肺动脉瓣狭窄	Pulmonary Stenosis, PS
局部室壁运动异常	Regional wall motion anormality,RWMA
每搏输出量	Stroke volume,SV
心排血量	Cardiac output, CO
心脏复苏术	Cardiopulmonary resuscitation, CPR
二维经食管超声	Two-dimensional transesophageal echocardiography , 2D-TEE
三维经食管超声	Three-dimensional transesophageal echocardiography , 3D-TEE
欧洲超声心动图协会	European association of echocardiography, EAE
美国国家超声心动图考试委员会	National Board of Echocardiography, NBE

二、TEE的规范化操作

（一）TEE检查规范的操作流程（非麻醉状态及麻醉状态下）

1.TEE检查前准备　主要是适应证及禁忌证的评估（详见“适应证及禁忌证”）。

（1）病史：心血管、呼吸系统、上消化道等疾病史，麻醉药物过敏、牙齿健康史。

（2）查体：心脏专科查体，呼吸系统查体，纽约心功能分级，口腔、牙齿、咽部专科体征。

（3）实验室检测：血常规、凝血功能、感染筛查（乙肝、丙肝、艾滋病、梅毒）。

（4）患者知情同意书签署。

（5）建议阳性患者使用一次性TEE保护套，必要时行钡剂检查排除食管憩室。

2.TEE探头的调节及安全使用　TEE检查仪器的调节及探头的安全使用是获得最佳检查图像，保证诊断质量的重要环节。探头选择：选择与超声主机匹配的探头种类，根据检查需要选择探头功能（如三维成像）；成人TEE 探头建议最低安全体重为30kg，儿童TEE 探头要求最低安全体重为5kg，新生儿TEE探头用于体重低于5kg的患儿。

探头安全使用如下。

（1）检查探头结构是否正常，与超声主机是否妥善联接，选择正确的检查模式。

（2）消毒探头、探头的前端换能面涂上超声耦合剂，对血液传播性疾病的患者必须用透声性能良好的探头套隔离TEE探头。每次放置探头都应配备大小合适的牙垫或咬口以保护探头。

（3）检查过程根据需要选择合适的探头深度、位置、图像深度、增益、频率及关注点。

（4）请注意合适的检查时间，时间不宜过长，以免引起患者不适或探头温度过高；术中TEE检查，检查间期请保持图像停止状态，以免探头温度过高。

（5）检查使用后选择仪器专用的消毒制品进行消毒及保养，探头保持清洁、干燥，不使用时请置入专用存放箱中放置。

3.TEE检查的具体操作流程

（1）患者面向检查医师侧卧位，给予口咽部局部麻醉药物，全麻状态下可选择仰卧位和侧卧位。

（2）检查并清除患者口腔内和食管内活动性异物，给予心电图及血压监测，检查经食管超声探头头端的设置，保持弯曲，非锁定状态方能开始检查。

（3）非麻醉状态下，首先放置牙垫，手持探头管体前1/3处，从患者牙垫处轻轻将探头送至咽后壁，嘱患者做吞咽动作；全麻状态下，另一手中指、示指和大拇指轻提下颌，打开咽腔，同样轻柔地将探头送至咽后壁，如遇到阻力，稍前屈探头。探头置入困难时禁用暴力，必要时使用喉镜、可视喉镜辅助，或者寻求他人帮助。尝试3次以上未能成功置入探头，或者在放置过程中发现活动性出血，应考虑放弃使用TEE检查。

（4）检查时间不应过长，非操作时间应冻结图像，避免探头温度过高，检查操作全程轻柔，非麻醉状态患者应嘱配合呼吸、避免吞咽口水，检查过程中监测心率、血压、心电图波形，以便及时发现和处理异常状况。

（5）退出探头时遇到阻力，需要确认探头是否处于前端弯曲状态并被卡锁固定，全麻患者各种保护反射受到抑制，应尽量保护患者。

（6）非麻醉状态患者检查结束后应观察心率、血压正常后方能让患者离开，嘱患者2h后再进水、进食，进食冷温水、食温、软食物，短期内痰中少量血丝不要紧张，如短期内出现量多鲜血应及时医院就诊。

（7）及时发布TEE检查报告，规范的超声报告应包括以下内容：①检查的日期和时间；②患者的基本信息：姓名、年龄、性别、病历号；③检查的指征；④检查发现及结论（应包含必要的数据测量及图像）；⑤执行检查及报告医师的姓名、报告签发的日期和时间。

（二）TEE检查规范的人员培训流程

TEE是一项有创的医学影像学检查，其并发症较少，但是严重者可以威胁患者生命，所以TEE检查必须由经过规范化培训、具有一定资格的执业医师完成；TEE检查需要医师具备心脏超声、心脏内科的知识，围术期TEE因其会影响患者术中管理，操作者还应有必要的围术期管理能力。我们提出的基础TEE规范培训流程见表1，组成同样包括独立临床经验、监督管理和继续教育要求（表1）。

表1　TEE基础规范培训流程（包括儿童TEE）

	非麻醉下TEE	围术期TEE	继续教育（能力维持）
监督训练流程	（1）TTE超声检查基础及经验 （2）在监督下完成≥150例非麻醉下TEE操作、图像存储并报告	（1）TTE超声检查基础及经验 （2）150例围术期TEE，其中≥50例在监督下完成操作、图像存储并报告 （3）儿童围术期TEE需完成25例（12例＜2岁）儿童食管插管，并完成≥50例检查	不需要
实践经验流程	4年内完成并解读≥150例TEE，每年≥25例	4年内完成并解读≥150例TEE，每年≥25例	每年完成并解读≥25例TEE（包括非麻醉及全麻），其中儿童围术期≥50例/年

从事TEE的医师在上述培训流程学习后，需具备心脏超声基础知识、心血管内外科及部分麻醉学方面知识，需要掌握的技能包括食管插管和（或）通过调节探头以获取标准切面、优化图像及多普勒设置的能力等。在围术期TEE时，超声心动图医生必须能够快速、清晰、准确地与外科或介入医生交流实时超声图像所见。另外，由于不同患者的检查要求及血流动力学状态不同，因此有必要在多种临床诊疗环境下进行操作以累积经验。这些诊疗单元包括手术室、重症监护室、门诊和心导管室等。综上所述，TEE检查医师具体需要具备的能力及操作技能参见相关文献。

三、TEE的适应证和禁忌证

（一）TEE适应证

1.*经胸超声检查显像困难者*　如肥胖、肺气肿、胸廓畸形或在近期胸部手术后，以及正在使用机械辅助呼吸的患者。

2.*经胸超声检查难以显示的部位*　如左心耳、上腔静脉、左右肺静脉以及胸降主动脉。对左右冠状动脉主干的显示等。

3.*其他*　经胸超声检查难以清晰显示的结构和病变。

（二）围术期TEE适应证

1.术前需要明确的诊断及鉴别诊断 ①急诊手术麻醉，需要排除心脏和大血管的并发症，或需要鉴别诊断，如夹层动脉瘤、肺栓塞、心肌梗死等，但患者经胸超声检查显像困难者；②手术前给外科医生提供明确完善的诊断，以便决定最终的手术方案。

2.术中监测 ①术中出现难以解释的低血压、低血氧，且难以纠正者；②血流动力学监测，观察前负荷、后负荷、心肌收缩及舒张功能等。

3.其他 ①术后指导排气及评价即刻手术效果。②在非心脏手术中的TEE监测，如神经外科手术中，监测卵圆孔未闭右向左分流情况，以预防矛盾栓塞等。

（三）TEE禁忌证

1.绝对禁忌证 患者拒绝。先天性或获得性的上消化道疾病，如活动性上消化道出血、食管梗阻或狭窄、食管占位性病变、食管撕裂和穿孔、食管憩室、食管裂孔疝、先天性食管畸形、近期食管手术史、食管静脉曲张、咽部脓肿。

2.相对禁忌证 凝血障碍、纵隔放疗史、颈椎疾病、咽部占位性病变。严重心血管系统疾病，如：重度心力衰竭、严重心律失常、急性心肌梗死、不稳定型心绞痛、重度高血压、低血压或休克状态等。麻醉药过敏。

四、TEE的主要应用范围及推荐级别

心脏内、外科常见疾病的超声检查的常规工作主要依靠经胸超声检查（TTE），但是一部分患者因TTE的局限性，需要做经食管超声心动图（TEE）检查。TEE扩展了经胸超声检查的范围，可作为TTE有益的补充。

（一）心律失常

1.射频消融术前了解心耳血栓 TEE是大多数房颤、房扑、房速患者进行射频消融或电复律前的必需检查；于食管上段切面显示左心耳，由0°～180°观察整个左心耳，以明确是否存在左心耳血栓。

2.左心耳封堵前评估 详见七、TEE在介入封堵及其他新技术中的应用。

（二）肺栓塞

TEE可以清楚地探测到右心腔、主肺动脉、右肺动脉和部分左肺动脉。因此可以提供肺栓塞的直接征象——右心腔、主肺动脉和左、 右肺动脉内血栓，同时也可提供肺栓塞的间接征象——右心负荷过重的表现。此外，TEE可以区分肺动脉内血栓和主动脉夹层或主动脉瘤所致的左肺动脉受压，因此能鉴别均以胸痛为主要症状的主动脉夹层和肺栓塞。

尤其是对于肺气肿、机械通气、术中及不能左侧卧位配合TTE检查的患者，TEE检查明显优于TTE检查。

TEE对主肺动脉或右肺动脉的血栓敏感性较高，但很少检出左肺动脉血栓，而且对肺叶动脉也显示不清。并且，TEE为侵入性检查，对急性肺栓塞患者进行TEE检查存在一定的风险。因此，在实际操作前需权衡利弊。

（三）肺动脉高压

原发性肺动脉高压为原因不明的肺小动脉病变所致的肺动脉高压，其诊断需排除各种原因造成的继发性肺动脉高压。TEE避开了胸壁和肺组织的干扰，且直接贴近心脏后方，能更清晰地显示心脏、大血管结构和血流动力学改变。

尤其是合并重度肺动脉高压的各种类型的房间隔缺损或室间隔缺损，由于肺循环压力和体循环压力基本相等，TTE检查时彩色多普勒难以显示心房或室水平的分流，而TEE有相对更高的特异性和敏感性。TEE技术在重度肺动脉高压的病因诊断和鉴别诊断中具有重要价值。

房间隔缺损类型及检查方法见本节［（七）先天性心脏病］。

（四）主动脉瓣狭窄的病因及治疗前评估

主动脉瓣狭窄最终会导致心脏扩大、左心室心肌肥厚，以至心力衰竭。常规治疗方法是外科手术。

一般TTE可对先天性主动脉瓣畸形、主动脉瓣退行性变或感染性病变等做出准确的判断。但在患者经胸声窗差，主动脉瓣明显增厚、钙化或赘生物形成时，主动脉瓣的畸形或其他病变可能难以清晰显示。

采用大动脉短轴、左心室流出道及主动脉长轴切面，可清晰显示主动脉瓣叶的数目及形态，评估瓣膜及瓣环的钙

化程度，测量主动脉瓣环内径，主动脉窦部及升主动脉内径，同时明确是否存在主动脉瓣下或瓣上狭窄。

（五）感染性心内膜炎

感染性心内膜炎所形成的赘生物和受累部位心血管结构的破坏及其功能受损，在超声上均有相应的特殊表现，大多数患者可通过TTE进行诊断。部分TTE图像显示不够清晰的患者可采用TEE检查明确诊断。

TEE检查可以准确地鉴别瓣膜赘生物与瓣叶扭曲或折叠所产生的伪像,并有助于提高赘生物、瓣膜穿孔、瓣周脓肿,瘘管形成等病变的检出率。对感染性心内膜炎患者明确心脏基础病变、外科术前评估及内科治疗效果的评估和随诊有重要作用。

TEE检查通常采用主动脉瓣短轴、四腔心、左心室短轴、左心室两腔心、左心室长轴切面。在明确是否存在原有瓣膜病、人工瓣、房间隔缺损、室间隔缺损、动脉导管未闭等心血管病变的基础上，确定感染性病变导致的赘生物、穿孔、脓肿、瘘管等的部位、范围、毗邻结构及其导致的血流动力学异常，为临床诊断及治疗提供更多的资料。

此外，必要时还可多次行TEE检查，对心内膜炎病情进展及内、外科治疗效果进行评估和随诊。

（六）心脏人工瓣异常

人工瓣包括人工机械瓣及人工生物瓣。心脏瓣膜置换术后，可能发生人工瓣的狭窄、卡瓣、瓣周漏、感染性病变、血栓、血管翳等并发症，程度较重时需要外科处理。当患者经胸声窗不理想，或TTE怀疑有人工瓣形态或功能异常时可行TEE检查。

TEE能清晰显示人工瓣，可明确人工瓣功能异常的原因和人工瓣瓣周的病理改变。同时可留取人工瓣血流的多普勒频谱，评估峰值流速、平均压差、流速时间积分及有效瓣口面积等。

于食管中段四腔心、左心室两腔心、左心室长轴切面，显示二尖瓣位人工瓣瓣叶活动状态、瓣叶及瓣周是否存在血栓、血管翳或赘生物，可有效鉴别瓣周漏或中心性反流。

主动脉瓣位人工瓣主要显示切面为食管上段主动脉瓣短轴及长轴切面，但由于超声声束与主动脉瓣角度的关系，加之人工瓣环回声的干扰，TEE对主动脉瓣人工瓣的评估作用不及二尖瓣位人工瓣，尤其在主动脉瓣及二尖瓣双瓣置换时，但其图像仍较经胸超声更清晰。

（七）先天性心脏病

1.房间隔缺损封堵前评估　Ⅱ孔型房间隔缺损行房间隔封堵术前，由于经胸超声图像欠清晰，尤其是剑突下声窗差而不能明确房间隔缺损残端大小，或多发房间隔缺损的患者，可行经食管超声检查，以明确是否存在封堵适应证，并为封堵器大小的选择提供参考。

在食管中段的主动脉瓣短轴、四腔心及双心房切面分别显示主动脉侧、房后壁侧、二尖瓣侧、上下腔静脉侧及冠状静脉窦侧房间隔残端的长度，以及房间隔的总长度（详见七、TEE在介入封堵及其他新技术中的应用）。

2.少见类型房间隔缺损　上腔静脉型、下腔静脉型及冠状静脉窦型房间隔缺损由于较为少见，且位置隐蔽，易导致漏诊，经胸超声检查后如有疑问可结合经食管超声检查确诊。

于双腔静脉切面显示上腔静脉及下腔静脉开口，观察近上腔或下腔静脉开口处是否存在缺损。

食管中下段冠状静脉窦切面，观察冠状静脉窦壁是否完整，是否存在分流，以明确是否存在冠状静脉窦型房缺。

3.卵圆孔未闭　卵圆孔未闭为缺血性脑血管病的重要常见病因之一，TEE彩色多普勒结合声学造影诊断PFO的灵敏度和特异度均可达到100%，可作为诊断PFO的“金标准”。

采用食管中段双心房切面，观察卵圆窝处是否存在回声分离，并用彩色多普勒观察是否有分流。如无明确分流存在，可嘱患者做Valsalva或咳嗽动作。以上方法如仍不能确诊，可行声学造影检查。

4.其他先天性心脏病　见：五、成人术中TEE的主要临床应用范围及推荐级别（二）先天性心脏病。

（八）其他

主动脉夹层、心内占位等。

TTE结合CT、MRI等其他影像学检查,通常可明确诊断主动脉夹层、心内占位等病变。

由于TEE为侵入性检查，上述疾病的患者在检查过程中有可能会出现主动脉夹层破裂大出血、心内占位性病变脱落导致体或肺循环栓塞等，需权衡利弊，以决定是否需要。

附：清醒状态下的TEE检查

TEE检查属于侵入性检查，但相对安全。TEE可在患者清醒或基础麻醉状态下进行，相对而言，清醒状态下患者的血压、心率更接近于生理状态，并可配合检查者做Valsalva、咳嗽等动作，检查结束后亦无须监护。缺点在于清醒状态下检查患者较痛苦，并可由于精神紧张、恶心不适，导致血压升高、心率加快。对于部分难以耐受的患者，可在基础麻醉状态下进行检查。

五、成人术中TEE的主要临床应用范围及推荐级别

TEE在多数的心外科手术中发挥着外科术者额外"眼睛"的作用，为心外科手术的成功保驾护航。术前协助明确诊断及评估疾病的严重程度，补充TTE诊断，协助手术医生及时调整手术方案、引导部分导管就位等。术后脱离体外循环辅助前、循环近生理状态时评估手术效果，及时发现异常情况并再次手术干预。另外TEE在术后即刻可以指导心腔排气，避免残余气体进入冠状动脉或脑部引起损伤。

（一）心脏瓣膜病手术

1.瓣膜成形　心脏瓣膜成形手术具有保留自体瓣叶组织、不需要长期抗凝治疗无抗凝相关并发症的优势获得青睐，成功的瓣膜成形有赖于术前对瓣膜疾患的病因及瓣叶、瓣环、腱索、乳头肌的形态进行准确的定性、定量评估。

（1）二尖瓣成形（mitral valvular plasty，MVP）

①术前评估：二维TEE可明确病因、明确反流起始位置。实时三维TEE可直观显示二尖瓣叶的形态，简化了沟通，定量二尖瓣器的形态学指标，为外科医生制定手术方案、选择合适类型及大小的人工瓣环提供重要依据。

②术后评估：重点评估是否狭窄、残余反流及程度、收缩期前向运动（SAM）等；a.MVP后可通过平均跨瓣压差及PHT法评估有效瓣口面积，平均跨瓣压差小于5mmHg及有效瓣口面积大于1.3cm^{2}是可接受的；b.MVP微量至少量的瓣环内反流可以接受，少量以上反流结合CDFI可明确残余反流成因；c.MVP术后SAM现象发生率为4%～11.0%，术后TEE确认SAM现象后需除外容量及后负荷过低因素，其改善后SAM仍不消失时应果断再次手术干预；d.MVP患者除上述内容外，均应多切面及联合CDFI评估主动脉瓣形态及功能，除外医源性主动脉瓣损伤，CDFI表现主动脉瓣反流增加且来源于瓣叶根部。

MVP的TEE评估是极为重要的，尤其是术后的评估可以明显改善临床预后，建议MVP患者术前术后常规TEE评估。

（2）主动脉瓣成形（aortic valvular plasty，AVP）：主动脉瓣成形主要应用于主动脉瓣关闭不全，成形术主要包括瓣环成形、瓣膜延伸术、瓣膜游离缘缩短术（瓣膜折叠、瓣膜中部楔形切除）、瓣膜破损修补术、增厚瓣膜削切术后、联合部切开术、瓣叶折叠悬吊等。由于具有保留了自体瓣膜结构的完整、左心室功能恢复良好、手术死亡率低、无须抗凝等优点，适用于任何年龄的患者，尤其是儿童面临生长发育、年轻妇女有生育需求而不适于瓣膜置换的患者。

成形后的主动脉瓣需要在舒张期承受主动脉内巨大血柱的压力，术前准确的评估主动脉瓣瓣叶数目、瓣叶形态是TEE明确的优势，可以为手术医生评估主动脉瓣成形的可行性及为手术方案的选择提供直观的影像学信息，心脏复跳后TEE即刻可以评估生理状态下的人工瓣叶对合及关闭状态，可以更直观、准确的评估其成形效果。

（3）三尖瓣成形（tricuspid valvular plasty，TVP）：单纯TVP见于三尖瓣下移畸形、三尖瓣器外伤、感染性心内膜炎等，同期TVP手术常见联合瓣膜损害及部分先天疾病，三尖瓣位于右前方距胸壁近，TTE能清晰、准确评估三尖瓣形态，通常无明确器质病变时不建议常规TEE评估，在合并其他需要TEE评估心内手术可同期进行TVP效果评估，单纯TEE评估TVP常用于三尖瓣下移畸形，由于瓣叶转移还是房化右室折叠技术都会对三尖瓣形态产生较大的影响，建议所有的三尖瓣下移手术的术后进行TEE评估手术效果。

TVP的TEE评估通常是选择性的或者同期进行的。

2.瓣膜置换　瓣膜置换手术是瓣膜疾病中最常见的手术方式；根据置换的瓣膜包括二尖瓣置换、主动脉瓣置换、三尖瓣置换，常见的联合瓣膜置换是二尖瓣联合主动脉瓣置换，肺动脉瓣置换手术非常少见。根据瓣膜置换的类型分为机械瓣置换及生物瓣置换。

（1）术前评估：由于TTE在绝大多数瓣膜疾病中可以明确诊断及评估血流动力学影响，因此拟行人工瓣膜置换的

患者通常不需要常规进行TEE评估。当患者TTE声窗较差时可以通过术前TEE进行瓣叶形态、反流部位、反流程度的准确评估。联合瓣膜病变的时候，TEE术前可以准确评估次要瓣膜病变的程度以决定是否需要同期进行瓣膜干预，当风湿性二尖瓣狭窄患者需要评估左心耳血栓或血流自发显影的血栓形成的高风险状态时，TEE亦可发挥重要的作用。

（2）术后评估：人工瓣膜功能的评估如下。

①瓣叶运动状态：单一切面难以显示所有瓣叶运动状态，人工二尖瓣均应食管中段0°～180°的连续扫查以显示瓣叶运动状态，生物瓣叶启闭运动较为灵活，开放运动的幅度较大，瓣叶可以完全贴近人工瓣架，运动过程中不应出现受到遮挡或形态出现折曲。声束垂直于碟片轴向时会出现对称的双叶机械碟片启闭状态，实时三维TEE可以直观显示。当生物瓣叶运动受到遮挡或形态出现折曲、机械碟片运动行程明显减小甚至固定于开放或关闭位置时提示瓣叶功能异常，以上均需探查并予以清除，必要时更换一个新的人工瓣膜。主动脉瓣位人工瓣由于位于一个周期性高压力梯度变化的环境，通常瓣叶运动状态较少出现急性异常。

②瓣环内血流评估：人工生物瓣瓣口血流类似于自体瓣膜，其瓣口血流速度要略快于自体瓣膜，二尖瓣位人工瓣峰值流速通常小于2.2m/s，且频谱形态类似于轻度狭窄的二尖瓣血流频谱形态，生物瓣叶关闭较为严密，因此关闭时通常没有瓣环内反流或仅有微量中心性反流。当瓣环内反流超过少量时应积极探究瓣膜成因。人工机械瓣通常会存在瓣环内反流，单叶侧倾碟瓣瓣环内反流存在于缝合环内侧的瓣叶与瓣架交接处，部分单叶侧倾碟瓣还会存在一束中心孔处的反流。典型的双叶碟瓣多束反流存在于缝合环内侧的瓣叶与瓣架交接处及瓣环中心两个瓣叶关闭处，短轴水平尤其是主动脉瓣位双叶碟瓣可以观察到沿瓣轴处对称分布的四处微量反流。人工机械瓣瓣环内的反流起源通常是局限性的。当人工生物瓣反流超过少量且呈偏向性、人工机械瓣环内反流沿碟片边缘连续且反流束缩流宽度大于3mm时通常是病理性的反流，术后即刻发现上述情况通常提示瓣叶本身存在问题。

③瓣周反流的评估：瓣周反流可见于任何类型的人工瓣膜。术后即刻细小的瓣周反流常见，发生率为5%～20%，多数小于2mm，可能与缝线的针孔相关，应用鱼精蛋白中和肝素后可以消失。缩流宽度大于2mm的瓣周反流是病理性的，CDFI可以定量瓣周反流宽度及评估反流所占瓣环圆周比例判断反流的严重程度。人工瓣膜瓣周反流需准确定位，心脏停搏无张力状态下探查较为困难，TEE的准确定位能缩短手术时间。

尽管发生率较低，二尖瓣生物瓣置换术后生物瓣瓣架朝向不合适时可以出现左心室流出道梗阻，CDFI可明确定性，当出现流出道血流明显加快合并峰值压差大于30mmHg时应再次手术调整。

总之，TEE在瓣膜置换的术前发挥着极为重要的作用，可以及时补充诊断、发现需要处理的新问题及协助完善手术方案，术后可以即刻评估效果，及时发现需要处理的异常问题，因此所有的心脏瓣膜手术均建议常规进行术中TEE检查。

（二）先天性心脏病

成人先心病以简单分流性心脏病如VSD、ASD、PDA较为多见，成人复杂先天性心脏病随着产前胎儿心脏病筛查的普及，婴幼儿及儿童心血管诊治技术的进步将越来越少。

1.简单分流性先天性心脏病　由于继发隔ASD显示清晰且左右心房间压力阶差较低，术后极少出现残余分流，即使同期TVP亦可通过右心室腔注水评估，因此ASD的外科手术不建议进行TEE评估。

PDA是位于心脏外的异常交通，近年来绝大多数PDA通过介入予以封堵，极少数患者通过侧开胸结扎。由于PDA位于心外且位置较高，TEE探查容易受到气管、肺的影响而成功显示率较低，因此PDA的治疗不建议TEE监测。

部分型心内膜垫缺损（原发隔ASD）由于病变累及瓣膜，大多数患者合并有二尖瓣前叶裂，瓣膜受累程度与心内膜垫发育异常程度相关，术前多合并二尖瓣反流，此类还要同期进行瓣膜成形，建议常规TEE评估瓣膜成形效果。

VSD修补的时候既要避免损伤心脏传导系统又需要避免损伤主动脉瓣，部分合并肺动脉高压患者肌部室间隔多发小缺损只有在膜周部或漏斗部的缺损修补后才能探查到。因此怀疑肌VSD应常规术前TEE筛查。VSD术后应重点评估修补的效果，较大的（>3mm）的残余分流明显增加心脏容量负荷，需要再次手术矫治，TEE不仅能定性、定量残余分流，可准确定位分流部位为再次手术提供指导。VSD修补时手术操作可能导致三尖瓣功能异常，因此VSD术后三尖瓣及主动脉瓣功能评估亦至关重要，与二尖瓣成形损伤主动脉瓣的表现类似，VSD修补损伤主动脉瓣的TEE表现为受影响的主动脉瓣叶根部启闭运动程度减低、受限，CDFI显示反流主要来源于瓣叶根部而不是瓣叶的对合缘。

2.复杂先天性心脏病　复杂先天性心脏病包括TOF、右心室双出口、TGA、肺动脉闭锁等，上述复杂先天性心脏病进行解剖矫治时都需要对心内分流通道修补的效果进行评估，不仅如此，双侧心室流入道尤其流出道都需要进行评估以除外梗阻，另外涉及瓣膜成形时亦需评估效果。具体评估请参加小儿TEE的主要应用这一章节。

（三）冠状动脉粥样硬化性心脏病

冠心病患者冠状动脉旁路移植（coronary artery bypass graft，CABG）时不建议常规术中应用TEE，当合并瓣膜、室壁瘤及血栓、怀疑新发缺血时TEE具有重要的诊断价值，可以行TEE协助诊治。

冠心病的CABG以改善狭窄或闭塞病变远端的血流供应，其手术操作局限于心腔外，不涉及心内并发症的处理时通常不需要常规TEE监测室壁运动及心功能状态，当CABG术后出现难以脱离体外循环、频繁室速、室颤时TEE可以协助评估有无新发缺血。

心肌梗死尤其下后壁心肌梗死患者可合并缺血性二尖瓣反流，当存在中度及以上或者合并腱索、乳头肌断裂时需同期MVP或MVR。当TTE二尖瓣反流介于轻中度之间且瓣叶形态没有器质性损害时，术中TEE对二尖瓣反流的评估有利于指导外科手术医生决定是否对二尖瓣进行干预。部分室壁瘤患者会合并心尖部血栓形成，TEE可以清晰地显示左心室血栓有无、部位及大小为室壁瘤切除或折叠提供重要的依据，室壁瘤切除或折叠导致左心室减容后心室几何形态变化可能影响二尖瓣的功能，尤其是大范围室壁瘤的处理，TEE可以予以准确的评估。

（四）心肌病

心肌病以扩张型心肌病、肥厚型心肌病、限制型心肌病等较为常见。扩张型心肌病及限制型心肌病不常规心脏外科治疗，当其发展到终末期多接受心脏移植术治疗。心脏移植治疗时供体心脏难以短时间适应受体的循环状态，常出现急性右心功能不全甚至三尖瓣器损伤而难以脱离体外循环辅助，TEE可以评估三尖瓣器功能状态、右心室功能尤其是右心室壁的运动状态，协助做出是否需要手术干预及体外膜肺支持的临床决策。

肥厚型心肌病（hypertrophic cardiomyopathy，HCM）左心室流出道基底段梗阻合并流出道峰值压差大于50mmHg是外科手术的适应证。术前TEE评估二尖瓣反流的机制及二尖瓣形态可以协助外科医生明确是否需要对二尖瓣进行干预，单纯SAM引起的二尖瓣反流在LVOT疏通满意后能明显改善，仅小部分二尖瓣器质性病变需同期外科处理。HCM室间隔部分切除术后重点应注意流出道疏通是否满意、是否存在二尖瓣功能异常，另外室间隔是否出现医源性缺损亦是评估的重点。建议梗阻性HCM外科矫治常规进行TEE评估。CDFI显示左心室流出道层流血流信号通常提示疏通满意，多普勒在主动脉根部长轴或左室三腔心切面定量LVOT峰值流速及压差予以证实，当发现LVOT彩色血流汇聚及五彩镶嵌血流信号时，CW胃底心尖五腔心切面可以定量LVOT峰值流速及峰值压差以评估残余梗阻程度，通常峰值压差小于30mmHg是可以接受的。心脏复跳后，TEE彩色血流显像可即刻发现室水平出现的异常过隔血流信号，通过多切面探查可进一步明确室间隔穿孔的具体部位。

在终末期心肌病心脏移植的患者，可以选择性应用TEE以评估右心功能及吻合口狭窄的情况。

（五）心脏肿瘤疾病

绝大多数的心脏肿瘤手术不需要进行TEE监测。当肿瘤瘤体较大造成梗阻且不能完全切除、合并瓣叶损害时TEE可以协助进行监测。

（六）心腔排气

所有心腔开放的心脏手术术后应充分排气，心腔内气体主要积聚于右上肺静脉、主动脉后方左房顶部、左心耳、左心室心尖部、肺动脉等，气体主要分为微小气泡及积聚融合的大气泡，前者表现类似声学造影，后者表现为强回声伴声影。单纯心腔排气无须TEE监测，同期需TEE评估手术效果的心外科手术需监测排气充分。

（七）术中经心表超声

术中经心表超声主要用于主动脉斑块监测及小体重婴儿及血源性传染病标志物阳性患者的替代监测。可以选配专用经心表探头或者选用高配TTE或TEE探头替代，术中应用聚酯材料的无菌袖套防护避免污染术野及探头。由于术中心表超声需要超声医生指导手术医生获取图像，需要较高的沟通技巧、操作烦琐及潜在污染的风险，目前经心表超声仅是无法进行TEE检查的替补方案。

六、小儿术中TEE的主要临床应用范围及推荐级别

过去10年，术中TEE在先心病（congenital heart disease，CHD）的诊断及治疗中起到不可或缺的作用，TEE可以准确评估复杂的心内结构、功能及血流动力学，尤其适用于手术效果的即刻评估，在手术完成后、关闭胸腔前，甚至撤离体外循环前推荐对CHD患儿进行TEE检查。在TEE诊断及临床证据的支持下，手术团队可以共同判断手术效果，决定下一步治疗，从而对改善先天性心脏病手术的预后有重要贡献。随着科技发展、探头体积的微缩，TEE在低于5kg的婴幼儿中应用也日趋增多。

此外，对于手术完成后病情较重且胸腔视野有限的极少数患儿，当术后TTE检查不可行时，TEE还被用于评价心室功能和容量负荷状态、心脏瓣膜功能，协助诊断需再次手术解决的残留解剖畸形问题，协助判定是否可以进行胸骨闭合、脱离心室辅助装置或体外膜肺氧合的适合时机并监测血流动力学。

本节结合2013年食管超声共识及2005年儿科指南，重点介绍小儿术中TEE的临床应用范围及推荐级别（表2，表3）。

表2　推荐术后即刻进行TEE检查的先心病或手术术式

先心病	手术名称	术后检查重点
室间隔缺损	室间隔缺损修补术	有无残存室水平分流；各瓣膜结构及功能；心室功能；评估肺动脉压力
心内膜垫缺损	心内膜垫缺损矫治术	房室瓣成形术后有无狭窄，评估反流程度；有无残存间隔缺损；左心室流出道有无梗阻；心室功能；评估肺动脉压力
Ebstein畸形	Ebstein畸形矫治术＋房化右心室折叠术	三尖瓣瓣叶根部附着点是否回到解剖位置，有无狭窄及反流；房化右心室是否消失或减小，右心室功能情况
先天性二尖瓣病变 伞型二尖瓣或瓣叶裂	二尖瓣成形术	二尖瓣有无狭窄，评估反流程度；评估心室功能及肺动脉压力；瓣上隔膜是否消除
二尖瓣瓣上隔膜	二尖瓣瓣上隔膜切除术	
肺静脉异位引流	矫治术 或 Warden术	异位肺静脉引流回左心房交通口通畅情况；上腔静脉回流情况；房间隔缺损修补情况
法洛四联症	法洛四联症矫治术	有无残存室水平分流；右心室流出道、肺动脉瓣及肺动脉是否残存梗阻（前向压差评估，需结合术中测量右心室及肺动脉压）；评估肺动脉瓣反流程度；其余瓣膜功能及双心室功能
主动脉瓣病变 （狭窄和或关闭不全）	主动脉瓣成形术或ROSS术 或人工瓣膜置换术	主动脉瓣成形术后有无狭窄及反流（必要时可使用胃底切面）；ROSS术后仍需关注评估肺动脉瓣形态及功能；人工瓣膜置换术后，需检查人工瓣膜功能
右心室流出道狭窄 肺动脉瓣狭窄	右心室流出道疏通术 肺动脉瓣成形术	右心室流出道及肺动脉瓣狭窄解除情况；评估肺动脉瓣反流程度；右心功能
大动脉转位	VSD修补术＋动脉调转术或＋双根部调转	房、室、动脉水平分流是否完全消失；冠脉移植术后冠脉开口处血流情况；双心室流出道形态及通畅性；主、肺动脉瓣上吻合处是否存在狭窄；观察左右肺动脉管腔形态及血流通畅性；各瓣膜结构及功能；双心室功能；评估肺动脉压力
矫正型大动脉转位	心房内调转术（Senning或Mustard手术）＋VSD修补术＋动脉调转术	通过心房内障板分隔体、肺静脉，使其分别回流至相应的心房或房室瓣口水平，术后需仔细观察回流途径，若Doppler提示血流呈湍流，流速加快，频谱连续，则提示存在梗阻 VSD修补术及动脉调转术同TGA术后观察
右心室双出口	VSD修补术和（或）解剖三尖瓣成形术	室水平分流是否完全消失，双心室功能；解剖三尖瓣功能
	心室内隧道（通过修补VSD建立左心室与主动脉连接）＋右心室流出道重建 Rastelli术式 REV术式	室水平[和（或）房、动脉水平]分流是否消失；左心室流出道-主动脉内隧道以及右心室流出道-肺动脉外管道的形态及血流通畅性；测量三尖瓣反流流速，以评估右心室压（同时考虑右心室流出道梗阻和肺动脉及其分支的狭窄存在的可能）；各瓣膜结构及功能；双心室功能
	心室内隧道（通过修补VSD建立左心室与肺动脉连接）＋动脉调转术或双根部调转	同TGA 术后检查
冠状动脉疾病 冠状动脉瘘	冠状动脉瘘修补术	病变冠脉与心腔或动脉的异常交通血流是否完全消失；病变冠脉内血流信号情况；各瓣膜结构及功能；双心室功能
冠状动脉起源异常	冠状动脉异常起源矫治术	矫治后冠脉开口处血流通畅性；瓣膜功能及室壁运动是否改善

术后即刻TEE检查，手术结束后未给予中和肝素前进行TEE检查

表3　选择性进行术中TEE检查的先心病或手术术式

先心病	手术名称	检查重点
房间隔缺损	房间隔修补术	ASD修补情况，房室瓣结构、功能，评估肺动脉压力
三房心	三房心矫治术	
单心室类疾病	Glenn或全腔术	吻合口情况不能依靠TEE检查评估
三尖瓣闭锁		观察主心室功能；房室瓣反流情况是否较术前好转
部分右心室双出口等		
大动脉转位　室间隔完整型	肺动脉环缩术 （姑息手术）	测量肺动脉跨环缩处压差；观察室间隔运动；评估心室功能；各瓣膜功能
	（动脉水平的手术操作）	动脉水平的操作不能依靠TEE检查评估手术效果
动脉导管未闭	动脉导管结扎术	但术后可以利用TEE检查评估心内结构及功能：各瓣膜功能；双心室功能
主肺动脉窗	主肺动脉窗矫治术	
弓部异常（缩窄、离断）	弓缩窄或离断矫治术	
肺动脉发育差的先心病	体-肺分流术	

七、TEE在介入封堵及其他新技术中的应用

TEE在简单先心病封堵（ASD、VSD、PDA）、左心耳封堵、二尖瓣球囊扩张、肺动脉瓣球囊扩张、主动脉瓣球囊扩张、经皮肺动脉带瓣支架置入、经导管主动脉瓣置入术（TAVI）及其他经导管心内手术中发挥的重要作用。

TTE、TEE、ICE作为参与介入治疗的监测手段，与X线协同作用，不同的检查方式和优势，相互补充，在部分领域完全取代X线（表4）。

表4　不同超声技术引导下常见介入手术（2009年ASE超声引导介入手术指南）

介入手术	TTE	TEE	ICE
导管穿刺间隔	1+	2+	2+
二尖瓣球囊扩张	2+	3+	2+
ASD、VSD、PFO封堵	1+	2+	2+
HOCM酒精消融	2+	2+	—
经皮二尖瓣修复	1+	3+	1+
经皮置入左心室辅助装置	—	2+	2+
经皮主动脉瓣支架置入	—	1+	1+
经皮房间隔造口术	2+	2+	2+
左心耳封堵术	—	2+	2+
心肌或血管活检	2+	2+	2+

—．无帮助或不提倡；1＋．可能有帮助；2＋．有优势；3＋．强烈推荐

（一）TEE在ASD封堵术中应用

ASD封堵的评价重点：①Ⅱ孔中央型ASD的形态、位置、大小；②分流方向；③残端边缘组织发育情况；④有无房间隔瘤；⑤缺损边缘情况，距右上肺静脉距离、右房侧边缘距SVC、IVC、CS的距离；⑥多孔ASD各孔的间距；⑦有无合并肺静脉异位引流。

目前在国内针对ASD/PFO封堵主要采用TTE和TEE监测引导（表5），ICE由于成本高昂国内几乎不用。

（二）TEE在VSD封堵术中应用

主要用于术前评价复杂类型的VSD,详细描述VSD的左心室面和右心室面、距主动脉瓣距离及主动脉瓣功能。TEE作为TTE的补充，多切面综合评估，要清晰显示缺损的全貌，包括左右侧缺损最大径、缺损走行路径，左右分流口之间的距离,右心室侧分流口的数目,与主动脉瓣、三尖瓣的关系。距主动脉瓣2mm以上者首选对称性封堵伞，不足2mm者选偏心伞。部分干下型VSD选偏心伞。

表5　房间隔封堵术前筛选及封堵监测手段

	TTE	TEE
成人术前（筛选）	首选	适用：声窗不佳者；PFO不确定者；大缺损；可疑多发缺损；房间隔瘤；推荐使用三维TEE显示多发缺损
小儿术前（筛选）	首选	不建议
X线下经皮封堵（引导监测）	首选	除非TTE声窗不佳，否则不采用
单纯超声引导下经皮封堵（引导监测）	首选	作为TTE补充
超声引导下经胸微创（引导监测）	不建议	首选

尤其在超声引导下手术，TEE起着实时全程引导监测的作用。

TEE可引导定位右心室表面穿刺点，并实时监测导丝进入右心室，导丝及鞘管通过缺损，封堵伞的释放。结合推拉试验，观察封堵器的可塑性、稳定性、严密性。术后即刻评价封堵伞形态、室水平有无残余分流，主动脉瓣活动及反流，三尖瓣反流情况；观察心律及心率。VSD残余分流<1mm，速度<2m/s，可以释放。如果残余分流>1.5m/s，流速>3m/s，需要判断原因，如封堵器塑形、过小或多发缺损。若出现新发的主动脉瓣反流，或反流增多，需要更换小一号封堵器或改外科。

（三）TEE在TAVI术中应用

适应证：①老年患者>70岁；②重度主动脉瓣狭窄，无明显反流；③高危或不能耐受外科手术。

TEE被建议应用于TAVI，评估主动脉根部解剖、大小和主动脉窦的数量。TTE测量的主动脉瓣环较TEE低估平均1.36mm。与多排螺旋CT比较，二维TEE的测量结果临床很满意。术前TEE评估可以作为病例筛选的部分或术中监测的初始步骤。

使用长轴切面（一般110°～130°），评估左心室流出道和室间隔上方，排除主动脉瓣下隔膜，后者可能影响到人工瓣膜的放置。

使用短轴切面，评估主动脉瓣开放是中心的还是偏心的，精确描述瓣膜钙化的程度、位置及对合性。防止人工瓣释放对自体瓣挤压不对称导致冠状动脉受压的风险。

在长轴切面要仔细评估冠状动脉开口距主动脉瓣环的距离，并和主动脉窦长度比较，最大程度减少冠状动脉堵塞的风险。尽量使窦的长度小于开口至瓣环的距离，如果窦长度超过冠状动脉开口与主动脉瓣环距离，则患者存在冠状动脉堵塞的风险，主动脉瓣释放使自体瓣被压贴壁，其冠状动脉堵塞的风险较高。右冠开口距离在二维TEE可见，但是左冠状动脉开口距离需要三维TEE或多排螺旋CT。升动脉、主动脉弓、胸降主动脉斑块的检出也很重要，因此经心尖路径TAVI手术更受欢迎。

国内大多中心TEE操作多在咽部局部麻醉患者清醒状态下进行，对于高龄、重度主动脉瓣狭窄、心功能NYHA Ⅲ～Ⅳ级患者具有一定风险，因此推荐仅在患者TTE声窗不满意、测量不清楚并且经高年资医生仔细评估TEE检查风险能够控制的情况下术前行TEE检查评估。

术中监测以TTE为主，个别病例可以TEE补充。

（四）TEE在左心耳封堵术中应用

1.*术前评估及筛选*　TEE术前评估左心耳形态、分叶，左心房及心耳内有无血栓，是否适合封堵，多角度（0°、45°、90°、145°）测量开口径及深度协助选伞。三维TEE可作为二维TEE的补充。

2. *术中TEE引导*　TEE监测引导房间隔穿刺，准确定位鞘管位置和路径，监测封堵伞的释放。

3.*左心耳封堵术残余漏的超声分级标准*　1级，严重的伞周漏，多束血流自由交通；2级，中度漏，射流束>3mm；3级，轻度漏，射流束1～3mm；4级，微量漏，射流束<1mm；5级，未见伞周漏。

（五）TEE在TMVR术中应用

经导管二尖瓣修复术（TMVR），使用Mitral Clip系统进行二尖瓣成形术。

适应证：①功能性或者器质性中重度二尖瓣反流；②患者具有症状或有心脏扩大、房颤或肺动脉高压等并发症；③左心室收缩末内径≤55mm、左心室射血分数（LVEF）>25%，心功能稳定，可以平卧耐受心导管手术；④二尖瓣开放面积>4.0 cm^2（避免术后出现二尖瓣狭窄）；⑤二尖瓣初级腱索不能断裂（次级腱索断裂则不影响）；⑥前后瓣叶A2、P2处无钙化、无严重瓣中裂；⑦二尖瓣反流主要来源于A2、P2之间，而不是其他位置；⑧瓣膜解剖结构合适：对于功能性二尖瓣反流患者，二尖瓣关闭时，瓣尖接合长度>2mm，瓣尖接合处相对于瓣环深度<11mm；对于二尖瓣脱垂者（呈连枷样改变），连枷间隙<10mm，连枷宽度<15mm。

术前精细评估二尖瓣病变，筛选合适的病例、左心房有无血栓；指导房间隔穿刺；实时监测Mitralclip装置的位置和状态，鞘管和装置的传送、抓取二尖瓣前叶和后叶的中央小叶，观察反流情况，如果反流明显减少则可以释放，如果反流减少不明显，可以松开二尖瓣叶重新夹取直至满意为止，或再增加一个夹子。如果还不满意建议改外科。

（六）TEE在经皮肺动脉瓣及主动脉瓣球囊扩张术中应用

重点在准确测量瓣环内径，排除瓣下狭窄。术中辅助监测鞘管路径及球囊位置。

（七）TEE在经皮自膨胀肺动脉带瓣支架置入术中应用

适应证：①肺动脉瓣中、重度反流，合并右心功能不全临床表现或右心明显扩大的患者；②解剖合适,目前瓣膜适合右心室流出道直径为16～22 mm患者。

目前患者年龄最小14岁及成人患者（TOF术后、PS术后）。

术中TEE重点监测肺动脉瓣功能及支架形态对左右肺动脉开口影响，评价血流动力学及右心功能。

TEE对于简单先天性心脏病及结构性心脏病的心导管介入治疗有指导作用，可以减少射线接触时间及造影剂的用量。TEE能够连续动态评价介入治疗的效果，发现潜在的并发症。

八、TEE在围术期监测方面的应用

围术期TEE检查，对于循环不稳定患者的处理至关重要，是进行术中监测不可或缺的手段。所有手术中出现血流动力学异常或气体交换障碍者，都应及时行基础TEE检查，评价内容包括：心室大小和功能、瓣膜的解剖和功能、容量状态、心包腔、手术并发症等方面。围术期TEE监测结果是术中管理的重要依据，操作者必须对心脏的解剖、病理生理及外科手术过程有全面的了解，从而对血流动力学不稳定状态做出及时准确的判断及病因分析，以指导治疗。

前文已对全面TEE检查推荐的系列标准切面进行了详细论述。围术期基础TEE检查，关注于术中监测而不是特定疾病的诊断。参考2013年美国超声心动图学会和美国心血管麻醉医师学会关于围术期基础经食管超声心动图检查的专家共识，本文推荐在食管中段、胃底、食管上段3个基本位置，集中观察11个与术中监测最相关的切面，包括食管中段四腔心切面，食管中段两腔心切面，食管中段左室长轴切面，食管中段升主动脉长轴切面，食管中段升主动脉短轴切面，食管中段主动脉瓣短轴切面，食管中段右室流入-流出道切面，食管中段双腔静脉切面，经胃底乳头肌水平左心室短轴切面，降主动脉短轴切面和降主动脉长轴切面。

（一）围术期TEE在心脏及主动脉外科手术中的应用

心脏外科及主动脉外科手术，是围术期TEE监测最主要的应用领域。手术中出现急性、持续性、威胁生命的循环障碍是TEE检查的强适应证。此外如果存在难以解释的对治疗无反应的血流动力学不稳定状态、持续低血压、低氧血症，以及出现或怀疑心肌缺血、心肌梗死、心功能不全时，亦应及时行TEE检查。具体评价内容如下。

1.*局部和整体左心室功能*　整体左心室收缩功能的评估，是基础围术期TEE检查最重要的内容，特别是对于严重的血流动力学不稳定及心室功能不确定的患者。可使用各种定量分析的方法，但更常用是定性的、视觉判断心脏整体收缩功能，快速辨别出哪些患者可从增强心肌收缩力的治疗中获益。经胃底的二尖瓣水平及乳头肌水平左心室短轴切面，提供了左心室功能的关键诊断信息。

通过判断有无局部室壁运动异常来评价左心室各节段功能。有时心脏手术会增加心肌缺血及梗死的风险，故应对术中新出现的室壁运动异常进行及时准确的分析。但TEE在心室局部功能的判断上有一定局限性：由于食管空间有限，左心室心尖的运动易产生伪像，或由于心脏左右摆动，对室壁收缩期增厚情况的判断易有偏差，另外二维TEE不能同时显示多平面的室壁运动情况。

2.*右心室功能*　右心室功能的评估，也是围术期TEE检查的重要内容。低血压患者，应常规评价右心室功能。常用定性、目测的方法估计右心室收缩功能。

3.低血容量　血容量过低是围术期血流动力学不稳定的常见因素。急剧的血容量减少可引起左心室舒张末面积、肺血管阻力和左心室舒张末期室壁应力的改变。常用的诊断低血容量的TEE参数是经胃底乳头肌水平左心室短轴切面获得的左心室舒张末径和左心室舒张末面积。左心室舒张末期面积测值与基线状态对比，能够间接反映左心室前负荷，并可动态观察治疗的效果，有助于临床医生进行患者的液体管理。

4.瓣膜功能　围术期心脏瓣膜的严重反流或狭窄会影响患者的血流动力学稳定，故基础TEE监测应包括对心脏瓣膜功能的评估。使用彩色多普勒观察心脏各瓣膜有无反流，判断反流的严重程度及可能的机制，重点鉴别轻中度反流与重度反流。通过观察瓣叶运动及多普勒连续频谱测量，判断有无瓣膜狭窄。人工瓣膜功能的评估可参考美国超声心动图学会相关指南中提供的方法。

5.心内异常分流　卵圆孔未闭或房间隔缺损，可因右向左分流而导致临床上无法解释的低氧或栓塞。室间隔缺损有时可引起明显的血流动力学不稳定。故对不明原因的低氧血症或循环不稳定者，应进行TEE检查，寻找心内有无异常的左向右或右向左分流。

6.肺栓塞　手术会增加肺栓塞的风险。因此围术期TEE检查应警惕肺栓塞的可能。通过二维超声直接观察肺动脉栓子来诊断肺栓塞的敏感度较低，除非较大的栓子位于肺动脉中心部位。TEE诊断伴显著血流动力学改变的肺栓塞敏感性较高，阳性表现包括右心室功能显著异常和右心室壁运动异常等。

7.指导术中排气及发现空气栓子　心脏手术，在体外循环转流期间及转流停止以后，心腔内如残留有过多的气体，可导致冠状动脉栓塞，引起严重的循环不稳定。TEE可用于指导术中排气，避免或减少术后气体栓塞并发症。

8.测量计算循环参数　作为漂浮导管检查等有创监测手段的补充，TEE有时可用于测量计算血流动力学参数。容量测算：每搏输出量（SV）和心排血量（CO），肺循环/体循环血流量比（Qp/Qs），反流量和反流分数等。压差测量：峰值压差，平均压差，右心室收缩压，肺动脉收缩压，肺动脉平均压，肺动脉舒张压，左心房压，左心室舒张末压等。具体方法略。

（二）围术期TEE在非心脏手术中的应用

高危患者在进行非心脏手术时，TEE可为麻醉医生和手术医生提供患者心功能及循环状态的密切监测。当患者已知或可疑的心血管疾病可能导致血流动力学异常、肺血管损害或神经系统损害时，应进行围术期TEE监测。当手术过程中出现无法解释的对治疗无反应的持续性严重循环不稳定时，亦应及时行TEE检查，识别和除外心血管原因。

接受肝移植或肺移植手术的患者，由于移植过程中血容量改变、酸碱平衡紊乱造成肺血管压力的急性变化，增加了右心衰竭及低血压的风险，故应使用TEE检查快速了解心功能和容量状态。

神经外科的坐位穿颅术，术中常发生空气栓塞，大多数情况下右心中出现的空气栓子很小，几乎没有临床意义，但一旦有巨大的栓子，或通过未闭卵圆孔右向左分流而发生反常栓塞，则会有灾难性的后果，围术期TEE检查对其早期诊断非常重要。

（三）围术期TEE在重症监护室中的应用

患者在心脏或非心脏手术后的早期，有时会经历一些与手术操作相关或不相关的病理过程。此时，如果术后TTE检查不可行，则TEE检查对于识别和除外循环系统异常具有重要价值。TEE有助于发现术后心肌缺血、心功能不全、低血容量状态、心内异常血流、心包积液或心脏压塞等，以利术后处理。TEE的动态观察还可用于监测血管活性药物及呼吸机设置调整之后血流动力学变化。

总之，围术期TEE监测可以提供多个方面的诊断信息，一些偶然的阳性发现有可能对手术过程和转归起到至关重要的影响。检查者须对血流动力学不稳定做出及时准确地判断及病因分析，从而有效指导治疗，降低围术期死亡率。

九、TEE安全性、常见并发症的共识

（一）TEE的安全性

TEE检查的安全性与经上消化道内镜检查的安全性非常相近。在操作符合规范的情况下，TEE对于患者来说是非常安全的。

一项纳入10 419例清醒患者的研究报告显示，TEE检查的并发症发生率为0.18%，其中1例死亡，另一项回顾性研

究纳入了7200例心脏外科患者中进行了研究，仅14例患者有并发症（0.2%）。北京阜外心血管病医院报道TEE检查1552例，其中包括恶心、呕吐23例，黏膜损伤出血15例，喉痉挛2例，下颌关节脱位1例，心绞痛、心律失常27例，最严重的出现心室纤颤和死亡1例。

（二）TEE常见的并发症

通常，按照正确的操作步骤进行经食管超声心动图检查是一个非常安全的过程，但是这种检查在偶然的情况下可能出现严重的并发症。所以我们必须对TEE可能会出现的并发症及其相关的处理方案进行了解。操作者一定要随时牢记可能发生的并发症，并且准备有必要的抢救措施。

TEE常见的或可能出现的不良反应有：①咽部黏膜出血；②咽部疼痛或术后吞咽障碍；③食管及胃部损伤、出血；④一过性高血压或低血压；⑤心律失常；⑥感染；⑦气管压迫所致的通气障碍；⑧黏膜麻醉药过敏反应；⑨颞下颌关节脱位等。

这里要强调的是：做好各种预防措施、严格掌握TEE的适应证和禁忌证、进行规范操作是防止TEE并发症的最重要的办法。在行TEE前，要对患者各种情况进行综合评价，发现对TEE可能存在影响疾病的病史和症状时，应该对实施TEE检查相对风险进行评估，必须要与这一检查潜在好处进行权衡。对TEE探头做好充分准备，在放入TEE探头之前先检查是否有食管疾病。插入和移动TEE探头时切忌用力过度。对血液传播性疾病的患者建议使用透声性能良好的探头套隔离TEE探头。同时准备好一系列的完备的抢救措施。

参考文献

黄宇光，罗爱伦，等. 术中经食管超声心动图的价值与实践. 北京：人民卫生出版社, 2013: 282-285.

刘亚洲, 王志雄. 主动脉瓣成形术治疗主动脉瓣关闭不全进展. 国际外科学杂志, 2006, 33（2）: 108-112.

王东进, 李庆国、贾朝相, 等. 主动脉瓣成形术治疗先天性主动脉瓣关闭不全12例. 中国胸心血管外科临床杂志, 2006, 13（1）: 66.

王国干, 等.经食管超声检查的并发症和安全性.中华超声影像学杂志, 1998, 7（3）:129-131.

王新房. 超声心动图学第四版. 北京：人民卫生出版社发行部, 2009: 105-114.

张怀军, 宋云虎, 马维国, 等. 自体心包片加高法治疗主动脉瓣脱垂. 中国胸心血管外科临床杂志, 2009，16（4）: 259-261.

Ayres N A, Miller-Hance W, Fyfe D A, et al. Indications and guidelines for performance of transesophageal echocardiography in the patient with pediatric acquired or congenital heart disease: report from the task force of the Pediatric Council of the American Society of Echocardiography. J Am Soc Echocardiogr, 2005, 18（1）: 91-98.

Brassard C L, Viens C, Denault A, et al. Transesophageal echocardiographic imaging of multiple complications following mitral valve replacement. Echo Res Pract, 2015, 2（4）: K37-K41.

Committee G M P. Recommendations on the management of pulmonary hypertension in clinical practice. Heart, 2001, 86 Suppl 1（1）: I1.

Crescenzi G, Landoni G, Zangrillo A, et al. Management and decision-making strategy for systolic anterior motion after mitral valve repair. J Thorac Cardiovasc Surg, 2009, 137（2）: 320-325.

Daniel W G, Erbel R, Kasper W, et al. Safety of transesophageal echocardiography. A multicenter survey of 10, 419 examinations. Circulation, 1991, 83（3）: 817-821.

Erbel R, Wittlich N, Schuster S, et al. Assessment of pulmonary embolism. International Journal of Cardiac Imaging, 1993, 9（2）: 39-49.

Fleisher L A, Fleischmann K E, Auerbach A D, et al. 2014 ACC/AHA guideline on perioperative cardiovascular evaluation and management of patients undergoing noncardiac surgery: a report of the American College of Cardiology/American Heart Association Task Force on practice guidelines. J Am Coll Cardiol, 2014, 64（22）: e77-e137.

Habib G. Embolic risk in subacute bacterial endocarditis: determinants and role of transesophageal echocardiography. Curr Cardiol Rep, 2003, 5（2）: 129-136.

Hahn R T, Abraham T, Adams M S, et al. Guidelines for performing a comprehensive transesophageal echocardiographic examination: recommendations from the American Society of Echocardiography and the Society of Cardiovascular Anesthesiologists. J Am Soc Echocardiogr, 2013, 26（9）: 921-964.

Hwang S H, Oh Y W, Kim M N, et al. Relationship between left atrial appendage emptying and left atrial function using cardiac magnetic resonance in patients with atrial fibrillation: comparison with transesophageal echocardiography. Int J Cardiovasc Imaging, 2016, 32 Suppl 1: 163-171.

Kallmeyer I J, Collard C D, Fox J A, et al. The safety of intraoperative transesophageal echocardiography: a case series of 7200 cardiac surgical patients. Anesth Analg, 2001, 92（5）: 1126-1130.

Komar M, Podolec P, Przewlocki T, et al. Transoesophageal echocardiography can help distinguish between patients with "symptomatic" and "asymptomatic" patent foramen ovale. Kardiol Pol, 2012, 70（12）: 1258-1263.

Loulmet D F, Yaffee D W, Ursomanno P A, et al. Systolic anterior motion of the mitral valve: a 30-year perspective. J Thorac Cardiovasc Surg, 2014, 148（6）: 2787-2793.

Reeves S T, Finley A C, Skubas N J, et al. Basic perioperative transesophageal echocardiography examination: a consensus statement of the American Society of Echocardiography and the Society of Cardiovascular Anesthesiologists. J Am Soc Echocardiogr, 2013, 26（5）: 443-456.

Reeves S T, Finley A C, Skubas N J, et al. Special article: basic perioperative transesophageal echocardiography examination: a consensus statement of the American Society of Echocardiography and the Society of Cardiovascular Anesthesiologists. Anesth Analg, 2013, 117（3）: 543-558.

Robert M. Savage, Solomon Aronson著, 李立环译. 术中经食管超声心动图. 北京: 人民卫生出版社, 2011: 214-247.

Shanewise J S, Cheung A T, Aronson S, et al. ASE/SCA guidelines for performing a comprehensive intraoperative multiplane transesophageal echocardiography examination: recommendations of the American Society of Echocardiography Council for Intraoperative Echocardiography and the Society of Cardiovascular Anesthesiologists Task Force for Certification in Perioperative Transesophageal Echocardiography. J Am Soc Echocardiogr, 1999, 12（10）: 884-900.

Silvestry F E, Cohen M S, Armsby L B, et al. Guidelines for the Echocardiographic Assessment of Atrial Septal Defect and Patent Foramen Ovale: From the American Society of Echocardiography and Society for Cardiac Angiography and Interventions. J Am Soc Echocardiogr, 2015, 28（8）: 910-958.

Silvestry F E, Kerber R E, Brook M M, et al. Echocardiography-guided interventions. J Am Soc Echocardiogr, 2009, 22（3）: 213-231, 316-317.

Sorajja P, Mack M, Vemulapalli S, et al. Initial Experience With Commercial Transcatheter Mitral Valve Repair in the United States. J Am Coll Cardiol, 2016, 67（10）: 1129-1140.

Vasquez A F, Lasala J M. Atrial septal defect closure. Cardiol Clin, 2013, 31（3）: 385-400.

Zamorano J L, Badano L P, Bruce C, et al. EAE/ASE recommendations for the use of echocardiography in new transcatheter interventions for valvular heart disease. Eur Heart J, 2011, 32（17）: 2189-2214.

Zoghbi W A, Chambers J B, Dumesnil J G, et al. Recommendations for evaluation of prosthetic valves with echocardiography and doppler ultrasound: a report From the American Society of Echocardiography's Guidelines and Standards Committee and the Task Force on Prosthetic Valves, developed in conjunction with the American College of Cardiology Cardiovascular Imaging Committee, Cardiac Imaging Committee of the American Heart Association, the European Association of Echocardiography, a registered branch of the European Society of Cardiology, the Japanese Society of Echocardiography and the Canadian Society of Echocardiography, endorsed by the American College of Cardiology Foundation, American Heart Association, European Association of Echocardiography, a registered branch of the European Society of Cardiology, the Japanese Society of Echocardiography, and Canadian Society of Echocardiography. J Am Soc Echocardiogr, 2009, 22（9）: 975-1014, 1082-1084.

第5章

心力衰竭

1. NT-pro BNP能否指导射血分数降低的心力衰竭的治疗：GUIDE-IT研究解读

上海市胸科医院　张　敏

血浆利钠肽（B型利钠肽，BNP）或N末端B型利钠肽原（NT-pro BNP）是最常用的心力衰竭标志物，可用于心力衰竭的诊断、鉴别诊断、危险分层和预后评价。2014年中华医学会心血管病学分会发布的《中国心力衰竭诊断和治疗指南2014》中推荐BNP/NT-pro BNP用于因呼吸困难而疑为心力衰竭患者的诊断和鉴别诊断（Ⅰ类，A级推荐），以及评估慢性心力衰竭的严重程度和预后（Ⅰ类，A级推荐）。2016年欧洲心脏病学会（ESC）急性心力衰竭指南更新中，更是将BNP＞35pg/ml和（或）NT-pro BNP＞125pg/ml作为射血分数中间值心力衰竭和射血分数保留心力衰竭的必要诊断标准之一，并且对疑似心力衰竭患者增加了NT-pro BNP切割值排除法，这些最新的指南更新彰显了BNP/NT-pro BNP在心力衰竭诊断中的重要地位。然而，用BNP/NT-pro BNP来指导射血分数降低慢性心力衰竭（heart failure with reduced ejection fraction，HFrEF）患者的治疗目前仍有争议。利钠肽的动态监测在降低心力衰竭患者住院率和病死率中的意义尚不明确。

2017年，一项使用生物标志物强化心力衰竭治疗方案的循证医学研究（the guiding evidence based therapy using biomarker intensified treatment in heart failure study，GUIDE-IT研究）公布了其研究结果，认为在高风险HFrEF患者中，NT-pro BNP指导下的治疗方案在改善心力衰竭预后方面并不比常规治疗方案更有效。

一、关于NT-pro BNP指导心力衰竭治疗的争议

在早期的临床试验中，利钠肽指导下的心力衰竭治疗效果并不统一。如Troughton等在69例慢性HFrEF患者中进行了最早的探索，研究NT-pro BNP引导下治疗是否优于常规治疗。研究结果显示，与常规治疗组相比，生物标志物指导组患者死亡、住院或心力衰竭失代偿的发作次数显著降低（19次vs 54次，$P=0.02$），6个月时，有27%生物标志物指导组与53%的常规治疗组患者发生了第一次心血管事件（$P=0.034$）。之后，又有3项随机对照临床试验结果显示，生物标志物指导治疗优于常规治疗且不会增加患者的不良事件风险。但是，也有一些其他试验提示结果为中性。

在这些早期研究中，通常会设置较低的BNP/NT-pro BNP目标值（如NT-pro BNP＜1000pg/ml，BNP＜100pg/ml）。因此，在治疗过程中，生物标志物指导组的治疗会进行更多的调整以期达到目标，而常规治疗组却不会。相反，如果这些研究设置了较高的BNP/NT-pro BNP目标值，那两组之间治疗上的差异较小，进而导致BNP/NT-pro BNP下降幅度的差异也较小。

由于目前该领域的研究相对较少且试验设计不同，产生了相互矛盾的数据，因此需要设计一项大型前瞻性随机对照试验，以期减少争议。

二、GUIDE-IT研究

GUIDE-IT研究由45个北美医疗中心共同参与，原计划招募1100名慢性HFrEF高危患者（左心室射血分数<0.40），但由于治疗无明显优势而被终止，最终只入选了864例患者（平均年龄63岁）。表1列出了GUIDE-IT研究详细的纳入和排除标准。

表1　GUIDE-IT研究的纳入和排除标准

纳入标准
年龄≥18岁
12个月前发生过心力衰竭事件，包括以下中的任意一项：①心力衰竭入院；②心力衰竭急诊治疗（或相当事件）；③心力衰竭患者门诊静脉利尿药治疗
随机分组前12个月证实LVEF≤0.40
随机分组前30dBNP>400pg/ml或NT-pro BNP>2000pg/ml
排除标准
30d内发生急性冠状动脉综合征或血供重建
3个月前置入CRT或近期计划置入CRT
严重的瓣膜狭窄
12个月内进行原位心脏移植或安装心室辅助装置
慢性正性肌力药物治疗
复杂的先天性心脏病
需要替代治疗的终末期肾病
预计生存期不超过12个月的非心源性终末期疾病
妊娠或计划妊娠
无法按研究计划进行
已入组或计划入组其他研究项目

纳入研究的患者被随机分配到NT-pro BNP指导组（干预组）或常规治疗组（对照组）。干预组的患者（n=446）根据其NT-pro BNP值（目标值为<1000pg/ml）调整治疗方案，对照组患者（n=448）进行指南指导的药物治疗（guideline-directed medical therapy，GDMT），重点进行神经激素拮抗治疗。对照组不鼓励进行NT-pro BNP测量。研究的主要终点是首次心力衰竭入院或心血管事件时间。次要终点包括所有原因导致的死亡，心力衰竭总住院率，存活天数及非心血管因素导致的住院，主要终点上的个体成分和不良事件。

研究为干预组设置了治疗目标（NT-pro BNP<1000pg/ml），但是12个月时两组的NT-pro BNP水平无明显差异：干预组和对照组各有46%和40%患者的NT-pro BNP降至了1000pg/ml以下（P=0.21）。因此，就治疗后的NT-pro BNP水平而言，两组没有统计学差异。

入选的894名患者平均年龄为63岁，其中32%为女性。研究者对这些患者进行了平均15个月的随访，两组中均有37%的患者达到了主要终点（校正HR=0.98，95%CI 0.79～1.22）；两组在心血管死亡率（12% vs 13%，HR=0.94，95%CI 0.65～1.37，P=0.75）、全因死亡（15% vs 17%，HR=0.86；95%CI 0.62～1.2）、首次心力衰竭住院率（33% vs 32%，HR=1.04；95%CI 0.82～1.31）、总体心力衰竭住院次数（350 vs. 277，HR=1.29；95%CI 0.97～1.72）及存活天数和非血管原因住院（平均差异19.26d；95%CI -21.58～60.1）之间并无差异。

由此，该研究得出结论：在高风险HFrEF患者中，NT-pro BNP指导下的治疗在改善结局方面并不比常规治疗更有效。

三、对于GUIDE-IT研究结果的讨论

1.指南指导的药物治疗（guideline-directed medical therapy，GDMT）　GDMT有利于降低慢性HFrEF患者的发病率和死亡率。更重要的是，按照指南指导使药物达到目标剂量或最大耐受量可以使患者最大获益。干预组和对照组之间GDMT基线无差异，两组中均有93%的患者服用β受体阻滞药，干预组77%的患者和对照组74%的患者服用ACEI/ARB/ARNI，干预组50%的患者和对照组48%的患者使用盐皮质激素拮抗药（所有P值均无显著差异）。在GUIDE-IT

研究中，对照组之所以和干预组一样达到NT-pro BNP<1000pg/ml，这是由于对治疗药物进行了积极调整。由于研究需要，对照组的患者需要在药物调整后2周进行随访，每2周1次，直到达到目标药物剂量或其最大耐受量。就GDMT而言，在GUIDE-IT研究过程中，两组患者的GDMT均有轻度加强，而随机接受生物标志物指导治疗或常规治疗的患者之间没有统计学差异。

令人惊讶的是，干预组在12个月时，只有48%的患者达到了β受体阻滞药目标剂量，只有55%的患者达到了ACEI/ARB/ARNI目标剂量。其原因尚不清楚，可能是由于患者不耐受，或可能是NT-pro BNP浓度<1000pg/ml的患者未尝试进一步的药物调整。假如更多的患者能达到目标药物剂量，那干预组与对照组可能会像之前的研究一样存在差异。

2.*随访与试验设计* 由于研究设计，在GUIDE-IT中，干预组的患者比对照组的患者门诊随访次数略多（中位数，12vs.10，P=0.002），这是否会对研究结果造成影响？此外，对照组的患者每个月都会进行门诊随访，相比普通患者接受了更好地治疗和更密切的随访。更值得注意的是，这项研究是在美国的三级医疗机构进行的，参与研究的大多为心力衰竭治疗领域的专家。这些专家通常有丰富的经验，能够对患者进行更好地治疗。但假如由非心力衰竭治疗专家参与这项研究，结果是否会有不同呢？

3.*治疗过程中NT-pro BNP的变化* 如前所述，干预组和对照组的基础NT-pro BNP无显著差异，在治疗12个月时两组的NT-pro BNP水平也无显著差异：干预组和对照组各有46%和40%患者的NT-pro BNP降至了1000pg/ml以下（P=0.21）。然而值得注意的是，GUIDE-IT研究中，NT-pro BNP的降低超过了大多数的其他研究，尤其是对照组。

GUIDE-IT的研究结果并不能否定NT-pro BNP评估慢性心衰预后的价值。然而，治疗后NT-pro BNP<1000pg/ml的患者是否真的比NT-pro BNP未达标的患者心血管事件发生率更低呢？而且，在治疗后NT-pro BNP<1000pg/ml的患者中，那些目标治疗剂量达成率较高的患者是否比那些目标剂量达成率较低的患者预后更好？也就是说，为了最大程度的降低心血管事件发生率，是达到药物治疗的目标剂量重要还是使NT-pro BNP<1000pg/ml达标更重要？这仍有待进一步研究。

四、未来的研究方向

尽管GUIDE-IT研究并没有发现NT-pro BNP指导慢性HFrEF患者的治疗比常规治疗更有效，但未来仍需进一步探索生物标志物对心力衰竭治疗的指导作用。未来可能需要进行更大范围的临床研究，比如将社区医院等医疗机构的患者纳入研究，而不单单将研究范围局限于高等级的医院。而对于达到NT-pro BNP<1000pg/ml的患者，需要进行一项前瞻性研究，以确定达到指南推荐的目标药物剂量的患者与未达标患者之间是否存在差异。此外，另一个需要关注的问题在于，达到了目标药物剂量的患者和未达到目标药物剂量但NT-pro BNP<1000pg/ml的患者之间是否存在差异，两者孰轻孰重？这些问题有待探索，而GUIDE-IT研究的结果也并未关闭NT-pro BNP指导治疗慢性HFrEF患者的大门。

五、总结

利钠肽是心力衰竭诊疗中许多方面的金标准，包括诊断、鉴别诊断、危险分层和预后评价等。基于许多较小的试验研究，临床上期望使用NT-pro BNP指导来提高HFrEF治疗的准确性。从这些研究中发现，由于治疗方案的差异，为了使治疗有效，干预组通常需要设置并达到较低的NT-pro BNP目标浓度，GUIDE-IT研究就是基于这样的理念设计的。可惜的是，GUIDE-IT研究的结果显示，干预组与治疗组之间并不存在显著差异。尽管如此，GUIDE-IT的研究结果并未提示NT-pro BNP缺乏预测价值，相关的分析仍在进行，但预计NT-pro BNP的变化在两个研究组中均对预后评价有意义。

即便未来分析结果可能显示NT-pro BNP的变化对于预后评价有意义，但GUIDE-IT的研究结果表明，与常规治疗相比，通过NT-pro BNP指导下的强效药物管理并不能使患者从中更多获益。当然，由于试验设计的原因，常规治疗组的患者事实上比通常的患者接受了更好地治疗和更密切的随访，这必然会对研究结果造成影响，因此下一步的研究应重点放在普通患者的身上。而且尽管对照组患者不鼓励进行NT-pro BNP的测定，但部分患者可能在非研究机构或者由非研究医生测定评估了其NT-pro BNP水平，这也有可能导致结果的偏差。

尽管如此，GUIDE-IT研究为进一步探索慢性HFrEF患者的治疗提供了新的思路。

参 考 文 献

中华医学会心血管病学分会. 中国心力衰竭诊断和治疗指南2014. 中华心血管病杂志, 2014, 42（2）: 3-10.

Berger R, Moertl D, Peter S, et al. N-terminal pro-B-type natriuretic peptide-guided, intensive patient management in addition to multidisciplinary care in chronic heart failure a 3-arm, prospective, randomized pilot study. J Am Coll Cardiol, 2010, 55（7）: 645-653.

Eurlings LW, van Pol PE, Kok WE, et al. Management of chronic heart failure guided by individual N-terminal pro-B-type natriuretic peptide targets: results of the PRIMA（Can PRo-brain-natriuretic peptide guided therapy of chronic heart failure IMprove heart fAilure morbidity and mortality?）study. J Am Coll Cardiol, 2010, 56（25）: 2090-2100.

Felker GM, Ahmad T, Anstrom KJ, et al. Rationale and design of the GUIDE-IT study: Guiding Evidence Based Therapy Using Biomarker Intensified Treatment in Heart Failure. JACC Heart Fail, 2014, 2（5）: 457-465.

Felker GM, Anstrom KJ, Adams KF, et al. Effect of Natriuretic Peptide-Guided Therapy on Hospitalization or Cardiovascular Mortality in High-Risk Patients With Heart Failure and Reduced Ejection Fraction: A Randomized Clinical Trial. JAMA, 2017, 318（8）: 713-720.

Ibrahim NE, Januzzi JL. The Future of Biomarker-Guided Therapy for Heart Failure After the Guiding Evidence-Based Therapy Using Biomarker Intensified Treatment in Heart Failure（GUIDE-IT）Study. Curr Heart Fail Rep, 2018.

Januzzi JL, Rehman SU, Mohammed AA, et al. Use of amino-terminal pro-B-type natriuretic peptide to guide outpatient therapy of patients with chronic left ventricular systolic dysfunction. J Am Coll Cardiol, 2011, 58（18）: 1881-1889.

Jourdain P, Jondeau G, Funck F, et al. Plasma brain natriuretic peptide-guided therapy to improve outcome in heart failure: the STARS-BNP Multicenter Study. J Am Coll Cardiol, 2007, 49（16）: 1733-1739.

Lainchbury JG, Troughton RW, Strangman KM, et al. N-terminal pro-B-type natriuretic peptide-guided treatment for chronic heart failure: results from the BATTLESCARRED（NT-proBNP-Assisted Treatment To Lessen Serial Cardiac Readmissions and Death）trial. J Am Coll Cardiol, 2009, 55（1）: 53-60.

Pfisterer M, Buser P, Rickli H, et al. BNP-guided vs symptom-guided heart failure therapy: the Trial of Intensified vs Standard Medical Therapy in Elderly Patients With Congestive Heart Failure（TIME-CHF）randomized trial. JAMA, 2009, 301（4）: 383-392.

Troughton RW, Frampton CM, Yandle TG, et al. Treatment of heart failure guided by plasma aminoterminal brain natriuretic peptide（N-BNP）concentrations. Lancet, 2000, 355（9210）: 1126-1130.

Yancy CW, Jessup M, Bozkurt B, et al. 2017 ACC/AHA/HFSA Focused Update of the 2013 ACCF/AHA Guideline for the Management of Heart Failure: A Report of the American College of Cardiology/American Heart Association Task Force on Clinical Practice Guidelines and the Heart Failure Society of America. J Am Coll Cardiol, 2017, 70（6）: 776-803.

2. 急性失代偿心力衰竭患者心肾综合征的临床处理

上海交通大学附属仁济医院　胡丹凤　沈节艳

心脏和肾是维持循环系统稳定性最重要的两个器官，当一个器官受损时常会累及另一个器官。心脏和肾疾病常同时存在，急性心力衰竭会导致肾功能损害，而肾功能减退伴随着心血管疾病危险的显著增加和病死率升高。

2008年Ronco等提出了心肾综合征（cardiorenal syndrome，CRS）的临床分型概念，受到大家普遍认同。2010年改善全球肾病预后（Kidney Disease: Improving Global Outcomes，KDIGO）和急性透析质量指导组（Acute Di-alysis Quality Initiative group，ADQI）专家共识将CRS定义为心脏和肾其中一个器官的急性或慢性功能障碍可能导致另一个器官的急性或慢性功能损害的临床综合征。

I型CRS为急性失代偿性心力衰竭（acute decompensation heart failure，ADHF）导致的急性肾功能损伤（acute kidney injury，AKI），也被称为ACRS（acute cardiorenal syndrome）；Ⅱ型CRS为慢性心功能不全导致肾功能不全；Ⅲ型CRS为急性肾损伤导致急性心功能损伤或不全；Ⅳ型CRS是指慢性肾病（chronic kidney disease，CKD）导致慢性心功能不全；Ⅴ型CRS是指系统性疾病包括脓毒症、淀粉样变、系统性红斑狼疮、严重糖尿病等同时导致的心肾功能异常。

本文主要阐述I型心肾综合征（ACRS）的临床处理。

一、流行病学

充血性心力衰竭常合并肾功能不全，文献报道，欧美国家ADHF患者中肾功能不全的发生率为25%～40%，在中国的发生率为32%～44%。其中82%的心肾综合征患者在急性心力衰竭的前48h内出现急性肾损伤。AKI是ADHF不良预后的预测因子。国外文献报道，不伴有肾功能损害的ADHF的年死亡率为26%，伴有轻度肾功能不全的年死亡率为41%，伴有中重度肾功能不全的年死亡率为51%。因此，ACRS大大增加了ADHF的病死率。

二、发病机制

CRS的病理生理学机制尚不明确，血流动力学紊乱、神经-体液调节等机制可能发挥重要的作用。

1.*血流动力学改变*　心力衰竭患者心排血量下降，循环血容量不足致肾低灌注损伤可能是CRS的重要发病机制。肾灌注不足时，可使肾小球灌注压下降，导致肾小球滤过率（glomerular filtration rate，GFR）进行性下降。并进一步激活交感神经系统、肾素-血管紧张素-醛固酮系统、氧化应激等一系列反应。血流动力学指标中右心房压力增高、肾静脉淤血、肾静脉压力升高可能是导致进行性肾衰竭的直接原因。

2.*肾素-血管紧张素-醛固酮系统（renin-angiotensin-aldosterone system，RAAS）过度激活*　心力衰竭患者心排血量减少，导致肾血流量下降和肾灌注压不足，刺激近球小体分泌肾素，激活RAAS，减少原尿生成并促进水钠重吸收，以维持重要脏器的血流灌注。当RAAS过度激活，肾入球小动脉收缩及致肾纤维化相关神经激素的大量分泌，引发肾血管重塑、肾缺血缺氧、炎性反应等，造成进行性肾结构及功能损害；同时血管紧张素Ⅱ大量生成，促进氧自由基（reactive oxygen species，ROS）的产生，损伤血管内皮功能。RAAS过度激活，还可以使醛固酮大量分泌，对肾及心脏均产生不利影响。

3.*交感神经系统（sympathetic nervous system，SNS）过度激活*　心力衰竭早期SNS激活，使心肌收缩力加强、心搏出量增加；同时诱发心肌细胞的凋亡、心脏肥大及局灶性心肌坏死，使心功能恶化，还可使心律失常易感性上升；由于β肾上腺受体敏感性的下降，患者血压升高难以控制。同时导致肾素、血管紧张素、醛固酮分泌进一步增加，引起水钠潴留及肾血流量下降。

4.*一氧化氮（NO）与氧自由基（ROS）失衡*　NO可通过舒张血管、改善心肌缺血、促进排钠及抑制管-球反馈实现肾对细胞外液容量和血压等的调节作用，ROS则抑制 NO 的作用。心力衰竭患者体内氧化应激反应增强，ROS产生增多，使NO生物利用度减弱，导致血管内皮功能损伤。NO与ROS失衡，是心力衰竭和肾功能损害病理进程中关键环节之一，在CRS中起重要作用。

5.炎性反应　炎症反应是心血管疾病和肾功能不全发展过程中共同的病理状态和致病机制。心肌细胞受损导致巨噬细胞迁移，单核细胞、嗜中性粒细胞进入心肌引起炎症反应，炎症介质如白介素-1、白介素-6、肿瘤坏死因子激活已被证实与心室重构、心肌细胞凋亡、心功能不全密切相关。对肾功能衰竭患者的研究亦显示体内炎症介质白介素-6、肿瘤坏死因子-α浓度升高。

6.其他　某些药物可加重急性心力衰竭患者的肾损害，如糖尿病药物（二甲双胍等）、化疗药物、某些抗生素、ACEI和ARB类药物等均可能在CRS进程中起作用。

三、早期发现及诊断

2012年KDIGO发布了AKI诊断的新标准，符合下列情况之一即可诊断为AKI：①48 h内血清肌酐升高超过26.5μmol/L（0.3 mg/dl）；②血清肌酐升高超过基础值1.5倍（确认或推测7d内发生）；③尿量＜0 .5 ml/（kg·h）且持续6 h以上（需除外尿路梗阻或其他导致尿量减少的原因）。临床上，急性心力衰竭患者在出现尿量减少及血清肌酐值水平升高时诊断CRS，往往为时过晚，早期发现急性失代偿性心力衰竭时可能出现的AKI，采取及时、有效的防治措施可能延缓或避免CRS的发生，从而改善患者的预后。

以下生物标志物可能帮助我们早期发现和诊断CRS：

1.中性粒细胞明胶酶相关脂质运载蛋白（neutrophil gelatinase-associated lipocalin，NGAL）　NGAL在肾缺血或肾毒性损害时显著上调，高表达于受损肾小管，是一种反映AKI早期、敏感且较特异的生物学标志物。研究表明，对于ADHF患者，当NGAL＞140ng/ml时，肾功能恶化的风险将增加7.4倍，其敏感性为86%，特异性为54%。NGAL水平可以作为预测心力衰竭患者肾功能恶化的参考指标，为临床早期干预提供指导。

2.胱抑素C（cystatin C，Cys-C）　Cys-C是有核细胞分泌的一种肾小球滤过蛋白，与血清肌酐相比，Cys-C更有助于对肾损害的早期诊断。Cys-C的变化可早于血肌酐24～48h发生，而尿Cys-C水平能更早预测AKI患者是否需要进行肾替代治疗。Lassus等研究发现，Cys-C是HF并发AKI在90d 内死亡的独立预测指标。Cys-C可作为早期诊断CRS的一个重要指标，对预测HF并发AKI患者的预后起到重要作用。

3.肾损伤分子-1（kidney injury molecule 1，KIM-1）　KIM-1在正常肾组织几乎不表达，一旦发生急性肾损伤时，肾小管上皮细胞可呈高表达。高表达的KIM-1可在金属蛋白酶的作用下裂解脱落至细胞外并释放入尿液中被检测出来，且尿液中KIM-1水平和组织中KIM-1水平呈正相关。KIM-1能反映急性肾损伤时肾小管的损伤情况，进而反映急性肾损伤的严重程度，是急性肾损伤的标志物之一。

4.肝型脂肪酸结合蛋白（1iver-type fatty acid binding proteins，L-FABP）　L-FABP可表达于肾，主要是近端肾小管，可通过肾小球滤过，经肾小管上皮细胞重吸收。血清中L-FABP水平可用于检测急性心力衰竭患者入院时的急性肾损伤，预测其不良反应。

四、临床治疗

改善心功能、保护肾及正确处理并发症是CRS治疗的三大重点。目前指导CRS治疗的有效循证医学证据甚少，临床仍以经验用药为主，根据患者病情制定合理的个体化治疗方案。

目前有效治疗方案包括以下几种：

1.利尿药　利尿药是治疗ADHF的基础，应用利尿药可减轻患者的液体负荷，迅速地改善心力衰竭症状；襻利尿药主要作用于肾髓襻升支部Na^+-K^+-Cl^-共转运体，可减轻患者的液体负荷，使肾功能恢复，对于CRS患者，襻利尿药常作为首选药之一。正常人单次静脉给予呋塞米40mg即能达到最大有效量，ACRS严重肾功能不全（Scr＞300 μmol/L，Ccr＜20ml/min）患者，静脉呋塞米的单次最大剂量为160～200mg，或口服320～400mg，不宜超过。大剂量使用利尿药可以导致水、电解质紊乱、血容量不足、低血压、利尿药抵抗及加重肾损害，使病死率可明显增高。

当使用呋塞米＞80mg/d，托拉塞米＞40mg/d，布美他尼＞2mg/d时，心力衰竭患者体内水钠潴留的状态未得到改善或不能达到钠、水摄入和排泄平衡时，即为利尿药抵抗。

襻利尿药抵抗的处理原则：①避免过度利尿，襻利尿药的剂量—效应曲线呈S形，超过最大用量不但不能获得更多利尿效应，反而会出现毒性。症状和体征已充分控制的心力衰竭患者应采用最小有效剂量，即临床稳定的最低剂量，甚至不用利尿药。②连续恒量静脉输注襻利尿药：利尿药导致肾功能恶化和病死率增加可能部分由于容量减少诱导的SNS和RAAS激活。连续恒量输注可能有助于减少利尿药不良反应并提高疗效，多个研究认为大剂量（100mg/d）持续静脉泵入呋塞米有助于改善急性CRS症状。③与增加肾血流药物联合应用：襻利尿药持续静脉输注会使血压和有效循环血量下降，使肾灌注进一步减少，加重肾功能损害，并加重心力衰竭。与增加肾血流药物联合应用［如多巴胺小剂量2～10μg/（kg·min）］，可兴奋肾血管多巴胺受体及心肌β_1受体，使血管扩张，肾血流量增多，提高GFR，可明显增加尿量。此外，对于血压正常的心力衰竭患者，静脉给予小剂量硝普钠、硝酸甘油、多巴酚丁胺等药物也可减轻心脏前后负荷，改善心功能，增加肾脏血流量，从而增强利尿药的利尿效果。④纠正低白蛋白血症：适当补充白蛋白，纠正低白蛋白血症，能减少利尿药抵抗的发生。⑤不同靶点的利尿药联合使用：如加用噻嗪类的药物可通过抑制远端小管钠的重吸收来增加钠的排泄，且噻嗪类的药物的半衰期长于襻利尿药，所以在襻利尿药终止作用时，噻嗪类可继续发挥作用防止利尿后钠潴留的发生，能明显改善利尿药抵抗。

2.*血管紧张素转化酶抑制剂（angiotensin conyerting enzyme inhibitor，ACEI）和血管紧张素受体抑制剂（angiotensin receptor inhibitor，ARB）* 大量循证医学证据也证明，应用ACEI及ARB可逆转左心室重构，明显改善心力衰竭患者的预后，各大心力衰竭指南也推荐除非存在禁忌证，所有心力衰竭患者均应使用ACEI/ARB类药物。对CRS患者，ACEI和ARB可扩张出球小动脉，降低肾小球滤过压，减少尿蛋白，减低对肾小球的损伤，在一定程度上延缓肾功能损害的进展。虽在大剂量利尿药联合应用的情况下，由于有效循环血容量减少，可能会导致患者的肾灌注严重降低，造成肾功能的急剧恶化，但Clark H等研究显示，RAAS抑制剂起始可能引起GFR下降，但长期观察显示病死率降低。而且研究提示，由于肾功能恶化而终止ACEI/ARB治疗的慢性心力衰竭患者死亡率增加。因此应用ACEI或ARB时出现一过性肾小球滤过滤下降可能是治疗有效的一个标志，不应终止ACEI或ARB的治疗，应继续使用ACEI或ARB类药物并尽可能长期应用，除非应用ACEI或ARB最初2个月血清肌酐浓度升高超过基础值的30%和出现高钾血症（血清钾为5.6mmol/L）。为减少肾损害的发生，CRS患者应从小剂量起始应用，并避免血容量不足及同时应用非甾体抗炎药。

3.*β受体阻滞药* 目前尚无随机临床研究使用β受体阻滞药治疗AHF的证据。EF降低的AHF，若未长期β受体阻滞药治疗，不宜在早期治疗阶段使用；若平时使用β受体阻滞药者，除明显低血压或有明显灌注不足证据，可根据耐受情况继续使用。严重的容量超负荷和（或）需要正性肌力药物支持的患者，不能使用β受体阻滞药。

4.*正性肌力药物* 正性肌力药物包括多巴胺、多巴酚丁胺、米力农等。此类药物可短期改善血流动力学和肾功能，且对缓解症状有益。但长期使用可使病死率增加，故不可作为常规方案使用。其中，钙离子增敏剂左西孟旦是一种新型的正性肌力药物，可明显改善失代偿心功能患者的心功能分级，提高左心室射血分数，且对肾影响小。Fedele F等报道，在21名ADHF合并AKI，PCWP＞20mmHg、EF＜0.40的患者中随机给予左西孟旦和安慰剂，分别在基线、8h，16h，24h，48h，72h测定相关血流动力学参数（PCWP、心排血量）和肾血流、肾小球滤过率、CysC及BUN等指标。研究发现，左西孟旦对心脏和肾的影响均是有益的，与安慰剂相比，左西孟旦可以增加患者的肾小球滤过率、肾血流、肾动脉直径，随之而来的是BUN，Scr，CysC水平的改善。同时左西孟旦可显著增加尿量，改善血流动力学，从而改善心功能。

5.*重组人脑利钠肽（recombinant human brain natriuretic peptide，rhBNP）* rhBNP作为血管扩张药应用于心力衰竭治疗，能扩张血管、降低右心房压力及肺毛细血管楔压、减轻心脏负荷、选择性扩张冠状动脉、增加冠状动脉的血流量；同时能抑制RAAS及SNS，具有对抗醛固酮和利尿的作用。CHOW等研究表明，奈西立肽和硝酸甘油具有相似的血流动力学影响，两者均对肾功能无影响，可用于ADHF患者的扩血管治疗。另一项连续输注奈西立肽治疗CRS的研究也证实了奈西立肽可减少全因住院或死亡。有多个临床试验证实，rhBNP在快速改善ADHF患者血流动力学的同时不增加再住院率和病死率，安全性好。rhBNP还可通过抑制血管紧张素Ⅱ、内皮素-1、去甲肾上腺素的缩血管效应，改善肾脏血流灌注，扩张入球小动脉，提高肾小球滤过率，同时抑制致密斑的醛固酮和肾素合成，抑制肾集合管和近曲小管对钠重吸收，减少水钠潴留，增加尿量。目前指南推荐主要适用于有呼吸困难的急性失代偿心力衰竭或慢性心力衰竭急性发作患者的治疗。

6.*腺苷受体拮抗药* 腺苷受体拮抗药通过阻断腺苷A-1受体发挥利尿、利钠作用。Dittrich等的研究表明，患者静脉注射rolofylline后8h，不仅尿量明显增多，且GFR较基础值增加32%。Greenberg等也曾报道50例CRS患者接受不同剂量（3mg，15mg，75mg或225mg）tonapofylline治疗，均呈现出明显的排钠及利尿效应。但在Barry M. Massie等的研究中，2033例患者以2∶1的比例被随机分配接受每天静脉输注rolofylline（30 mg）治疗或安慰剂。与安慰剂相比，就主要终点而言，rolofylline并未提供益处，包括持续性肾功能损害、60d时死亡或因心血管或肾原因而再次住院的发生率相似。因此，在一些利尿应答不良的患者中，抑制腺苷A1或许能帮助克服利尿药抵抗，进而保护肾功能，但目前疗效尚不确切。

7.*精氨酸血管加压素拮抗药* 血管加压素受体拮抗药（VRA）是一类新型利尿药，通过阻滞肾血管加压素受体，减少肾对水分的重吸收，在增加心力衰竭衰患者水排泄的同时保持电解质稳定，有助于CRS的治疗。目前有非选择性VRA制剂考尼伐坦（conivaptan）和选择性阻断V_2受体的托伐普坦（tolvaptan）和利希普坦（lixivaptan）。Shirakabe A等报道，和常规治疗组相比，托伐普坦（7.5mg/12h）组需要使用的静脉呋塞米剂量更少（35.4mg vs 80mg），尿量更多（3691ml vs 2270ml），肾功能恶化的比例更少（5.8% vs 19.1%）。且托伐普坦组患者6个月内的病死率显著降低。证实急性心力衰竭早期给予托伐普坦可预防肾衰竭的发生，改善患者预后。托伐普坦可有效清除体内多余的水分，显著提高低钠血症患者的血钠水平，对低钠血症的水肿患者更为有益。对于已经发生肾功能损害的AHF患者，托伐普坦也可以安全有效的缓解患者的心力衰竭症状。

8.*连续性肾替代治疗* 连续性肾替代治疗（continuous renal replacement therapy, CRRT）是采用每天24h或接近24h的一种连续性血液净化疗法以代替受损的肾功能，能缓慢、连续、渐进地清除水分和一些不利的神经体液因子，同时能维持血流动力学稳定，可显著减轻患者的水钠潴留，在较短时间内改善患者的心、肾功能，是改善急性CRS的重要措施之一。但血液超滤是否能否改善CRS患者的肾功能和生存率，目前尚无定论。2012年公布的CARRESS-HF研究结果表明，血液超滤与优化利尿药治疗比较没有优势，其他研究也显示在急性失代偿心力衰竭伴肾功能恶化患者中行血液超滤治疗，其肾衰竭、出血和导管相关并发症更多。另外血液净化技术干预时机也无统一认识，有待进一步研究。目前对于随着ACRS的病情进展，标准药物治疗无效甚至并发利尿药抵抗时，可考虑血液净化治疗。

五、小结与展望

综上所述，急性心肾综合征是一个临床常见、机制复杂、预后不良的临床综合征，新型利尿药为主的抗心力衰竭综合治疗有助于改善预后，但目前仍缺乏大样本的循证医学证据。

参考文献

梁馨苓，蔡璐. 心肾综合征的研究进展. 中华肾病研究电子杂志, 2013, 9（6）: 293-299.

中国医师协会急诊医师分会. 中国急性心力衰竭急诊临床实践指南（2017）. 中华急诊医学杂志, 2017, 26（12）: 1347-1356.

Aditya S, Rattan A. Vaptans: A new option in the management of hyponatremia. International journal of applied & basic medical research, 2012, 2（2）: 77-83.

Amer M, Adomaityte J, Qayyum R. Continuous infusion versus intermittent bolus furosemide in ADHF: An updated meta-analysis of randomized control trials. J Hasp Med, 2012, 7（3）: 270-275.

Bart BA, Goldsmith SR, Lee KL, et al. Ultrafiltration in decompensated heart failure with cardiorenal syndrome. N Engl J Med, 2012, 367（24）: 2296-2304.

Bernardo W M, Moreira F T. Does nesiritide reduce mortality and readmission in decompensated heart failure ?. Rev Assoc Med Bras, 2012, 58（2）: 133-134.

Brown N J. Contribution of aldosterone to cardiovascular and renal inflammation and fibrosis. Nat Rev Nephrol, 2013, 9（8）: 459-469.

Cheng H, Chen YP: Clinical prediction scores for type 1 cardiorenal syndrome derived and validated in Chinese cohorts. Cardiorenal Med, 2015, 5: 12-19.

CHOW SL, O'BARR SA, PENG J, et al. Renal function and neurohormonal changes following intravenous infusions of nitroglycerin versus nesiritide in patients with acute decompensated heart failure. J Card Fail, 2011, 17（3）: 181-187.

Clark H, Krum H, Hopper I. Worsening renal function during rennin-angiotensin-aldosterone system initiation and long-term outcomes in patients with left ventricular systolic dysfunction. Eur J Heart Fail, 2014, 16（1）: 41-48.

Cruz DN, Goh CY, Haase_Fialitz A, et al. Early biomakers of renal injury. Congest Heart Fail, 2010, 16（suppl1）: s25-s31.

Damman K, Valente MA, Voora AA, et al. Renal impairment, worsening renal function, and outcome in patients with heart failure: an updated meta-analysis. Eur Heart J, 2014, 35（7）: 455-469.

Dharnidharka VR, Kwon C, Stevens G. Serum cystatin C is superior to serum creatinine as a marker of kidney function: A meta-analysis. Am

J Kidney Dis, 2002, 40: 221-226.

Dittrich HC, Gupta DK, Hack TC, et al. The effects of KW-3902, an adenosine A1 receptor antagonist, on renal function and renal plasma flow in ambulatory patients with heart failure and renal impairment. J Card Fail, 2007, 13（8）: 609-617.

Elkayam U, Ng TM, Hatamizadeh P, et al. Renal vasodilatory actions of dopamine in patients with heart failure: magnitude of effect and site of actions. Circulation, 2008, 117（2）: 200-205.

Fedele F, Bruno N, Brasolin B, et al. Levosimendan improves renal function in acute decompensated heart failure: possible underlying mechanisms. Eur J Heart Fail, 2014, 16（3）: 281-288.

Greenbery B, Thomas I, Banish D, et al. Effects of multiple oral doses of an A1 adenosine antagonist, BG 9928, in patients with heart failure: results of placebo-controlled, dose-escalation study.J Am Coil Cardiol, 2007, 50（7）: 600-606.

Guazzi M, Gatto P, Giusti G, et al. Pathophysiology of cardiorenal syndrome in decompensated heart failure: role of lung-right heart-kidney interaction. Int J Cardiol, 2013, 169（6）: 379-384.

Hanada S, Takewa Y, Mizuno T, et al. Effect of thetechnique for assisting renal blood circulation onischemic kidnev in acute cardiorenal syndrome. J Artif Organs, 2012, 15（2）: 140-145.

Hansen MK, Gammelager H, Jacobsen CJ, et al. Acute kidney injury and longterm risk of cardiovascular events after cardiac surgery: a population-based cohort study. J Cardiothorac Vasc Anesth, 2015, 29（3）: 617-625.

Isles C. Cardiorenal failure: pathophysiology, recognition and treatment. Clin med, 2002, 2（3）: 195-200.

Jentzer JC, DeWald TA, Hernandez AF. Combination of loop diuretics with thiazide-type diuretics in heart failure. J Am Cull Cardiol, 2010, 56（19）: 1527-1534.

Jungbauer CG, Birner C, Jung B, et al. Kindey injury molecule-1 and N-acety-b-D-glucosaminidase in chronic herat failure: possible biomakers of cardiorenal syndrome. Eur J Heart Fail, 2011, 13: 1104-1110.

Kato K, Sato N, Yamamoto T, et al. Valuable makers for contrast-induced nephropathy in patients undergoing cardiac catheterization. Circ J, 2008, 72: 1499-1505.

Kittleson M, Hurwitz S, Shab MR, et al. Development of circulatory-renal limitations to angiotensin-converting enzyme inhibitors identifies patients with severe heart failure andearly mortality. J Am Coil Cardiol, 2003, 41（11）: 2029-2035.

Larsen TR, Kinni V, Zaks J, et al. Alethal case of influenza and type 5 cardiorenal syndrome. Blood Purif, 2013, 36（2）: 112-115.

Lassus JP, Nieminen MS, PeuhkuIjnen K, et al. FINN-AKVA study group.Markers of renal functionand acute kidnev injury in acute heart failure: definitionsand impact on outcomes of the cardiorenal syndrome. Eur Heart J, 2010, 31（22）: 2791-2798.

Massie BM, O' Connor CM, Metra M, et al. Rolofylline, an adenosine A1-receptor antagonist, in acute heart failure. N Engl J Med, 2010, 363（15）: 1419-1428.

Park HS, Hong YA, Kim HG, et al. Usefulness of continuous renal replacement therapy for correcting hypernatremia in a patient with severe congestive heart failure. Hemodialysis international International Symposium on Home Hemodialysis, 2012, 16（4）: 559-563.

Ronco C, Cicoira M, McCullough PA: Cardiorenal syndrome type 1: pathophysiological crosstalk leading to combined heart and kidney dysfunction in the setting of acutely ecompensated heart failure. Am Coll Cardiol, 2012, 60: 1031-1042.

Ronco C, Haapio M, House AA, et al. Cardiorenal syndrome. J Am Coll Cardiol, 2008, 52（19）: 1527-1539.

RONCO C, MCCULLOUGH P, ANKER SD, et al. Cardiorenal syndromes: report from the consensus conference of the acute dialysis quality initiative. Eur Heart J, 2010, 31（6）: 703-711.

Schlaich MP, Sobotka PA, Krum H, et al. Renal sympathetic nerve ablation for uncontrolled hypertension. N Engl J Med, 2009, 361（9）: 932-934.

Shiarkabe A, Hata N, Kobayashi N, et al. Serum heart-type fatty acid-binding protein level can be used to detect acute kidney injury on admission and predict an adverse outcome in patients with acute heart failure. Circ J, 2015, 79（1）: 119-128.

Shirakabe A, Hata N, Kobayashi N, et al. Prognostic impact of acute kidney injury in patients with acute decompensated heart failure. Circ J, 2013, 77（3）: 687-696.

Shirakabe A, Hata N, Yamamoto M, et al. Early administration of tolvaptan could prevent exacerbation of AKI and improve the prognosis for AHF patients. Circ J, 2014, 78（4）: 911-921.

Smith GL, Lichtman JH, Bracken MB, Shlipak MG, Phillips CO, DiCapua P, Krumholz HM: Renal impairment and outcomes in heart failure: systematic review and meta-analysis. Am Coll Cardiol, 2006, 47: 1987-1996.

Thomson MR, Nappi JM, Dunn SP, et a1. Continuous versus intermittent infusion offurosemide in acute decompensated heart failure. J Card Fail, 2010, 16（3）: 188-193.

Tung YC, Chang CH, Chen YC, et al. Combined biomarker analysis for risk of acute kidney injury in patients with ST-segment elevation myocardial infarction. PLoS One, 2015, 10（4）: 275-282.

Ueda S, Yamagishi S, Okuda S. New pathways to renal damage: role of ADMA in retarding renal disease progression. J Nephrol, 2010, 23（4）:

377-386.

Virzì GM, Torregrossa R, Cruz DN, et al. Cardiorenal syndrome type 1 maybe immunologically mediated: a pilot evaluation of monocyte apoptosis. Cardiorenal Med, 2012, 2（1）: 33-42.

YANCY CW, SINGH A. Potential applications of outpatient nesiritide infusions in patients with advanced heart failure and concomitant renal insufficiency（from the Follow-Up Serial Infusions of Nesiritide [FUSION I] trial）. Am J Cardiol, 2006, 98（2）: 226-229.

Zhou Q, Zhao C, Xie D, Xu D, Bin J, Chen P, Liang M, Zhang X, Hou F: Acute and acute-on-chronic kidney injury of patients with decompensated heart failure: impact on outcomes. BMC Nephrol, 2012, 13: 51.

3. 线粒体能量代谢在心力衰竭治疗的研究现状及应用前景

复旦大学附属中山医院　王　鹏　孙爱军

心力衰竭（heart failure）简称心衰，是多种心脏疾病发展的终末阶段。经典的心力衰竭药物治疗能够有效改善患者循环淤血等心力衰竭症状，但对于心力衰竭患者远期生存率并没有显著的疗效，所以心力衰竭患者平均5年病死率依然在50%居高不下，甚至高于恶性肿瘤患者。同时，心力衰竭患者数量也呈逐步升高趋势——我国目前心力衰竭患者约1100万人，且每年新增心力衰竭患者50余万人，70岁以上人群平均每10人就有一个心力衰竭患者。因此，亟须从新的角度开发心力衰竭治疗，改善患者远期生存率。

作为体内耗能最多的器官之一，心脏每天需要消耗6kg ATP，而线粒体占到心肌细胞体积的1/3。心力衰竭发展过程中，线粒体能量代谢稳态被打破，且线粒体能量代谢改变所致的代谢重塑先于心肌结构重塑，并导致心肌细胞活性氧（reactive oxygen species，ROS）增加、线粒体损伤、能量耗竭等事件。近年来，"能量耗竭学说"成为国际心力衰竭研究领域的热点问题，学界将衰竭的心肌比喻为一台"缺乏燃料的引擎"，彰显了线粒体能量代谢在心力衰竭治疗中的关键作用。另外，研究显示传统心力衰竭治疗已进入瓶颈，主要问题在于传统治疗对于衰竭心肌的能量缺口强调"减少消耗"，忽视了"增加供给"，而以线粒体能量代谢为切入点的心力衰竭新型治疗强调增加心肌能量供给的重要性。本文将总结几种心力衰竭线粒体能量代谢领域重要药物之作用机制、研究现状及应用前景。

一、降低线粒体氧化应激

线粒体能量代谢过程伴随着氧化应激水平的变化，而控制ROS水平对于维持线粒体正常功能具有重要的意义。诸多研究显示，衰竭心肌存在异常升高的ROS。为了改善因氧化应激受损的心肌线粒体能量代谢功能，学界尝试使用抗氧化药物消除过剩的ROS，一些临床研究显示，心力衰竭患者服用抗氧化药物能够获得显著的临床收益，其远期预后也得到了一定的改善。

SS-31（Szeto-Schiller peptide-31，又名MTP-131，elamipretide或bendavia）是一种阻碍ROS生成的新型肽类药物，同时，这种生物肽类药物能够在心肌线粒体内膜中积蓄，并与线粒体膜上的心磷脂结合以保护其免受氧化应激损伤，保持完整的线粒体电子传递链，从而维持正常的能量代谢功能。Daubert等开展的一项Ⅱa期临床试验主要探索了SS-31对于HFrEF患者的疗效，研究显示，高剂量的SS-31够显著改善左心室功能，且该作用具有药物浓度依赖性，同时SS-31具有良好的药物安全性。另外，学界正在进行多项Ⅱ期临床试验进一步证实SS-31在HFpEF与HFrEF心力衰竭的治疗作用（NCT02814097，NCT02914665，NCT02788747）。除了SS-31，AHA2017公布了另一种肽类药物的临床试验——EXSCEL试验观察了2型糖尿病合并心血管疾病患者服用艾塞那肽对临床结局，但发现艾塞那肽对全因死亡和MACE并无显著影响。MitoQ是另一种消除心肌线粒体ROS的潜力药物。动物实验证实，MitoQ能中和线粒体ROS，改善线粒体能量代谢功能，从而减少缺血再灌注、高血压、蒽环霉素化疗及内毒素等多种原因所致的心肌损伤。但学界尚未开展有关MitoQ的心力衰竭临床试验。

线粒体Ca^{2+}浓度不仅与线粒体能量代谢功能息息相关，更能代表线粒体抗氧化能力的水平。衰竭心肌的线粒体Ca^{2+}积蓄受损，因此，通过调控线粒体Ca^{2+}浓度改善其能量代谢功能成为心力衰竭治疗的可行方案。在心力衰竭治疗领域，CGP-37157与雷诺嗪均能影响心肌线粒体Ca^{2+}浓度。CGP-37157被证实能够通过改善线粒体Na^{+}/Ca^{2+}转换，维持正常的线粒体Ca^{2+}浓度。在动物心力衰竭模型，CGP-37157能够减轻失代偿性心肌重塑、降低心律失常发生率及改善左心室射血分数，但学界尚缺乏该药物在心力衰竭临床试验的研究证据。雷诺嗪是一种哌嗪类药物，具有选择性抑制晚钠电流的作用。而晚钠电流升高能够升高线粒体ROS扩散，后者会经CaMKⅡ机制加剧晚钠电流异常升高，最终导致线粒体Ca^{2+}紊乱及功能受损。在过表达CaMKⅡ的小鼠心力衰竭模型中，雷诺嗪能够通过抑制晚钠电流减少心律失常、纠正线粒体能量代谢紊乱，最终改善心肌舒张功能。MERLIN-TIMI 36临床试验亚组分析显示，心力衰竭高风险（BNP升高）的急性冠状动脉综合征患者服用雷诺嗪后远期预后得到显著改善。RALI-DHF研究探索了雷诺嗪在HFpEF患者的疗效，并发现雷诺嗪改善了患者的左心室舒张末压与肺毛细血管楔压，该研究及相关临床试验正在进一步探索雷诺嗪在心力衰竭远期预后方面的作用。

二、维持线粒体离子平衡

线粒体能量代谢过程涉及钠、钙、铁离子等多种离子，这些离子的代谢稳态对于维持心肌正常功能亦具有重要的作用。相关机制研究显示，衰竭心肌存在严重的离子分布异常，且这种异常能够直接影响心肌线粒体能量代谢，而通过药物干预，临床医生能够维持心力衰竭患者的心肌离子稳态，从而改善衰竭心肌的能量代谢。

心肌线粒体Ca^{2+}与胞质Na^{+}存在动态平衡，这对于维持正常线粒体代谢至关重要。作为一种新型降糖药，SGLT2抑制剂恩格列净（empagliflozin）可通过抑制肾小管对增加尿糖排出降低血糖。为了探索恩格列净的心力衰竭治疗作用，EMPA-REG OUTCOME研究入组了7020例具有高心血管风险且罹患糖尿病的患者，并发现恩格列净能够显著减少患者的多种心血管事件，更重要的是，服用恩格列净缩短了患者住院时间并降低了心力衰竭死率，而研究者认为这种心力衰竭治疗作用很可能是恩格列净通过调控线粒体离子平衡及代谢底物利用得以发挥。因此，恩格列净被视为改善心力衰竭患者能量代谢的潜力药物。更重要的是，Baartscheer等发现恩格列净可以通过非SGLT2机制降低心肌细胞钠电流，并促进心肌Ca^{2+}转运至线粒体，维持心肌线粒体的正常能量代谢。AHA2017年发布的EMPA-REG OUTCOME试验亚组分析显示，恩格列净降低2型糖尿病和外周动脉疾病患者的心力衰竭病死率和入院率，同期公布的CANVAS研究显示，卡格列净也具有类似于恩格列净的心力衰竭治疗作用，具体表现为显著降低有心血管高风险的2型糖尿病患者，心血管疾病死亡事件、心肌梗死及卒中的发生率。同时，研究者正在进行多项临床试验探索恩格列净及其他SGLT2抑制剂对于心力衰竭患者能量代谢与预后的影响，以期开发新的心力衰竭治疗方案（NCT03057951，NCT03057977，NCT02993614，NCT02653482）。

铁离子是维持线粒体正常活性的关键离子，而线粒体也是细胞铁代谢的关键细胞器，负责完成铁硫簇合物合成及亚铁血红素生成等多种铁代谢活动。尽管如此，过度铁蓄积会带来严重的线粒体损伤，影响细胞能量代谢。动物心力衰竭模型显示，衰竭心肌存在严重的线粒体铁蓄积，这种铁代谢异常降低了心肌线粒体能量代谢效率，恶化了心力衰竭症状。同时，在衰竭心肌线粒体铁离子蓄积的同时，胞质及外周循环的铁离子由于过度转运至线粒体，造成机体除铁代谢异常之外的铁分布异常。临床研究发现，缺铁性贫血或诱发心力衰竭，且心力衰竭患者很易罹患缺铁性贫血，约50%的心力衰竭患者会存在缺铁性贫血。这从侧面证实了心力衰竭发生发展存在铁代谢及分布异常。进一步研究显示，铁代谢紊乱会加剧心力衰竭患者的失代偿性心肌重塑。有临床病例报道显示，使用去铁酮（deferiprone）或去铁胺（deferoxamine）药物祛铁治疗可以纠正铁超载相关心力衰竭患者的心肌铁代谢紊乱，缓解心力衰竭症状，改善心功能。Porter等在罹患珠蛋白生成障碍性贫血的心力衰竭患者中探索了去铁酮治疗的可行性，发现服用去铁酮6个月后，心力衰竭患者的左心室射血分数由0.528增加至0.557，至12个月达到0.569。除了去除线粒体内过剩的铁离子，研究者还尝试了补充胞质及外周循环铁储备的心力衰竭疗效。尽管2016年发布的EFFECT-HF研究与IRONOUT-HF发现注射或口服铁剂能够改善患者生活质量，减少心血管疾病相关再入院率，但2017年发布的IRONOUT-HF结果显示口服铁剂并不能改善HFrEF患者16周的运动耐量，其数据并不支持将口服铁剂纳入心力衰竭常规治疗。因此，相比于补铁，去除心肌线粒体过剩铁或是改善心力衰竭患者能量代谢的可行方案，但未来需更多的临床试验确定心力衰竭个性化祛铁治疗的适应证，以及对于心力衰竭患者能量代谢的作用情况。

三、提高线粒体代谢效率

线粒体主要通过ATP向心肌提供能量，当衰竭心肌缺乏ATP时，心肌会将代谢模式由脂代谢转为糖代谢，从而更快地获取ATP，这一过程被称为代谢底物转变。围绕这一过程，研究者进行了大量实验探索其涉及的机制和潜在的心力衰竭治疗靶点。细胞及动物实验显示，衰竭心肌的脂糖代谢转换及相关代谢因素为改善心肌能量代谢提供了诸多诊疗靶点及备选药物，部分药物已经进入临床转化阶段。例如，AHA 2017发布的BiomarCaRE研究确认了12个血清代谢产物与冠心病具有相关性，其中4个磷脂酰胆碱代谢物相关性最强，可以预测冠心病的风险。

曲美他嗪是一种已应用于临床心力衰竭治疗的药物，该治疗旨在改善心力衰竭患者能量代谢。药理学研究显示，曲美他嗪能够加快心肌线粒体能量代谢模式由脂代谢转为糖代谢，从而生成更多的ATP供给心肌细胞活动。曲美他嗪的临床推荐用法及用量为"速释型20mg，每日3次"或"缓释型35mg，每日2次"。尽管缺乏大型的临床试验数据，众多的小型临床研究已经揭示了曲美他嗪改善心力衰竭患者能量代谢的重要疗效。Fragasso等开展的临床多中心研究结果显示，对于EF<0.45的心力衰竭患者，服用曲美他嗪与患者死亡风险降低、CVD死亡事件减少等治疗收益存在显著相关性。Li等在冠心病及心力衰竭患者群体发现，在传统心力衰竭治疗的基础上联合应用曲美他嗪和美托洛尔可以改善患者的BNP与LVEF，其长期预后收益尚需进一步随访研究。除此之外，其他研究也发现曲美他嗪或能降低心力衰竭患者的全因死亡率，这提示以改善能量代谢为目标的曲美他嗪治疗具有良好的心力衰竭疗效，或能改善患者远期生存率。我院Zhang等进行的meta分析显示，服用曲美他嗪能够改善心力衰竭患者预后，其作用很可能与提高心肌能量代谢效率相关。后续进行的meta分析显示，是否给予心力衰竭患者曲美他嗪治疗或应考虑心力衰竭患者的运动耐量情况，尽管各研究存在一定的分歧，但这提示以曲美他嗪为代表的心力衰竭能量代谢治疗应注意患者个体化差异，从而纳入心力衰竭个性化治疗方案。

除了新型药物，传统药物也被揭示具有一定的心力衰竭能量代谢改善作用。哌克昔林最早应用于抗心绞痛治疗，近年的药理学研究显示，该药具有能量代谢调控作用，提示哌克昔林或可用于心力衰竭能量代谢治疗。同时，医疗技术进步解决了该药的不良反应问题——通过个性化用药及剂量滴定（150～600 mg/ml），哌克昔林可以更安全的用于心血管疾病治疗。动物研究显示，哌克昔林可以显著降低衰竭心肌的脂肪酸氧化，并同时提高心排血量，进一步研究证实，哌克昔林主要通过抑制CPT-1调控心肌线粒体能量代谢，后者是调控长链脂肪酸进入线粒体完成β氧化的关键酶之一。Lee等开展的临床研究发现，哌克昔林显著改善心力衰竭患者包括VO_2在内的多项代谢指标。后续临床试验数据显示，服用哌克昔林可以缓解心力衰竭症状，改善心脏能量代谢。最新研究显示，尽管哌克昔林治疗不能改善心力衰竭患者的LVEF与BNP，但显著升高了PCr/ATP比值——该指标比传统指标更能反映心力衰竭患者的能量代谢状态，且具有早期诊疗价值。

需要指出的是，多数传统药物都不具备提高衰竭心肌能量代谢的作用，如β受体阻滞药与ACEI类药物往往是通过降低心脏能量需求以达到新的平衡，未来开发的心力衰竭治疗药物应注重开发其增加能量供给的作用，通过提高衰竭心肌自身代谢，提高能量生成及利用效率，从能量代谢的源头恢复平衡，治疗心力衰竭。事实上，部分基础研究已经开发出增加线粒体ATP生成的药物，例如，辅酶Q10被证实能维持线粒体电子传递链活性增加ATP合成，且双盲、空白对照试验Q-SYMBIO的2年随访数据显示辅酶Q10治疗与心力衰竭患者病死率下降存在显著相关性。近期研究发现，艾地苯醌在辅酶Q10基础上进一步提升了增加线粒体ATP合成的能力，且突破了"辅酶Q10局限于膜结构"的瓶颈，能够在多个细胞间隙通过多个途径传递电子，从而发挥靶向保护心肌线粒体、增加能量供给的作用，有关艾地苯醌心力衰竭疗效的临床试验正在进行中。

四、结语

恢复心肌正常能量代谢是未来心力衰竭治疗的重点与难点，而线粒体能量代谢是解决该问题的突破口。新近心力衰竭线粒体能量代谢相关研究不仅深入论证了已有研究，并探索了新靶点与新药物，未来开发经典药物的潜在能量代谢调控作用能更好地指导心力衰竭临床用药，同时，探索新机制与开发新药物能够为改善心力衰竭患者的线粒体能量代谢带来新的希望。

参 考 文 献

Brown DA, Perry JB, Allen ME, et al. Expert consensus document: Mitochondrial function as a therapeutic target in heart failure. Nat Rev Cardiol, 2017, 14（4）: 238-250.

Daubert MA, Yow E, Dunn G, et al. Novel mitochondria-targeting peptide in heart failure treatment: A randomized, placebo-controlled trial of elamipretide. Circ Heart Fail, 2017, 10（12）.

Lewis GD, Malhotra R, Hernandez AF, et al. Effect of oral iron repletion on exercise capacity in patients with heart failure with reduced ejection fraction and iron deficiency: The IRONOUT HF Randomized Clinical Trial. JAMA, 2017, 16, 317（19）: 1958-1966.

Li, P, Li, YM. Efficacy of trimetazidine combining with metoprolol on plasma BNP in coronary heart disease patients with heart failure. J.

Hainan Med. Univ., 2016, 22, 25-27.

Mahaffey KW, Neal B, Perkovic V, et al. Canagliflozin for primary and secondary prevention of cardiovascular events: Results from the CANVAS Program (canagliflozin cardiovascular assessment study) . Circulation, 2018, 3, 137 (4) : 323-334.

Mudd JO, Kass DA. Tackling heart failure in the twenty-first century. Nature, 2008, 451 (7181) : 919-928.

Neubauer S. The failing heart-an engine out of fuel. N Engl J Med, 2007, 356 (11) : 1140-1151.

Patel RB, Tannenbaum S, Viana-Tejedor A, et al. 2017. Serum potassium levels, cardiac arrhythmias, and mortality following non-ST-elevation myocardial infarction or unstable angina: insights from MERLIN-TIMI 36. Eur Heart J Acute Cardiovasc Care, 2017, 6 (1) : 18-25.

Verma S, Mazer CD, Al-Omran M, et al. Cardiovascular outcomes and safety of empagliflozin in patients with type 2 diabetes mellitus and peripheral artery disease: A subanalysis of EMPA-REG OUTCOME. Circulation, 2018, 23, 137 (4) : 405-407.

Zhang L, Lu Y, Jiang H, et al. Additional use of trimetazidine in patients with chronic heart failure: a meta analysis. J Am Coll Cardiol, 2012, 6, 59 (10) : 913-922.

4. ARNI在心力衰竭中的应用

上海市东方医院　潘晔生

血管紧张素受体-脑啡肽酶抑制剂（angiotensin receptor-neprilysin inhibitors,ARN1）的是近年来心力衰竭治疗上最重要的发现，本文就ARNI的研发背景、作用机制及临床研究结果等方面做一全面阐述。

心力衰竭的神经内分泌发病机制是一个里程碑式的发现，针对交感神经（SNS）激活的β受体阻滞药和针对肾素-血管紧张素-醛固酮系统（RAAS）的血管紧张素转化酶抑制剂（ACEI）、血管紧张素受体拮抗剂（ARB）、醛固酮拮抗剂能够显著改善心力衰竭患者的预后，已成为心力衰竭治疗的基石。但即使给予了“最适治疗”，心力衰竭的死亡率、致残率仍很高，还需要继续研发新的治疗靶点。

1. ARNI的研究背景　近年来的研究发现，除了交感神经系统和RAAS系统激活之外，利钠肽系统的失衡（NPs）也是心力衰竭的重要发病机制。利钠肽系统包括心房利钠肽（ANP）、B型利钠肽（BNP）、C型利钠肽（CNP）、树眼镜蛇属利钠肽（dendroaspis NP, DNP）及利尿素（urodilatin），其中ANP和BNP是最重要的利钠肽，它们作用于NPR-A受体，激活cGMP/PKG信号通路，产生利尿、扩血管、抑制RAAS和SNS、抗凋亡、抗细胞增殖及血管再生等一系列有益的心脏保护作用。利钠肽的代谢主要通过NPR-C受体和脑啡肽酶（NEP）途径，研究发现，NPR-C受体更多地承担了ANP和CNP的代谢，而BNP则多数由NEP途径代谢。NPR-C受体和NEP降解途径的相互关系还存在争议，一般认为机体在正常情况下，NPR-C受体代谢作用大于或等于NEP途径，但在病理情况下（心力衰竭），NEP代谢则会转变为主要途径。

心力衰竭进展时，利钠肽系统分泌激活，但这一反应并不足以对抗因RAAS和SNS激活的所产生血管收缩及水钠潴留效应。进一步的研究发现，虽然严重心力衰竭时用免疫法检测可检出血BNP水平明显升高，但用逆向高效液相色谱法或质谱仪却只能检测到很低浓度的BNP32，提示严重心力衰竭患者具生物活性的BNP分泌明显不足。此外，严重心力衰竭患者和动物心力衰竭模型均显示对内源性或外源性NPs的反应性差，利尿、利钠作用减弱，提示存在利钠肽抵抗。利钠肽抵抗的可能机制包括：①NEP清除加速；②NPR-A受体下降或受体后拮抗。因此，在心力衰竭的病程进展中可能存在与2型糖尿病胰岛素分泌类似的情况——利钠肽分泌相对不足和受体后拮抗，因此利钠肽系统的再平衡可能是心力衰竭治疗的另一重要靶点。

2. 利钠肽心衰治疗的临床探索　外源性利钠肽如重组脑钠肽rhBNP（nesiritide、新活素）和rhANP（carpertitde）已应用于临床，分别被FDA和日本批准用于急性心力衰竭的治疗。但这两者都只能改善患者的血流动力学状况和症状，对生存率改善并无益处，由于给药途径的问题，也不适合慢性心力衰竭患者的长期治疗。

通过抑制NEP以减少利钠肽降解是可行的治疗方向，但是由于NEP的作用底物很多，除了利钠肽之外，还包括血管紧张素Ⅰ、血管紧张素Ⅱ、缓激肽、P物质、肾上腺髓质素、内皮素-1等多种活性物质，因此单纯抑制NEP可导致其他有害因子的增加从而抵消了利钠肽的正性作用。第一个纯NEP抑制剂candoxatril的临床研究也的确未证实它能对高血压和心力衰竭患者产生临床获益。

为了对抗单纯NEP抑制所导致的血管紧张素增多，ACE/NEP双重抑制是一个可尝试的解决方案。奥马曲拉（omapatrilat）是一个ACE/NEP双重抑制剂，动物实验结果显示它能够显著改善心功能、降血压、抑制心室重构和心脏纤维化。但OVERTRUE研究却发现奥马曲拉与依那普利相比，会明显增加心力衰竭患者血管性水肿及低血压的发生率而被FDA拒批，这是由于ACE和NEP都是缓激肽降解的重要途径，ACE/NEP双重抑制必然导致缓激肽水平的明显上升，从而增加血管性水肿发生率。

血管紧张素受体拮抗剂（ARB）作用于AT1受体，并不会导致缓激肽升高，因此联合ARB和NEP抑制剂用于治疗心力衰竭是一个合理的选择。LCZ696是目前第一个也是唯一一个应用于临床的血管紧张素受体-脑啡肽酶抑制剂（ARNI），它是NEP抑制剂沙库巴曲（Sacubitril）和ARB缬沙坦的合剂。沙库巴曲是一种前体药物，在体内脱乙酯后成为有活性的NEP抑制剂LBQ657。沙库巴曲大部分由肾代谢，对于CKD患者存在蓄积风险。和ACEI相比，ARNI具有额外的升高BNP浓度、扩血管、利尿、利钠作用，并且能够降低蛋白尿、改善局灶/节段性肾小球硬化、改善微循环。目前还很难确认ARNI的额外获益是直接作用于心脏的结果，还是其扩血管、肾脏保护作用带来的间接心血管获益。

3. 关于HFrEF的研究和指南推荐

（1）PARADIGM-H研究：血管紧张素受体-脑啡肽酶抑制剂（ARNI）被认为是近15年来心力衰竭治疗领域的重大突破，这主要是基于PARADIGM-HF研究的结果。PARADIGM-HF是一个随机双盲对照研究，入选了8442例左心室收缩功能减退的慢性心力衰竭患者（LVEF为35～40%，NYHAⅡ～Ⅳ级），试验组起始剂量沙库巴曲/缬沙坦100mg BID（靶剂量200mg，每日2次），对照组为依那普利，靶剂量10mg，每日2次。到2014年3月，由于沙库巴曲/缬沙坦组的终点事件明显低于依那普利组，试验被数据监测委员会（DMC）提前终止。在心血管死亡/首次心力衰竭住院联合终点及全因死亡率上，沙库巴曲/缬沙坦组明显优于依那普利组。

在安全性方面，虽然沙库巴曲/缬沙坦组的低血压发生率高于依那普利组（14.0% vs 9.2%，$P<0.001$），但低血压停药率在两组中并没有显著差异（0.9% vs 0.7%，$P=0.38$）。沙库巴曲/缬沙坦组的肾功能不全及高血钾的发生率要低于依那普利组，而血管性水肿发生率在两组中都很低（<0.5%）。由于脑啡肽酶只是β淀粉样蛋白（阿尔兹海默症的可能病因）20种代谢酶中的一个，尽管有学者担心长期使用沙库巴曲可能导致患者的认知功能障碍，但在PARADIGM-HF研究中并未观察到沙库巴曲/缬沙坦组有此趋势。

有专家指出PARADIGM-HF研究沙库巴曲/缬沙坦组明显占优是否与对照组依那普利的靶剂量偏低（20mg而非40mg）有关，但是CONSENSUS研究虽然依那普利目标靶剂量是40mg，但实际平均剂量仅为18.6mg，还低于PARADIGM-HF研究对照组的实际平均剂量（18.9mg）。

（2）指南推荐：基于PARADIGM-HF研究的阳性结果，2015年美国FDA和欧盟委员会（EC）都批准了沙库巴曲/缬沙坦钠片用于射血分数降低的慢性心力衰竭（HFrEF）的治疗，2017年7月，沙库巴曲缬沙坦钠片也正式获得中国CFDA批准，用于HFrEF成年人患者。2016年ACC/AHA/HFSA指南将ARNI列为与ACEI/ARB、β受体阻滞药、醛固酮拮抗剂同等的慢性HFrEF首选药物（I类推荐 B-R证据）。并且对于有症状的NYHAⅡ～Ⅲ级慢性HFrEF患者，指南推荐使用ARNI替代ACEI或ARB以期进一步降低死亡率和致残率（I类推荐 B-R证据）。而2016年ESC指南也推荐ARNI替代ACEI应用于经“最适治疗”后仍有心力衰竭症状的HFrEF患者（I类推荐 B级证据）。

目前沙库巴/曲缬沙坦（商品名 Entresto）的处方适应证是降低NYHAⅡ～Ⅳ级的慢性HFrEF患者心血管死亡和心力衰竭住院风险。国外剂型有50mg（沙库巴曲24mg/缬沙坦26mg），100mg（沙库巴曲49mg/缬沙坦51mg）和200mg（沙库巴曲97mg/缬沙坦103mg）。推荐起始治疗剂量为100mg 每日2次，如果患者既往没有或只服用低剂量ACEI/ARB，则推荐起始剂量为50mg，每日2次。如能耐受，每2～4周倍增剂量直到靶剂量200mg BID。如果是替代ACEI治疗，则建议在ACEI停用36h后开始服用Entresto。禁忌证：①对沙库巴曲和缬沙坦任一成分有过敏史；②既往ACEI/ARB治疗后有血管性水肿病史；③联用ACEI。不良反应：低血压、高血钾、咳嗽、头晕、肾功能损害。

（3）其他正在进行中的ARNI临床研究：虽然FDA批准了沙库巴曲/缬沙坦钠片用于NYHAⅡ～Ⅳ级慢性HFrEF患者的治疗，但实际上PARADIGM-HF研究的入组患者中NYHAⅣ级的仅占0.8%，因此有必要开展进一步研究证实ARNI在严重心力衰竭中的治疗价值。LIFE研究是一个随机双盲的对照研究，拟入选400例LVEF<35%的NYHAⅣ级患者，研究组和对照组分别给予沙库巴曲/缬沙坦和缬沙坦治疗，逐渐加量到最大可耐受剂量。主要研究终点是患者治疗后4周、8周、12周、24周血NT-proBNP值与基线NT-proBNP值的差异。

PIONEER-HF研究是一个多中心对照临床研究，入选对象是初次诊断的HFrEF住院患者，待病情稳定后分别给予沙库巴曲/缬沙坦和依那普利，主要研究终点是治疗后4周和8周的NT-proBNP变化值。研究目的是评估ARNI是否可以作为初诊心力衰竭患者的首选治疗方案。

中国的沙库巴曲/阿利沙坦钠片（S086）绕开了专利保护，成功申请为抗心力衰竭1类新药，已完成Ⅲ期临床。

4. 左心室收缩功能保留心力衰竭（HFpEF）的临床研究　PARAMOUNT研究入选的是EF≥45%的HFpEF患者，既往有心力衰竭临床表现且伴有NT-proBNP升高。研究入组了301例患者，双盲随机分组为沙库巴曲/缬沙坦组（149例）和缬沙坦组（152例）。主要研究终点是治疗后12周与基线比较的NT-proBNP变化值。研究结果显示，治疗12周后，两组的NT-proBNP值均较基线下降，继续治疗至36周时，虽然沙库巴曲/缬沙坦组的NT-proBNP值有进一步下降，但未达到统计学差异（$P=0.20$）。此外，36周时沙库巴曲/缬沙坦组的左房容积及直径较对照组有显著下降，心功能NYHA分级也有所改善，但EF值、心室容积及其他舒张功能指标两组并没有显著差异。

PARAGON-HF研究也是一个针对HFpEF的研究，入选了4800例患者，计划随访57个月，主要研究终点是心血管死亡和心力衰竭住院。试验分组同样是沙库巴曲/缬沙坦组和缬沙坦组，其研究结果值得期待。

5. *心肌梗死后临床研究* 既然ACEI/ARB都已被证实能够抑制心肌梗死后心室重构并降低死亡率，NPs也具有心肌梗死后心脏保护功效，那么血管紧张素受体和脑啡肽酶双重抑制理应能改善心肌梗死后的临床结果。PARADISE-MI是一个进行中的研究，入选的是急性心肌梗死合并LVEF≤40%和（或）伴有需要静脉用药肺淤血的患者。随机双盲1∶1分组为沙库巴曲/缬沙坦组和雷米普利组，主要研究终点是心血管死亡、心力衰竭住院及门诊心力衰竭治疗的联合终点。

结论： ARNI又开辟了心力衰竭的一个新的治疗方向，即使已经给予了“最适治疗”（ACEI/ARB、β受体阻滞药、醛固酮拮抗剂、伊伐布雷定），将慢性HFrEF心力衰竭患者的ACEI/ARB替换为ARNI仍能进一步降低心血管死亡率和其他终点事件。由于习惯和认识问题，目前国内外ARNI的使用率仍很低，随着进一步的临床研究和总结，ARNI有望获得更多的适应证，挽救更多的心力衰竭患者。

参考文献

Ambrosy AP, Mentz RJ, Fiuzat M, et al. The role of angiotensin receptor-neprilysin inhibitors in cardiovascular disease-existing evidence, knowledge gaps, and future directions, 2018.

Chen HH Heart failure: a state of brain natriuretic peptide deficiency or resistance or both! JACC, 2007, 49（10）: 1089-1091.

Fu S, Ping P, Wang F et al. Synthesis, secretion, function, metabolism and application of natriuretic peptides in heart failure. Journal of biological engineering, 2018, 12: 2.

JJ Mcmurray, M Packer, AS Desai, et al. Angiotensin-Neprilysin Inhibition versus Enalapril in Heart Failure. New Eng J Med, 2014, 371（11）: 993-1004

Solomon SD, Zile M, Pieske B, et al. Prospective comparison of ARNI with ARB on Management Of heart failUre with preserved ejectioN fracTion（PARAMOUNT）Investigators. The angiotensin receptor neprilysin inhibitor LCZ696 in heart failure with preserved ejection fraction: a phase 2 double-blind randomised controlled trial. Lancet, 2012, 380: 1387-1395.

第6章

血　　脂

1. 老年人群他汀一级预防的争议

上海交通大学附属瑞金医院　骆　晨　陈桢玥　陆国平

摘要：在高收入国家中，动脉粥样硬化性心血管疾病（arteriosclerotic cardioascular disease，ASCVD）的负担主要来自于老年人。随着预期寿命的延长，需要有一个合理使用他汀类药物来预防严重的ASCVD首发事件的明确指导，这对于确保老龄化人口的健康至关重要。自2013年以来，北美和欧洲地区关于ASCVD一级预防中他汀的使用先后发布了5项指南，包括美国心脏病学会（ACC）/美国心脏协会（AHA）、英国国家健康与保健研究所（NICE）、加拿大心血管协会（CCS）、美国预防服务工作组（USPSTF）、欧洲心脏病学会（ESC）/欧洲动脉粥样硬化协会（EAS）。指南中关于老年人群（>65岁）ASCVD一级预防中他汀的使用存在显著差别。本文就指南推荐的差异、证据来源作一讨论，从而鉴别出阻碍老年人他汀应用不确定性的因素。

ASCVD的短期风险随着年龄增长而升高，在老年人群中，ASCVD有着最高的发病率和事件发生数，不但盛行，还有最高的治疗费用。鉴于老年人口越来越多，如何适当应用行之有效的干预措施以降低老年人的ASCVD负担，一个给予明确建议的指南显得尤为重要。

在广泛种群中，他汀类药物表现出普遍良好的耐受性，且能改善ASCVD的结局，其在老年患者（>65岁）的ASCVD一级预防中同样具有安全、有效、费用低等巨大潜力。然而，在北美和欧洲现有的指南中，关于老年人群预防性他汀治疗的潜在益处褒贬不一。

一、ASCVD是老年人群的疾病负担

65岁或以上老年人的比例和数量在全球范围内快速增长，大多数高收入国家65岁人群的预期寿命估计，女性为>20年，男性为>17年。这些人口统计学的变化对ASCVD的负担是巨大的。根据预测，仅因人口结构的改变，即老年人口占比增加，到2030年，美国冠心病的患病率（最普遍的形式为ASCVD）将增加43%（约等于500万人或更多），而相关联的直接成本的增加可能高达198%（约等于700亿美金或更多）。这一发展变化将对老年人群的健康保障提出一个重大挑战。

二、关于老年人群他汀一级预防的指南与建议

自2013年以来，5项关于使用他汀类药物预防ASCVD的指南先后发布，2013年的ACC/AHA指南、2014年的NICE指南、2016年的CCS指南、USPSTF指南和ESC/EAS指南。尽管这些指南都基于相同的证据，这些证据主要来自于他汀治疗的随机对照试验，但对于ASCVD一级预防他汀应用的推荐却有着不同的见解（表1）。即便如此，这些指南却一致认同这一基本观点，被明确定义为发生ASCVD的高风险状态（如有糖尿病），或由指南的特定风险模型评估为10年

表1 他汀一级预防的适应证（Ⅰ类推荐或强烈推荐）

他汀疗法指征	ACC/AHA 2013	NICE-UK 2014/2016	CCS 2016	USPSTF 2016	ESC/EAS 2016
评估的10年风险：高					
年龄范围（岁）	40～75	30～84	30～75	40～75	40～65
风险模型	PCE	QRISK-2	改良FRS-CVD	PCE	SCORE
预测终点	非致死性心肌梗死、心血管病死亡、卒中	心血管疾病、卒中、致死性和非致死性TIA	心肌梗死、心绞痛、心血管病死亡、心力衰竭、卒中、TIA，PAD	非致死性心肌梗死、心血管病死亡、卒中	致死性ASCVD
治疗风险阈值	≥7.5%	≥10%	10%～19%（中危） ≥20%（高危）	≥10%	5%～10%（高危） ≥10%（极高危）
危险因素要求	–	–	有，如风险10%～19% 无，如风险≥20%	≥1%	–
治疗前LDL-C（mg/dl）	70～189	–	≥135（风险10%～19%） 无要求（风险≥20%）	≤190	≥155（高危） ≥100（风险≥10%）
LDL-C治疗目标（mg/dl）	–	下降>40%	<77或下降50%	–	<100或下降≥50%（高危） <70或下降≥50%（风险≥10%）
临床状态：高危					
家族性高胆固醇血症和（或）高胆固醇血症	LDL-C≥190mg/dl ≥21岁	–	LDL-C≥190mg/dl	–	家族性高胆固醇血症或TC>310mg/dl
糖尿病	LDL-C≥70mg/d 40～75岁	高危的Ⅰ型糖尿病	≥40岁	–	>40岁
慢性肾功能不全（eGFR）	–	eGFR<60	eGFR<60	–	eGFR30～59为高危 eGFR<30为极高危

ASCVD首发事件的高风险人群应启动他汀治疗。

指南中关于随着年龄增长的他汀治疗的推荐是显然不同的。为了促进更有意义的讨论及强调年龄差异的重要性，将老年人划分为3个年龄组来分别讨论相关的指南推荐与证据。这3个组为中年人（40～65岁）、老年人（66～75岁）、高龄老年人（>75岁），其中主要关注的是>65岁的人群。

1.中年人群的一级预防（40～65岁） 对于健康的中年人群（40～65岁），5个指南均Ⅰ类推荐其中有可能发生ASCVD的高危个体启动他汀治疗（表1，图1）。这个年龄组在高质量的他汀一级预防试验中有着极好的代表性（表2），他

表2 老年人及高龄老年人他汀一级预防试验

研究名称，年份	样本量	平均年龄（岁）	年龄范围（岁）	老年人	高龄老年人（≥75岁）
WOSCOPS，1995	6595	55	男性45～65	0	0
AFCAPS/TexCAPS，1998	6605	男性58 女性62	男性45～73 女性55～73	20%男性≥65岁 33%女性≥65岁	0
ALLHAT-LLT，2002	10 355	66	≥55	28%≥65岁	7%
PROSPER，2002	3239（无ASCVD）	75	70～82	100%≥70岁	未报告
ASCOT-LLA，2003	10305	63	40～79	64%≥60岁 23%≥70岁	未报告
CARDS，2004	2838	62	40～75	40%≥65岁 12%≥70岁	0
MEGA，2006	7832	58	40～70	23%≥65岁	0
JUPITER，2008	17 802	66	男性≥50 女性≥60	58%≥65岁 32%≥70岁	未报告
HOPE-3，2016	12 705	66	男性≥55 女性≥65/60	52%≥65岁 24%≥70岁	未报告

汀的疗效几乎无争论。但在如何确认风险，大于这一风险就需他汀治疗，各指南的意见并不一致。ESC/EAS指南沿用了旧的“高危”标准，其他4种指南均基于强有力的随机对照试验证据、净收益和成本效益分析这三点的结合，扩大了他汀治疗的适应证。

2.*老年人群的一级预防（66～75岁）* 对于那些健康的老年人群（66～75岁），4个指南仍Ⅰ类推荐其中有可能发生ASCVD的极高危个体启动他汀治疗（图1，表3），只有ESC/EAS指南因为其SCORE风险评分标准不适用于超过65岁的人群，所以对此年龄段无相关心血管疾病预防方面的明确推荐。更值得注意的是，该指南提出，在>60岁的人群中，即使评估的风险非常高（10年致命CVD风险>10%），依然警示，反对不谨慎地启动他汀治疗。然而，前后矛盾的是，ESC/EAS指南在血脂异常的管理上建议，“考虑给未患CVD的老年人进行他汀治疗，特别是在有高血压、吸烟、糖尿病和血脂异常等的情况下”（Ⅱa类推荐），但却没有明确定义它所说的“老年人”的范畴。相较之下，ACC/AHA、CCS以及USPSTF的指南提出了相同的危险分层的指标（图1，表3），即Ⅰ类推荐他汀一级预防直到75岁，而NICE指南是直到84岁。鉴于年龄对10年ASCVD风险评估意义重大，越来越多的老年人符合这4个指南的他汀应用标准。例如，有多个危险因素的所有老年人，均超过了ACC/AHA指南中汇集队列风险方程阈值的7.5%，这个阈值的年龄在男性为65岁，在女性为71岁；也超过了NICE指南中QRISK-2评分阈值的10%，其阈值的年龄在男性为65岁，在女性为68岁。

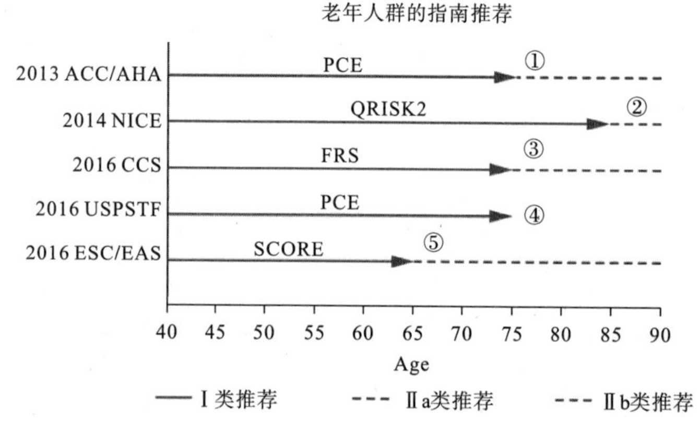

①“经选择，考虑他汀治疗”（>75岁Ⅱb类推荐）
②“≥85岁老年人每天用阿托伐他汀20mg可降低非致死性心肌梗死的发生风险”
③FRS风险评分不适用于>75岁的老年人，且未明确定义这个年龄段的他汀治疗适应证
④≥75岁的老年人，无推荐他汀
⑤SCORE风险评分并不适用于>65岁的老年人，但“老年人应考虑使用他汀治疗，尤其是合并高血压、吸烟、糖尿病和血脂异常的老年人(Ⅱa类推荐)。”未明确定义此处“老年人”的范畴

图1　健康人群他汀一级预防的推荐

使用他汀治疗作为66～75岁老年人非致死性ASCVD事件的一级预防，获得了临床试验证据的支持。这个年龄组在他汀一级预防试验中有很好的代表性（表2）。MEGA研究（日本成人高胆固醇血症一级预防研究）、CARDS研究（阿托伐他汀糖尿病协作研究）、JUPITER试验（他汀类用于一级预防的证明：评价瑞舒伐他汀的干预性研究）、HOPE-3试验（心脏终点事件预防评估-3）均显示，在入选时>65岁的人群中，ASCVD结局同样得到改善，其相对危险度（RR）的减少与年轻患者类似。另外，2个Meta分析提供了重要见解。基于8个随机对照试验（n=24，674；≥65岁），作者发现他汀一级预防在降低心肌梗死（RR 0.60，95%CI 0.43～0.85）和卒中（RR 0.76，95%CI 0.63～0.93）风险上非常有效，但并非降低全因死亡率或减少心血管死亡。最近，Ridker等从JUPITER和HOPE-3试验中提取出根据年龄分层的结果数据，在65～70岁的老年人中，瑞舒伐他汀将复合终点（非致死性心肌梗死、非致死性中风或心血管死亡）风险大致降低了49%（RR 0.51，95% CI 0.38～0.69），而在≥70岁的老年人中则降低了26%（RR 0.74，95% CI 0.61～0.91）。≥70岁人群和<65岁人群疗效相似，这表明年龄对治疗的作用几乎没有差异。

3.*高龄老年人群的一级预防（≥75岁）* 对于那些健康的高龄老年人（≥75岁），仅NICE指南仍强烈推荐他汀一级预防（图1，表3）。尽管依赖SCORE风险评分的ECS/EAS指南推荐他汀一级预防的年龄是65岁，而依赖QRISK-2风险评分的NICE指南则推荐他汀一级预防的年龄至84岁。因为每位>75岁的老年人均超过了10年QRISK-2风险评分阈值的10%，所以NICE指南间接地强烈推荐年龄在76～84岁的人群作为通常应用他汀的指证，同时还提出了一个特

殊的治疗建议，即≥85岁的高龄老年人每天用20mg阿托伐他汀，因“他汀可能因降低非致死性心肌梗死的风险而获益”（图1）。

对于心血管病患者、指南编写者和临床医生来说，高龄老年人是一个令人困扰的难题。尽管单凭年龄这一点，他们就有着近期ASCVD的高风险，但由于只有极少数这个年龄组的人被纳入随机对照试验，所以这个组别他汀一级预防疗效的证据是稀少的（表2）。因此，≥75岁的高龄老年人启动他汀一级预防的决定就不能直接基于随机对照试验证据。考虑到伴随疾病、多重用药、潜在的不良反应和有限的预期寿命，来自于≤75岁人群他汀一级预防疗效及安全性推断到>75岁人群，应谨慎进行。然而，高龄老年人他汀治疗的疗效在二级预防的试验中有很好的记录。例如，PROSPER试验（普伐他汀在高风险老年人中的前瞻性研究）特别评估了他汀给老年人群带来的益处，并证明他汀改善了已患血管疾病的老年人的结局。

表3 在临床实践中与年龄有关指南建议

性别：男 吸烟	收缩压：135mmHg 未用降压药	HDL-C：37mg/dl TC：232 mg/dl		种族：白种人 无糖尿病
	+10年	+10年		+10年
	56岁 →	66岁 →	76岁 →	86岁
PCE	18%	26%	34%	不适用
QRISK-2	17%	28%	43%	不适用
Framingham	31%	49%	不适用	不适用
SCORE	4%	不适用	不适用	不适用
指南建议				
ACC/AHA	Ⅰ类推荐	Ⅰ类推荐	Ⅱb类推荐	Ⅱb类推荐
NICE	强烈推荐	强烈推荐	强烈推荐	≥85岁特殊建议
CCS	强烈推荐	强烈推荐	推荐	推荐
USPSTF	B级推荐	B级推荐	不推荐	不推荐
ESC/EAS	不推荐	Ⅱa类推荐	Ⅱa类推荐	Ⅱa类推荐

Mortensen M B, et al. J Am Coll Cardiol, 2018, 71（1）: 85-94.

4.*为什么他汀一级预防有年龄上限* ASCVD的风险随着年龄增长而显著升高。为什么那些基于风险评估的他汀推荐，不同指南又有相当不同的年龄段差异？尽管汇集队列方程直到79岁都适用，但ACC/AHA和USPSTF指南均明确指出，75岁之后的数据太少，基于风险评估的他汀推荐也没有充分的证据。在CCS指南中也有同样的观点，并强调：被推崇的Framingham风险模型在≥75岁的年龄段并没有得到很好的验证。尽管NICE指南认识到他汀一级预防在≥75岁年龄段缺乏充分证据，却仍强烈推荐他汀治疗到84岁，没有解释其理由，可能是因为QRISK-2风险评估适用于≥75岁人群的缘故。ESC/EAS指南推荐SCORE评分用于风险评估，尽管SCORE分数的适用范围仅限于≤65岁人群，指南中并未讨论这个年龄限制的适当性，也未给>65岁人群提供一个能替代他汀的I类推荐治疗。

这些不尽相同的他汀推荐的确非常重要。对那些首发心肌梗死的非糖尿病的患者进行评估，评估他们在发生心肌梗死前究竟多少人有指征应用他汀进行预防治疗，不同指南得出的结论有很大差异，ESC/EAS指南为1%，而NICE指南为75%。依赖SCORE评分进行风险评估的ESC/EAS指南得出的结论，既他汀对预防>65岁老年人首发心肌梗死的预防潜力如此之低，这绝对是一个异常值。相比之下，只有NICE指南提供了他汀预防>75岁高龄老年人群中首发心肌梗死的真实潜力（图2）。

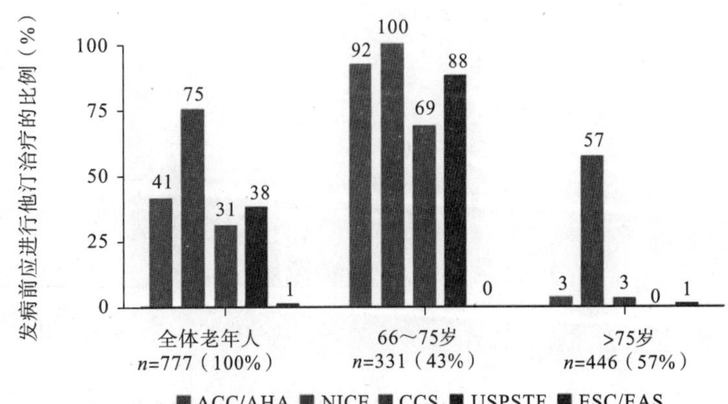

图2 不同指南对首发心肌梗死的＞65岁老年人发病前是否符合他汀治疗适应证的判定

同时，对于≥85岁人群非致死性心肌梗死的一级预防，该指南作他汀治疗弱推荐。

三、关于老年人应用他汀的特殊考虑

他汀的一级预防要考虑治疗对于患者本人以及对于社会来说效价的净效益。治疗急性和慢性ASCVD的费用都很昂贵，而在老年人中广泛应用便宜的他汀来预防首发ASCVD事件，可能是效价比最高、又能省钱的方法了。

1.老年人净效益的考虑　他汀一级预防的主要目的是从治疗中获得净效益。因此，他汀带来的潜在危害是做出适当决策时需要考虑到的重要方面。由于体弱、合并症及多重用药等情况可能会增加他汀相关症状不良反应的发生风险。因此，在老年人处于这种状态时，根据"风险-利益"平衡，理论上是应终止他汀治疗的。无论出于何种原因，有限的预期寿命可能也会限制他汀治疗的潜在益处。因此，要对潜在危害和预期获益两者仔细权衡之后，再决定是否开始他汀治疗。

在所有年龄组中，最常见的他汀相关症状是骨骼肌不良反应和糖尿病。关于随机对照试验不良反应的数据具有无偏性，但也可能存在无法可靠检测到的罕见事件。不过，随机对照试验的数据表明，在>65岁老年人群中，他汀类药物具有安全性以及良好的耐受性，但需要注意的是，关于高龄老年人的数据有限，这些随机对照试验中纳入的老年人较通常在临床实践中见到的老年人更有活力。

基于数个他汀一级预防试验的数据和一个Meta分析，随机对照试验中报告的肌肉不适和疼痛似乎与年龄及他汀治疗无关。然而，因为接受他汀治疗的患者在临床上曾被告知可能存在这些不良反应，所以肌肉症状常被误认为是他汀治疗引起的，其实这是所谓的安慰剂效应。尽管罕见，肌病（包括横纹肌溶解）曾在高剂量他汀治疗的老年人（与高剂量他汀治疗的年轻患者比较）中被报道，特别是在辛伐他汀80mg/d的情况下。

他汀引起的糖尿病风险轻微上升可能和年龄相关，而且几乎只在那些有代谢综合征的部分病症且有进展为糖尿病倾向的患者中出现。由于新发糖尿病通常需要额外的药物治疗，这就是问题所在，尤其是在老年患者中。

如同近期几篇综述所说，目前的证据尚不足以支持先前的怀疑，即他汀治疗可能会引起失忆、认知障碍或痴呆。在老年人开始他汀治疗之前，要着重注意的是多重用药及其药物-药物相互作用的相关风险。这与通过CYP3A4代谢的他汀类药物格外相关，比如阿托伐他汀。密切监控，对避免或治疗可能的不良反应十分重要，他汀引起的不良反应通常在终止治疗后可迅速消失。

2.老年人发病率相对死亡率的获益　随着ASCVD发病率和治疗费用的上升，只关注寿命和全因死亡率在一级预防中已经不再站得住脚。老年人大多数的ASCVD事件是非致死性的（图3），而>65岁且患有慢性疾病的老年人所占比例在逐渐增加。患者的被详细告知和分享做出决策的优先权是极其重要的。如果一个患者的价值在于寿命，几乎没有数据支持在>65岁人群中应用他汀进行一级预防。另一方面，如果认为预防非致死性和潜在致残性的心肌梗死或卒中对该患者是有价值的，那么就可合理地启动他汀治疗。从这个角度看，值得注意的是，与避免非致死性事件的发生相比，人们更重视避免死亡，其实死亡似乎是高度依赖于年龄的。尽管<65岁的年轻人群高度关注避免死亡，但>65岁

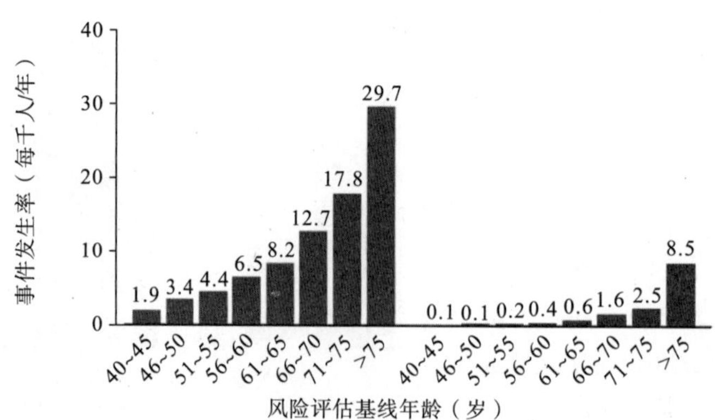

图3　ASCVD事件硬终点与致死性ASCVD事件的关系

老年人群，与避免死亡相比更要重视避免心肌梗死或卒中。这两种观点是可和谐共存的，即老年人群，与关注寿命延长比较，更应关注生活质量和规避残疾。

3.相对危险度、绝对风险及老年人需要治疗的数量 我们有充分的理由相信，他汀给老年人带来的益处是重大的。他汀治疗使相对危险度降低，在ASCVD低风险和高风险人群中是相似的，但治疗的绝对获益高度取决于ASCVD绝对风险。因此，即使在老年人群中应用他汀治疗的相对获益可能会较小，由于他们的ASCVD绝对风险较高，其绝对获益也会较高（图4）。假设在不同年龄组中他汀治疗的效果存在差异，相对危险度下降20%～40%（任意选择的），可以估计一个79岁的人应用他汀治疗使绝对风险下降的程度可能高于一个类似情况的60岁的人，即使前者的他汀治疗效果只有年轻患者的一半。这就意味着，他汀治疗5年以预防一个ASCVD事件发生，老年人需要治疗的数量比年轻人要少得多。

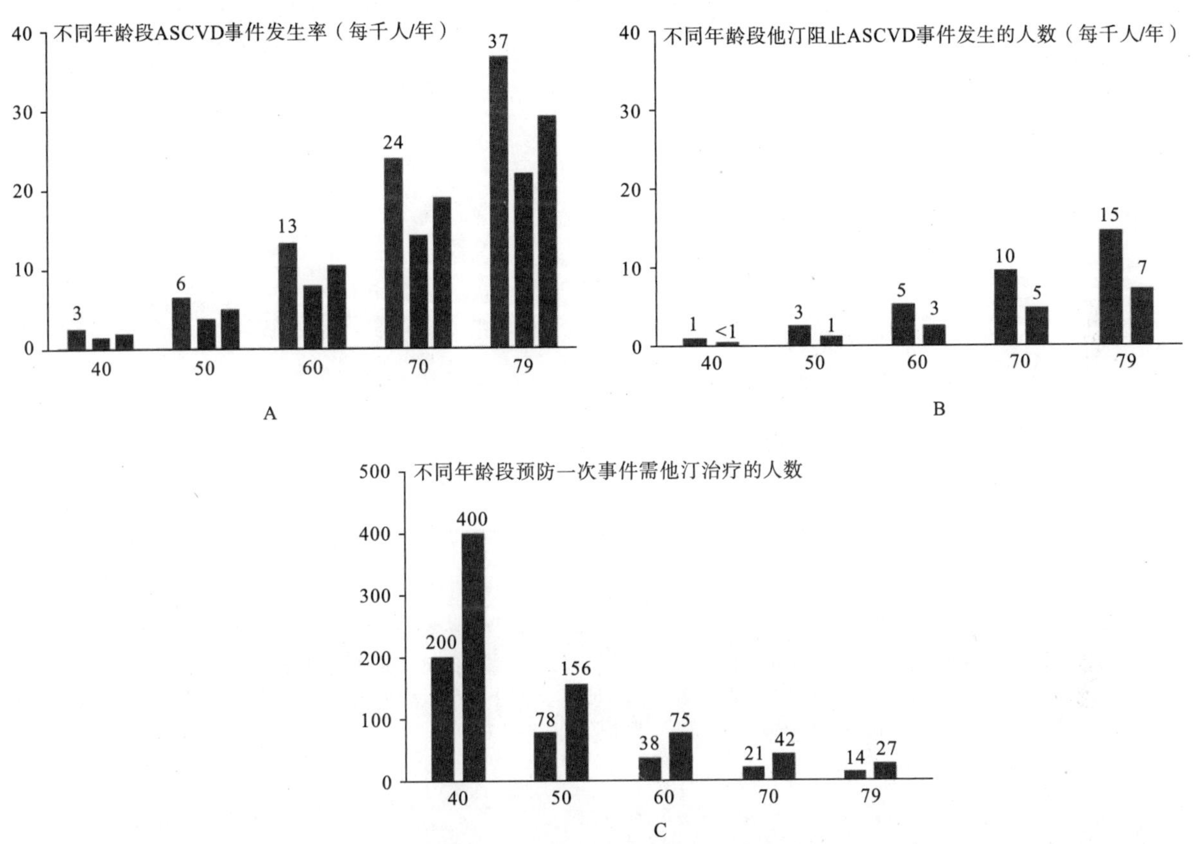

图4 总体上年龄与他汀治疗绝对获益的关系

基于这样一个假设人群：男性；不吸烟；收缩压17.8kPa（135 mmHg）；TC6mmol/L（232 mg/dl）；HDL0.96mmol/l（37 mg/dl）；无高血压或糖尿病。（A）不同年龄段评估的10年ASCVD风险。（B）随着年龄的增加，他汀所带来的风险下降绝对值大幅升高。（C）随着年龄的增加，5年内预防1次ASCVD事件需他汀治疗的人数减少

4.高龄老年人他汀疗法的终止 在有ASCVD高危风险的患者中，他汀治疗的顺应性是至关重要的。然而，由于有限的预期寿命，体弱人群具有发生他汀相关症状的高风险以及较低的他汀获益概率，考虑中止高龄老年人的他汀疗法的一级预防又是合理的。生活质量也许会改善，但如何达到这一目的，如何讨论这个难题，随机对照试验和指南均没有或仅提供了有限的建议。他汀治疗带来的益处在中止治疗后持续存在（长期遗留效益），同时也无证据表明存在任何不良反应反弹。

四、未来展望

在>75岁高龄老年人中，他汀一级预防ASCVD的证据有限。STAREE试验（他汀减少高龄老年人的事件发生率研究），一个正在进行中的一级预防试验，招募了≥70岁的老年人，以确定在高龄老年人中他汀的治疗效果及安全性。这

个试验似乎能提供一个关于老年人群的重要见解。

除了ESC/EAS指南，其余指南均扩大了他汀治疗的适应指征，大部分老年患者将获得被治疗的资格。然而，是否所有老年人均适合进行他汀治疗，这个问题需再议。因此，如何准确识别真正低风险的高龄老年人，这越来越吸引学者们的兴趣。这个形势在稍年轻的群体中恰好相反，挑战的是发现新的生物标志物，以帮助识别那些未达到他汀治疗指征但未来有高ASCVD风险的患者。

关于对老年人进行个体化治疗，一个具有前景的方法就是剥离风险（derisking），既通过使用阴性风险标志物（比如没有冠状动脉钙化）来识别那些处在极低风险的老年人，这些人可安全地终止他汀治疗（图5）。例如，在老年人的生物影像学研究中，未患冠状动脉钙化是较普遍的，这与他们非常低的ASCVD事件发生率相关。最近的指南中未考虑到辨别低风险人群，但这值得在指南更新时讨论。

至于ESC/EAS指南，是时候解决SCORE风险评估的固有局限性了，也就是其不适用于≥65岁人群，以及患病率也未被统计在内。

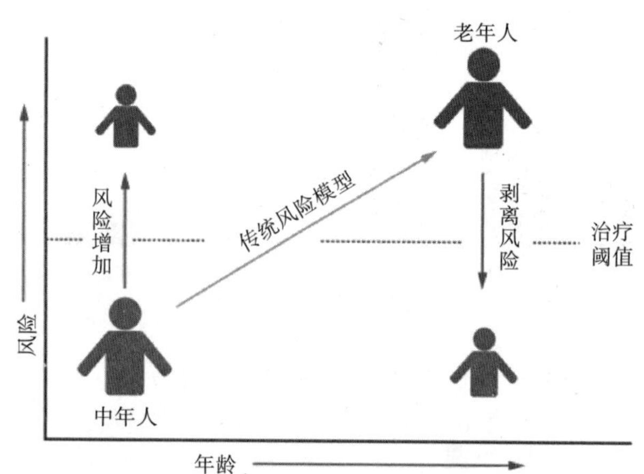

图5　老年人“剥离风险”的概念

在大多数传统的ASCVD风险模型中，年龄是预测风险的一个重要因素。因此，仅因为年龄的增长，大多数>65岁的老年人均超过了大部分指南基于风险评估的他汀治疗阈值。考虑到日益增加的老年人口，和对可能就此带来他汀过度治疗的担忧，我们面临的挑战是，尽管传统的风险预测模型得出一个高风险的结论，我们也要注意识别出那些实际上处于低风险状态的老年人

五、总结

关于在>65岁老年人中他汀治疗的建议，当前北美和欧洲的5部指南之间确有不同。一方面，2016 ESC/EAS指南错过了大好时机：推荐在66～75岁老年人中进行安全、廉价且具有循证依据的预防治疗。另一方面，2014 NICE指南提供的治疗建议近乎普遍性，同时还涵盖了>75岁的高龄老年人，但这部分人群的随机对照试验证据很少，疗效也较不确定。如果在临床实践中严格遵循这些指南，那么这些指南推荐的差异将对>65岁老年人的ASCVD预防产生显著的不同影响。在>75岁高龄老年人他汀一级预防获得更多的证据之前，这个年龄段他汀一级预防的启动，患者需充分知情且参与共同决策。为了抑制日益增加的ASCVD负担，指南需要跟进当前极速变化的人口统计学情况，并对如何在老年人群中开展最佳的他汀预防治疗这个问题做出明确而强有力的建议。事实上，我们的确有理由相信，老年人他汀治疗所带来的益处对患者本人乃至于社会都是十分必要的。

参考文献

Anderson TJ, Grégoire J, Pearson GJ, et al. 2016 Canadian Cardiovascular Society Guidelines for the Management of Dyslipidemia for the

Prevention of Cardiovascular Disease in the Adult. Can J Cardiol, 2016, 32: 1263-1282.

Bibbins-Domingo K, Grossman DC, et al. Statin use for the primary prevention of cardiovascular disease in adults: US Preventive Services Task Force Recommendation Statement. JAMA, 2016, 316: 1997-2007.

Mortensen MB and Erling Falk. Primary Prevention with Statins in the elderly. J Am Coll Cardiol, 2018, 71: 85-94.

National Clinical Guideline Centre. Lipid modification: cardiovascular risk assessment and the modification of blood lipids for the primary and secondary prevention of cardiovascular disease. National Institute for Health and Care Excellence（NICE）July 2014.

Piepoli MF, Hoes AW, Agewall S, et al. 2016 European Guidelines on cardiovascular disease prevention in clinical practice. Eur Heart J, 2016, 37: 2315-2381.

Stone NJ, Robinson JG, Lichtenstein AH, et al. 2013 ACC/AHA guideline on the treatment of blood cholesterol to reduce atherosclerotic cardiovascular risk in adults. J Am Coll Cardiol, 2014, 63: 2889-2934.

2. 高剂量他汀在东亚人群的有效性和安全性

复旦大学附属上海市第五人民医院　许　澎　李秀梅

2013年，ACC/AHA公布了高脂血症治疗指南更新聚焦众多关于降低LDL-C水平研究，新的版本强调预防冠状动脉粥样硬化性心脏病并推荐他汀作为一线治疗。他汀可降低LDL-C和三酰甘油，升高高密度脂蛋白，而LDL-C水平治疗达标已被新的指南移除，取而代之的是强调LDL水平较基线降低幅度。目前亚洲国家治疗策略基于成年人胆固醇教育计划指南（NCEP-ATP Ⅲ），是对ACC/AHA指南修正更加适用于亚洲人群，针对高剂量他汀治疗仍存在争议，因为指南针对亚洲人群的研究有限，建议亚洲人群初始使用低剂量他汀足矣。与2011年欧洲心脏病学会/欧洲动脉粥样硬化学会（ESC/EAS）相比较，2013ACC/AHA考虑到了高危人群的评估和治疗差异，而东亚特定人群中也应在评估冠心病的危险分层上制定相应的治疗策略，而并非单纯参照西方血脂指南。然而目前东亚人群仍缺乏大规模临床研究，本篇将现有的研究进行综述。

一、冠状动脉粥样硬化性心脏病

近10年大量随机对照研究证实了LDL-C越高冠心病发生风险越高，相应的LDL-C的降低可降低冠心病的发生率，每降低1.0mmol/L可减少22%冠心病发生率和病死率。冠心病一级和二级预防推荐使用他汀，而高剂量他汀如阿托伐他汀40～80mg/d，瑞舒伐他汀20～40mg/d推荐用于高危冠心病降低不良事件发生。尽管如此，因缺乏大规模研究中国人群使用高剂量他汀的安全性和有效性有待证实，而且东亚人群基线血脂水平普遍较北美和欧洲人群低。目前ACS患者使用高剂量他汀是否获益观点不一。不稳定动脉粥样斑块破裂导致急性冠状动脉综合征，血脂异常是动脉粥样硬化的元凶，所以他汀治疗是ACS治疗的基石。2004成年人胆固醇教育计划指南（NCEP-ATP Ⅲ）进行心血管危险分层包括LDL-C＜2.6mmol/L（＜100mg/dl）具有高危心血管风险和LDL-C＜1.8mmol/L（＜70mg/dl）具有极高心血管风险。2011年ESC/EAS指出，ACS为极高危心血管危险人群建议早期高剂量降脂治疗，严格控制LDL-C目标值＜1.8mmol/L（＜70mg/dl）或目标值不能达标时LDL-C降低50%，但他汀剂量越高潜在的药物不良反应越高，2011年，ESC/EAS也推荐在他汀耐受或不能达标的患者中使用非他汀药物治疗，依折麦布是一种新型胆固醇吸收抑制剂能有效安全的降低LDL-C。许多大型研究已经证实，他汀结合依折麦布可有效降低LDL-C并预防心血管事件的发生，但大多都是西方白种人人群。一项新的小规模单中心中国非ST段抬高心肌梗死共录入125例患者，分为中等剂量组（瑞舒伐他汀10mg/d，42例）、高剂量组（瑞舒伐他汀20mg/d，41例）和联合治疗组（依折麦布10mg/d＋瑞舒伐他汀10mg/d，42例），随访12周后发现，高剂量组他汀不良药物反应事件显著高于中等剂量组和联合治疗组（17.0% vs 2.4% vs 4.8%，P＜0.05）。另一项CHLLIAS研究也得出相似结论，ACS中国人群使用中高剂量阿托伐他汀（20～40mg/d）随访2年后并不有助于增加心血管事件获益。PROVE-IT 研究显示，基线LDL-C＜3.23 mmol/L（125 mg/dl）高剂量组他汀阿托伐他汀80mg/d 并不优于普伐他汀40mg/d 组。韩国一项急性心肌梗死患者应用高剂量他汀并非优于中低剂量组，收录了行PCI术后AMI患者，中等剂量组（17 572例）、高剂量组（4002例）随访2.4年，两组全因死亡率无显著差异（CI：0.713～1.105；P＝0.284），再发心血管事件（CI：0.868～1.082；P＝0.574），冠心病住院（CI：0.963～1.062；P＝0.651），充血性心力衰竭住院（CI：0.907～1.147；P＝0.738），而稳定冠心病患者使用高剂量他汀降低LDL-C可获益，TNT研究中10 001例稳定冠心病患者随机分成低剂量组（10mg阿托伐他汀）和高剂量组（80mg阿托伐他汀），平均随访4.9年，主要终点事件包括冠心病死亡、非致命心肌梗死、心搏骤停、致命或非致命卒中，高剂量组他汀平均LDL-C降低至2mmol/L（77mg/dl），主要终点事件显著降低（HR＝0.78；95% CI 0.69～0.89）。他汀不仅可改善心血管预后，也能延缓动脉粥样斑块进展。逆转动脉粥样硬化和积极降脂治疗（REVERSAL）研究654例稳定冠心病患者随机分成高剂量组（阿托伐他汀80mg/d）和低剂量组（普伐他汀40mg/d），治疗18个月后，高剂量组VS低剂量组动脉粥样斑块逆转（斑块容积减少%-0.4% vs 2.7%），高剂量组平均LDL-C从3.9mmol/L（150.2 mg/dl）降至2.09mmol/L（79 mg/dl）。另一项研究通过血管内超声评估斑块负荷高剂量组他汀（瑞舒伐他汀40mg/d）用于507例冠心病患者24个月，斑块容量减少–0.98%（P＜0.001

vs 基线)，平均LDL-C从3.39mmol/L(130.4 mg/dl)降至1.58mmol/L(60.8 mg/dl)，他汀不仅可阻止动脉粥样斑块进展还可以修正斑块成分从而稳定斑块。而Liu Z等比较了稳定型心绞痛和ACS的患者，显示ACS患者高剂量他汀组更能获益。研究共798例，PCI前随机分为高剂量他汀组(阿托伐他汀80mg/d)和中等剂量他汀组(阿托伐他汀40mg/d)共400例，和低剂量他汀组(20mg/d阿托伐他汀)398例，随访1年后，稳定心绞痛患者主要不良心血管事件高剂量他汀组和中等剂量他汀组无明显差异(7.6% vs 5.7%，$P=0.53$)，相比而言，ACS患者主要不良心血管事件中等剂量他汀组显著高于高剂量他汀组(16.8% vs 10.1%，$P=0.021$)。

慢性缺血性心脏病患者使用高剂量他汀也能获益，甚至LDL-C<2.08mmol/L(80 mg/dl)，该研究收录3867例慢性缺血性心脏病韩国人群，其中393例LDL-C<2.08mmol/L(80 mg/dl)，将其随机分为4组：未服用他汀组(35例)，低剂量组(阿托伐他汀10mg，135例)，中等剂量组(阿托伐他汀20mg或类似剂量，177例)，高剂量组(阿托伐他汀40～80mg或类似剂量，46例)，随访3.8年后，41例患者发生MACE(10.4%)，高剂量组无事件生存率最高($P=0.03$)，多因素分析显示他汀类药物强度是独立预测因素($P=0.05$)。

二、血脂异常

2013ACC/AHA指南针对血脂治疗降低动脉粥样硬化心血管危险推荐高胆固醇血症使用中等-高剂量他汀治疗。CHILLAS研究中1355例ACS患者随机分成高剂量组(阿托伐他汀20～40mg/d，$n=680$)和低剂量组(阿托伐他汀10mg/d，$n=675$)，分别在1.5个月，3个月，12个月，24个月进行随访，LDL-C达标值为<1.82mmol/L[70mg/dl(NCEPATP Ⅲ)]或<2.08mmol/L[80mg/dl(中国指南)]，非HDL-C值为0.78mmol/L[30mg/dl(NCEPATP Ⅲ)]。按照中国指南标准，1.5个月，LDL-C达标高剂量组VS低剂量组(54.82% vs 48.19%，$P=0.034$)，3个月高剂量组VS低剂量组(61.18% vs 47.9%，$P<0.001$)，高剂量组2年LDL-C达标减少到56.71%。按照NCEPATP Ⅲ标准两组LDL-C达标均<50%，3个月LDL-C，非HDL-C双达标，高剂量组高于低剂量组(38.02%.vs. 29.83%，$P<0.001$)。更为重要的是，3个月LDL-C达标中只有16%非HDL-C未达标，而非HDL-C达标中仅13.23%LDL-C未达标。多因素分析LDL-C达标者大多为<60岁、男性、冠心病家族史、高血压、低TC和LDL-C($P<0.05$)。该研究平均LDL-C水平为2.7mmol/L(105 mg/dl)，低于西方研究的LDL-C水平3.1～3.6 mmol/L(120～140 mg/dl)。欧洲及美国人群平均LDL-C水平均高于亚洲人群，GRAVITY研究为4.23mmol/L(162.7 mg/dl)，EXPLORER研究为5mmol/L(191 mg/dl)。COMOS研究为3.64mmol/L(140.2 mg/dl)，显示亚洲人群LDL-C更低而且对他汀敏感，推荐欧洲及美国人群他汀剂量高于亚洲。

匹伐他汀在亚洲和欧洲人群Ⅲ期及Ⅳ期临床试验表明，1mg/d、2mg/d和4mg/d分别降低LDL-C 34%，42%，47%，而且维持治疗时间长达60周，匹伐他汀4mg/d降低LDL-C效果类似40mg辛伐他汀，而匹伐他汀降低TG，升高HDL-C表现更为突出。与阿托伐他汀相比，匹伐他汀4mg/d优于20mg/d阿托伐他汀，但劣于40mg/d阿托伐他汀，不管短期还是长期随访发现匹伐他汀不影响糖代谢(空腹血糖、胰岛素、糖化血红蛋白)，故而匹伐他汀可用于2型糖尿病高危人群的高胆固醇血症或混合型高脂血症患者。一项荟萃20项临床试验分析了5910例冠心病患者，高剂量他汀(瑞舒伐他汀平均33mg/d，阿托伐他汀平均60mg/d)，治疗>17个月发现可逆转动脉粥样斑块，LDL-C持续降低40%或达目标值<78mg/dl。

三、老年人

他汀类药物能降低LDL-C从而降低心血管事件，冠心病高危人群指南推荐使用中-高剂量他汀，然而中-高剂量他汀用于亚洲老年人患者的安全性及有效性如何？一项回顾性研究回顾了2007年1月至2015年4月>65岁初始口服他汀的43 870例患者，65—74岁(老年组)451例，>75岁(高龄组)159例，两组人群几乎一半的人患有心血管疾病和糖尿病($P=0.946$)。老年组LDL-C达标($P=0.024$)，而高龄组LDL-C未能达标，而两组10年心血管事件的降低率相似(−3.5+/−4.9% vs −3.0+/−8.4%，$P=0.480$)，老年组LDL-C降低与心血管事件有相关性($r=0.112$，$P=0.017$)，而高龄组没有相关性($r=0.056$，$P=0.488$)，高龄组不良事件发生率显著升高(4.4% vs 2.7%)，尤其是高剂量他汀组。

四、药物不良反应

有时最大剂量他汀仍不能达标，反而增加了肝酶和肌病发生的风险，尤其在亚洲人群，由于药物代谢和清除率差异性，高剂量他汀发生不良反应事件增高。他汀最常见不良反应有肝酶升高、无症状CK升高、瘙痒、皮疹、胃肠不适以及他汀类药物相关的肌病。大量研究证实，高剂量他汀肌病和肝酶水平升高发现率高。尤其在中国人，HPS2-THRIVE研究表明，中国人发生肌病和肝酶水平升高比欧洲人高（每年0.13% vs. 0.04%，0.24% vs 0.02%）。目前缺乏高剂量他汀安全性研究。有研究显示，他汀相关的肌病发生率在1.5%～5%。一项中国小规模随机对照研究中瑞舒伐他汀20mg/d组发生肌痛为12.2%，而且药物不良事件高于瑞舒伐他汀10mg/d和联合治疗组（17.0% vs 2.4% vs 4.8%，P<0.001）。12周后CK升高在高剂量组也高于其他两组[（129.837±47.523）vs.（83.776±31.543）vs（67.164±18.177）U/L（P<0.05）]。PRIMO 研究报道，血脂异常患者使用高剂量他汀（40～80 mg/d 阿托伐他汀）发生肌肉相关不良反应占14.9%。SEARCH研究也发现辛伐他汀80mg/d较 20mg/d肌病发生率高（0.9% vs 0.03%，P<0.001）。

五、颅内出血

他汀预防卒中的荟萃分析研究共收录24项随机研究显示他汀治疗降低卒中风险值0.81（95% CI 0.75～0.87），回归分析显示，LDL-C每降低1mmol/L可降低21.1%卒中风险，LDL-C降低10%可以减少7.5%卒中风险。另一项荟萃分析包含了27项研究每降低1mmol/L LDL-C可减少15%的卒中风险。一项我国台湾省研究观察到他汀可减少糖尿病缺血性卒中风险。积极降低胆固醇预防卒中研究（SPARCL）是唯一一项评估他汀在卒中二级预防的研究，4731例新发卒中或TIA，基线LDL-C 2.6～4.94mmol/L（100～190mg/dl），没有冠心病病史，分成高剂量组（阿托伐他汀80mg/d）和安慰剂组。随访4.9年，高剂量组再发卒中绝对风险降低2.2%（HR=0.84，95%CI 0.71～0.99），主要心血管事件绝对风险降低3.5%（HR=0.80；95% CI 0.69～0.92），但颅内出血发生率高（2.3% vs 1.4%；HR=1.66；95%CI 1.08～2.55）。对31项随机研究的荟萃分析显示，他汀没有增加颅内出血，颅内出血与LDL-C水平无关。另一项荟萃分析显示，卒中前使用他汀与轻度初发卒中严重程度、良好的功能恢复、低死亡率有关，急性卒中后停止他汀出现不良功能恢复，静脉溶栓的急性缺血性卒中，荟萃分析显示既往他汀类药物使用与良好预后无关，反而增加症状性颅内出血（OR=1.55；95% CI 1.23～1.95）。目前报道显示，高剂量他汀增加颅内出血尤其是既往有脑血管病史。SPARCL研究得出同样结论：指出缺血性卒中患者使用阿托伐他汀80 mg/d增加例颅内出血。同样的，HPS研究中辛伐他汀40 mg/d组合并脑血管疾病病史组颅内出血高，但亚组荟萃分析并未发现他汀与颅内出血的相关性。另一项研究未发现他汀剂量与颅内出血不合并卒中病史的相关性，进一步分析观察高剂量他汀没有增加颅内出血事件。这些研究不同的结论可能与样本量大小、研究目的、收录人群、分组定义和对照组不同有关。

六、肾功能不全（CKD）

新发CKD 常规应评估血脂状况，包括TC，TG，HDL-C，LDL-C，而非HDL-C，Apo-B及脂蛋白（a）作未可选项目，合并冠心病患者需要长期随访血脂以制定血脂策略。所有肾移植受者都应接受他汀治疗，目前没有大规模随机对照研究观察CKD患者他汀治疗LDL-C靶目标。2016 ESC指南建议，合并高危因素中度CKD[GFR 30～59 ml/（min·1.73 m^2）]目标<LDL-C 2.6mmol/L（100 mg/dl），重度CKD[GFR<30 ml/（min·1.73 m^2）]目标 LDL-C<1.82mmol/L（70 mg/dl）。SHARP研究收录9270 CKD患者，未透析CKD患者平均LDL-C降低30%，阿托伐他汀糖尿病研究（CARDS）和PPP研究中，LDL-C降低显示他汀治疗对糖尿病合并CKD 患者心血管危险的益处，LDL-C降低40%。CKD未透析LDL-C>2.6mmol/L（100mg/dl）建议中等剂量他汀，透析患者他汀治疗无心血管事件获益，另一项荟萃分析对31项随机研究显示，透析患者他汀治疗对心血管事件影响较小但有显著效果。透析患者有较高的心血管发生率和病死率，我国台湾省一项回顾研究选择心肌梗死后透析患者，其中790例接受中-高剂量他汀治疗，1788例没有接受他汀治疗，1年病死率高剂量组VS 无他汀组22.9% vs 31.1%（HR 0.70，95% CI 0.58～0.85），4年病死率48.0% vs 55.1%（HR 0.76，95% CI 0.67～0.88）），心肌梗死后透析患者中-高剂量他汀治疗较没有心肌梗死患者全因死亡率低。

目前针对东亚人群高剂量他汀在中国仍缺乏大规模临床研究，期待进行更多且更大规模的研究来证实中国人群高剂量他汀的有效性和安全性。

参考文献

A. Vogt, U. Kassner. Prolonged-release nicotinic acid for the management of dyslipidemia an update including results from the NAUTILUS study, Vasc. Health Risk Manag, 2007, 3（4）: 467.

Amarenco P, Bogousslavsky J, Callahan 3rd A, et al. High-dose atorvastatin after stroke or transient ischemic attack. N Engl J Med, 2006, 355: 549e59.

Amarenco P, Labreuche J. Lipid management in the prevention of stroke: review and updated meta-analysis of statins for stroke prevention. Lancet Neurol, 2009, 8: 453e63.

B. Chauvin, S. Drouot, A. Barrail-Tran, et al. Drug-drug interactions between HMG-CoA reductase inhibitors（statins）and antiviral protease inhibitors, Clin.Pharmacokinet, 2013, 52（10）: 815-831.

Baigent C, Landray MJ, Reith C, et al. The effects of lowering LDL cholesterol with simvastatin plus ezetimibe in patients with chronic kidney disease（Study of Heart and Renal Protection）: a randomised placebo-controlled trial. Lancet, 2011, 377: 2181-2192.

C. Baigent, L. Blackwell, J. Emberson, et al. Efficacy and safety of more intensive lowering of LDL cholesterol: a meta-analysis of data from 170 000 participants in 26 randomised trials. Lancet, 2010, 376（9753）: 1670-1681.

C.M. Ballantyne, R.C. Hogeveen, J.L. Raya, et al., Efficacy, safety and effect on biomarkers related to cholesterol and lipoprotein metabolism of rosuvastatin 10 or20 mg plus ezetimibe 10 mg vs. simvastatin 40 or 80 mg plus ezetimibe 10 mg in high-risk patients: results of the GRAVITY randomized study. Atherosclerosis, 2014, 232（2）: 86-93.

C.M.Ballantyne, R. Weiss, T. Moccetti, et al. Efficacyand safety of rosuvastatin40 mg alone or in combination with ezetimibe in patients at high risk of cardiovascular disease（results from the EXPLORER study）, Am. J. Cardiol, 2007, 99（5）673-680.

C.P. Cannon, E. Braunwald, C.H. McCabe, et al.Intensive versus moderate lipid lowering with statins after acute coronary syndromes, N. Engl. J. Med, 2004, 350: 1495-1504.

Catapano AL, Graham I, De Backer G, et al. 2016 ESC/EAS guidelines for the management of dyslipidaemias. The task force for the management of dyslipidaemias of the European Society of Cardiology（ESC）and European Atherosclerosis Society（EAS）.Developed with the special contribution of the European Assocciation for Cardiovascular Prevention & Rehabilitation（EACPR）. Atherosclerosis, 2016, 253: 281-344.

Chang-Min Chung, et al.Moderate to high intensity statin in dialysis patients after acute myocardial infarction: A national cohort study in Asia.Atherosclerosis, 2017, 267: 158-166.

Cholesterol Treatment Trialists'（CTT）Collaboration, Fulcher J, O'Connell R, et al. Efficacy and safety of LDL-lowering therapy among men and women: meta-analysis of individual data from 174 000 participants in 27 randomised trials. Lancet, 2015, 385: 1397e405.

Colhoun HM, Betteridge DJ, Durrington PN, et al. Effects of atorvastatin on kidney outcomes and cardiovascular disease in patients with diabetes: an analysis from the Collaborative Atorvastatin Diabetes Study（CARDS）. Am J Kidney Dis, 2009, 54: 810-819.

Collins R, Armitage J, Parish S, Heart Protection Study Collaborative Group. Effects of cholesterol-lowering with simvastatin on stroke and other major vascular events in 20536 people with cerebrovascular disease or other high-risk conditions. Lancet, 2004, 363: 757-767.

D Ran et al. A randomized, controlled comparison of different intensive lipid-lowering therapies in Chinese patients withnon-ST-elevationacute coronary syndrome（NSTE-ACS）: Ezetimibe and rosuvastatin versus high-dose rosuvastatin, International Journal of Cardiology, 2017, 235: 49-55.

E. Bruckert, G. Hayem, S. Dejager, et al, Mild to moderate muscular symptoms with high-dosage statin therapy in hyperlipidemic patients-the PRIMO study, Cardiovasc. Drugs Ther, 2005, 19（6）: 403-414.

Effects of statin intensity and low-density lipoprotein cholesterol lowering in korean patients with chronic ischemic heart disease and very low low-density lipoprotein cholesterol. Circulation. Conference: American Heart Association's 2015 Scientific Sessions and Resuscitation Science Symposium. Orlando, FL United States. Conference Publication:（var.pagings）. 2015, 132（SUPPL. 3）（no pagination）, Date of Publication: 10.

G.G. Schwartz, A.G. Olsson, M.D. Ezekowitz, et al.Effects of atorvastatin on early recurrent ischemic events in acute coronary syndromes: theMIRACL study: a randomized controlled trial, JAMA, 2001, 285: 1711-1718.

G.G. Schwartz, M.F. Oliver, M.D. Ezekowitz, et al.Rationale and design of the Myocardial Ischemia Reduction with Aggressive Cholesterol Lowering（MIRACL）study that evaluates atorvastatin in unstable angina pectoris and in non-Q-wave acute myocardial infarction, Am. J. Cardiol, 1998, 81: 578-581.

Gao WQ, Feng QZ, Li YF, et al.Systematic study of the effects of lowering low-density lipoprotein-cholesterol on regression of coronary atherosclerotic plaques using intravascular ultrasound. BMC Cardiovasc Disord, 2014, 14: 60.

Gorelick PB. Statin use and intracerebral hemorrhage: evidence for safety in recurrent stroke prevention? Arch Neurol, 2012, 69: 13-16. doi: 10.1001/archneurol.2011.234.

Group. H-TC, HPS2-THRIVE randomized placebo-controlled trial in 25 673 high-risk patients of ER niacin/laropiprant: trial design, pre-specified muscle and liver out-comes, and reasons for stopping study treatment. Eur. Heart J, 2013, 34（17）: 1279-1291.

H.S. Gurm, J.M. Gore, F.A. Anderson Jr., et al. Comparison of acute coronary syndrome inpatients receiving versus not receiving chronic dialysis, Am. J.Cardiol, 2012, 109: 19-25.

Hong KS, Lee JS. Statins in acute ischemic stroke: a systematic review. J Stroke, 2015, 17: 282e301.

Hou W, Lv J, Perkovic V, et al. Effect of statin therapy on cardiovascular and renal outcomes in patients with chronic kidney disease: a systematic review and meta-analysis. Eur Heart J, 2013, 34: 1807-1817.

J.A. de Lemos, M.A. Blazing, S.D. Wiviott, et al.Early intensive vs a delayed conservative simvastatin strategy in patients with acute coronary syndromes: phase Z of the A to Z trial, JAMA; 2004, 292（11）1307-1316.

J.S. Ross, S.G. Frazee, S.B. Garavaglia, et al., Trends in use of ezetimibe after the ENHANCE trial, 2007 through 2010, JAMA Intern. Med, 2014, 174（9）: 1486-1493.

Koo BK. Statin for the primary prevention of cardiovascular disease in patients with diabetes mellitus. Diabetes Metab J, 2014, 38: 32-34.

Kwon J.-B.er al.High-intensity statin therapy is not associated with additional clinical benefits compared with moderate-intensity statin therapy in Korean patients with acute myocardial infarction undergoing percutaneous coronary intervention; JACC: Cardiovascular Interventions. Conference: Cardiovascular Research Technologies, CRT 2016. Washington, DC United States. Conference Publication:（var.pagings）, 2016, 9（4 SUPPL. 1）: S3. Date of Publication: 22 Feb 2016.

LaRosaJC, GrundySM, WatersDD, et al. Intensive lipid lowering with atorvastatin in patients with stable coronary disease. N Engl J Med, 2005, 352: 1425e35.

Liao JK. Safety and efficacy of statins in Asians.Am J Cardiol, 2007, 99: 410-414.

Liu CH, Chen TH, Lin MS, et al. Ezetimibeesimvastatin therapy reduce recurrent ischemic stroke risks in type 2 diabetic patients. J ClinEndocrinol Metab, 2016, 101: 2994e3001.

Liu Z, Joerg H, Hao H, et al.Efficacy of High-Intensity Atorvastatin for Asian Patients Undergoing Percutaneous Coronary Intervention. Journal Article, 2016, 50（9）: 725-733.

Martin Bødtker Mortensen.Primary Prevention With Statins in the Elderly.JACC, 2018, 71（1）: 85-94.

Mascitelli L, Pezzetta F. Concerns about efficacy and safety of statins in the prevention of stroke. Intern Med J, 2009, 39: 209-210. doi: 10.1111/j.1445-5994.2008.01891.x.

McKinney JS, Kostis WJ. Statin therapy and the risk of intracerebral hemorrhage d a meta-analysis of 31 randomized controlled trials. Stroke, 2012, 43: 2149e56.

Meseguer E, Mazighi M, Lapergue B, et al. Outcomes after thrombolysis in AIS according to prior statin use: a registry and review.Neurology, 2012, 79: 1817e23.

National Cholesterol Education Program（NCEP）Expert Panel on Detection, Evaluation, and Treatment of High Blood Cholesterol in Adults（Adult Treatment Panel Ⅲ）. Third Report of the National Cholesterol Education Program（NCEP）Expert Panel on Detection, Evaluation, and Treatment of High Blood Cholesterol in Adults（Adult Treatment Panel Ⅲ）final report. Circulation, 2002, 106: 3143-3421.

Nissen SE, Nicholls SJ, Sipahi I, et al. ASTEROID Investigators. Effect of very high-intensity statin therapy on regression of coronary atherosclerosis: the ASTEROID trial. JAMA, 2006, 295: 1556e65.

Nissen SE, Tuzcu EM, Schoenhagen P, et al. REVERSAL Investigators. Effect of intensive compared with moderate lipid-lowering therapy on progression of coronary atherosclerosis: a randomized controlled trial. JAMA, 2004, 291: 1071e80.

Puri R, Nicholls SJ, Shao M, et al. Impact of statins on serial coronary calcification during atheroma progression and regression. J Am Coll Cardiol, 2015, 65: 1273e82.

Reiner Z, Catapano AL, De Backer G, et al; European Association for Cardiovascular Prevention & Rehabilitation; ESC Committee for Practice Guidelines（CPG）2008-2010 and 2010-2012 Committees. ESC/EAS Guidelines for the management of dyslipidaemias: the Task Force for the management of dyslipidaemias of the European Society of Cardiology（ESC）and the European Atherosclerosis Society（EAS）. Eur Heart J, 2011, 32: 1769-1818.

S.M. Grundy, J.I. Cleeman, C.N. Merz, et al.Implications of recent clinical trials for the National Cholesterol Education Program Adult Treatment Panel Ⅲ guidelines, Circulation, 2014, 110（2）: 227-239.

S.M. Grundy, J.I.Cleeman, C.N.Merz, et al.Implicationsofrecentclinical trialsforthe National Cholesterol Education Program Adult Treatment Panel Ⅲ guidelines, Circulation, 2004, 110: 227-239.

S.P. Zhao, B.L. Yu, D.Q. Peng, Y. Huo.The effect of moderate-dose versus double-dose statins on patients with acute coronary syndrome in China: results of the CHILLAS trial, Atherosclerosis, 2014, 233（2）: 707-712.

Sansoy V, The efficacy and safety of pitavastatin. Ovid MEDLINE and Versions（R）Turk Kardiyoloji Dernegi Arsivi, 2017, 45（Suppl 3）: 1-4.

Serebruany VL, Malinin AI, Hennekens CH. Statins increase risk of hemorrhagic stroke by inhibition of the PAR-1 receptor. Cerebrovasc Dis, 2007, 24, 477-479. doi: 10.1159/000108923.

Soon Jun Hong. et al.A Phase Ⅲ, Multicenter, Randomized, Double-blind, Active Comparator Clinical Trial to Compare the Efficacy and Safety of Combination Therapy With Ezetimibe and Rosuvastatin Versus Rosuvastatin Monotherapy in Patients With Hypercholesterolemia: I-ROSETTE（Ildong Rosuvastatin & Ezetimibe for Hypercholesterolemia）Randomized Controlled Trial.Clinical Therapeutics, 2018, 40（2）: 226-241.

Stone NJ, Robinson JG, Lichtenstein AH, et al; American College of Cardiology/American Heart Association Task Force on Practice Guidelines. 2013 ACC/AHA guideline on the treatment of blood cholesterol to reduce atherosclerotic cardiovascular risk in adults: a report of the American College of Cardiology/American Heart Association Task Force on Practice Guidelines. Circulation, 2014, 129（Suppl 2）: S1-S45.

Study of the Effectiveness of Additional Reductions in Cholesterol and Homocysteine（SEARCH）Collaborative GroupJ. Armitage, L. Bowman, et al. Intensive lowering of LDL cholesterol with 80 mg versus 20 mg simvastatin daily in 12, 064 survivors of myocardial infarction: a double-blind randomised trial, Lancet, 2010, 376（9753）: 1658-1669.

T. Takayama, T. Hiro, M. Yamagishi, et al. Effect of rosuvastatin on coronary atheroma in stable coronary artery disease: multicenter coronary atherosclerosis study measuring effects of rosuvastatin using intravascular ultrasound in Japanese subjects（COSMOS）, Circ. J, 2009, 73: 2110-2117.

Task Force on the Management of ST-segment Elevation Acute Myocardial Infarction of the European Society of Cardiology（ESC）, P.G. Steg, S.K. James, et al.ESC guidelines for the management of acutemyocardial infarction inpatients presenting with ST-segment elevation: the Task Force on the management of ST-segment elevation acute myocardial infarction of the European Society of Cardiology（ESC）, Eur.Heart J, 2012, 33: 2569-2619.

Tonelli M, Wanner C. Lipid management in chronic kidney disease: synopsis of the kidney disease: improving global outcomes 2013 clinical practice guideline. Ann Intern Med, 2014, 160: 182-189.

Vergouwen MD, de Haan RJ, Vermeulen M, et al. Statin treatment and the occurrence of hemorrhagic stroke in patients with a history of cerebrovascular disease. Stroke, 2008, 39: 497-502. doi: 10.1161/STROKEAHA.107.488791.

3. 从ORION-1研究看针对PCSK9合成的药物在心血管疾病中的潜力

上海市普陀区中心医院　刘宗军　王大英

ACC2017年会现场公布了ORION-1研究Ⅱ期临床结果，并同步发表于《新英格兰医学杂志》，结果令人鼓舞。该研究为多中心、双盲、随机对照试验，旨在探究单次或双次注射前蛋白转化酶枯草溶菌素9（PCSK9）抑制剂Inclisiran（新型siRNA复合物）在降低低密度脂蛋白胆固醇（LDL-C）方面的疗效与安全性。

我们借此研究探讨一下PCSK9合成的药物在心血管疾病中的应用潜力。

1.何为PCSK9抑制剂　众所周知，心血管疾病的最重要的原因之一就是胆固醇水平过高，他汀类药物是最主要的降低LDL-C的药物。近年来，PCSK9抑制剂成为继他汀类调脂药物后降低LDL-C水平的又一类新药：与传统口服药物方式不同，该类药物是通过皮下注射靶向PCSK9蛋白的单克隆抗体来降低LDL-C的。

PCSK9是人类前蛋白转化酶枯草溶菌素9抑制剂，发现至今已有10余年时间，作用机制是破坏LDL受体的酶。PCSK9功能获得型基因突变会引起家族性常染色体显性高胆固醇血症，而PCSK9 基因功能缺失型（loss of function，LOF）突变患者可造成LDL-C水平降低。

高特异性抗PCSK9的单克隆抗体能够显著降低LDL-C水平，因其降低LDL-C的幅度相当大，几个有关抗PCSK9的单克隆抗体降低LDL-C的临床研究近些年成为热点。

2.PCSK9抑制剂为何引人注目　除他汀之外，也有不少其他类型的调脂药，为什么PCSK9抑制剂会让如此引人关注呢?

这是因为，其他调脂药都必须和他汀联用才能降低主要心血管事件（MACE），但PCSK9抑制剂的小规模临床试验结果发现，单独使用PCSK9抑制剂，或在“他汀+依折麦布”基础上加用PCSK9抑制剂，可使LDL-C水平下降50%以上。这就为家族遗传性高胆固醇血症患者、不能耐受他汀或他汀抵抗的患者提供了新的治疗方式。

2015年NEJM发文评价了Evolocumab及Alirocumab两类PCSK9抑制剂，肯定了其降低LDL-C的效果，但是对于是否改善心血管预后、长期安全性问题存在一定的保留态度，期望有更多的和更长期的临床研究。

3.PCSK9抑制剂的大型RCT　为进一步明确其心血管效益，包括FOURIER、SPIRE-1、SPIRE-2、ODYSSE在内的4个大型随机双盲的临床研究成为业内关注的焦点，3个PCSK9抑制剂——安进的Evolocumab，辉瑞的Bococizumab和赛诺菲的Alirocumab，谁更加安全、有效也令人充满期待。

（1）FOURIER研究：2017年3月，美国心脏病学会第 66 届科学年会（ACC 2017）于美国华盛顿召开。会上报告了PCSK9抑制剂最新临床试验的结果，包括FOURIER研究、SPIRE研究。

FOURIER研究是一项国际多中心、随机双盲、安慰剂平行对照的临床试验，旨在评价他汀类药物联合PCSK9抑制剂Evolocumab与他汀类药物加安慰剂相比，能否降低心血管事件。入选的27 564例受试者存在心肌梗死（MI）、缺血性卒中或症状性外周动脉疾病，在他汀治疗基础上（至少20mg阿托伐他汀或同等强度的其他他汀），LDL-C≥1.82mmol/L（70 mg/dl）或非HDL-C≥2.6mmol/L（100 mg/dl）。旨在评价在他汀治疗的基础上加用Evolocumab能否进一步降低心血管事件。患者随机分配到Evolocumab组（2周140mg或每月420mg）或安慰剂组，终止研究时间是事件驱动的，至少1630例患者发生主要二级终点事件（心血管死亡、非致死性心肌梗死、非致死性卒中）则研究结束。中位随访时间达2年多（26个月）。

结果显示：他汀治疗组患者LDL-C水平与基线水平比无变化，他汀联合Evolocumab患者LDL-C由2.38mmol/L降至0.78mmol/L（降幅59%），且持续整个试验过程，平均降低至0.78mmol/L（30mg/dl）。研究结束时evolucumab组和安慰剂组相比，主要复合终点事件（心血管死亡、非致死性心肌梗死、非致死性卒中、因不稳定性心绞痛住院、冠脉血运重建）发生率分别为9.8%与11.3%（P<0.001），降幅15%；关键二级终点事件（心血管死亡、非致死性心肌梗死和非致死性卒

中）发生率分别为5.9%与7.4%（P<0.001），降幅20%。但两组受试者全因死亡率和心血管死亡率的差异不具有统计学意义。

安全性和耐受性并不劣于他汀类药物。由于他汀类药物有增加新发糖尿病风险和认知损伤的风险，FDA规定PCSK9抑制剂的研究必须包括此类风险的观察，该研究未发现Evolocumab增加新发糖尿病风险，也不增加认知损伤，即使超低LDL-C水平也不影响（神经认知子研究EBBINGHAUS）。

结论：在他汀治疗的基础上，PCSK9抑制剂Evolocumab在他汀类药物基础上能够进一步降低LDL-C水平；能显著降低主要心血管事件；安全性和耐受性并不劣于他汀类药。

该研究的意义在于胆固醇理论的进一步确证，对接受优化他汀治疗的高危、极高危心血管病患者而言，LDL-C降幅大，获益就大。FOURIER研究中LDL-C降幅高达59%，平均降低至0.78mmol/L（30mg/dl），且贯穿整个研究过程，即使对于LDL-C水平低至0.52～0.65mmol/L（20～25mg/dl）的患者仍有心血管获益。

然而遗憾的是，两组受试者全因死亡率和心血管死亡率并未达到统计学差异。

（2）2SPIRE研究：SPIRE研究（studies of PCSK9 inhibition and the reduction of vascular events）的结果比较令人失望，受试者在使用PCSK9抑制剂Bococizumab时，体内出现了抗药物抗体，从而随着时间的延长，降LDL作用被明显削弱了。

该研究旨在评价在他汀治疗的基础上Bococizumab能否进一步降低心血管事件。这是个国际多中心、随机双盲、安慰剂平行对照的Ⅲ期临床试验，分为SPIRE-1和SPIRE-2两项试验，总共入选27 438例接受他汀治疗的心血管病患者。两项试验按照LDL水平进行区分，SPIRE-1：LDL≥70mg/dl；SPIRE-2：LDL≥100mg/dl。

研究结果：主要复合终点（心血管死亡、非致死性心肌梗死、非致死性卒中、因不稳定性心绞痛住院）：HRSPIRE-1 0.99（P=0.94）；HRSPIRE-2 0.79（P=0.021）；HRSPIRE-1 and HRSPIRE -2 0.88（P=0.08）；二级终点（心血管死亡、非致死性心梗、非致死性卒中）：HRSPIRE-1 1.03（P=0.78）；HRSPIRE-2 0.74（P=0.007）；HRSPIRE-1 and-2 0.87（P=0.08）。研究过程中发现该药降低LDL-C的疗效随治疗时间延长而逐渐减弱，在整个Bococizumab项目中，接受Bococizumab治疗的患者中48%产生了抗药抗体，29%产生中和抗体。仅在基础LDL≥100mg/dl的组别看到了心血管事件的获益，降低了高危患者的心血管风险（21%）。试验组注射部位不良反应明显多于对照组（10.4% vs. 1.3%，P<0.001）。因此，2016年11月辉瑞公司决定停止Bococizumab的开发，SPIRE 1和SPIRE 2试验提前终止。中位随访时间10个月。

结论：Bococizumab降低LDL-C的效果随着时间延长而减弱，LDL-C较高的患者可以获益；注射部位的不良反应发生率较高。

其他PCSK9抑制剂比如，Alirocumab和Evolocumab并没有这个问题。这个差异的出现很有可能是因为Bococizumab是部分鼠源性单克隆抗体，具有较强的免疫原性，而Alirocumab和Evolocumab是完全人体化的单克隆抗体。

（3）ODYSSEY研究：2017年发表的ODYSSEY研究系列（PCSK9抑制剂是alirocumab）汇总分析结果表明，随访2年，LDL-C低到25mg/dl或15mg/dl的亚组患者中，急性不良反应事件发生率无明显增加，认知功能亦无明显改变，但白内障的发生率增加。

2018年，ACC公布了ODYSSEY OUTCOMES研究结果，和既往研究不同，该研究的对象是急性冠状动脉综合征（ACS）患者。研究共纳入了18 600名40岁以上4～52周发生ACS且LDL≥1.82mmol/L（70mg/dl）的受试者，在他汀治疗基础上接受75mg或150mg Alirocumab或安慰剂，用药时间60个月，主要终点事件是冠心病源性死亡、非致死性心肌梗死、致死性或非致死性卒中以及需要住院的心绞痛。

研究结果：Alirocumab组平均LDL-C水平达到了1.39mmol/L（53.3mg/dl），而安慰剂组为2.63mmol/L（101.4mg/dl），Alirocumab组同比降低了54.7%。Alirocumab组的MACE事件降低了15%（P=0.0003），全因死亡率降低了15%（P=0.026）。安全性方面，在包括肝肾功能损害方面，Alirocumab和安慰剂并无差异。亚组分析发现人群获益最为明显的是基线LDL-C≥2.6mmol/L（100mg/dl）的患者，主要终点事件下降了24%。

结论：近期发生了ACS的患者，利用Alirocumab将LDL-C目标值降至0.65～1.3mmol/L（25～50mg/dl）甚至0.39mmol/L（15mg/dl），可以显著降低不良心血管事件、心肌梗死、卒中的发生，且降低全因死亡率。同时Alirocumab安全性和耐受性良好。

曾有LDL-C是否“越低越好”的争论，该研究似乎倒向了“将LDL-C降至新生儿水平”，似乎LDL没有最低，只有更低。当然，长期处于极低LDL-C水平是否存在安全隐患，还需要更加大样本、长期的观察研究。

（4）ORION-1研究：上述PCSK9抑制剂的大型研究以及既往的荟萃分析，已经使业界非常振奋和鼓舞，PCSK9抑制剂已成为继他汀后降低LDL-C水平、减少MACE发生的又一大类新药。强化他汀治疗而LDL-C仍然不能达标的高危人群，通过PCSK9抑制剂治疗已经取得良好效果，临床试验证实其能显著降低LDL-C水平、消退冠脉斑块（GLAGOV试验）和降低主要心血管病事件。

然而，PCSK9抑制剂是靶向PCSK9蛋白的单克隆抗体，需每隔2周或1个月注射1次，也就是说每年需要注射12～26次，这有可能引起患者依从性差、LDL-C水平不稳定。

有没有更好的方法解决这一问题呢？

ORION-1研究应运而生。

ORION-1研究Ⅱ期临床试验采用的PCSK9抑制剂是Inclisiran，该药采用独特化学修饰工艺合成靶向PCSK9 mRNA（RNAi疗法）。这种经过修饰的siRNA是一种化学合成的针对PCSK9信使RNA的小干扰RNA分子，可通过特异性抑制肝细胞内PCSK9合成而持续降低LDL-C水平，更容易被细胞吸收，稳定性更高，而且疗效更持久。

Ⅱ期临床试验的目的是摸索有效剂量和疗效持续时间。

研究共纳入501例心血管高危患者（平均62岁，35%女性），基线水平LDL-C＞1.82mmol/L（70 mg/dl）（有动脉粥样硬化）或＞2.6mmol/L［100 mg/dl（无动脉粥样硬化）］，且已经接受最大剂量的他汀治疗至少30d。患者被随机分入接受单次注射（第1天）的安慰剂组，或200 mg，300 mg，500 mg的Inclisiran组；及接受2次注射（第1天和第90天）的安慰剂组，或100 mg，200 mg，300 mg的Inclisiran组。研究的主要终点为第180天的LDL-C水平与基线相比的变化。随访时间为180d。

研究结果：180d时，单次注射安慰剂组、单次注射Inclisiran 200 mg组、300 mg组、500 mg组LDL-C水平分别下降2.1%，27.9%，38.4%，41.9%；2次注射安慰剂组、Inclisiran 100 mg组、200 mg组、300 mg组LDL-C水平分别下降1.8%，35.5%，44.9%，52.6%。也就是说Inclisiran呈剂量依赖性地降低LDL-C的水平。

2次注射300 mg Inclisiran组的LDL-C水平降幅最大，达到1.66mmol/L（64 mg/dl）。

在第90天时达到第一次拐点，应给予2次注射以维持平稳的降脂幅度，第二次拐点在第270天，预示着每180d需要给药1次。

研究过程中，inclisiran降胆固醇疗效持久、稳定，长达6～9个月。

安全性和耐受性：在死亡、肝酶、肌酶水平、血小板减少症、神经病变、免疫原性等不良反应，甚至严重不良反应方面Inclisiran组均与安慰剂组相似。

结论：双次注射PCSK9抑制剂Inclisiran，300 mg是最佳起始剂量，该计划可维持稳定、持久地降低LDL-C值。安全性耐受性良好。

该研究的意义是：大幅度减少了注射次数，1年仅需给药2次，就可强效、稳定、安全地降低LDL-C水平，这必将提高降胆固醇治疗的依从性，提高高危心血管疾病患者的达标率。

但ORION-1研究样本量较少，研究时间短，只是Ⅱ期临床研究，不能除外罕见严重不良事件发生的可能性。另外，ORION-1研究的试验对象为欧洲白人，在其他人种中的疗效和安全性尚未可知。此外，该研究看到的是LDL-C这个替代指标的显著下降，临床上能够转化为心血管事件或者全因死亡的下降，尚需大样本（包含非欧洲人群）、长期临床对照研究来解决上述问题，我们拭目以待。

目前正在进行的ORION 系列研究有：① InclisiranⅢ期临床研究；②验证LDL-C降低试验：3000名患有ASCVD的受试者（ORION-10，ORTON-11）研究、400名HeFH受试者（ORION-9）研究、60名HoFH受试者（ORION-5）研究；③平行心血管结局试验准备：15 000名高风险ASCVD受试者（ORION-4）研究。

4.他汀类药物的地位　PCSK9抑制剂成为热点的同时，他汀类药物的地位无疑将受到挑战，那么，在这样的背景下，他汀类药物的地位如何呢？

他汀类药物长期大量的RCT研究已经牢牢稳固了其作为ASCVD治疗基石的地位，其疗效、安全性都得到了肯定。

PCSK9抑制剂作为新药，研究入选人群相对局限，尤其对于中国患者。

PCSK9抑制剂作为生物制剂，其费用昂贵，每年需要45 000～100 000美元的花费。

面对证据充足的他汀，PCSK9抑制剂治疗还需要更多研究的支持；该治疗的长期结果如何也值得考量。临床在评估/选择降脂治疗方案时应以是否能够带来心血管获益作为金标准，不能单纯追求降低LDL，比如，烟酸类药物在其最大规模随机对照试验HPS2-THRIVE试验中，尽管平均LDL-C水平降低到1.64mmol/L（63 mg/dl），但该研究不仅并未显示出任何临床获益，而且还出现多种严重副作用，因此FDA撤销对烟酸用于联合降脂治疗的批准。

因此，PCSK9抑制剂作为强效降低LDL-C的新宠，尚不能替代他汀类药物，对于ASCVD，绝大多数经过中等强度或高强度他汀治疗后能使LDL-C达标，因此中国心血管病的防治，他汀仍然具有不可替代的作用。

5.小结　综上所述，PCSK9抑制剂不仅可以大幅度降低LDL-C，逆转斑块进展，还可以降低MACE事件、降低全因死亡率，但是频繁的皮下注射及疗效不能持久可能会影响到患者的依从性，而ORION-1研究证实2次注射可以持续6～9个月的稳定且显著地降低LDL-C水平，为胆固醇治疗带来了曙光。尽管如此，他汀类药物目前仍然是ASCVD疾病治疗的基石，PCSK9抑制剂对于临床硬终点和长期的安全性的研究还有待进一步深入。

参考文献

Everett BM, Smith RJ, Hiatt WR.Reducing LDL with PCSK9 Inhibitors-The Clinical Benefit of Lipid Drugs. N Engl J Med， 2015， 373（17）: 1588-1591.

Farnier M, Colhoun HM, Sasiela WJ, et al. Long-term treatment adherence to the proprotein convertase subtilisin/kexin type 9 inhibitor alirocumab in 6 ODYSSEY Phase Ⅲ clinical studies with treatment duration of 1 to 2 years.J Clin Lipidol, 2017, 11（4）: 986-997.

Giugliano RP, Mach F, Zavitz K, et al. Cognitive Function in a Randomized Trial of Evolocumab. R; EBBINGHAUS Investigators.N Engl J Med, 2017, 377（7）: 633-643.

Giugliano RP, Mach F, Zavitz K, et al. EBBINGHAUS Investigators.Design and rationale of the EBBINGHAUS trial: A phase 3, double-blind, placebo-controlled, multicenter study to assess the effect of evolocumab on cognitive function in patients with clinically evident cardiovascular disease and receiving statin background lipid-lowering therapy-A cognitive study of patients enrolled in the FOURIER trial. Clin Cardiol, 2017, 40（2）: 59-65.

Ray KK1, Landmesser U1, Leiter LA1, et al. Inclisiran in Patients at High Cardiovascular Risk with Elevated LDL Cholesterol. N Engl J Med, 2017, 376（15）: 1430-1440.

Ridker PM, Revkin J, Amarenco P, et al: Cardiovascular Efficacy and Safety of Bococizumab in High-Risk Patients.; SPIRE Cardiovascular Outcome Investigators.N Engl J Med, 2017, 376（16）: 1527-1539.

Ridker PM, Tardif JC, Amarenco P, et al: SPIRE Investigators.Lipid-Reduction Variability and Antidrug-Antibody Formation with Bococizumab. N Engl J Med, 2017, 376（16）: 1517-1526.

Sabatine MS, Giugliano RP, Keech AC, et al. FOURIER Steering Committee and Investigators. Evolocumab and Clinical Outcomes in Patients with Cardiovascular Disease. N Engl J Med, 2017, 376（18）: 1713-1722.

4. 不同的PCSK9抑制剂命运各异：FOURIER研究和SPIRE研究解读

复旦大学附属华东医院　史凯蕾　郭新贵

近年来，前蛋白转化酶枯草溶菌素（proprotein convertase subtilisin/kexin type 9，PCSK9）为代表的新型降脂靶点受到越来越多的关注。前期多项随机双盲对照短期降LDL-C疗效评价研究证实，对杂合子家族性高胆固醇血症（FH）、他汀不能耐受或最大耐受剂量他汀治疗仍不能降脂达标的患者，PCSK9抑制剂均能降低LDL-C水平50%以上，让人们对PCSK9抑制剂降脂治疗充满期待。

然而，2016年11月，辉瑞公司意外宣布终止其PCSK9抑制剂Bococizumab的开发，并停止2个三期临床SPIRE1和SPIRE2研究，给PCSK9抑制剂的前景蒙上一层阴影。

随后，2017年美国心脏病学会第66届科学年会（ACC2017）第一天，研究者公布了FOURIER研究——PCSK9抑制剂evolocumab长期治疗降低LDL-C及心血管事件的阳性结果，再一次振奋了人们对PCSK9抑制剂的信心。

那么，同样是PCSK9抑制剂，为什么研究结果会不尽相同？本文结合FOURIER研究和SPIRE研究内容给予介绍和解读。

一、FOURIER研究

备受瞩目的FOURIER研究纳入了2013年2月到2015年6月来自49个国家共27 564例受试者，年龄40—85岁。所有受试者既往存在心肌梗死（MI）、缺血性卒中或症状性外周动脉疾病（PAD），并且在优化他汀治疗基础上LDL-C≥1.82mmol/L（70mg/dl）或者非HDL-C≥2.6mmol/L（100ml/dl）。该研究将受试者进行1∶1随机对照研究，一组（13 784名受试者）给予evolocumab治疗，140mg每2周肌内注射1次或者420mg每月肌内注射1次），另一组（13 780名受试者）给予安慰剂治疗（同样为每2周注射1次或每月注射1次），主要研究终点为首次发生心血管死亡、心肌梗死、因不稳定性心绞痛住院、卒中或者冠状动脉血运重建，关键性二级终点为心血管死亡、非致死性心肌梗死和非致死性卒中。研究每12周随访1次，中位随访时间26个月。

在降脂方面，对比安慰剂组，evolocumab组的LDL-C从12周起就呈现一个明显的降幅，48周随访结果显示evolocumab组LDL-C降幅达到59%，降幅绝对值1.46mmol/L（56mg/dl），LDL-C中位数为0.78mmol/L（30mg/dl）。在1558名随访到168周的受试者中，与安慰剂组相比，evolocumab组LDL-C降幅仍然达到54%，降幅绝对值1.3mmol/L（50mg/dl）。

在降低心血管结局风险方面，evolocumab组发生主要终点事件的人数为1344人（9.8%），而安慰剂组为1563人（11.3%），evolocumab组主要终点下降15%；关键性二级终点心血管死亡、心肌梗死及卒中在evolocumab组为816人（5.9%），安慰剂组为1013人（7.4%），evolocumab组较安慰剂组下降20%。

在不良事件方面，包括过敏反应、神经认知、新发糖尿病和肌肉相关问题方面，两组间无显著差别。注射部位反应方面evolocumab组略高（2.1% vs 1.6%），但多数为比较轻微的反应，且两组因相关不良反应停药率方面无显著差异（1.6% vs 1.5%）。研究者还评估了药物的免疫反应问题，两组免疫反应的发生率分别为3.1%和2.9%，并无显著差异。仅0.3%的受试者产生了能够与evolocumab结合的抗体，但并未产生对药物有影响的中和抗体。

二、SPIRE 1和SPIRE 2研究

SPIRE 1/2研究均采用多中心、双盲、随机化、安慰剂对照设计，分别纳入LDL-C≥1.8mmol/L（SPIRE 1）或LDL-C≥2.6mmol/L（SPIRE 2）、具有心血管高风险且正在接受降脂药物治疗的患者16 817例和10 621例，平均年龄64岁。受试者随机分为两组，在标准治疗基础上分别接受每2周1次皮下注射150mg Bococizumab或等量安慰剂治疗，主要终点为首次发生心血管死亡、非致死性心肌梗死、非致死性卒中、以及因不稳定心绞痛需要急诊血运重建所组成的复合终点。因试验提前终止，两项研究的中位随访时间分别为7个月和12个月。

降脂疗效方面，bococizuma治疗14周时LDL-C较基线平均降低56%，安慰剂组较基线升高2.9%，两组LDL-C平均值相差59个百分点。Bococizumab组中有28%的受试者LDL-C降至0.65mmol/L（25mg/dl）。然而，随着用药时间的延长，Bococizumab的降脂疗效逐渐减弱。用药治疗52周时，Bococizumab组LDL-C降幅降低为41.8%，继续用药至104周时，LDL-C的降幅仅为38.3%。此外，研究者还发现，Bococizumab治疗后的LDL-C反应也存在广泛的个体差异，且这种个体差异与是否产生抗药抗体并无关系。

在降低心血管结局风险方面，SPIRE-2试验中的高危患者（LDL-C≥100 mg/dl），Bococizumab能显著降低心血管事件的发生率（HR=0.79, 95% CI 0.65～0.97），但对于SPIRE-1试验中的低危患者（LDL-C≥70 mg/dl）却无能为力（HR=0.99, 95% CI为0.80～1.22）。

在不良事件方面，SPIRE1/2研究中约有48%的bococizumzb受试者产生了抗药抗体，并且有29%的受试者产生了中和抗体，这也使Bococizumab受试者发生注射部位反应的比例显著高于安慰剂组。此外，虽然Bococizumab组在新发糖尿病人数上与安慰剂组没有明显差异，但是该组患者在随访期末血糖水平显著高于安慰剂组。

三、不同PSCK9的差别

同样是人源性PCSK9抑制剂，为什么研究结局会有如此差异？让我们从PCSK9抑制剂研究的历史来看。单克隆抗体可谓是近30年来血脂领域的最重要进展，从鼠源性抗体到全人型抗体，药物的免疫原性逐渐减弱。Bococizumab作为PCSK9抑制剂中的一员，是人源化单克隆抗体的代表，但Bococizumab仍然存在部分鼠源性单克隆抗体，而evolocumab则是完全人体化的单克隆抗体。

SPIRE1/2研究中，Bococizumab组如此高的药物抗体和中和抗体发生率提示这一意外的结果与药物抗体特别是中和抗体的产生关系密切，抗体滴度越高，血浆Bococizumab浓度随时间推移而进一步降低，降脂效果也越差。研究者认为，正是这些抗药抗体削弱调脂效果，也降低了Bococizumab长期治疗的心血管保护作用。这种免疫原性或许也能解释为何Bococizumab注射部位反应发生率较高。

但是，另一个PCSK9抑制剂alirocumab公布的数据显示，在10项共涉及4747例患者的试验中，alirocumab治疗组共有5.1%的患者产生了抗药抗体，其中约有1.3%的患者产生了中和抗体。但就是这些产生中和抗体的患者，产生抗体后LDL-C依然持续降低，这也让免疫原性问题导致PCSK9抑制剂作用削弱的说法变得扑朔迷离，有待于大型试验进行确认。

四、PSCK9抑制剂的前景展望

尽管提前终止研究，SPIRE1研究未能显示Bococizumab降脂的临床获益，然而在基线LDL-C水平较高的SPIRE2研究的受试患者中，依然显示PCSK9抑制剂的心血管保护作用。SPIRE1/2研究合并分析亦显示，在降脂幅度较大和治疗时间较长的患者中心血管获益更为明显。而FOURIER研究中evolocumab令人满意的降脂幅度和心血管保护作用，都提示降胆固醇依然是治疗ASCVD的基本策略。

此外，另一类通过干扰RNA（SiRNA），从而阻断肝中PCSK9合成的PCSK9抑制剂，是否可以绕开免疫原性这个令人尴尬的问题，取得更满意的研究结果，值得人们期待。

参考文献

Ray KK, Landmesser U, Leiter LA, et al. Inclisiran in Patients at High Cardiovascular Risk with Elevated LDL Cholesterol. N Engl J Med, 2017, 376（15）: 1430-1440.

Ridker PM, Revkin J, Amarenco P, et al. Cardiovascular efficacy and safety of Bococizumab in high-risk patients. N Engl J Med, 2017, 376（16）: 1527-1539.

Ridker PM, Tardif JC, Amarenco P, et al. Lipid-reduction variability and antidrug-antibody formation with Bococizumab. N Engl J Med, 2017, 376（16）: 1517-1526.

Roth EM, Goldberg AC, Catapano AL. Antidrug antibodies in patients treated with alirocumab. N Engl J Med, 2017, 376（16）: 1589-1590.

Sabatine MS, Giugliano RP, Keech AC, et al. Evolocumab and Clinical Outcomes in Patients with Cardiovascular Disease. N Engl J Med, 2017, 376（18）: 1713-1722.

第7章

其　他

1. 肾去神经支配术治疗高血压的现况及展望

新疆医科大学附属第一医院　马依彤

摘要：交感神经过度激活在高血压的发生与发展中发挥重要作用，相当多的动物实验和人类治疗实践均表明肾去神经支配术（renal denervation，RDN）降压效果令人振奋，且安全性良好。但这些研究也暴露出降压结果不一致、设计不合理等问题，尤其Symplicity Ⅲ试验的阴性结果，一度使得RDN陷入低谷。但近年来随着消融技术的突飞猛进，研究设计的更趋合理，治疗经验的逐步累积等，RDN再次呈现出蓬勃发展的趋势和良好的前景。本文重点就消融技术的进展及最新发表的RDN研究做一介绍，并对其未来发展做一展望。

肾去神经支配术已成为高血压的介入治疗选项之一。该技术已朝着微创或无创、高选择性、高效、良好的安全性等方向获得巨大进展，同时，已有很多针对RDN治疗的研究，积累了大量的数据。总体而言，该治疗安全性良好，相当部分研究显示其降压效果明显，同时也有很多报道表明其也存在较明显的异质性，提示在大范围临床推广前，还需要更严格、审慎的评估及验证，并形成规范。本文主要针对消融技术的发展现状和近期比较重要的研究做一介绍，并对RDN的未来发展做一展望。

一、消融技术的现状和发展

良好的消融方式应符合以下标准：微创或完全无创、损伤模式可预测、对目标神经的高选择性、永久的神经破坏、不损伤或仅轻微损伤肾动脉及附属结构、疼痛最小化、操作时间短、可持久调节中枢交感神经系统张力、有效而长期的降压效果。技术的进步已部分实现了上述目标。截至目前，消融手段的主流仍然是血管内介入消融，但也已出现了非侵入性方法，消融媒介仍主要为射频能量，此外还有超声、微波、局部注射神经毒素及冷冻等。以下分别针对这些方式进行简要介绍。

1.*射频神经消融*　目前，射频消融的总体趋势是从单电极向多电极或延长的螺旋状电极导管方向发展，后者采用篮网、脚手架或可充气球囊设计，甚至出现了3D电流地图技术设计。多电极导管可多点同步操作，从而有效减少了操作时间及造影剂负荷，并可达到更为充分彻底的消融。介入方式方面，除了常规的股动脉，也出现了经桡动脉的消融系统。

良好的冷却机制可防止局部组织过热造成损伤，也是不同厂家努力的方向。因同步肾动脉血流冷却方法存在难以控制等缺陷，目前盐水灌注射频消融已在RDN中开展研究。猪体内的初步、临床前数据表明相比非灌入方法，在同样有效的同时，该冷却系统对动脉中膜及动脉周围胶原的损伤更小。

除了经肾动脉消融，还出现了非血管内消融方法。因肾神经邻近肾盂，美国Verve Medical开发出了输尿管后传送射频的设备，在猪体内的初步研究表明经此方法消融后，肾组织去甲肾上腺素水平减少，且未发现显著的血管或肾实质损伤。这种消融途径无疑在那些因肾动脉解剖原因而无法进行常规肾动脉内消融的患者有较大的应用前景。

2.*超声消融*　超声消融可有效避免射频所造成的肾动脉内膜损伤等并发症。已经开发出了几种方法来控制超声的使用以达到预定的消融目标、并达到更大的消融深度，同时不影响血管内皮。欧洲于2011年批准了以超声作为能量源的The Paradise system（ReCor Medical）。体外使用的低强度聚焦超声（low-intensity focused US，LIFU）是独特的、具有良好发展前景的非侵入性消融方法。美国的Kona Medical公司正致力于这方面的研发。可以想见，若能成功，这将是广大有RDN治疗指征患者的福音。其他使用超声作为能量源的还有以色列的CardioSonic公司的TIVUS™系列、美国Sound Interventions 公司的Sound 360™等。目前这些产品尚处于动物实验阶段。

值得注意的是，近期发表的纳入81名患者的WAVE IV研究，在12周和24周的随访期内，并未在超声RDN治疗组和假手术组发现降压效果的不同，不论是诊所血压还是24h动态血压。

3.使用神经毒素进行化学消融　目前已开发出了多种神经毒素作为消融媒介。美国Mercator MedSystems Inc的Bullfrog™采用可充气气囊，充气后暴露30G的微细针头，围绕外膜注射胍乙啶来消融神经；美国的Ablative Solutions的Peregrine™采用微针沿外膜注射无水乙醇；以色列的ApexNano Therapeutics开发的ApexNano™采用内/外磁场的调节来控制40～80mM磁性纳米粒子到肾动脉壁释放A型肉毒毒素。希腊雅典大学则采用长春新碱作为消融药物，这些方法均还处于动物实验和临床前研究阶段。

4.其他消融方式　在部分研究中，冷冻消融显示出了良好效果。目前，美国的CryoMend Inc. 和 cryomedix Inc均已开发出了相应的冷冻系统，但尚无临床前和临床数据可用。此方法的疗效需谨慎评估，参考其在心律失常中的消融效果，本方法用于RND可能有较高的复发率。

电离辐射也可用于消融。Vascular Inc.开发的血管内β-射线短距治疗已经在猪体内产生了有效的神经破坏，并在治疗后2个月内未出现肾动脉损伤。

二、相关临床研究

1.早期临床研究得出积极结果　2009年起，相继进行的Symplicity HTN-1和Symplicity HTN-2研究，均取得了良好的降压效果，同期进行的还有REDUCE，Moderate CKD，EnligHTN-1，Heidelberg Registry等研究，也得出了积极的结果。这些研究进一步提升了人们对RDN的热情和期望。但这些研究也存在具有研究偏倚、缺乏假手术对照、随访期过短等缺陷。

2.Symplicity HTN-3研究结果不支持RDN具有良好疗效　为解决上述缺陷，美国进行了假手术对照、患者及血压评估员盲法的Symplicity HTN-3研究，其结果于2014年发表。出乎人们的意料，这一研究并未在肾去神经支配治疗组和假手术对照组间显示出血压降低幅度的差异，不论是诊所血压还是动态血压。该研究也使得RDN的相关探索陷入低谷，自从其结果出版，一些实验相继停止患者募集。

Symplicity HTN-3研究一经发表就饱受争议，包括导管类型不当、手术操作不当导致RDN不彻底、纳入患者不当（如纳入了单纯收缩期高血压、纳入群体存在较明显种族差异等）、存在观察者效应（Hawthorne effect）、患者服药的依从性存在差异等。

这些争议的存在和仔细的亚组分析，结合RDN充分的病理生理学基础、良好的动物实验结果及前期部分在人体令人振奋的治疗效果，使得人们并未放弃这一治疗方式，学者们和相关厂家进而又开始设计更为合理、操作更为规范的研究。

3.近期研究结果良好，令RDN再现曙光　与SYMPLICITY HTN-3研究同期或稍晚的还有ABPM meta-analysis和ENCOReD meta-analysis等，结果均令人鼓舞。其中早在2013年发表的使用多电极系统的EnligHTN Ⅰ研究将随访期限延长至12个月、24个月，均显示出其有效性及安全性。2015年发表的EnligHTN-Ⅱ 研究是上市后临床研究。129例难治性高血压患者进行了双侧肾神经消融（经皮股动脉途径），随访6个月及12个月，在6个月的随访期内，诊所血压下降了2.43/1.13kPa（18.2/8.5mmHg），12个月时下降了2.78/1.77kPa（20.9/13.3mmHg）。同时也在动态血压方面观察到了白天、夜间及24h平均血压的显著下降，尽管其幅度有所收窄。此外，EnligHTN Ⅳ试验已于2017年完成，结果有待发表。

SPYRAL HTN-OFF MED研究为一项多中心、国际化、单盲、随机化、假手术对照、概念验证试验。在排除了单纯收缩期高血压患者的基础上，该研究纳入了80名未接受口服降压药治疗或已经停用降压药足够长时间的高血压患者。其中RDN组纳入38名，假手术组纳入了42名。经过手术治疗后为期3个月的随访，24h动态血压监测结果显示，RDN组的SBP/DBP降低了0.73/0.64kPa（5.5/4.8mmHg），而作为对照的假手术组仅降低了0.07/0.05kPa（0.5/0.4mmHg），同时静态血压测量结果显示，RDN组的SBP/DBP降低了1.33/0.71kPa（10/5.3mmHg），假手术组仅降低了0.71/0.04kPa（5.3/0.3mmHg）。该研究也发现，RDN在部分患者未表现出治疗效果。与此设计相类似，但在已使用口服降压药物治疗患者中进行的SPYRAL HTN-ON MED研究也已结束，结果有待发表。

PRAGUE 15研究的设计较为严格，采用动态血压作为指标，比较了RDN与强化药物治疗对难治性高血压的疗效，更难得的是测定了血浆降压药水平来判断用药依从性。结果显示两组均可明显降低血压。

Sharp AS等观察了253例行RDN的难治性高血压患者，诊所血压降低了2.93/1.2kPa（22/9mmHg），动态血压降低了1.6/0.93kPa（12/7mmHg），但在处于基线血压最低四分位的患者中，血压降低幅度相对不明显。研究者还发现，血压的下降不能用降压药物的改变来解释，同时醛固酮拮抗剂的使用也不影响RDN治疗反应。

相似的还有DENERHTN，RAPID，REDUCE-HTN，Global SYMplicity Registry，SYMPLICITY HTN Japan，SYMPLICITY FLEX等，均支持RDN的有效性及安全性。

三、面临的挑战及展望

1.如何选定适合行RND的患者 部分患者RND疗效不佳，可能与选定患者不当有关，这些患者的交感神经活性并不亢进，因此消融也难以达到血压的有效控制。如部分老年人群的高血压及动脉顺应性降低等结构因素参与发病的单纯收缩期高血压等。

因此，未来关于RDN的一个主要课题是，如何在众多高血压患者中选定合适的治疗对象，这些对象明确存在肾交感活性亢进且此机制参与了其高血压形成及血压控制不佳。要达此目的，需要更多的基础研究，并开发出合适的工具进行评估及监测。考虑到动物模型在评估RDN疗效中的重要作用，ESC的RDN临床共识组（ESC clinical consensus group）推荐在未来的实验设计中能够开发出更理想的高血压动物模型。

2.如何有效且彻底的消融神经 RND在患者中存在异质性的另一个原因可能与解剖异质性及手术操作不规范有关。目前对人类肾动脉微解剖结构的认识仍相对有限，且存在相当大的个体差异，这在很大程度上影响了消融程度和治疗效果。如在部分患者就存在肾附属动脉过小，无法行去神经治疗，或手术中未进行相应处理，从而导致不完全的消融。此外，如前临床研究部分所述，操作不规范也可能是引起消融不完全的原因。要解决这一问题，需要更多的解剖及生理基础研究，更密切的多学科协作，更多的治疗积累，并在此基础上形成科学的RND治疗共识和规范。

另一个议题是如何监控消融效果。肾去甲肾上腺素溢出率因高度侵入性及测量技术的复杂性，作为临床应用并不实际。尿神经降解的生物标志物测定或术后交感张力的检测有望成为有希望的监测指标。

3.需要规模更大且设计更科学、终点更合理、随访更长的RCT研究 现有的关于RND的研究总体上规模过小，规模较大的Symplicity HTN-3研究设计上还存在较大缺陷。未来需要更大样本量的RCT研究，同时设计上需考虑纳入对象的标准（如高血压类型、是否服药等）、终点类型（如动态血压、家庭自测血压或诊所血压等）、是否需假手术对照等。此外，现有的研究随访周期较短，需更长的随访周期以更好的观察远期疗效及长期安全性。

参考文献

Ahmed H, Neuzil P, Skoda J, et al. Renal sympathetic denervation using an irrigated radiofrequency ablation catheter for the management of drug-resistant hypertension. JACC. Cardiovascular interventions, 2012, 5: 758-765.

Azizi M, Sapoval M, Gosse P, et al. Optimum and stepped care standardised antihypertensive treatment with or without renal denervation for resistant hypertension（denerhtn）: A multicentre, open-label, randomised controlled trial. Lancet（London, England）, 2015, 385: 1957-1965.

Bakris GL, Townsend RR, Flack JM, et al. 12-month blood pressure results of catheter-based renal artery denervation for resistant hypertension: The symplicity htn-3 trial. Journal of the American College of Cardiology, 2015, 65: 1314-1321.

Desch S, Okon T, Heinemann D, et al. Randomized sham-controlled trial of renal sympathetic denervation in mild resistant hypertension. Hypertension（Dallas, Tex.: 1979）, 2015, 65: 1202-1208.

Esler M, Jennings G, Lambert G. Measurement of overall and cardiac norepinephrine release into plasma during cognitive challenge. Psychoneuroendocrinology, 1989, 14: 477-481.

Esler M. Illusions of truths in the symplicity htn-3 trial: Generic design strengths but neuroscience failings. Journal of the American Society of Hypertension: JASH, 2014, 8: 593-598.

Esler MD, Krum H, Sobotka PA, et al. Renal sympathetic denervation in patients with treatment-resistant hypertension（the symplicity htn-2 trial）: A randomised controlled trial. Lancet（London, England）, 2010, 376: 1903-1909.

Ewen S, Ukena C, Linz D, et al. Reduced effect of percutaneous renal denervation on blood pressure in patients with isolated systolic hypertension. Hypertension（Dallas, Tex.: 1979）, 2015, 65: 193-199.

Feril LB, Jr, Kondo T. Biological effects of low intensity ultrasound: The mechanism involved, and its implications on therapy and on biosafety of ultrasound. Journal of radiation research, 2004, 45: 479-489.

Hamon M, Pristipino C, Di Mario C, et al. Consensus document on the radial approach in percutaneous cardiovascular interventions: Position paper by the european association of percutaneous cardiovascular interventions and working groups on acute cardiac care** and thrombosis of the european society of cardiology. EuroIntervention: journal of EuroPCR in collaboration with the Working Group on Interventional Cardiology of the European Society of Cardiology, 2013, 8: 1242-1251.

Henegar JR, Zhang Y, Hata C, et al. Catheter-based radiofrequency renal denervation: Location effects on renal norepinephrine. American journal of hypertension, 2015, 28: 909-914.

Heuser RR, Mhatre AU, Buelna TJ, et al. A novel non-vascular system to treat resistant hypertension. EuroIntervention: journal of EuroPCR in collaboration with the Working Group on Interventional Cardiology of the European Society of Cardiology, 2013, 9: 135-139.

Id D, Kaltenbach B, Bertog SC, et al. Does the presence of accessory renal arteries affect the efficacy of renal denervation? JACC. Cardiovascular interventions, 2013, 6: 1085-1091.

Krum H, Schlaich M, Whitbourn R, et al. Catheter-based renal sympathetic denervation for resistant hypertension: A multicentre safety and proof-of-principle cohort study. Lancet（London, England）, 2009, 373: 1275-1281.

Lobo M, Saxena M, Jain AJ, et al. 4a.09: Safety and performance of the enlightn renal denervation system in patients with severe uncontrolled hypertension: 12 month results from the enlightn ii study. Journal of hypertension, 2015, 33 Suppl 1: e51.

Mahfoud F, Bohm M, Azizi M, et al. Proceedings from the european clinical consensus conference for renal denervation: Considerations on future clinical trial design. European heart journal, 2015, 36: 2219-2227.

Persu A, Jin Y, Azizi M, et al. Blood pressure changes after renal denervation at 10 european expert centers. Journal of human hypertension, 2014, 28: 150-156.

Prochnau D, Figulla HR, Surber R. Cryoenergy is effective in the treatment of resistant hypertension in non-responders to radiofrequency renal denervation. International journal of cardiology. 2013, 167, 588-590.

Rosa J, Widimsky P, Tousek P, et al. Randomized comparison of renal denervation versus intensified pharmacotherapy including spironolactone in true-resistant hypertension: Six-month results from the prague-15 study. Hypertension（Dallas, Tex.: 1979）, 2015, 65: 407-413.

Sakakura K, Ladich E, Cheng Q, et al. Anatomic assessment of sympathetic peri-arterial renal nerves in man. Journal of the American College of Cardiology, 2014, 64: 635-643.

Sawlani NN, Bhatt DL. Distal and tributary targets: A new branching point for renal denervation? Journal of the American College of Cardiology, 2015, 66: 1776-1778.

Schmieder RE, Ott C, Toennes SW, et al. Phase ii randomized sham-controlled study of renal denervation for individuals with uncontrolled hypertension-wave iv. Journal of hypertension, 2018, 36: 680-689.

Sharp AS, Davies JE, Lobo MD, et al. Renal artery sympathetic denervation: Observations from the uk experience. Clinical research in cardiology: official journal of the German Cardiac Society, 2016, 105: 544-552.

Stefanadis C, Synetos A, Toutouzas K, et al. New double balloon delivery catheter for chemical denervation of the renal artery with vincristine. International journal of cardiology, 2013, 168: 4346-4348.

Thukkani AK, Bhatt DL. Renal denervation therapy for hypertension. Circulation, 2013, 128: 2251-2254.

Townsend RR, Mahfoud F, Kandzari DE, et al. Catheter-based renal denervation in patients with uncontrolled hypertension in the absence of antihypertensive medications（spyral htn-off med）: A randomised, sham-controlled, proof-of-concept trial. Lancet（London, England）, 2017, 390: 2160-2170.

Tsioufis CP, Papademetriou V, Dimitriadis KS, et al. Catheter-based renal denervation for resistant hypertension: Twenty-four month results of the enlightn i first-in-human study using a multi-electrode ablation system. International journal of cardiology, 2015, 201: 345-350

Tzafriri AR, Keating JH, Markham PM, et al. Arterial microanatomy determines the success of energy-based renal denervation in controlling hypertension. Science translational medicine, 2015, 7: 285ra265.

Waksman R, Barbash IM, Chan R, et al. Beta radiation for renal nerve denervation: Initial feasibility and safety. EuroIntervention: journal of EuroPCR in collaboration with the Working Group on Interventional Cardiology of the European Society of Cardiology, 2013, 9: 738-744.

Weber MA, Kirtane A, Mauri L, et al. Renal denervation for the treatment of hypertension: Making a new start, getting it right. Catheterization and cardiovascular interventions: official journal of the Society for Cardiac Angiography & Interventions, 2015, 86: 855-863.

Worthley SG, Tsioufis CP, Worthley MI, et al. Safety and efficacy of a multi-electrode renal sympathetic denervation system in resistant hypertension: The enlightn i trial. European heart journal, 2013, 34: 2132-2140.

Zaman S, Pouliopoulos J, Al Raisi S, et al. Novel use of navx three-dimensional mapping to guide renal artery denervation. EuroIntervention: journal of EuroPCR in collaboration with the Working Group on Interventional Cardiology of the European Society of Cardiology, 2013, 9: 687-693.

2. 血栓后综合征治疗最新进展ATTRACT研究解读

新疆医科大学附属第一医院　马　翔

血栓后综合征（post-thrombotic syndrome，PTS）是深静脉血栓（deep venous thrombosis，DVT，特指≥1 支 DVT）最常见的一种长期慢性并发症，通常发生于累及肢体的 DVT。80%的 DVT 患者远期可能出现或多或少的 PTS 症状，其中 10%的 DVT 患者远期可能出现静脉性溃疡。尽管已经使用了抗凝药物治疗，但对于中央型（包括髂、股、腘段）深静脉血栓形成的患者，PTS在2年内的发生率可高达50%。

PTS的临床表现包括慢性肢体皮肤肿胀、疼痛、沉重感、疲劳、瘙痒、感觉异常、静脉性跛行、皮炎和溃疡，严重影响患者的生活质量和预后。与其他严重慢性病患者相比，许多PTS患者残疾，不能工作和无法生活自理。因此，PTS会导致生活质量（QOL）的重大损害——身体功能、社会功能和健康状况较差。此外，PTS估计已造成美国每年发生慢性静脉疾病≥12%（>150 000例，直接医疗费用2亿6100万美元）和静脉性溃疡（>20 000例，直接医疗费用1亿5300万美元）。在最近的一项深静脉血栓形成研究中，髋关节置换术后第一年每例重症患者3817美元，以后每年1677美元。由于静脉溃疡频发，估计每年会造成200万个工作日损失，导致大量间接经济损失，这些数字可能低估PTS对美国医疗系统的总经济负担。因此，PTS对深静脉血栓患者和整个社会都具有重要意义。

一、研究背景

根据大规模多中心临床试验的结果，并非所有腿部DVT患者都需要接受强力但有风险的凝血药物。研究表明，用药物和专门设备清除凝块并不能降低患者发生PTS的可能性。然而，使用强效药物会增加患者出现危险出血的可能性。美国每年有30万到60万人被诊断为第一次发生DVT，尽管采用了药物标准治疗，但约一半的人会发生PTS。

药物-机械性联合导管接触性溶栓治疗（PCDT治疗）被认为是可以快速地清除血栓的微创技术，可以减少PTS的发生风险。与全身溶栓相比，它也降低了大出血的发生率。

PCDT治疗急性近端深静脉血栓目前存在争议，其安全结果目前未知。既往有研究表明PCDT治疗可降低DVT患者的PTS。CaVenT 研究证实PCDT可降低PTS的发生，但出血风险高。该研究在 209例DVT患者中，观察PCDT和对照组的治疗效果，观察24个月PTS的发生率及出血风险，在治疗 2 年后与基线值进行比较。结果显示，治疗24个月，PCDT治疗组有37例发生PTS（41.1%，95% CI 31.5～51.4），显著低于对照组55例（55.6%，95% CI 45.7～65.0）（P=0.047）。CaVenT研究提示，PCDT治疗可降低PTS的发生。

早年进行的斯堪的纳维亚随机对照 10 年随访研究中，发现相较于单纯抗凝，下肢静脉切开取栓可以获得更加快速的血栓清除，进而增加远期通畅率，降低静脉压力，减少 PTS 的发生率。伴随腔内技术的开展，对于急性 DVT 患者尽早进行血栓清除，尽早重建血栓阻塞的下肢深静脉，尽可能多地消除血栓负荷，逐渐被血管外科的医生认同和接受，成为减少 DVT 的远期 PTS 发生率的常用治疗方法。

因此，研究者进行了一项名为ATTRACT（acute venous thrombosis：thrombus removal with adjunctive catheter-directed thrombolysis，急性深静脉血栓形成：联合导管接触性溶栓治疗清除血栓）的研究，旨在评估PCDT治疗在中央型（包括髂、股、腘段）深静脉血栓形成患者中的疗效。

二、ATTRACT 研究情况

ATTRACT研究是由美国NIH赞助的一项双盲、多中心、Ⅲ期临床研究。在美国56个临床中心随机选择了692例有急性髂或股静脉血栓患者，试验组患者接受常规抗凝治疗的同时接受经导管介入治疗，对照组仅接受常规抗凝治疗。研究治疗期为2年，旨在确定常规溶栓的同时进行药械经导管溶栓是否能够降低膝上近端DVT患者PTS的发生率。

研究以1∶1的比例随机接受PCDT+抗凝治疗或单独抗凝治疗。主要安全性终点为大出血、静脉血栓栓塞再发、死亡。6个月、12个月、18个月、24个月PTS累积发生率。评价标准是Villalta评分。次要临床终点包括：安全性，综合和静脉疾病相关生活质量系数，疼痛和肿胀缓解，PTS严重度及成本收益率。

研究中采用了AngioJet血栓抽吸系统和Trellis外周抽吸系统，通过导管或者其他装置将rt-PA输注到血栓处，并联合血栓抽吸或浸渍，伴或不伴支架治疗。本实验中药械经导管溶栓采用的器械是：波科公司的AngioJet，美敦力公司的Trellis-8产品（该产品已退市）。主要研究终点是6个月至24个月随访期间PTS的发生情况。

在操作过程中，医生通过一个小腿的小切口插入一个薄的，柔软的塑料管，并使用X射线和超声引导通过静脉，直到它停留在血栓内。他们通过导管灌注组织纤溶酶原激活剂，然后用专门的导管安装装置吸出或磨碎任何剩余的碎片。手术费用昂贵，花费数千美元，并经常需要住院。

ATTRACT研究结果发现：常规溶栓的同时进行药械经导管溶栓治疗并不能降低DVT患者的PTS发生率。在6～24个月之间，两组患者PTS发生率没有显著差异，PCDT治疗组发生率是47%，对照组是48%，RR为0.96，P=0.56。PCDT组中重度PTS的发生率低于对照组，PCDT组为18%，对照组为24%，差异具有统计学意义（RR为0.73，95% CI 0.54～0.98，P=0.04）。在6个月、12个月、18个月和24个月随访中，PCDT组患者Villalta评分低于对照组（在每个时间点均采用Villalta评分，P<0.01）。

研究者对两种治疗方案的安全性，综合和静脉疾病相关生活质量系数，疼痛和肿胀缓解，PTS严重度及成本收益率也进行了对比。PCDT组患者安全性终点事件发生风险高于对照组。研究发现，10d内PCDT组大出血事件显著高于对照组（1.7% vs 0.3%，P=0.049），但静脉血栓栓塞再发风险无明显差异（12% vs 8%，P=0.09）。所有类型出血的发生率实验组（4.5%）也高于对照组（1.7%），P=0.049。实验组和对照组均未发生致死性出血或颅内出血。证明少有患者会在溶栓治疗过程中受到严重损害。此外，PCDT组患者的生活质量并未得到显著改善，两组生活质量改善程度相似。

研究结果说明两个问题：第一，常规溶栓的同时进行药械经导管溶栓治疗并不能降低DVT患者的PTS发生率，但可以降低中重度PTS的发生率及严重程度。第二，PCDT治疗组出血风险更高，但PCDT不能改善患者的生活质量。亚组数据结果以及次要终点研究分析表明，药械经导管溶栓可能能够使急性髂股静脉DVT患者获益。数据还表明一个趋势，症状越严重的患者越能从药械经导管溶栓手术中获益。尽管如此，研究者强调ATTRACT在统计学上并不一定能够得出这样的结论。这样的趋势还需要后续实验来进一步证明。

三、ATTRACT研究的意义

ATTRACT 研究中PCDT不能降低PTS的发生率，推翻了ASTEROID 研究的结论。研究结果证实，PCDT治疗可以降低中重度PTS的发生率和严重程度，支持了指南中关于规范经导管溶栓在DVT治疗中的应用。ATTRACT研究的意义在于从规范经导管溶栓治疗DVT的角度支持了最新指南的建议。

1.ATTRACT研究提示我们，PCDT不能降低PTS的发生率。ATTRACT研究证实了使用常规溶栓的同时进行药械经导管溶栓治疗并不能降低PTS的发生率并增加出血，提示多数DVT患者无须进行这一无益的手术。

2.ATTRACT试验告诉我们，大多数患者无须进行PCDT这一危险度极高的治疗，但PCDT组患者血栓后综合征的严重程度确实得到改善，说明可能存在其他的机制或因素，可能涉及患者个体间的遗传差异。这也提示，这一治疗手段对部分患者而言获益大于风险，如血栓负荷较高的这部分患者。当然，这还需更详细的研究验证，目前还不能肯定地得出结论。因此，如何确定可明显获益的这部分患者尤为重要。药械经导管溶栓治疗不能预防PTS的发生，并增加出血。

ATTRACT数据也表明我们需要对PTS的病理学有更好的理解。静脉开放假说可能与PTS进展有关，另外实验结果表明髂股静脉DVT患者（PTS高危）可能可以从药械经导管溶栓手术中获益。

对于普通有症状近端腘静脉以上DVT患者不应该常规行药械经导管溶栓，因为该类患者PTS发生率不会降低，而且患者会承担更高的风险和更高的费用。现阶段近端DVT患者的标准治疗方法包括抗凝和弹力袜。尽管如此，亚组数据结果及次要终点研究分析表明，药械经导管溶栓可能能够使急性髂股静脉DVT患者获益。

数据还表明一个趋势，症状越严重的患者越能从药械经导管溶栓手术中获益。尽管如此，实验专家强调ATTRACT在统计学上并不一定能够得出这样的结论。这样的趋势还需要后续实验来进一步证明。

3.主要研究者Suresh Vedantham教授称，如果血栓堵塞血管引起长期风险，那么移除血栓应该对患者有帮助，这听起来很符合逻辑。但研究得出阴性结果，很明显，这里面应该存在其他机制。这一研究结果将促使多数患者避免接受PCDT这一不必要的手术，有助于提高患者治疗水平。同时，该研究也将为未来的靶向研究提供重要的指导，以确定将

PCDT作为一线治疗获益最大的患者群体。

Vedantham说："我们正在处理一把非常尖锐的双刃剑。我们没有人惊讶地发现，这种治疗比单独使用血液稀释药物更危险，为了证明这种额外的风险，我们必须在长期结果上有显著的改善，而且研究并没有表明这一点。我们看到疾病严重程度有所改善，但不足以证明大多数患者的风险。不推荐常规应用，需要筛选真正获益人群。"

虽然研究显示，绝大多数患者不应该接受手术，但数据显示，这些益处可能超过了某些患者（如血块异常大的患者）的风险。Vedantham补充说，目前，对于一些精心挑选的患者来说，手术应该作为二线治疗的手段，这些患者由于深静脉血栓形成而对腿部功能造成特别严重的局限性，而对血液稀释剂没有反应。

4.该实验结果公布后即召开了专家讨论会。多学科专家参加了讨论会，探讨了ATTRACT的研究发现。一部分专家认为，这些结果支持了指南中关于规范经导管溶栓在DVT治疗中的应用。另一部分专家认为，本研究是一个良好开端，鼓舞人们去寻找能从经导管溶栓上获益的患者分型。讨论会提出，髂股静脉DVT患者的血栓在预后和自然病程方面均与股腘静脉血栓不同。这两种患者之所以放在一起进行分析，是考虑到开放静脉假设可能对两种病变都适用。

5.ATTRACT实验与世界上其他的卒中介入类研究进行了对比。NIH赞助的IMS-Ⅲ临床研究表明，腔内介入溶栓辅助静脉注射溶栓与单纯静脉注射溶栓相比，并无显著患者获益。这是因为使用的器械比较老，以及其他一些原因。但是，这些结果抛出来后，产业界在医生的推进下，开展了一些临床研究以确定哪些患者将从腔内溶栓手术中获益。此后就产生了一系列的高质量临床研究（如MR CLEAN，ESCAPE，EXTEND IA 和 SWIFT PRIME）。这些研究表明大血管阻塞导致的急性缺血性卒中可以从腔内溶栓治疗中获益。相似的，我们也希望ATTRACT研究能够成为一个良好开端，引出下一阶段关于DVT的研究。

Vedantham说："这是研究成像引导治疗解决血栓后综合征的能力的第一个大规模，严谨的研究。这项研究将通过帮助许多人避免不必要的手术来提高患者的护理水平，研究结果也令人感兴趣，因为有人建议至少有一些患者可能从中受益，分类将是非常重要的，ATTRACT试验将提供在设计更有针对性的研究以确定谁最有可能受益于这一程序作为一线治疗的重要指导。"

6.美国国立卫生研究院NHLBI项目官员Andrei Kindzelski博士说：深静脉血栓形成和血栓后综合征的临床研究对于临床社区是非常重要的，也是美国国立心肺血液研究所感兴趣的。这项在56个医院进行的具有里程碑意义的研究，以无偏见的方式表明，导管溶栓治疗作为一线深静脉血栓治疗没有任何益处，使患者避免了不必要的医疗手术，同时，ATTRACT发现潜在的未来研究需要更有针对性地使用针对特定患者群体的导管溶栓。

四、国际指南的推荐

DVT 血栓清除的指征对于急性 DVT，只要没有溶栓禁忌，都可以考虑接受 DVT 血栓清除。指南对于这点的推荐和认识也逐渐改变。2004 年第 7 版 ACCP 指南反对对急性近端 DVT 进行首选经导管接触性溶栓（catheter directed thrombolysis，CDT）（证据级别 1C），除非患者有救肢的需求（证据级别 2C）。

2008 年第 8 版 ACCP 指南对于髂股静脉，血栓时间<14 d，生存状况好、预期生存期>1 年、出血风险小的病例，推荐 CDT，以减少 PTS 的发生（证据级别 2B）。同时推荐应用经皮血栓机械清除（percutaneous mechanic thrombectomy，PMT）配合 CDT 治疗（证据级别 2C）。

但是，2012 年第 9 版 ACCP 指南，再次提出对于急性近端 DVT 首选单纯抗凝治疗，对于上述有高度预防 PTS 意义和出血风险的患者，可以应用 CDT 和 PMT（证据级别 2C）。

2016 年 ACCP 推荐更新中，对于这项推荐没有改变，认为最新的研究证据（CaVenT 研究）提示 CDT 和 PMT 可以减少 PTS 的发生风险，但是没有改变患者的生活质量。同时关注了一项回顾性研究提出的 CDT 可能增加2倍的输血例数、3倍的颅内出血风险、1.5 倍的肺栓塞、2 倍的滤器置入，故强调对 CDT 仍然应该慎重。

而在2012年美国血管外科医师学会（Society for Vascular Surgery，SVS）指南中，对于 CDT/PMT 的观点相对积极，对于近端髂股静脉血栓患者仍然推荐 CDT（推荐级别 2C），推荐人群也是<14 d 的血栓、出血风险小、预期生命长；但是对于有 PCD 或者股白肿的患者，推荐 CDT/PMT 为 1A 级。

因此，急性 DVT 的血栓清除的指征，首先是排除溶栓禁忌，即有显著的出血风险或者已经有明确的活动性出血。其次，客观评价患者对生活质量的预期，对选择生存期长、生活质量要求高的患者，有效的血栓清除可以获得更大的社会效益。再次，尽量选择血栓时间<14 d 以获 得最佳的血栓清除效果，亚急性期（14 ～ 28 d）的 DVT 患者应该根据患

者的实际情况、经济收入、治疗预期进行相应的血栓清除治疗。

血栓清除的陷阱与潜在问题CDT 和 PMT 均是有创操作，故在治疗中仍然需要谨慎规避一些风险，以减少术后并发症的发生，提高整体治疗效果。CDT 和 PMT 的最主要的并发症均是出血，包括系统性出血和穿刺部位局部出血。所以，无论是 CDT 还是 PMT，均应该对患者的出血风险进行有效评价，对于活动性出血、肝肾功能衰竭、恶性肿瘤和妊娠患者，均应该视为血栓清除的相对禁忌。

在血栓清除术中发生肺栓塞也是常见的并发症。需要注意的是，虽然 CDT/PMT未强制推荐术中应用预防性滤器，但是文献回顾中大多数研究者仍然倾向于植入预防性下腔静脉滤器以减少肺栓塞的发生风险。

Angiojet 还有一个常见的术后并发症，即术后血红蛋白尿，与操作中破坏红细胞有关，对于术前没有肾功能障碍的患者，这个并发症常不会导致严重的医疗后果，通过输液、利尿即可缓解，主要的预防方法是减少血栓抽吸时间，尤其是在没有完全闭塞的部位。对于术前存在严重肾功能障碍的患者，选择这种术式应该非常慎重。

五、小结

ATTRACT研究比较了两种DVT治疗方案：PCDT和单纯抗凝治疗。结果表明，PCDT不能够使DVT患者的PTS发生率降低，而且会增加出血风险，但可以降低中重度PTS的发生率及严重程度。大多数患者无须进行PCDT这一危险度极高的治疗，但PCDT组患者血栓后综合征的严重程度确实得到改善，髂股静脉DVT患者（PTS高危）可能可以从药械经导管溶栓手术中获益。因此提示我们临床上对高危、极高危的患者还是应该积极采治疗策略。针对PCDT目标人群的选择，尚需进一步研究。

参考文献

Aburahma AF, Perkins SE, Wulu JT, et al. Iliofemoral deep vein thrombosis: conventional therapy versus lysis and percutaneous transluminal angioplasty and stenting. Annals of Surgery, 2001, 233（6）: 752-760.

Elsharawy M, Elzayat E. Early results of thrombolysis vs anticoagulation in iliofemoral venous thrombosis. A randomised clinical trial. Eur J Vasc Endovasc Surg, 2002, 24（3）: 209-214.

Enden T, Haig Y, Klã,WNE, et al. Long-term outcome after additional catheter-directed thrombolysis versus standard treatment for acute iliofemoral deep vein thrombosis（the CaVenT study）: a randomised controlled trial. Lancet, 2012, 379（9810）: 31-38.

Geerts W. Antithrombotic and thrombolytic therapy, 8th ed: ACCP guidelines. Chest, 2008, 133（6 Suppl）: 887S-968S.

Gloviczki P, Comerota A J, Dalsing M C, et al. The care of patients with varicose veins and associated chronic venous diseases: Clinical practice guidelines of the Society for Vascular Surgery and the American Venous Forum. Journal of Vascular Surgery, 2011, 53（5）: 2S-48S.

Guyatt G H, Akl EA, Crowther M, et al. Executive Summary: Antithrombotic Therapy and Prevention of Thrombosis, 9thed: American College of Chest Physicians Evidence-Based Clinical Practice Guidelines. Chest, 2012, 141（2 Suppl）: 7S-47S.

Hirsh J, Guyatt G, Albers GW, et al. The Seventh ACCP Conference on Antithrombotic and Thrombolytic Therapy: Evidence-Based Guidelines. Chest, 2004, 126（3）: 265S-286S.

Kearon C, Akl EA, Ornelas J, et al. Antithrombotic Therapy for VTE Disease: CHEST Guideline and Expert Panel Report. Chest, 2016, 149（2）: 315-352.

3. 代谢组学在冠心病预测中的意义：iomarCaRE研究解读

复旦大学附属中山医院　王晓燕　邹云增

心血管疾病的常见危险因素包括体重指数（BMI）、年龄、吸烟、高血脂、高血糖等，这些风险因素大多可以控制并因此降低心血管疾病发生风险。但是，基于这些常见危险因素建立的风险评分模型（Framingham评分，PROCAM评分和European Society of Cardiology SCORE[4]等）并不能完全预测所有心血管疾病，有相当一部分心血管疾病患者在当前的心血管疾病风险模型下不能诊断。

据报道，62%的心肌梗死患者没有或仅有一种常见危险因素，只有10%的心肌梗死患者有3～4个危险因素，这提示除传统危险因素外，还存在其他因素影响心血管疾病的发生发展。很多新型生物标志物也与心血管疾病相关，因此，为提高心血管疾病预测效率，更好地指导临床实践，有必要发掘更多心血管生物标志物。目前已有很多新型生物标志物被报道，但尚缺少针对已报道的诸多新型生物标志物进行总体评价的研究。

基于以上研究背景，欧洲学者启动BiomarCaRE（biomarker for cardiovascular risk assessment in europe）研究，旨在评估那些已报道或新型生物标志物预测心血管风险的优劣性，探究循环代谢物与突发冠心病之间的关联，同时建立基于生物标志物的新型风险评分系统，提高人群中心血管疾病的预测效率，改善心血管疾病的二级预防，从而降低心血管疾病的经济社会负担。

一、BiomarCaRE研究概况

BiomarCaRE研究是由欧洲25个学术机构和5家中小型研究型企业（research intensive enterprises，SMEs）共同参与的一项大型转化医学研究，这项研究汇总分析了欧洲20多项临床研究的数据，研究人群来自欧洲13个国家，研究对象总计3万余例（每年随访时300万）。这项研究在大型临床数据中对心血管疾病标志物的预测能力进行系统分析，是基础研究和临床研究结合的典范，研究结果将为生物标志物在临床实践中的可能应用和推广提供更多依据，也将为心血管疾病的早期发现、早期诊断和早期治疗提供更多信息。

2017年11月AHA会议上，Tanja Zeller教授公布BiomarCaRE研究结果，指出血清代谢产物可预测冠心病风险。BiomarCaRE研究通过平均随访13.9年观察10 741名受试者的141个血清代谢物，结果表明有24个血清代谢产物与CHD事件相关（$P \leqslant 0.05$）。此外，4个血清代谢产物（包括氨基酸天冬酰胺、谷氨酸盐、甘油磷脂PCaaC34：3和PCaeC44：5）与CHD密切相关，且代谢产物水平较高的受试者，罹患冠心病的风险是其他人的4倍。这4个血清代谢产物可能会成为CHD的新型生物标志物，BiomarCaRE研究证明了代谢组学在生物标志物的发现和改善风险分层中的价值。

除AHA会议报道外，BiomarCaRE研究团队已在Circulation，European Heart Journal（EHJ），Heart，等期刊上发表多篇关于循环代谢物和心血管疾病风险的文章。2014年，BiomarCaRE研究人员利用FINRISK97前瞻队列数据发现，尽管ST2（炎症因子IL-33受体）此前被认为在急性心肌梗死患者和健康人群中与心力衰竭和死亡存在相关性，但这项研究显示，在健康人群中，ST2并不能提高对长期心血管事件（包含心力衰竭和全因死亡）发生率的预测概率。2016年，BiomarCaRE团队在EHJ上发表文章，分析肌钙蛋白I在欧洲人群中预测心血管疾病的价值，结果显示在ESC SCORE中加入肌钙蛋白I可显著增加普通人群中心血管疾病的检出率。同时，随着患者年龄增长，ESC SCORE预测的有效率降低，而肌钙蛋白I对于65岁以上人群的预测概率更佳。研究人员又进一步分析了高敏肌钙蛋白I对心血管疾病的预测能力，结果显示，近5年的高敏肌钙蛋白I变化水平可预测普通人群中的心血管疾病风险。该团队还分析了脂蛋白a在预测心血管疾病中的价值，结果显示，脂蛋白a与糖尿病患者中的主要冠状动脉事件、心血管疾病发生率存在显著相关性，这项研究发表在EHJ上。此外，他们还分析了房颤的流行病学和危险因素，其中体重指数（BMI）是房颤的重要危险因素，但个别经典的危险因素对房颤的预测存在性别差异，如男性BMI指数增加、女性总胆固醇水平下降与房颤风险增加相关。

综上，BiomarCaRE研究显示，除心血管疾病传统危险因素（年龄、BMI、吸烟、高血压、高血糖、高血脂）以外，循环代谢物将提高正常人群心血管疾病的预测能力。

二、BiomarCaRE研究的重要特点

（一）研究设计严谨巧妙

BiomarCaRE研究是临床研究和基础研究完美结合的典范，研究设计严谨巧妙，值得临床医生深入学习。BiomarCaRE研究设计包含以下几方面：①基于组学研究和既往文献数据支持的生物标记物选取；②筛选确认拟分析的生物标志物；③大型临床研究数据整合；④生物标志物确认、分析以及验证；⑤新型生物标记物在临床研究中的再评估（临床治疗方案获益）；⑥建立基于生物标志物的新型评分模型，同时分析新型评分模型的经济学效益。这项研究的主要疾病终点包括：急性冠状动脉事件、卒中、心力衰竭、心房颤动及糖尿病；此外还包括静脉血栓。图1是本项研究的设计概况。

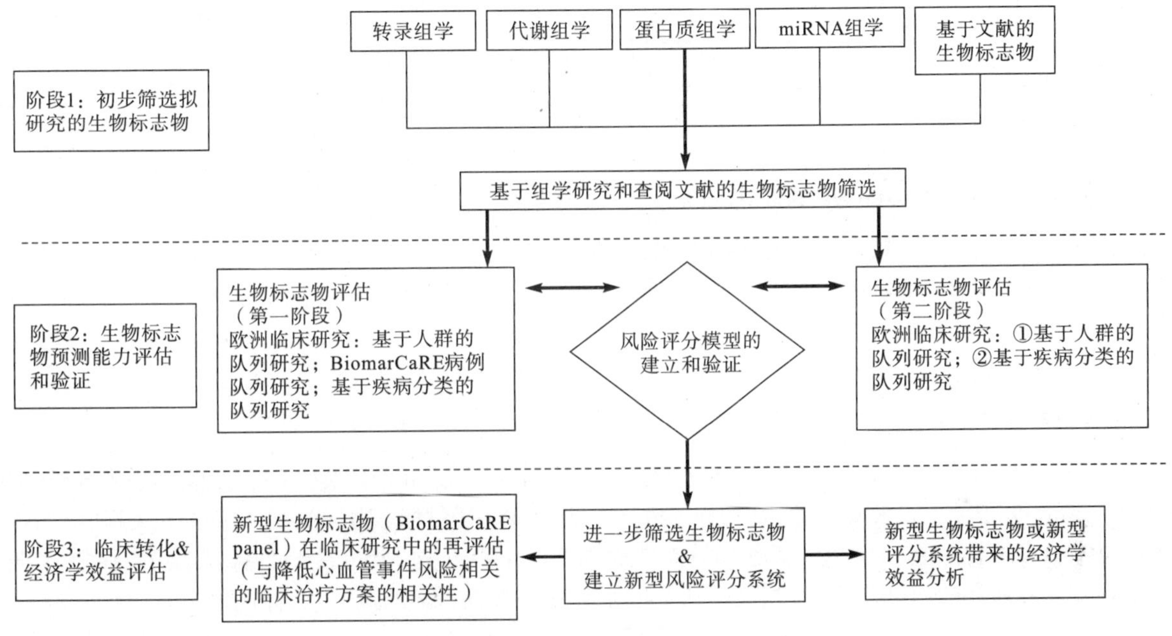

图1　BiomarCaRE研究流程图

1.生物标志物的选取准确可靠　BiomarCaRE研究生物标志物的选取来自于三方面：①由SMEs参与的组学研究（包括转录组学、代谢组学、蛋白组学及miRNA组学）；②BiomarCaRE团队的数据支持（BiomarCaRE曾在MORGAM Biomarker亚组研究中对大量生物标志物进行分析）；③既往文献支持。这三种来源保证了入选生物标志物的准确性、广泛性。

入选生物标志物确定之后，研究人员首先在既往临床研究中对这些生物标志物的预测能力进行评估，其中已被报道和新型生物标记物在人群队列研究中的【评估子集】中进行评估；而创新性很高、同时相对明确的生物标记物（如通过组学研究确认的标记物）则在病例队列模型中评估，这样可在减少生物标志物检测数量的同时不损失统计学效力。这一阶段，研究团队确定了最具潜力的生物标志物。之后，上述生物标志物将在人群队列研究的【验证子集】中进一步评估其预测能力。

因此，BiomarCaRE研究中的生物标志物，不仅在选取时有扎实的组学研究基础和文献数据支持，同时评估阶段还有高质量的临床大数据支持和严谨的统计方法支持，这一基础工作大大提高了研究的统计学效力和结果可信程度。

2.基础研究和临床研究完美结合　进入BiomarCaRE研究中的队列均具有生物样本（血清、血浆或DNA），部分队列中还包含斑块组织，各中心会将他们的生物样本统一汇总后进行分析。BiomarCaRE研究中生物标志物的确定部分是基于组学研究，而这部分的实现有赖于SMEs的技术创新，技术创新使新型生物标记物的中-高通量检测成为可能。本项研究中涉及的技术创新包括：①基于Luminex平台开发出的一种4-plex assay使本项研究中蛋白质组学研究成为可

能；②一种针对循环系统中微小RNA（microRNA）的多元检测系统被开发；③高通量ELISAs被开发，使本项研究中的转录组学研究成为可能；④AbsoluteIDQ p180 kit试剂盒被用于代谢组学研究。以上技术创新使BiomarCaRE研究的组学研究部分顺利进行，为新型生物标记物的筛选和评估提供了夯实基础。

此外，尽管此前已有研究提示血清代谢产物与心血管疾病风险相关，如白介素-6是非酒精性脂肪肝患者动脉粥样硬化标志物，NT-proBNP可预测慢性心血管疾病患者预后，以及诸多关于小RNA分子（microRNA，lncRNA，circRNA）作为心血管疾病标志物的报道等。但这些研究与BiomarCaRE研究相比存在几点不足：①大多针对一项指标或一种组学研究进行分析，目前尚无针对多种组学研究的系统分析；②研究数据多来自于单中心或一项临床研究，数据质量存在一定偏倚。BiomarCaRE研究的数据来自于欧洲20几项临床研究，这些研究分为人群队列研究、疾病队列研究和临床试验，基于这些队列大规模临床数据和生物样本资料的分析是本项研究的一大亮点，而这些临床数据和生物样本资料的获取则是本项研究落地过程关键中的关键。

（二）统计方法严谨

BimarCaRE研究建模方法严谨可靠，研究人员首先对入选的生物标志物进行单因素分析（校正经典心血管风险因素），之后利用COX回归建立评分模型，此外筛选生物标志物时，研究人员还运用了随机生存森林方法（一种机器学习方法）。风险模型的预测能力使用校正指数、区分度指数、图表及心血管疾病预测能力的净改善程度（与ESC score等评分模型比较）进行评估。对于缺失数据，为最大程度减少缺失数据带来的偏倚，本项研究对缺失数据采用多重填充，缺失超过20%的数据将不被分析。

三、BiomarCaRE研究的重要意义

BiomarCaRE研究实现了代谢组学、流行病学与临床研究有效结合，使生物标志物在临床的可能应用和推广更有说服力，并为心血管疾病的早期发现、早期诊断、早期治疗提供了更多线索和依据。这项研究具有切实的临床应用价值，可大幅度改善心血管疾病的二级预防水平，带来巨大的经济社会效益。此外，此项研究设计严谨巧妙，数据质量高，统计方法准确，无论是研究结果的推广还是研究的设计，都是临床医生学习的典范。

新型评分系统与代谢组学研究

1.*新型评分系统预测心血管疾病*　如前所述，传统心血管疾病风险因素和评分模型不能有效评估普通人群中心血管疾病的风险程度，因此有必要发现新型生物标志物，同时评估新型生物标志物与心血管疾病的相关程度和预测能力。BiomarCaRE研究旨在建立一种基于新型生物标志物的新型评分系统，这一评分系统可提高人群中心血管疾病筛查率，并可根据评分划分心血管疾病的危险程度，从而有助于心血管疾病的早期筛查，早期干预，降低心血管疾病的社会经济负担。

2.*代谢组学在心血管疾病中的应用*　代谢组学是继基因组学和蛋白质组学之后的一门新兴学科，通过对小分子代谢产物进行定性和定量分析寻找疾病生物标记物，提供了一种较好的疾病诊断方法。代谢组学研究在临床医学领域（尤其临床诊断）具有广泛的应用前景，代谢组学不仅有助于发现新型生物标记物、还可为疾病的病因与机制研究提供线索和思路，同时代谢产物水平的变化还可指导临床用药。作为一种全新的认识疾病的方法，代谢组学在发现各类疾病中潜在生物标记物和临床药物筛选中起到了重要作用。

目前，代谢组学生物标志物在心血管疾病中的预测价值尚缺乏系统研究，BiomarCaRE研究系统分析了血清代谢产物在心血管疾病中的预测价值，发现血清代谢产物可预测冠心病，提示血清代谢产物可能在个体尚未出现心血管疾病表现时就已参与心血管疾病的发生发展，为心血管疾病的机制研究、预测及诊断治疗均奠定了坚实基础。

3.*代谢组学或可用于评价临床治疗效果*　代谢组学可以从多种代谢通路出发分析疾病或药物治疗与机体代谢路径及病理生理变化之间的联系，不仅可用于动态评估个体的疾病风险程度，还可用于评价药物治疗对心血管疾病的作用，包括药物治疗效果、时间和剂量效应。BiomarCaRE研究发现，脂蛋白a水平不仅在全人群中与主要冠脉事件及心血管事件显著相关，在不同人群中，包括不同年龄段（年龄＜65岁或≥65岁），不同性别，有无其他合并症（高血压、糖尿病）等人群中，脂蛋白a均与心血管疾病也存在显著相关。因此监测脂蛋白a水平，除可跟踪了解个体罹患心血管事件的风险程度外，还可反映药物治疗的治疗效果。

4.*代谢组学在流行病学研究中的应用*　传统流行病学大多分析生活方式或环境因素与慢性疾病之间的关系，但常

无法揭示复杂的生物学机制，因此称为“黑匣子”研究。组学技术的进步，可以使流行病学与生物研究结合，有助于流行病学从传统的黑匣子研究模式转移到系统流行病学BiomarCaRE研究在数万例样本中进行高通量组学研究，发现血清代谢物可预测心血管疾病风险。代谢组学研究与流行病学研究结合，可有助拓宽对慢性病的认识。

5.提供疾病发生机制新线索　BiomarCaRE研究中代谢组学与蛋白质组学、转录组学以及miRNA组学互相整合，除可提供代谢组学相关信息外，还可发现大量与生物代谢物相关的基因位点，也可更好地评估体内参与代谢的酶及相应代谢产物的状态，从而更好地了解疾病发病机制，并为患者的个性化治疗提供更多线索和思路。

四、小结

综上，BiomarCaRE研究不仅为代谢组学在心血管疾病中的预测能力提供了线索和思路，同时也是代谢组学、流行病学研究和临床研究完美结合的典范，值得临床医生深入学习。

参考文献

Assmann G CP, Schulte H. Simple scoring scheme for calculating the risk of acute coronary events based on the 10-year follow-up of the prospective cardiovascular Münster（PROCAM）study. Circulation, 2002, 105: 310-315.

Baggen VJM, Baart SJ, van den Bosch AE, et al. Prognostic Value of Serial N-Terminal Pro-B-Type Natriuretic Peptide Measurements in Adults With Congenital Heart Disease. J Am Heart Assoc, 2018, 7.

Blankenberg S, Salomaa V, Makarova N, et al. Troponin I and cardiovascular risk prediction in the general population: the BiomarCaRE consortium. Eur Heart J, 2016, 37: 2428-2437.

Conroy R. Estimation of ten-year risk of fatal cardiovascular disease in Europe: the SCORE project. European Heart Journal. 2003; 24: 987-1003.

D'Agostino RB, Sr., Vasan RS, Pencina MJ, et al. General cardiovascular risk profile for use in primary care: the Framingham Heart Study. Circulation, 2008, 117: 743-753.

Gangwar RS, Rajagopalan S, Natarajan R, et al. Noncoding RNAs in Cardiovascular Disease: Pathological Relevance and Emerging Role as Biomarkers and Therapeutics. Am J Hypertens, 2018, 31: 150-165.

Gerszten RE, Asnani A and Carr SA. Status and prospects for discovery and verification of new biomarkers of cardiovascular disease by proteomics. Circ Res, 2011, 109: 463-474.

Hu FB. Metabolic profiling of diabetes: from black-box epidemiology to systems epidemiology. Clin Chem, 2011, 57: 1224-1226.

Hughes MF, Appelbaum S, Havulinna AS, et al. ST2 may not be a useful predictor for incident cardiovascular events, heart failure and mortality. Heart, 2014, 100: 1715-1721.

Hughes MF, Ojeda F, Saarela O, et al. Association of Repeatedly Measured High-Sensitivity-Assayed Troponin I with Cardiovascular Disease Events in a General Population from the MORGAM/BiomarCaRE Study. Clin Chem, 2017, 63: 334-342.

Kanhai DA, Visseren FL, van der Graaf Y, et al. Microvesicle protein levels are associated with increased risk for future vascular events and mortality in patients with clinically manifest vascular disease. Int J Cardiol, 2013, 168: 2358-2363.

Khot UN KM, Bajzer CT, Sapp SK, et al. Prevalence of conventional risk factors in patients with coronary heart disease. JAMA, 2003, 290: 898-904.

Kontaraki JE, Marketou ME, Zacharis EA, et al. MicroRNA-9 and microRNA-126 expression levels in patients with essential hypertension: potential markers of target-organ damage. J Am Soc Hypertens, 2014, 8: 368-375.

Magnussen C, Niiranen TJ, Ojeda FM, et al. Sex Differences and Similarities in Atrial Fibrillation Epidemiology, Risk Factors, and Mortality in Community Cohorts: Results From the BiomarCaRE Consortium（Biomarker for Cardiovascular Risk Assessment in Europe）. Circulation, 2017, 136: 1588-1597.

Simon TG, Trejo MEP, McClelland R, et al. Circulating Interleukin-6 is a biomarker for coronary atherosclerosis in nonalcoholic fatty liver disease: Results from the Multi-Ethnic Study of Atherosclerosis. Int J Cardiol, 2018, 259: 198-204.

Tijsen AJ, Creemers EE, Moerland PD, et al. MiR423-5p as a circulating biomarker for heart failure. Circ Res, 2010, 106: 1035-1039.

Vasan RS. Biomarkers of cardiovascular disease: molecular basis and practical considerations. Circulation, 2006, 113: 2335-2362.

Waldeyer C, Makarova N, Zeller T, et al. Lipoprotein（a）and the risk of cardiovascular disease in the European population: results from the BiomarCaRE consortium. Eur Heart J, 2017, 38: 2490-2498.

Zeller T, Hughes M, Tuovinen T, et al. BiomarCaRE: rationale and design of the European BiomarCaRE project including 300, 000 participants from 13 European countries. Eur J Epidemiol, 2014, 29: 777-790.

4. 冠心病介入治疗的射线防护

南京医科大学附属第一医院　李春坚

随着介入治疗的普及开展，近年我国冠心病介入手术例数正以指数级别增长。在2017年4月22日举办的第二十届全国介入心脏病学论坛的新闻发布会上，霍勇教授等专家发布数据显示，2016年度我国大陆地区的介入治疗数量达到666495例，较2015年度增加了17.4%。随着疑难复杂手术的开展和介入治疗频度的增加，患者和术者在介入治疗过程中受到的辐射剂量可能显著增高，冠心病介入治疗的辐射防护问题已引起了越来越广泛的关注。

然而受所学专业限制，从事介入治疗的医护人员、特别是年轻医生的辐射防护知识和防护意识显著不足。Uri I F等对英国医生进行的调查发现，63%不能正确评估辐射风险，15%认为超声和磁共振成像利用电离辐射，11%认为放射性核素研究不涉及电离辐射。Lee C I等对美国急诊科和放射科医生进行调查发现，仅9%的急诊科医生认为CT的辐射剂量可能增加疾病风险。Shiralkar S等对英国各专科医生进行调查发现，97%的医生都低估了辐射的风险。张秀华等对120位医院内涉及辐射相关工作的医生和护士进行调查发现，60%的医生不了解辐射防护的原则。谭雪雁等对3所医院共249名医务人员进行调查发现，仅8.84%的医务人员行X线检查时注意对非照射部位进行防护。

本文旨在为从事冠心病介入治疗的医护人员普及辐射防护的相关知识，提高其辐射防护意识，介绍推广辐射防护方法，以减少在放射介入治疗过程中医生和患者不必要的射线暴露、降低相关风险。

一、冠心病介入治疗术中射线的影响

（一）确定性效应和随机性效应

1.*确定性效应*（deterministic effect）　射线照射人体产生辐射效应存在剂量阈值（阈值的大小和生物体的特异性有关），确定性效应是指当生物组织或器官接受超过这一辐射阈值时产生的辐射效应，其结果可能导致照射部位一定数量的细胞死亡，甚至组织坏死。确定性效应的损伤程度随辐射剂量的增加而加剧。典型的确定性辐射效应包括放射性皮肤损伤、晶状体浑浊等。

2.*随机性效应*（stochastic effect）　随机性效应是指射线照射人体时，电离辐射通过直接或间接方式使细胞内控制生长和分裂增殖等重要功能的大分子或遗传物质受到损伤，这些细胞繁殖出的细胞克隆经过一定的潜伏期后可能发生恶变。这种随机性效应发生与否不存在辐射剂量阈值。但随机性效应的发生概率与辐射剂量间存在线性关系。典型的随机性效应包括癌症、基因突变等。

（二）介入治疗中患者的辐射风险

1.*放射性皮肤损伤*　患者放射线入射部位的皮肤接受到的射线剂量最大，其辐射风险亦最大，主要表现为急性放射性皮肤损伤。国际放射防护委员会（ICRP, International Commission on Radiological Protection）第85号报告指出，急性放射性皮肤损伤确定性效应的阈剂量为2Gy。当皮肤受到2Gy剂量照射时，会发生红斑；当受到7Gy照射时，会发生永久性脱毛；当剂量超过12Gy时，会发生皮肤坏死。

2.*肿瘤*　患者不同器官和组织受到射线照射后均有罹患肿瘤的风险。Johnson J N等的一项调查显示，有复杂心脏疾病需要高暴露辐射检查的儿童的癌症风险提高了6.5%。Einstein A J等研究发现，在64排CT（Computed Tomography coronary Angiography，非创伤性血管成像技术）检查后，辐射诱发的恶性肿瘤在青年人群发病较老年人群多见。且可能由于乳腺对射线较敏感，女性比男性更容易罹患恶性肿瘤。

（三）介入治疗中术者的辐射风险

由于介入医务人员受到长期的辐射暴露，这种长期的辐射累积剂量可能产生更多潜在的辐射疾病风险。

1.*晶状体浑浊*　晶状体对辐射的敏感性高，容易产生晶状体浑浊，其中后囊下白内障为最常见的辐射性白内障类型，由于浑浊位于视轴，早期即可出现明显视力障碍。国际放射防护委员会ICRP于2012年第118号出版物指出：建议将眼晶状体急性确定性效应阈剂量减至0.5Gy。国际原子能机构IAEA（International Atomic Energy Agency，IAEA）2014年发布的《国际辐射防护和辐射源安全基本安全标准》采纳了ICRP上述关于新的眼晶状体职业照射剂量限值的建议，规定眼晶状体职业照射年剂量限值连续5年的年平均剂量当量不超过 20mSv（5年内不超过100mSv），并且任何单一年份内剂量当量不超过50mSv，与之前规定的眼晶状体剂量限值（150mSv/a）相比有很大幅度的下调。陈玉浩等对178位医用X线工作人员（356眼）进行调查，调查结果显示医务人员的晶状体浑浊率为93.82%，形态以点状及粉尘状浑浊为主，其中67眼（18.72%）伴有晶状体后囊下点状浑浊，建议相关医务人员加强对晶状体的保护。

2.*生育障碍* 从事介入工作的医务人员的睾丸或卵巢长期受到辐射后可引起不同程度的生育障碍。国际放射防护委员会ICRP第41号报告将吸收剂量引起男性永久不育的确定性效应阈值剂量定为3.5～6Gy，女性定为2.5～6Gy。Latini G等报道称，在心脏科介入医生30年的职业生涯中，性腺受到0.5～1 Gy的累积辐射剂量。

3.*肿瘤* 长期从事介入治疗的手术医生发生肿瘤的风险是否会增加？这一问题受到各国医务人员的广泛关注。美国心血管造影和介入学会（SCAI，Society for Cardiovascular Angiography and Interventions）于2014年报道，在36位罹患头颈部肿瘤的介入医生中，86%的肿瘤发生在左侧，可能与长期从事介入治疗工作有关。Venneri L等研究认为，介入导管室内的高暴露工作人员（每年吸收剂量达到5mSv）未来20年内癌症（致死性与非致死性）的风险增加1%左右，这值得引起介入相关工作人员的高度关注。

4.*染色体与细胞畸变* 长期的辐射暴露对从事介入治疗的医务人员的遗传物质也可能造成损伤。F. Zakeri等研究发现从事心脏介入手术医生的染色体断裂率显著高于非介入手术医生（$P<0.01$），细胞畸变率也显著高于非介入手术医生（$P<0.05$）。

5.*免疫系统影响* 长期的辐射暴露也会对从事介入治疗的医务人员的机体免疫能力产生不良影响。Li YZ等对205位有辐射相关工作的医务人员的血液样本进行了检测，结果发现与未从事辐射相关工作的医务人员相比，前者淋巴细胞比例显著增加（$P<0.01$），嗜中性粒细胞比例显著降低（$P<0.01$）。补体C3和补体C4显著增加（$P<0.01$），IgG显著增加（$P<0.05$），IgM显著降低（$P<0.01$），提示从事辐射相关工作的医务人员的免疫功能可能受到不良影响。

6.*骨关节疾病* 由于从事介入治疗工作的医务人员需要穿戴铅衣，长时间、高强度的负重对骨关节可造成不良影响。Klein L W等对平均从事心脏介入工作达16年的介入医生进行职业健康调查，结果显示约半数医生发生了骨科相关疾病，其中腰椎受损最为多见，占34.4%，颈椎病占24.7%，其余骨关节病占19.6%。可见传统铅衣在保护广大介入医务工作人员的同时，也对其健康带来了不良影响。

二、冠心病介入治疗术中的射线防护

（一）辐射防护的三大原则

1.*放射实践的正当化* 辐射照射的实践，除非对受照个人或社会带来的利益足以弥补其可能引起的辐射危害（包括健康与非健康危害），否则就不得采取此种实践。

2.*放射防护的最优化* 对于来自一项实践中的任一特定源的照射，应使防护与安全最优化。使得在考虑了经济和社会因素之后，个人受照剂量的大小、受照射的人数以及受照射的可能性均保持在可合理达到的尽量低的水平。

3.*个人剂量限制* 是在正常情况下，为保护个体而制定的防护水平，是不可接受的剂量范围的下限值，防止发生确定性效应，并将随机性效应限制在可接受的水平。

（二）介入治疗术中患者的射线防护

1.*仪器参数设置* 在能够获取可接受影像质量的情况下，减少投照面积，使用最低采集帧率和最低脉冲频率的脉冲透视模式。据Hansen J W等研究报道，分别使用7.5p/s脉冲与10p/s脉冲对患者进行介入诊疗，发现低频脉冲组可显著减小辐射剂量，而手术并发症较高频组无显著差异。

2.*时间防护* 随着手术时间的延长，患者所受的辐射剂量也随之增加。Suzuki S等研究发现，在介入手术中患者体表处照射野中心的吸收剂量与术中透视时间成线性正相关（$r=0.621$，$P=0.01$）。故在满足临床需要的情况下，应尽量减少手术时间，以减少患者的辐射剂量。

3.*距离防护* Hirshfeld JW Jr.等研究显示在手术操作允许的情况下，应尽可能增加X射线球管与患者之间的距离，尽可能减少患者与影像探测器之间的距离。建议控制球管中心到诊疗床的距离为80cm左右，影像探测器到诊疗床的距离控制在30cm左右，这样可以有效减少患者的辐射剂量。

Kuon E等通过测量X射线球管各个角度辐射场的改变发现，左前斜位（LAO，Left Anterior Oblique）较右前斜位（RAO，Right Anterior Oblique）和正位（PA，Postero-Anterior）对患者和术者的辐射量都要高。这主要可能由于LAO位投射时需要穿过患者的脊柱和纵隔，需要更高剂量的辐射，且RAO位患者与放射源间的距离更长，需要的辐射剂量随之降低。因此，建议术者尽量选择RAO位，并选择低角度成像。此外，术者可通过不断旋转X射线球管改变入射点，减少患者体表同一部位受到的辐射照射，以减少辐射损伤的概率。

4.*屏蔽防护* 对于儿童患者，术者更应仔细考虑采取最优化的防护屏蔽措施，尽可能保护甲状腺、乳腺、眼晶状体和性腺等敏感器官。刘晓晗等研究报道通过使用滤过板，性腺部位铺垫三角巾等防护措施可显著降低患儿的受照剂量。

（三）介入治疗术中术者的射线防护

1.*时间防护* 在满足临床需要的情况下，把透视次数、透视时间和摄影时间减到最少，减少不必要的辐射剂量。

2.*距离防护* 射线的衰减与距离的平方成反比，因此介入医务人员需要尽量避免射线的直接照射，尤其是性腺，甲状腺，晶状体等对辐射敏感的器官。Mercuri M等研究发现经桡动脉介入治疗时术者距离放射源更近，故与股动脉入路比较，经桡动脉介入治疗术者接受的辐射剂量更高。

3.*屏蔽防护* 设备屏蔽装备包括光栅，滤过板，铅挡板等。个人屏蔽装备包括传统铅衣，铅围裙，铅帽，铅眼镜等。需要注意屏蔽装备有无损坏和异常，传统铅衣需要避免弯折，那样会严重影响对射线的屏蔽效果。一般铅衣的寿命为4年左右，需要及时更换。此外使用新型防护设备也可进一步提高防护效率。

4.*新型防护装置* 我们在多年临床实践的基础上，研发设计了一套新型防护装置，并获得国家新型实用专利。经检测，新型防护装置的辐射防护效果显著优于传统铅衣，且此防护装置不需穿戴患者身上，实现“零负重”，值得临床广泛推广。

综之，随着冠心病介入治疗的普及开展，更多的临床医务人员投入到介入治疗工作中来。心血管专业医务人员由于不熟悉放射防护的相关知识，缺少相关放射防护的培训，防护意识相对薄弱，忽视了对自身健康的充分保护。因此，应加强相关宣传力度，增加相关培训，普及有关辐射防护知识，强化从事介入工作的医务人员的辐射防护意识，使其更加注重对患者、自身和周围医务人员的防护，强化设备防护理念，更多使用新型防护装置，加强床旁防护措施。最终使广大介入医务人员在使用介入诊疗造福于患者的同时，也能够保持着自身的安全与健康。

参考文献

陈玉浩，医用X线工作人员晶状体检查与分析，中华眼外伤职业眼病杂志，2005，27（6）：404-405.

崔维生，浅谈如何有效地降低X射线的吸收剂量，降低确定性效应和随机效应的发生率，中外健康文摘，2012，09（11）：143-144.

刘彬，白玫，彭明辰，介入诊疗过程中的确定性效应监控方法，中国医疗设备，2006，21（2）：25-27.

刘晓晗，王子军，数字减影血管造影低剂量技术在儿童介入诊疗中的应用，中国医学装备，2015（4）：71-73.

谭雪雁，胡金梅，汤敏等，十堰市手术室医护人员对X线辐射防护认知情况调查，职业与健康，2014，30（2）：154-156.

张秀华，刘丽，王惠琴等，手术室医护人员放射防护认知及依从性调查，中华现代护理杂志，2015（21）：2542-2543.

Authors on behalf of ICRP, Stewart FA, Akleyev AV, et al. ICRP publication 118: ICRP statement on tissue reactions and early and late effects of radiation in normal tissues and organs--threshold doses for tissue reactions in a radiation protection context, Ann ICRP. 2012 Feb, 41（1-2）: 1-322.

Einstein A J, Henzlova MJ, Rajagopalan S, Estimating risk of cancer associated with radiation exposure from 64-slice computed tomography coronary angiography, JAMA, 2007 Jul 18, 298（3）: 317-323.

Hansen J W, Foy A, Schmidt T, Fluoroscopy pulse rate reduction during diagnostic and therapeutic imaging in the cardiac catheterization laboratory: An evaluation of radiation dose, procedure complications and outcomes. Catheter Cardiovasc Interv, 2017 Mar 1, 89（4）: 665-670.

Hirshfeld J W Jr., Balter S, Brinker J A, et al. ACCF/AHA/HRS/SCAI clinical competence statement on physician knowledge to optimize patient safety and image quality in fluoroscopically guided invasive cardiovascular procedures: a report of the American College of

Cardiology Foundation/American Heart Association/American College of Physicians Task Force on Clinical Competence and Training. Circulation, 2005 Feb 1, 111（4）: 511-532.

IAE Agency, Radiation Protection and Safety of Radiation Sources: International Basic Safety Standards General Safety Requirements, Radioprotection, 2012, 25（1）: 2259-2264.

ICRP, ICRP Publication 41: Nonstochastic effects of ionizing radiation, Ann ICRP, 1984, 14（3）: 1-33.

ICRP, ICRP Publication 60: 1990 Recommendations of the International Commission on Radiological Protection. Ann ICRP, 1991, 21（1-3）: 1-201.

ICRP, ICRP Publication 85: Avoidance Of Radiation Injuries From Medical Interventional Procedures, Annals of the ICRP, 2000, 30（2）: 7-67.

Johnson J N, Hornik C P, Li J S, et al. Cumulative radiation exposure and cancer risk estimation in children with heart disease, Circulation, 2014Jul8, 130（2）: 161-167.

Klein LW, Tra Y, Garratt KN, et al. Occupational health hazards of interventional cardiologists in the current decade: Results of the 2014 SCAI membership survey, Catheter Cardiovasc Interv, 2015 Nov, 86（5）: 913-924.

Kuon E, Dahm J B, Empen K, et al. Identification of less-irradiating tube angulations in invasive cardiology.J Am Coll Cardiol, 2004 Oct 6, 44（7）: 1420-1428.

Latini G, Dipaola L, Mantovani A, et al. Reproductive effects of low-to-moderate medical radiation exposure. Curr Med Chem, 2012, 19（36）: 6171-6177.

Lee C I, Haims A H, Monico E P, et al. Diagnostic CT Scans: Assessment of Patient, Physician, and Radiologist Awareness of Radiation Dose and Possible Risks. Radiology, 2004 May, 231（2）: 393-8. Epub 2004 Mar 18.

Li Y Z, Chen S H, Zhao K F, et al. Effects of electromagnetic radiation on health and immune function of operators. Zhonghua Lao Dong Wei Sheng Zhi Ye Bing Za Zhi, 2013 Aug, 31（8）: 602-605.

Mercuri M, Mehta S, Xie C, et al. Radial artery access as a predictor of increased radiation exposure during a diagnostic cardiac catheterization procedure. JACC Cardiovasc Interv, 2011 Mar, 4（3）: 347-352.

Shelley Wood, Climbing Head and Neck Tumor Count in Interventional Cardiologists Prompts Calls for More Study. Medscape, April 23, 2014.

Shiralkar S, Rennie A, Snow M, et al. Doctors' knowledge of radiation exposure: questionnaire study. BMJ, 2003 Aug 16, 327（7411）: 371-372.

Suzuki S, Furui S, Yamakawa T, et al, Radiation exposure to patients' skin during cardiac resynchronization therapy. Europace, 2009 Dec, 11（12）: 1683-1688.

Uri I F, Lack of radiation awareness among referrers: implications and possible solutions, Int J Clin Pract, 2012 Jun, 66（6）: 574-581.

Venneri L, Rossi F, Botto N, et al. Cancer risk from professional exposure in staff working in cardiac catheterization laboratory: insights from the National Research Council's Biological Effects of Ionizing Radiation VII Report, Am Heart J, 2009 Jan, 157（1）: 118-124.

Zakeri F, Hirobe T, Akbari Noghabi K, Biological effects of low-dose ionizing radiation exposure on interventional cardiologists. Occup Med（Lond）, 2010 Sep, 60（6）: 464-469.

5. 再谈高血压降压目标值——2017年美国高血压指南启迪

上海市高血压研究所　上海交通大学附属瑞金医院
许建忠　高平进

合理的降压目标值是高血压治疗中的重要临床问题。降压目标值的设定主要依据大规模临床试验，而各临床试验因治疗方案及受试者基本条件等存在明显差异，难免出现分歧。2017AHA/ACC高血压指南重新定义高血压诊断标准的同时，将降压目标值调整为<130/80mmHg，这一变更在国内外心血管领域引起极大的反响，本文就降压目标值及一些争议焦点进行再讨论。

一、2017AHA/ACC高血压指南降压目标值

在新版的美国高血压指南中，将成人高血压患者，如果已有心血管疾病，或者10年心血管疾病风险>10%，建议降压目标值为<130/80mmHg；如果没有心血管危险因素，推荐血压降至130/80mmHg以下也是合理的。2017AHA高血压指南推荐降压目标为<130/80mmHg的主要依据是SPRINT，ACCORD及SPS-3研究。SPRINT，ACCORD研究比较了强化降压（收缩压目标值<120mmHg）及标准降压（收缩压目标值<140mmHg）；而SPS-3研究比较了中等强化降压（收缩压<130mmHg）与标准降压。SPRINT研究因为强化降压组主要复合心血管终点事件发生率及全因死亡率较标准降压组显著下降而提前终止。而在ACCORD研究中，虽强化降压并未减少主要复合终点事件，但强化降压组患者卒中发生率显著降低。将SPRINT及ACCORD这两项研究做荟萃分析显示，目标收缩压<120mmHg显著降低心血管事件。在SPS-3研究中，中等强化降压治疗组（平均SBP127mmHg）卒中年发生率为2.3%，标准降压治疗组（平均SBP138mmHg）卒中年发生率为2.8%（P=0.08），虽然结果未能达到统计学差异，但低于130mmHg的目标值已出现可减少缺血性卒中风险趋势，特别是发现出血性卒中风险可减少约60%（P=0.03），这一研究结果提示对老年高血压二级预防，推荐较低的降压目标值是合理的。

2017AHA指南降压目标的另一些重要依据来自荟萃分析。一项汇集了19项RCT研究（并未包括SPRINT研究），总共有44 989名患者，随机分配到不同的降压水平，结果发现强化降压组（血压水平133/76mmHg），其心血管事件，心肌梗死及卒中的发生率低于标准降压组（140/81mmHg）。另一项包括了42个RCT研究（144 220名患者）的荟萃研究发现，收缩压水平与心血管疾病罹患风险及死亡呈线性相关，在收缩压水平位于120～124mmHg时，心血管疾病及死亡的风险最低。还有其他的一些流行病学资料及研究结果都表明，较低的降压目标值总体来说优于较高的降压目标值，某些患者将受益于收缩压<120mmHg，尤其是对于心血管疾病的高危人群。但指南同时考虑到RCT入选及排除标准不能适用于所有的高血压患者，且临床研究中的血压测量方法较临床实践中更严格，所以推荐降压目标值为<130/80mmHg，而非研究中的<120mmHg。

最近国内作者一项开滦研究，为国人的降压目标值提供了新的证据。5945名高血压患者，经过7年的随访，将患者以SBP<100，100～119，120～139，140～159，160～179 和≥180 mmHg分组。结果显示：在男性，与100～119mmHg组相比，全因死亡危险比分别为1.46，1.14，1.29，1.57与2.07，提示降压风险呈J点现象，血压降至 120mmHg其死亡风险最低；而女性患者则在SBP>140mmHg后才会出现死亡风险增加，研究提示可能需要设定不同性别的降压目标值。

二、不同人群的目标值推荐

1.老年高血压降压目标值　2017美国AHA指南对于65岁以上的老年人，推荐收缩压<130mmHg，对于有多种疾病的老年人或者预期生命有限，则可以根据临床情况制定合理的降压目标值。至于为何将65岁以上老年人的目标血压推荐低于130mmHg，2017AHA指南认为大部分老年人为单纯收缩压性高血压，虽然很多老年高血压RCT研究（以SBP>

160mmHg起始治疗)，可以有效降低致死及非致死性中风，心血管事件及死亡，但近30年来高血压的RCT研究中，包括大量的65岁以上的老年人，研究中发现强化降压（SBP＜120mmHg）可安全的减少心血管事件。在SPRINT老年亚组及HYVET研究中，均因获益明显而提前终止研究。同时指南指出，由于RCT研究均将虚弱，痴呆，心力衰竭等老年人排除在外，故对于生活不能自理的老年人的血压可根据他临床情况制订合理目标值。

对于老年高血压的降压目标值，争议比较大。争议焦点在于并无收缩压目标值＜130mmHg的RCT研究。近期有老年高血压强化降压（目标血压SBP＜140mmHg）荟萃分析研究，该研究汇集包括JATOS, VLISH及SPRINT老年亚组等了4项相关研究，结果显示强化降压可减少29%主要心血管事件、33%心血管死亡及37%的心力衰竭，但研究同时指出强化降压可能增加肾脏不良事件。

与2017AHA指南不同，2014 美国高血压学会（ASH）/国际高血压学会（ISH）、2013欧洲高血压学会（ESH）、2011英国国际临床诊治规范中心（NICE）等指南则推荐，80岁以上的老年高血压患者，当收缩压≥160mmHg时，启动药物治疗，如果身体和精神状况允许，可将收缩压降低到140～150mmHg。2014日本高血压学会（JSH）指南则推荐，65岁以上高血压患者血压≥160/90mmHg启动药物治疗。65—74岁患者的降压目标值为＜140/90mmHg；75岁以上老年患者，血压目标值为＜150/90mmHg，如能耐受可降至＜140/90mmHg。

2014ASH/ISH、2013ESH及2014JSH认为证明老年高血压治疗获益的研究都是在收缩压≥160mmHg的2级以上高血压患者中进行的，但在ALLHAT、ACCOMPLISH、VALUE等活性药物相互对比的试验中也纳入了大量60—80岁的高血压患者，其入选标准与治疗目标血压均为140/90 mmHg。因此建议当年龄在60—80岁时，应将血压降低到≤140/90mmHg。但考虑到HYVET研究的所有入选患者均在80岁以上，治疗组收缩压降至144 mmHg，全因死亡率下降21%，致死性卒中下降39%，心力衰竭下降64%，全部心血管事件下降34%。因此，只在80岁以上高血压患者中，推荐降压治疗的目标值为150 / 90 mmHg。

我国2010年高血压指南则以65岁定义老年，将＜150/90mmHg作为治疗的起始及目标值。主要依据是在我国进行的两项老年高血压治疗试验STONE、Syst-China均以收缩压＜150mmHg为治疗目标。最近FEVER研究的事后分析显示，将老年高血压患者的收缩压降至138mmHg时仍有心血管获益，因此，提出如能耐受可降至＜140/90 mmHg。

2.高血压合并糖尿病降压目标值　在合并糖尿病的高血压患者人群中，2017AHA指南同样将目标值确定为＜130/80mmHg，主要基于ACCORD研究结果。ACCORD研究是析因分析研究，同时研究强化降压与强化降糖，这样结果会受干扰。有研究显示如果将强化降压独立分析，那么无论是心血管事件，心血管死亡，心肌梗死还是卒中的风险都显著下降。同样是ACCORD研究的亚组分析显示，强化降压（SBP＜120mmHg）较标准降压（SBP＜140mmHg）发生左心室肥厚的风险减少39%（P=0.008）。而一项包括了31项RCT研究总计有73 913名糖尿病合并高血压的患者的荟萃分析显示，强化降压（SBP＜130mmHg）卒中的风险下降31%，心肌梗死的风险下降13%；SBP/DBP每下降5/2mmHg，卒中的风险分别下降13%和11.5%。SPRINT虽未包括糖尿病患者，但一项SPRINT事后分析研究显示，以空腹血糖＞100mg/dl将患者分为糖尿病前期及正常血糖患者，强化降压均可使两组患者获益。而已有荟萃分析显示，无论是否合并有糖尿病，相同的降压水平，获益是相同的。指南同时指出，关于糖尿病合并高血压患者的舒张压目标值的RCT研究很少或几乎没有。虽然HOT, UKPDS及ABCD研究中将血压降至85或80mmHg有心血管获益，但当时诊断糖尿病的标准为2次空腹血糖水平＞140mg/dl，而非目前的＞126mg/dl。但基于上述研究的证据，指南还是把降压目标值定为＜130/80mmHg。

但2014ASH/ISH、2013ESH将高血压合并糖尿病的SBP目标值定于＜140mmHg，主要基于SHEP、Syst-Eur和UKPDS等研究。在这些研究中，合并糖尿病的高血压患者收缩压目标值降至150mmHg以下，心脑血管事件风险明显下降。而ADVANCE研究虽未设定患者入选的血压标准，也没有设定降压目标值，但将SBP降至140mmHg以下就有心血管事件获益。最近一篇包括了72个RCT研究总共有260 210名患者的荟萃分析显示：SBP降至＜140mmHg，糖尿病患者的心血管获益大于非糖尿病患者；而当SBP＜130mmHg时，非糖尿病患者的心血管获益更大；糖尿病患者SBP＜140mmHg时才有终末期肾病的减少，而＜130mmHg未发现有相关获益。故高血压合并糖尿病患者的降压目标值可能需要更多RCT研究以进一步确定。

中国与日本高血压指南仍将糖尿病的血压目标值定为＜130/80mmHg，主要理由是东亚人群高血压的主要风险为脑卒中，而在ACCORD研究中，将收缩压降至120mmHg时脑卒中的风险显著下降。

3.高血压合并心血管疾病降压目标值　高血压是冠心病重要的危险因素，冠心病患者心血管事件发生与死亡风

2017, 69（5）: 486-493.

Beckett NS, Peters R, Fletcher AE, et al. Treatment of hypertension in patients 80 years of age or older. N Engl J Med, 2008, 358（18）: 1887-1898.

Benavente OR, Coffey CS, Conwit R, et al. Blood-pressure targets in patients with recent lacunar stroke: the SPS3 randomised trial. Lancet, 2013, 382（9891）: 507-515.

Bress AP, King JB, Kreider KE, et al. Effect of Intensive Versus Standard Blood Pressure Treatment According to Baseline Prediabetes Status: A Post Hoc Analysis of a Randomized Trial. Diabetes Care, 2017.

Bundy JD, Li C, Stuchlik P, et al. Systolic Blood Pressure Reduction and Risk of Cardiovascular Disease and Mortality: A Systematic Review and Network Meta-analysis. JAMA Cardiol, 2017, 2（7）: 775-781.

Butler J, Kalogeropoulos AP, Georgiopoulou VV, et al. Systolic blood pressure and incident heart failure in the elderly. The Cardiovascular Health Study and the Health, Ageing and Body Composition Study. Heart, 2011, 97（16）: 1304-1311.

Cushman WC, Evans GW, Byington RP, et al. Effects of intensive blood-pressure control in type 2 diabetes mellitus. N Engl J Med, 2010, 362（17）: 1575-1585.

Denardo SJ, Messerli FH, Gaxiola E, et al. Coronary revascularization strategy and outcomes according to blood pressure（from the International Verapamil SR-Trandolapril Study［INVEST］）. Am J Cardiol, 2010, 106（4）: 498-503.

Estacio RO, Jeffers BW, Hiatt WR, et al. The effect of nisoldipine as compared with enalapril on cardiovascular outcomes in patients with non-insulin-dependent diabetes and hypertension. N Engl J Med, 1998, 338（10）: 645-652.

Ettehad D, Emdin CA, Kiran A, Anderson SG, Callender T, Emberson J, et al. Blood pressure lowering for prevention of cardiovascular disease and death: a systematic review and meta-analysis. Lancet, 2016, 387（10022）: 957-967.

Gong L, Zhang W, Zhu Y, et al. Shanghai trial of nifedipine in the elderly（STONE）. J Hypertens, 1996, 14（10）: 1237-1245.

Hansson L, Zanchetti A, Carruthers SG, et al. Effects of intensive blood pressure lowering and low dose aspirin in patients with hypertension: principal results of the Hypertension Optimal Treatment（HOT）randomised trial. HOT Study Group. Lancet, 1998, 351（9118）: 1755-1762.

Jamerson K, Weber MA, Bakris GL, et al. Benazepril plus amlodipine or hydrochlorothiazide for hypertension in high risk patients. N Engl J Med, 2008, 359（23）: 2417-2428.

Julius S, Kjeldsen SE, Weber M, et al. Outcomes in hypertensive patients at high cardiovascular risk treated with regimens based on valsartan or amlodipine: the VALUE randomised trial. Lancet, 2004, 363（9426）: 2022-2031.

Krause T, Lovibond K, Caulfield M, et al. Management of hypertension: summary of NICE guidance. BMJ, 2011, 343: d4891.

Lazarus JM, Bourgoignie JJ, Buckalew VM, et al. Achievement and safety of a low blood pressure goal in chronic renal disease. The Modification of Diet in Renal Disease Study Group. Hypertension, 1997, 29（2）: 641-650.

Li C, Chen Y, Zheng Q, et al. Relationship between systolic blood pressure and all-cause mortality: a prospective study in a cohort of Chinese adults. BMC Public Health, 2018, 18（1）: 107.

Liu L, Wang JG, Gong L, et al. Comparison of active treatment and placebo in older Chinese patients with isolated systolic hypertension. Systolic Hypertension in China（Syst-China）Collaborative Group. J Hypertens, 1998, 16（12 Pt 1）: 1823-1829.

Major outcomes in high-risk hypertensive patients randomized to angiotensin-converting enzyme inhibitor or calcium channel blocker vs diuretic: The Antihypertensive and Lipid-Lowering Treatment to Prevent Heart Attack Trial（ALLHAT）. JAMA, 2002, 288（23）: 2981-2997.

Mancia G, Fagard R, Narkiewicz K, et al. 2013 ESH/ESC guidelines for the management of arterial hypertension: the Task Force for the Management of Arterial Hypertension of the European Society of Hypertension（ESH）and of the European Society of Cardiology（ESC）. Eur Heart J, 2013, 34（28）: 2159-2219.

Margolis KL, O'Connor PJ, Morgan TM, et al. Outcomes of combined cardiovascular risk factor management strategies in type 2 diabetes: the ACCORD randomized trial. Diabetes Care, 2014, 37（6）: 1721-1728.

Patel A, MacMahon S, Chalmers J, et al. Effects of a fixed combination of perindopril and indapamide on macrovascular and microvascular outcomes in patients with type 2 diabetes mellitus（the ADVANCE trial）: a randomised controlled trial. Lancet, 2007, 370（9590）: 829-840.

Perkovic V, Rodgers A. Redefining Blood-Pressure Targets--SPRINT Starts the Marathon. N Engl J Med, 2015, 373（22）: 2175-2178.

Prevention of stroke by antihypertensive drugtreatment in older persons with isolated systolic hypertension. Final results of the Systolic Hypertension in the Elderly Program（SHEP）. SHEP Cooperative Research Group JAMA, 1991, 265（24）: 3255-3264.

Reboldi G, Gentile G, Angeli F, Ambrosio G, Mancia G, Verdecchia P. Effects of intensive blood pressure reduction on myocardial infarction and stroke in diabetes: a meta-analysis in 73, 913 patients. J Hypertens, 2011, 29（7）: 1253-1269.

Rosendorff C, Lackland DT, Allison M, et al. Treatment of Hypertension in Patients With Coronary Artery Disease: A Scientific Statement from the American Heart Association, American College of Cardiology, and American Society of Hypertension. J Am Coll Cardiol, 2015, 65（18）: 1998-2038.

Ruggenenti P, Perna A, Loriga G, et al. Blood-pressure control for renoprotection in patients with non-diabetic chronic renal disease（REIN-2）: multicentre, randomised controlled trial. Lancet, 2005, 365（9463）: 939-946.

Sheng CS, Liu M, Kang YY, et al. Prevalence, awareness, treatment and control of hypertension in elderly Chinese. Hypertens Res, 2013, 36: 824-828.

Shimamoto K, Ando K, Fujita T, et al. The Japanese Society of Hypertension Guidelines for the Management of Hypertension（JSH 2014）. Hypertens Res, 2014, 37（4）: 253-390.

Soliman EZ, Byington RP, Bigger JT, et al. Effect of Intensive Blood Pressure Lowering on Left Ventricular Hypertrophy in Patients With Diabetes Mellitus: Action to Control Cardiovascular Risk in Diabetes Blood Pressure Trial. Hypertension, 2015, 66（6）: 1123-1129.

Staessen JA, Fagard R, Thijs L, et al. Randomised double-blind comparison of placebo and active treatment for older patients with isolated systolic hypertension. The Systolic Hypertension in Europe（Syst-Eur）Trial Investigators. Lancet, 1997, 350（9080）: 757-764.

Thomopoulos C, Parati G, Zanchetti A. Effects of blood pressure lowering on outcome incidence in hypertension: 7. Effects of more vs. less intensive blood pressure lowering and different achieved blood pressure levels - updated overview and meta-analyses of randomized trials. J Hypertens, 2016, 34（4）: 613-622.

Tight blood pressure control and risk of macrovascular and microvascular complications in type 2 diabetes: UKPDS 38. UK Prospective Diabetes Study Group. BMJ, 1998, 317（7160）: 703-713.

Tsai WC, Wu HY, Peng YS, et al. Association of Intensive Blood Pressure Control and Kidney Disease Progression in Nondiabetic Patients With Chronic Kidney Disease: A Systematic Review and Meta-analysis. JAMA Intern Med, 2017, 177（6）: 792-799.

Turnbull F, Neal B, Algert C, et al. Effects of different blood pressure-lowering regimens on major cardiovascular events in individuals with and without diabetes mellitus: results of prospectively designed overviews of randomized trials. Arch Intern Med, 2005, 165（12）: 1410-1419.

Weber MA, Schiffrin EL, White WB, et al. Clinical practice guidelines for the management of hypertension in the community: a statement by the American Society of Hypertension and the International Society of Hypertension. J Clin Hypertens（Greenwich）, 2014, 16（1）: 14-26.

Whelton PK, Carey RM, Aronow WS, et al. 2017 ACC/AHA/AAPA/ABC/ACPM/AGS/APhA/ASH/ASPC/NMA/PCNA Guideline for the Prevention, Detection, Evaluation, and Management of High Blood Pressure in Adults: A Report of the American College of Cardiology/American Heart Association Task Force on Clinical Practice Guidelines. Hypertension, 2017.

Wright JT, Jr., Bakris G, Greene T, et al. Effect of blood pressure lowering and antihypertensive drug class on progression of hypertensive kidney disease: results from the AASK trial. JAMA, 2002, 288（19）: 2421-2431.

Wright JT, Jr., Williamson JD, Whelton PK, et al. A Randomized Trial of Intensive versus Standard Blood-Pressure Control. N Engl J Med, 2015, 373（22）: 2103-2116.

Xie X, Atkins E, Lv J, et al. Effects of intensive blood pressure lowering on cardiovascular and renal outcomes: updated systematic review and meta-analysis. Lancet, 2016, 387（10017）: 435-443.

Zhang Y, Zhang X, Liu L, et al. Is a systolic blood pressure target ＜140 mmHg indicated in all hypertensives? Subgroup analyses of findings from the randomized FEVER trial. Eur Heart J, 2011, 32（12）: 1500-1508.

险随血压升高而增加。降压治疗可降低缺血性心脏病的发生风险。但冠状动脉系统供血情况特殊，主要发生在舒张期，因此一直以来都存在J形曲线的问题，特别是舒张压。INVEST研究发现，合并冠心病的高血压患者血压降低时，心血管病风险也较低，但当舒张压低至70 mmHg时风险反而增加。TNT研究也发现，舒张压与心血管事件之间呈U型曲线关系（以70 mmHg为转折点）。2015年美国AHA/ACC/ASH联合发布了冠心病患者高血压治疗指南，对于大多数冠心病合并高血压的患者，包括稳定型心绞痛、急性冠脉综合征、冠心病心衰患者，降压治疗的目标值为140/90 mmHg；对于既往有心肌梗死、卒中和（或）一过性脑缺血发作（TIA）、外周动脉疾病或腹主动脉瘤的冠心病患者，目标值为130/80 mmHg。对于舒张压升高且有心肌缺血证据的冠心病患者，应缓慢降压；若患者年龄超过60岁且伴糖尿病，舒张压不应低于60 mmHg。

2017AHA指南将高血压合并有稳定慢性缺血性心脏病的降压目标值建议为<130/80mmHg。主要的依据还是来自SPRINT研究，在该研究中，有高危心血管危险的患者，血压<130/80mmHg，可使心血管事件下降25%，全因死亡下降27%。

有研究显示75%的心力衰竭患者合并有高血压，与SBP<120mmHg的患者相比，血压水平在120～139mmHg，140～159mmHg及>160mmHg的患者，其心力衰竭的发生增加了1.6倍，2.2倍及2.6倍。基于此，2017AHA指南将高血压合并心力衰竭的降压目标值建议为<130/80mmHg。指南同时指出，目前尚无RCT直接证据支持该降压目标值，在SPRINT研究中，强化降压使心力衰竭的风险下降48%，而荟萃分析可得到基本相同的结果。

4.高血压合并慢性肾脏病降压目标值　据报道有高血压患者中有67%～92%的患者合并有慢性肾脏疾病（CKD）。CKD可导致高血压，高血压可以加重肾脏损害。CKD是心脑血管疾病的重要危险因素，合并高血压的CKD患者有更高的心脑血管事件，尤其是有蛋白尿的患者。虽然降压治疗肯定使CKD患者获益，由于高血压的RCT研究多将CKD患者排除在外，故CKD的降压目标值证据不多。2014 JSH指南建议：存在大量蛋白尿时，推荐降压目标为<130/80mmHg；不管糖尿病还是非糖尿病肾病。2013ESH仅在大量蛋白尿时，推荐收缩压<130mmHg；而在JNC8与2014ASH/ISH指南中，不论有无大量蛋白尿，仅推荐<140/90mmHg。这些指南从原来的<130/80mmHg改为<140/90mmHg或增加蛋白尿条件的主要原因是，在进一步分析多年来的临床试验（包括MDRD AASK，REIN-2研究等）及荟萃分析时发现，慢性肾病患者严格控制血压的受益并不明显。因此，不再建议更加强化的血压管理。

而2017AHA指南将高血压合并慢性肾病（CKD）患者的血压控制目标值推荐为<130/80mmHg。依据主要为SPRINT研究，在该研究中有28%CKD3～4期的患者，结果显示强化降压可降低心血管事件与全因死亡，而主要的肾脏事件（eGFR升高50%）及终末期肾病与标准降压组无显著差异，虽然部分患者出现急性肾功能损害事件，但指南认为，强化降压可能导致GFR的下降及电解质紊乱，但这都是由于血压下降肾脏暂时供血下降所致，多为一过性的。但最近发表一篇包括SPRINT研究在内的共9项RCT研究（8127名CKD患者）的荟萃分析，结果显示无论在肌酐水平加倍，GFR水平下降，终末期肾病发生，复合肾脏事件还是全因死亡方面，强化降压与标准降压均无差异。

三、展望

虽然2017AHA高血压新指南推荐了<130/80mmHg新的降压目标值，但我们目前仍然遵循中国高血压指南<140/90mmHg的降压目标值，即将出台的新版指南暂时也不会改变降压目标值。这是因为我国高血压的知晓率、治疗率及控制率仍处于较低水平，我们必须将工作重点放在较高风险的人群，迅速地将血压≥140/90mmHg的患者管理起来。随着政府对慢病管理的重视及投入，各地区的高血压三率已得到大幅度提高，比如上海地区高血压的知晓率已达71.2%，治疗率达63.3%，控制率也达到25.7%。相信不远的将来，也许5～10年，我国也会更新高血压降压目标值，因为美国新指南体现的早期干预、早期获益的先进理念始终是我们追求的目标！

参考文献

Bangalore S, Messerli FH, Wun CC, et al. J-curve revisited: An analysis of blood pressure and cardiovascular events in the Treating to New Targets （TNT）Trial. Eur Heart J, 2010, 31（23）: 2897-2908.

Bavishi C, Bangalore S, Messerli FH. Outcomes of Intensive Blood Pressure Lowering in Older Hypertensive Patients. J Am Coll Cardiol,